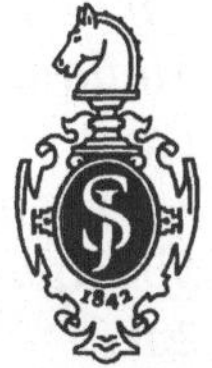

Springer
Berlin
Heidelberg
New York
Barcelona
Budapest
Hongkong
London
Mailand
Paris
Santa Clara
Singapur
Tokio

25. Hämophilie-Symposion

Hamburg 1994

Herausgeber: I. SCHARRER, W. SCHRAMM

Verhandlungsberichte:

HIV-Infektion
Pädiatrische Hämostaseologie
Synovitis
Thrombophilie: APC-Cofaktor
Hepatitis C

Wissenschaftliche Leitung:
I. SCHARRER, Frankfurt
W. SCHRAMM, München

Moderatoren:
G. AUERSWALD, Bremen; M. BARTHELS, Hannover; R. BURGER, Berlin;
L. GÜRTLER, München; W. KREUZ, Frankfurt; E. O. MEILI, Zürich;
I. PABINGER, Wien; H. POLLMANN, Münster; R. ROGGENDORF, Essen;
I. SCHARRER, Frankfurt; A. H. SUTOR, Freiburg; R. ZIMMERMANN, Heidelberg

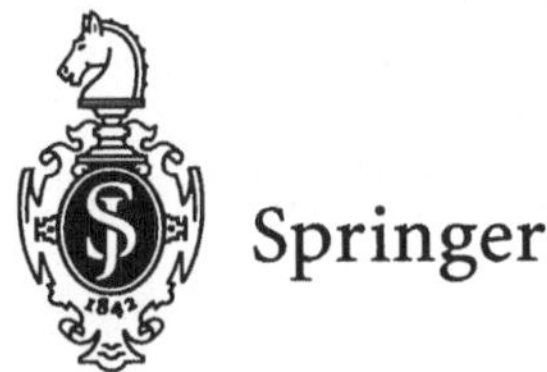

Springer

Professor Dr. med. INGE SCHARRER
Abteilung für Angiologie, Universitätsklinikum
Theodor-Stern-Kai 7
D-60590 Frankfurt am Main

Professor Dr. med. WOLFGANG SCHRAMM
Hämostaseologische Abteilung
Med. Univ.-Klinik Innenstadt
Ziemssenstraße 1a
D-80336 München

Mit 148 Abbildungen

ISBN-13: 978-3-540-59103-0   e-ISBN-13: 978-3-642-79648-7
DOI: 10.1007/978-3-642-79648-7

Die Deutsche Bibliothek – CIP-Einheitsaufnahme

Hämophilie-Symposion <25, 1994, Hamburg>:
Verhandlungsberichte / 25. Hämophilie-Symposion: Hamburg
1994 / Hrsg.: I. Scharrer ; W. Schramm. Wiss. Leitung: I.
Scharrer ; W. Schramm. Moderatoren: G. Auerswald ... –
Berlin ; Heidelberg ; New York ; Barcelona ; Budapest ; Hong
Kong ; London ; Mailand ; Paris ; Santa Clara ; Singapur ;
Tokio : Springer, 1995.
  NE: Scharrer, Inge [Hrsg.]; Auerswald, G.: Verhandlungsberichte;
    Verhandlungsberichte

Die Wiedergabe von Gebrauchsnamen, Handelsnamen, Warenbezeichnungen usw. in diesem Werk berechtigt auch ohne besondere Kennzeichnung nicht zu der Annahme, daß solche Namen im Sinne der Warenzeichen- und Markenschutz-Gesetzgebung als frei zu betrachten wären und daher von jedermann benutz werden dürften.

Produkthaftung: Für Angaben über Dosierungsanweisungen und Applikationsformen kann vom Verlag keine Gewähr übernommen werden. Derartige Angaben müssen vom jeweiligen Anwender im Einzelfall anhand anderer Literaturstellen auf ihre Richtigkeit überprüft werden.

Satzherstellung: Fotosatz-Service Köhler OHG, Würzburg

SPIN 10496350   23/3134/5 4 3 2 1 0 – gedruckt auf säurefreiem Papier

Inhaltsverzeichnis

Pädiatrische Hämostaseologie

Synovitis

Thrombophilie: APC-Cofactor

Hepatitis C

Freie Vorträge

Teilnehmerverzeichnis

ABEDINPOUR, F., Dr.
I. Medizinische Abteilung, Krankenhaus München Schwabing, München

ACKERMANN, K., Dr.
Klinik und Poliklinik für Kieferchirurgie, Klinikum der Ludwig-Maximilians-Universität, München

ANDERLE, K., Dr.
IMMUNO AG, A-Wien

ANDERS, O., Priv. Doz. Dr.
Klinik und Poliklinik für Innere Medizin der Universität, Rostock

ARNDT, R., Dr.
Kinderklinik, Klinikum Neubrandenburg, Neubrandenburg

ASBECK, F., Prof. Dr.
I. Medizinische Klinik, Städtisches Krankenhaus, Kiel

AUBERGER, K., Frau Dr.
Kinderklinik im Dr. von Haunerschen Kinderspital der Ludwig-Maximilians-Universität, München

AUERSWALD, G., Prof. Dr.
Professor-Hess-Kinderklinik, Zentralkrankenhaus St.-Jürgen-Straße, Bremen

AUMANN, V., Dr.
Klinik für Kinderheilkunde, Otto-von-Guericke-Universität, Magdeburg

AUMANN, A., Frau Dr.
Krankenhaus Altstadt, Magdeburg

AWENARIUS, H.-J., Prof. Dr.
Abt. Hämatologie und Onkologie, Zentrum Innere Medizin, Medizinische Hochschule, Hannover

BACHMANN, F., Prof. Dr.
Hopital Nestlé, CHUV, CH-Lausanne

BALLEISEN, L., Prof. Dr.
Abteilung Hämatologie und Onkologie, Innere Medizin, Evangelisches Krankenhaus, Hamm

BARTHELS, M., Frau Prof. Dr.
Abteilung Hämatologie und Onkologie, Zentrum Innere Medizin,
Medizinische Hochschule, Hannover

BARZ, D., Frau Dr.
Abteilung Transfusionsmedizin, Klinik für Innere Medizin der Universität
Rostock

BATOROVA, A., Frau Dr.
Klinika Hematologie a Transfuzie Krvi, CSFR-Bratislava

BECK, CH., Frau Dr.
Ärztin für Kinderheilkunde, Berlin

BECK, E. A., Prof. Dr.
Arzt für Hämatologie, Ch-Lugano

BECKER, S., Frau
Zentrum der Kinderheilkunde, Klinikum der Johann-Wolfgang-Goethe-
Universität, Frankfurt/Main

BEEG, TH., Dr.
Abteilung Hämatologie und Ger., Zentrum der Kinderheilkunde,
Klinikum der Johann-Wolfgang-Goethe-Universität, Frankfurt/Main

BEER, H.-J., Dr.
Armour Pharma GmbH, Anzing

BERGMANN, F., Frau Dr.
Zentrum Kinderheilkunde, Medizinische Hochschule, Hannover

BERKES, E., Dr.
Semmelweis Korhaz, Vereilato Allomas, H-Miskolc I

BERTHOLD, B., Dr.
Hämophilie-Zentrum, I. Medizinische Klinik, Klinikum Neubrandenburg,
Neubrandenburg

BIEDERMANN, B., Frau
Universitätsklinik für Innere Medizin I, A-Wien

BILYNSKY, B. T., Dr.
Onkologische und Röntgenabteilung, Medizinisches Institut 69, UA-Lviv, Ukraine

BINDER, F., Dr.
Chirurgische Abteilung, Diakoniekrankenhaus, Schwäbisch Hall

BOBROWSKA, H., Frau Dr.
Voievodship Children's, Hospital, Department of Hematology, PL-Poznan

BOCK, D., Dr.
Abteilung Transfusionsmedizin, Städtische Krankenanstalten, Bielefeld

BOEDLER, M.
Medizinische Abteilung, St.-Elisabeth-Krankenhaus Hohenlind, Köln

BORK, U., Frau
Abteilung für Blutgerinnungsstörungen, Chirurgische Klinik,
Universitätskrankenhaus Eppendorf, Hamburg

BÖSCHOW, G., Frau
Kinderklinik, Carl-Thiem-Klinikum, Cottbus

BÖTTCHER, D., Prof. Dr.
Abteilung Innere Medizin, Krankenhaus Bethesda, Wuppertal

BRATANOFF, E., Frau Dr.
Klinik und Poliklinik für Kindermedizin, Medizinische Akademie, Erfurt

BRAUN, U., Frau Dr.
Deutsche Hämophiliegesellschaft, München

BREIDING, A., Frau Dr.
Kinderklinik, Klinikum der Albert-Ludwigs-Universität, Freiburg

BREUER, W.,
Unkel/Rh.

BROCKHAUS, W., Priv. Doz. Dr.
Abteilung Hämostaseologie, 7. Medizinische Klinik, Klinikum Süd, Nürnberg

BUDDE, U., Priv. Doz. Dr.
Blutspendedienst, Allgemeines Krankenhaus Harburg, Hamburg

BURGER, R., Prof. Dr.
Robert-Koch-Institut, Bundesgesundheitsamt, Berlin

BÜTTNER, M., Frau Dr.
Ärztin für Kinderheilkunde, Homburg

CASPARI, G., Dr.
Institut für Med. Virologie, Klinikum der Justus-Liebig-Universität, Gießen

CHROBÁK, L., Prof. Dr.
Hämatologische Abteilung, I. Medizinische Klinik Universitätskrankenhaus,
CZ-Hradec Králové

DALSGAARD, J., Dr.
Hjertemedicinsk afd., Bispebjerg Hospital, DK-Kobenhavn

DEINHARDT, Dr.
Professor-Hess-Kinderklinik, Zentralkrankenhaus St.-Jürgen-Straße, Bremen

VON DEPKA PRONDZINSKI, M., Dr.
Abteilung für Angiologie, Zentrum der Inneren Medizin, Klinikum der
Johann-Wolfgang-Goethe-Universität, Frankfurt/Main

DICATO, M-A., Prof. Dr.
Hematologie et Cancerologie, Centre Hospitalier du Luxembourg, L-Luxembourg

DIETRICH, M., Frau
Zentrum der Inneren Medizin, Klinikum der Johann-Wolfgang-Goethe-
Universität, Frankfurt/Main

DINGELDEIN, E., Frau
Abteilung für Angiologie, Zentrum der Inneren Medizin,
Klinikum der Johann-Wolfgang-Goethe-Universität, Frankfurt/Main

DITTRICH, H., Prof. Dr.
A-Wien

DOCKTER, G., Prof. Dr.
Kinderklinik, Universitätskliniken d. Saarlandes, Homburg

DORNER, F., Prof. Dr.
Biomedizinisches Forschungszentrum, IMMUNO AG, A-Orth a./D.

DORNHEIM, G., Dr.
Institut für Transfusionsmedizin, Suhl

DULICEK, P., Dr.
Department of Hematology, 1. Interni Klinika Pospisilova tr.,
CZ-Hradec Králové

DÜRR, M., Frau Dr.
Zentrum für Kinderheilkunde, Univ.-Klinikum der Gesamthochschule, Essen

DZINAJ, Herr Dr.
Zentrum der Kinderheilkunde, Klinikum der Johann-Wolfgang-Goethe-
Universität, Frankfurt/Main

EBER, ST., Priv. Doz. Dr.
Zentrum Kinderheilkunde, Med. Klinik und Poliklinik der Georg-August-
Universität, Göttingen

EBERL, W., Dr.
Kinderklinik, Städtisches Klinikum Holwedestraße, Braunschweig

ECKERT, G., Frau
Zentrum der Inneren Medizin, Klinikum der Johann-Wolfgang-Goethe-
Universität, Frankfurt/Main

ECKHOF-DONOVAN, S., Frau Dr.
Zentrum für Kinderheilkunde, Medizinische Einrichtungen der Heinrich-Heine-
Universität, Düsseldorf

EFFENBERGER, W.
Institut für Exp. Hämatologie und Transfusionsmedizin der Universität, Bonn

EGGL, H., Dr.
Orthopädische Abteilung, Allg. Österr. Landeskrankenhaus, A-Salzburg

EGLI, H., Prof. Dr.
Bonn

EHRENFORTH, S., Frau Dr.
Abteilung für Angiologie, Zentrum der Inneren Medizin,
Klinikum der Johann-Wolfgang-Goethe-Universität, Frankfurt/Main

EIBL, J., Dr.
IMMUNO AG, A-Wien

EICHINGER, S., Frau Dr.
Universitätsklinik für Innere Medizin I, A-Wien

EICKHOFF, H. H., Dr.
Orthopädische Klinik, St.-Josef-Hospital, Troisdorf

EIFRIG, B., Frau Dr.
Abteilung für Blutgerinnungsstörungen, Chirurgische Klinik,
Universitätskrankenhaus Eppendorf, Hamburg

EIS-HÜBINGER, A. M., Frau Dr.
Institut für Medizinische Mikrobiologie und Immunologie der Universität, Bonn

EKLUND, J., Dr.
FRK, Blodtjänst, FIN-Helsinki

ELLBRÜCK, D., Dr.
Abteilung Innere Medizin III, Medizinische Klinik und Poliklinik der Universität,
Ulm

ELLER, TH.,
Abteilung für Klinische Chemie und Laboratoriumsdiagnostik,
Zentrum für Innere Medizin, Universitäts-Klinikum der Gesamthochschule, Essen

ERDMANN, Frau Dr.
Abteilung Hämatologie und Onkologie, Klinik Bavaria, Rehabilitationszentrum,
Kreischa

ERTL, R. L., Prof. Dr.
Universitätsklinik für Zahn-, Mund- und Kieferheilkunde, A-Wien

ESCURIOLA-ETTINGSHAUSEN, C., Frau
Zentrum der Kinderheilkunde, Klinikum der Johann-Wolfgang-Goethe-
Universität, Frankfurt/Main

FABRIZIUS, TH., Dr.
Pharmacia GmbH, Erlangen

FAESSLER, H., Dr.
Innere Medizin, CH-Chiasso

FALKNER, F. G., Dr.
AG, A-Wien

FELSER, B., Frau Dr.
Baxter Deutschland GmbH, Unterschleißheim

FEUCHT, H.-H., Dr.
Institut für Medizinische Mikrobiologie und Immunologie,
Universitätskrankenhaus Eppendorf, Hamburg

FISCHER, M., Prof. Dr.
Zentrallaboratorium, Krankenhaus der Stadt Wien-Lainz, A-Wien

FLEMMER, A.
Kinderklinik im Dr. von Haunerschen Kinderspital der Ludwig-Maximilians-
Universität, München

FORENBACHER, H., Prim. Dr.
IV. Medizinische Infektionsabteilung, Landeskrankenhaus, A-Graz

FRAGIADACI, K., Frau
Hämostaseolog. Forschungslabor, Medizinische Klinik III, Klinikum Großhadern,
München

FRANKE, A., Frau Prof. Dr.
Abteilung Hämatologie, Klinik für Innere Medizin,
Otto-von-Guericke-Universität, Magdeburg

FRANKE, D., Dr.
Hämophiliezentrum, Klinik für Innere Medizin, Otto-von-Guericke-Universität,
Magdeburg

FRICK, U., Frau Prof. Dr.
Institut für Pathologische und Klinische Biochemie der Ernst-Moritz-Arndt-
Universität, Greifswald

FUCHS, A., Frau
Hämophilie-Ambulanz, Universitätsklinik für Innere Medizin I, A-Wien

FÜRST, W., Dr.
Vorarlberger Gebietskrankenkasse, A-Dornbirn

GALLISTL, S., Dr.
Zentrallabor, Universitäts-Kinderklinik, A-Graz

GANDENBERGER-BACHEM, S., Frau Dr.
Kinderklinik im Haunerschen Kinderspital der Ludwig-Maximilians-Universität,
München

GARKAWEZ, I., Frau Dr.
Clinik N. 25, 1, GUS-Kiew, Ukraine

GAZDA, H., Frau Dr.
Hematology, Oncology, Department of Pediatrics, Medical Academy str.,
PL-Warsaw

GEBAUER, E., Prof. Dr.
Institut of Mother and Child Health, University of Novi Sad, YU-Novi Sad

GEIB, R., Frau Dr.
Kinderklinik, Saarbrücker Winterbergkliniken, Saarbrücken

GRÄBNER, H., Frau Dr.
Klinik für Kinder- und Jugendmedizin, Bezirkskrankenhaus Heinrich-Braun

GRAF, N., Priv. Doz. Dr.
Kinderklinik, Universitätskliniken d. Saarlandes, Homburg

GRAU, I., Frau Dr.
Ärztin für Hämatologie und Onkologie, Neubrandenburg

GRIENBERGER, H., Dr.
Kinderspital und Infektion, Allg. Österr. Landeskrankenhaus, A-Salzburg

GROSS, W., Prof. Dr.
Medizinische Poliklinik der Julius-Maximilians-Universität, Würzburg

GROTE, R., Dr.
Bonn

GSTÖTTNER, M., Prim. Dr.
Oberösterr. Gebietskrankenkasse, A-Linz

GÜNGÖR, T., Dr.
Zentrum der Kinderheilkunde, Klinikum der Johann-Wolfgang-Goethe-
Universität, Frankfurt/Main

GÜRTLER, L., Prof. Dr.
Max-von-Pettenkofer-Institut für Hygiene und Med. Mikrobiologie
der Universität, München

GUTENSOHN, K., Dr.
Blutbank, Universitätskrankenhaus Eppendorf, Hamburg

Hämmerle, T., Dr.
IMMUNO AG, A-Wien

HANFLAND, P., Prof. Dr.
Institut für Exp. Hämatologie und Transfusionsmedizin der Universität, Bonn

HARTL, H. K., Dr.
Institut für Sozialmedizin der Universität Wien, A-Wien

HASLER, K., Frau Prof. Dr.
Abteilung Hämatologie und Onkologie, Zentrum Innere Medizin I,
Klinikum der Albert-Ludwigs-Universität, Freiburg

HAUSHOFER, A., Dr.
Zentrallabor, Krankenhaus der Stadt Wien-Lainz, A-Wien

HAUSMANN, K., Prof. Dr.
Hamburg

HAUSWALD, I., Frau Dr.
Institut Regensburg, Blutspendedienst des BRK, Regensburg

HEIDINGER, K., Frau
Abteilung Gerinnung, Klinikum der Justus-Liebig-Universität, Gießen

HEIM, M. U., Prof. Dr.
Inst. f. Transfusionsmedizin und Immunhämatologie mit Blutbank,
Otto-von-Guericke-Universität, Magdeburg

HEINRICHS, CH., Frau Doz. Dr.
Zentralabteilung Hämostaseologie, Hämophilie-Zentrum,
Krankenhaus im Friedrichshain, Berlin

HELLSTERN, P., Prof. Dr.
Institut für Transfusionsmedizin und Immunhämatologie,
Klinikum der Stadt Ludwigshafen, Ludwigshafen

HEMPELMANN, L., Dr.
Kinderklinik Lindenhof, Krankenhaus Lichtenberg, Berlin

HERNÁNDEZ, A., Frau Dr.
Med. Einrichtung der Heinrich-Heine-Universität, Düsseldorf

HERRMANN, F. H., Prof. Dr. Dr.
Institut für Humangenetik, Medizinische Fakultät der Ernst-Moritz-Arndt-
Universität, Greifswald

HILGENFELD, E., Frau Dr.
Klinik für Kinderheilkunde, Bereich Medizin (Charité), Humboldt-Universität
zu Berlin, Berlin

HÖCKER-SCHULTZ, S., Frau Dr.
St.-Anna-Spital, A-Wien

HOFMANN, K., Dr.
Abteilung Hämatologie und Onkologie, Kinderklinik, Städtische Kliniken,
Chemnitz

HOFMANN, H., Dr.
Potsdam

HOLFELD, E., Frau Dr.
Kinderklinik, Carl-Thiem-Klinikum, Cottbus

HÖLIG, K., Frau Dr.
Abteilung Transfusionsdienst, Med. Akademie Carl-Gustav-Carus, Dresden

HOLTKÖTTER, H., Dr.
Intersero GmbH, Mainz-Kastel

HOPMEIER, P., Dr.
Zentrallaboratorium, Krankenanstalt Rudolfstiftung, A-Wien

HOVY, L., Priv. Doz. Dr.
Orthopädische Universitätsklinik, Friedrichsheim, Frankfurt/Main

HUBER, A., Frau
Universitätsklinik für Innere Medizin I, A-Wien

HUEMER, CH., Dr.
Universitätsklinik für Kinderheilkunde, A-Wien

HULPKE-WETTE, M., Dr.
Zentrum Kinderheilkunde, Med. Klinik und Poliklinik der Georg-August-
Universität, Göttingen

HUMMEL, K., Frau Dr.
Inst. f. Transfusionsmedizin und Transplantationsimmunologie,
Universitätskrankenhaus Eppendorf, Hamburg

HUTH-KÜHNE, A., Frau Dr.
Rehabilitationsklinik und Hämophiliezentrum, Stiftung Rehabilitation,
Heidelberg

INGERSLEV, J., Dr.
Department Clinical Immunology, Hemophilia Centre and Coagulation
Laboratory, University Hospital Skejby Sygehus, DK-Aarhus N

ISTVAN, L., Prof. Dr.
Bluttransfusionsdienst, H-Szombathely

JAGER, R., Frau Dr.
Vertranszfuzios Allomas, H-Szombathely

JOACHIM, D., Frau Dr.
Kinderklinik, Klinikum Görlitz, Görlitz

JOHNSSON, H., Dr.
Medical Clinic, Karolinska Hospital, S-Stockholm

JOHS, R., Dr.
Kinderklinik, Städtisches Klinikum Holwedestraße, Braunschweig

JONAS, M.
Institut für Medizinische Mikrobiologie und Immunologie der Universität, Bonn

JOSEPH-STEINER, J.
Zentrum der Kinderheilkunde, Klinikum der Johann-Wolfgang-Goethe-
Universität, Frankfurt/Main

KAISER, R.
Institut für Medizinische Mikrobiologie und Immunologie der Universität, Bonn

KALNINS, W.
Marmagen

KALTWASSER, J. P., Prof. Dr.
Abteilung Rheumatologie, Zentrum der Inneren Medizin,
Klinikum der Johann-Wolfgang-Goethe-Universität, Frankfurt/Main

KARDOS, M., Frau Dr.
Pote I. Belklinika, H-Pécs

KASPER, P., Frau
Institut für Medizinische Mikrobiologie und Immunologie der Universität, Bonn

KEHREL, B., Frau Dr.
Hämostaseforschung, Klinik für Innere Medizin,
Westfälische Wilhelms-Universität, Münster

KELLER, F., Prof. Dr.
Zentrallabor, Kinderklinik und Poliklinik der Julius-Maximilians-Universität,
Würzburg

KEMKES-MATTHES, B., Frau Priv. Doz. Dr.
Zentrum für Innere Medizin, Klinikum der Justus-Liebig-Universität, Gießen

KIRSCH, W., Prof. Dr.
Kinderklinik, Saarbrücker Winterbergkliniken, Saarbrücken

KJELLMAN, H.,
Uttersberg 95 B, S-Skinnskatteberg

KLARE, M., Dr.
III. Innere Klinik, Krankenhaus Berlin Buch, Berlin

KLARMANN, D.,
Abteilung Hämatologie und Ger., Zentrum der Kinderheilkunde,
Klinikum der Johann-Wolfgang-Goethe-Universität, Frankfurt/Main

KLESMANN, E., Frau Dr.
Kinderabteilung, Marienhospital, Papenburg

KLINGE, J., Dr.
Kinderklinik mit Poliklinik der Universität Erlangen-Nürnberg, Erlangen

KLOSE, H. J., Priv. Doz. Dr.
Arzt für Kinderheilkunde, München

KNOPEK, L., Dr.
Speywood Pharmaceuticals Ltd. ,Göttingen

KOBELT, R., Dr.
Arzt für Kinderheilkunde, CH-Wabern

KOCHAN, Frau
Institut für Medizinische Mikrobiologie und Immunologie der Universität, Bonn

KÖHLER, M., Prof. Dr.
Abteilung Transfusionsmedizin, Zentrum Hygiene- und Humangenetik
der Georg-August-Universität, Göttingen

KÖHLER-VAJTA, K., Frau Dr.
Ärztin für Kinderheilkunde, Grünwald

KOMRSKA, V., Dr.
II. Detska Klinika, FN Motol, CZ-Praha

KONRAD, H., Prof. Dr.
Arzt für Innere Medizin und Hämatologie, Rostock

KOPYLOV, K. G., Dr.
The Russian Academy of Medical Sciences, Cis, Moskau, Russland

KORNINGER, H. CHR., Prof. Dr.
Unfallkrankenhaus Lorenz Böhler d. All. Unfallversicherungsanstalt, A-Wien

KOSCIELNY, J., Dr.
Institut für Hämatologie und Transfusionsmedizin der Charité,
Humboldt-Universität zu Berlin, Berlin

KÖSTERING, H., Prof. Dr.
Blutgerinnungslabor, Zentrum Innere Medizin der Georg-August-Universität,
Göttingen

KOTTE, W., Priv. Doz. Dr.
Kinderklinik, Städtisches Krankenhaus, Dresden

KRALL, G., Dr.
Head Hemophilia Care Center, H-Budapest/Ungarn

KRALOVA, S., Frau Dr.
Krevni centrum 17, CZ-Ostrava

KRETSCHMER V., Prof. Dr.
Abteilung Transfusionsmedizin und Gerinnungsphysiologie,
Klinikum der Philipps-Universität, Marburg

KREUZ, W., Dr.
Zentrum der Kinderheilkunde, Klinikum der Johann-Wolfgang-Goethe-
Universität, Frankfurt/Main

KREY, S., Frau
Ambulanz für Hämatologie, Onkologie Kinderklinik,
Klinikum der Christian-Albrechts-Universität, Kiel

KRÖNIGER, A., Dr.
Behringwerke AG, Frankfurt/Main

KUNZE, M., Prof. Dr.
Institut für Sozialmedizin, A-Wien

KUPFER, B.,
Institut für Medizinische Mikrobiologie und Immunologie der Universität, Bonn

KURME, A., Dr.
Arzt für Kinderheilkunde, Hamburg

KURNIK, P., Dr.
Kinderinterne Abteilung, Allg. österr. Landeskrankenhaus, Klagenfurt

KURTH, R., Prof. Dr.
Paul-Ehrlich-Institut, Bundesamt für Sera und Impfstoffe, Langen

KUSE, R., Prof. Dr.
Abteilung Hämatologie, Allgemeines Krankenhaus St. Georg, Hamburg

KUZELKA, R., Frau
Universitätklinik für Kinderheilkunde, A-Wien

KYANK, U., Frau Dr.
Kinderklinik, Medizinische Universität, Rostock

KYRLE, P.-A., Doz. Dr.
Universitätklinik für Innere Medizin I, A-Wien

LAHMANN, Dr.
Blutplasmazentrum, Hamburg

LAMBERTZ, C., Frau Dr.
Kinderklinik, Universitätskliniken d. Saarlandes, Homburg

LANDORPH, A., Frau Dr.
Kardiologische Abteilung, Bispebjerg Hospital, DK-Kobenhavn

LANG, A., Dr.
Innere Abteilung, Allg. österr. Landeskrankenhaus, A-Feldkirch-Tisis

LANG, H., Dr.
IMMUNO AG, A-Wien

LANGMACKER, M., Frau Dr.
Abteilung Innere Medizin II, Hämophilie-Zentrum,
Krankenhaus im Friedrichshain, Berlin

LAUFS, R., Prof. Dr.
Institut für Medizinische Mikrobiologie und Immunologie,
Universitätskrankenhaus Eppendorf, Hamburg

LAUVEN, G., Dr.
Alpha Therapeutic GmbH, Langen

LECHLER, E., Prof. Dr.
Gerinnungslabor, Klinik I für Innere Medizin der Universität zu Köln, Köln

LENK, H., Dr.
Klinik für Kindermedizin, Universität Leipzig, Leipzig

LENZ, E., Frau
Zentrum der Kinderheilkunde, Klinikum der Johann-Wolfgang-Goethe-
Universität, Frankfurt/Main

LEUTHOLD, U., Dr.
DRK-Kinderklinik, Siegen

LEUTNER, E., Frau Dr.
Abteilung Innere Medizin, Südwestdeutsches Rehabilitationszentrum für Kinder
und Jugendliche, Neckargemünd

LIGHEZAN, D., Dr.
IIIrd. Pediatric Clinic, University of Medicine and Pharmacy, R-Timisoara

LIGHEZAN, R., Frau Dr.
IIIrd. Pediatric Clinic, University of Medicine and Pharmacy, R-Timisoara

LIMBACH, H.-G., Dr.
Kinderklinik, Universitätskliniken d. Saarlandes, Homburg

LOPACIUK, S., Prof. Dr.
Department of Internal Medicine and Laboratory of Blood Coagulation,
Institute of Hematology, PL-Warszawa/Polen

LORETH, R. M., Dr.
Abteilung für Klin. Hämostaseologie, Klinikum, Kaiserslautern

LOSONCZY, H., Frau, Doz. Dr.
1. Medizinische Klinik, Medizinische Universität, H-Pécz

LUTZ, W.,
CH-Bern

LUTZE, G., Prof. Dr.
Institut für Klinische Chemie und Laboratoriumsdiagnostik,
Otto-von Guericke-Universität, Magdeburg

MAAK, B., Priv. Doz. Dr.
Thüringen-Klinik, Georgius Agricola Saalfeld, Saalfeld

MAASS, E., Dr.
Abteilung Hämatologie und Onkologie, Pädiatrisches Zentrum, Olgahospital,
Stuttgart

MADER, R., Frau Dr.
Universitätsklinik der Kinderheilkunde, A-Innsbruck

MALE, CH., Dr.
Universitätsklinik für Kinderheilkunde, A-Wien

MANN, D. L., Dr.
Immunogenetics Section, Laboratory of Viral Carcinogenesis,
National Cancer Institute, Frederick/Maryland, USA

MANNHALTER, CH., Frau Prof. Dr.
Klinisches Institut für Med. u. Chem. Labordiagnostik, A-Wien

MARBET, G. A., Priv. Doz. Dr.
Gerinnungs- und Fibrinolyselabor, Kantonsspital, CH-Basel

MARBY, P., Frau Dr.
Kinderklinik und Ambulanz, Städtisches Klinikum, Dessau

MAREK, R., Dr.
Wiener Gebietskrankenkasse, A-Wien

MARSMANN, G., Dr.
Arzt für Kinderheilkunde, Varel

MARTINEZ-SAGUER, I., Frau
Zentrum der Kinderheilkunde, Klinikum der Johann-Wolfgang-Goethe-
Universität, Frankfurt/Main

MARTINKOVÁ, I., Frau Prim. Dr.
odd. Hematologie, Fakultni nemocnice v Plzni, CZ-Plzen-Bory

MARX, G., Dr.
Abteilung für Blutgerinnungsstörungen, Chirurgische Klinik,
Universitätskrankenhaus Eppendorf, Hamburg

MATTHIAS, F. R., Prof. Dr.
Zentrum für Innere Medizin, Klinikum der Justus-Liebig-Universität, Gießen

MATYSKOVA, M., Frau Dr.
Department of Hematology, II. Interni Klinika, CZ-Brno

MATZ, Prof. Dr.
Institut für Medizinische Mikrobiologie und Immunologie der Universität, Bonn

MATZDORF, A., Dr.
Abteilung für Hämatologie und Onkologie, Zentrum für Innere Medizin,
Klinikum der Justus-Liebig-Universität, Gießen

MAURER, M., Prof. Dr.
Bernau/Chiemsee

MAURIN, N., Prof. Dr.
Innere Medizin II, Med. Einr. der Rheinisch-Westfälischen Technischen
Hochschule, Aachen

MEDGYESSY, I., Frau Dr.
Vertranszfuzios Központ, H-Debrecen

MEILI, E. O., Frau Dr.
Gerinnungslabor, Abteilung Innere Medizin, Universitätsspital, CH-Zürich

MENTZER, D.,
Abteilung Hämatologie und Ger., Zentrum der Kinderheilkunde,
Klinikum der Johann-Wolfgang-Goethe-Universität, Frankfurt/Main

MINGERS, A.-M., Frau. Prof. Dr.
Kinderklinik und Poliklinik der Julius-Maximilians-Universität, Würzburg

MOLL, W., Dr.
Zentrallabor, Allg. österr. Landeskrankenhaus, A-Feldkirch-Tisis

MOLL, M.,
Octapharma, Langenfeld

MORITZ, B., Frau Dr.
IMMUNO AG Wien, A-Wien

MÖSSELER, J., Dr.
Arzt für Kinderheilkunde, Dillingen

MÜLLER, G., Prof. Dr. Dr.
Inst. f. klin. Chemie u. Pathobiochemie der Martin-Luther-Universität
Halle-Wittenberg, Halle

MÜLLER, V., Dr.
Bluttransfusionsdienst, Zentralinstitut für Transfusionsmedizin, Hamburg

MÜLLER, H., Dr.
Institut für Anästhesiologie, Orthopäd. Kinderklinik Balgrist, CH-Zürich

MÜLLER-WEIHRICH, ST. Priv. Doz. Dr.
Kinder- und Poliklinik, Krankenhaus München-Schwabing, München

MUSS, N., Dr.
Facharzt für Innere Medizin, A-Salzburg

NAWROTH, P. P., Priv. Doz. Dr.
Medizinische Klinik I der Ruprecht-Karls-Universität, Heidelberg

NEIDHARDT, B., Dr.
Abteilung für Transfusionsmedizin, Chirurgische Universitätsklinik, Erlangen

NEMES, L., Dr.
Head Hemophilia Care Center, Daroczi ut 24, H-Budapest

NEUBAUER, M., Dr.
Krankenhaus der Barmherzigen Brüder, A-Graz

NEUGEBAUER, H., Dr.
Universitätsklinik für Kinderheilkunde, A-Innsbruck

NEUMANN, R., Frau Dr.
Bayer AG – Pharma Deutschland, Leverkusen

NEVRKLA, R., Frau
Universitätsklinik für Innere Medizin I, A-Wien

NIEDERHOFF, H., Dr.
Kinderklinik, Klinikum der Albert-Ludwigs-Universität, Freiburg

NIEKRENS, C., Frau Dr.
Kinderklinik, Städtische Krankenanstalten, Delmenhorst

NIEMEYER, TH.,
Abteilung Hämatologie, Onkologie, Kinderklinik Westfälische Wilhelms-
Universität, Münster

NIENDORF, A., Frau
Klinik für Kindermedizin, Greifswald

NIENHAUS, K., Dr.
Chirurgische Intensivstation, Universitätskliniken d. Saarlandes, Homburg

NIMTZ, A., Frau Dr.
Klinikum Markendorf, Frankfurt/Oder

NOHE, N., Frau
Kinderklinik im Dr. von Haunerschen Kinderspital der Ludwig-Maximilians-
Universität, München

NOWAK-GÖTTL, U., Frau Priv. Doz. Dr.
Abteilung Hämatologie, Onkologie, Kinderklinik, Westfälische Wilhelms-
Universität, Münster

OLDENBURG, J., Dr.
Institut für Exp. Hämatologie und Transfusionsmedizin der Universität, Bonn

PAAR, D., Prof. Dr.
Abteilung f. Klin. Chemie u. Laboratoriumsdiagnostik, Zentrum f. Inn. Medizin,
Univ.-Klinikum der Gesamthochschule, Essen

PABINGER, I., Frau Doz. Dr.
Universitätsklinik für Innere Medizin I, A-Wien

PAUKA, B., Dr.
Facharzt für Kinderheilkunde, Hamburg

PECHLANER, CH., Dr.
Gerinnungslaboratorium, Universitätsklinik für Innere Medizin, A-Innsbruck

PETER, K., Frau Dr.
Universitätsklinik für Kinderheilkunde, A-Wien

PILLKAHN, R., Frau Dr.
Abteilung Hämatologie, Medizinische Klinik I, Klinikum der Stadt Gera, Gera

PINDUR, G., Dr.
Abteilung Klinische Hämostaseologie und Transfusionmedizin,
Universitätskliniken d. Saarlandes, Homburg

PLENDL, H., Dr.
Institut für Humangenetik, Klinikum der Christian-Albrechts-Universität, Kiel

POLIWODA, H., Prof. Dr.
Abteilung Hämatologie und Onkologie, Zentrum Innere Medizin,
Medizinische Hochschule, Hannover

POLLMANN, H., Dr.
Abteilung für Hämostaseologie, Kinderklinik, Westfälische Wilhelms-Universität,
Münster

PRASTHOFER, C., Frau Dr.
Universitätsklinik für Innere Medizin, A-Innsbruck

PROHASKA, W., Dr.
Institut für Laboratoriums- und Transfusionsmedizin,
Herzzentrum Nordrhein-Westfalen, Bad Oeynhausen

PURCZ, W.,
Biotest Pharma GmbH, Recklinghausen

RAGELIENE, L., Frau Dr.
Department of Hematology, Children's Hospital, Vilnius University,
Vilnius/Litauen

RAMSCHAK, H., Dr.
I. Medizinische Universitätsklinik, A-Graz

RATJEN H., Frau Dr.
Zentrum für Kinderheilkunde, Univ.-Klinikum der Gesamthochschule, Essen

RAUCH, R., Dr.
Kinderklinik mit Poliklinik der Universität Erlangen-Nürnberg, Erlangen

RAUSCHER, CH., Dr.
Kinderspital und Infektion, Allg. Österr. Landeskrankenhaus, A-Salzburg

REDDEMANN, H., Prof. Dr.
Abteilung Hämatologie und Onkologie, Kinderklinik der Ernst-Moritz-Arndt-
Universität, Greifswald

REUTER, H., Frau
Abteilung für Blutgerinnungsstörungen, Chirurgische Klinik,
Universitätskrankenhaus Eppendorf, Hamburg

RICHTER, D., Frau Dr.
Zentrallabor, Klinikum Ernst von Bergmann, Potsdam

RIDOLFI LÜTHY A., Frau Dr.
Pädiatrische Hämatologie, Onkologie, Med. Universitäts-Kinderklinik,
Inselspital Bern, CH-Bern

RIES, M., Dr.
Kinderklinik mit Poliklinik der Universität Erlangen-Nürnberg, Erlangen

RINTELEN, C., Frau Dr.
Universitätsklinik für Innere Medizin I, A-Wien

ROGGENDORF, M., Prof. Dr.
Institut für Medizinische Virologie, Univ.-Klinikum der Gesamthochschule,
Essen

ROMMEL, F., Dr.
Abteilung Hämostaseologie, Medizinische Klinik Innenstadt
der Ludwig-Maximilians-Universität, München

ROOSENDAAL, G., Dr.
Van Creveld Clinic, Academisch Ziekenhuis, S 00.124, NL-GA Utrecht

ROTHAUT, C.,
Abteilung Transfusionsmedizin und Gerinnungsphysiologie,
Klinik der Philipps-Universität, Marburg

SAILER, M., Frau Dr.
Universitätsklinik für Kinderheilkunde, A-Innsbruck

SAILER, S., Prof. Dr.
II. Med. Abteilung u. Lungenabt., Allg. Österr. Landeskrankenhaus, A-Salzburg

SALAT, CH., Dr.
Hämostaseolog. Forschungslabor, Medizinische Klinik III, Klinikum Großhadern,
München

SCHARRER, I., Frau Prof. Dr.
Abteilung für Angiologie, Zentrum der Inneren Medizin,
Klinikum der Johann-Wolfgang-Goethe-Universität, Frankfurt/Main

SCHEEL, H., Dr.
Ambulanz f. Hämostase u. Thrombose, Klinik für Innere Medizin, Universität
Leipzig, Leipzig

SCHEEL-WALTER, H., Dr.
Abteilung Hämatologie und Onkologie, Kinderklinik der Eberhard-Karls-
Universität, Tübingen

SCHEIBER, K., Dr.
Kinder- und Infektionsabteilung, Allg. Österr. Landeskrankenhaus, A-Villach

SCHEIRING, H., Dr.
Tiroler Gebietskrankenkasse, A-Innsbruck

SCHILLING, F., Dr.
Abteilung Hämatologie und Onkologie, Pädiatrisches Zentrum, Olgaspital,
Stuttgart

SCHIMPF, KL., Prof. Dr.
Heidelberg

SCHLENKRICH, U., Dr.
Leipzig

SCHMELTZER, B., Frau Dr.
Arzt für Kinderheilkunde, Potsdam

SCHMID, L., Dr.
Institut für Klinische Chemie und Hämatologie, Kantonsspital, CH-St. Gallen

SCHMITT, K., Prof. Dr.
Kinder- u. Infektionsabteilung, Landes-Kinderkrankenhaus, A-Linz

SCHMUTZLER, R., Prof. Dr.
Wuppertal

SCHNEPPENHEIM, R., Priv. Doz. Dr.
Kinderklinik, Klinikum der Christian-Albrechts-Universität, Kiel

SCHNEWEIS, K. E., Prof. Dr.
Institut für Medizinische Mikrobiologie und Immunologie der Universität, Bonn

SCHOEBESS, R., Frau Dr.
Klinik für Kinderheilkunde der Martin-Luther-Universität Halle-Wittenberg,
Halle

SCHOSSER, R., Dr.
Immuno GmbH, Heidelberg

SCHRAMM, W., Prof. Dr.
Abteilung Hämostaseologie, Medizinische Klinik Innenstadt der Ludwig-
Maximilians-Universität, München

SCHULTE-OVERBERG, U., Frau Dr.
Hämatol. Poliklinik, Kinderklinik, Klinikum Rudolf Vircho, Wedding,
Freie Universität, Berlin

SCHULZE, H.
A-Wien

SCHUMACHER, R.,
Kinderklinik, Klinikum Schwerin, Schwerin

SCHUSTER, J., Dr.
Immuno GmbH, Heidelberg

SCHWARZ, H-P., Doz.
IMMUNO AG Wien, A-Wien

SCHWARZ, H., Frau Dr.
Kinderambulanz, Klinikum Suhl, Suhl

SCHWARZ, O., Dr.
IMMUNO AG Wien, A-Wien,

SEDLAK, W., Dr.
Arzt für Kinderheilkunde, A-Linz

SEDLMEIER, M., Frau
Abteilung Hämostaseologie, Medizinische Klinik Innenstadt der Ludwig-
Maximilians-Universität, München

SEIFRIED, E., Priv. Doz.
Medizin III, Zentralinstitut Frankfurt, Blutspendedienst DRK-Hessen,
Frankfurt/Main

SERBAN, M., Frau Dr.
1st. Pediatric Clinic, University of Medicine and Pharmacy, R-Timisoara

SEUSER, A., Dr.
Orthopädische Klinik, Med. Einrichtungen der Rheinischen Friedrich-Wilhelms-
Universität, Bonn

SIEGEMUND, A., Frau Dr.
Gerinnungslabor, Klinik für Innere Medizin I, Universität Leipzig, Leipzig

SIEGERT, G., Frau Dr.
Institut für Klinische Chemie und Laboratoriumsmedizin,
Med. Akademie Carl-Gustav-Carus, Dresden

SIEGERT, S., Frau
Abteilung für Angiologie, Zentrum der Inneren Medizin,
Klinikum der Johann-Wolfgang-Goethe-Universität, Frankfurt/Main

SIGG, P., Dr.
Schw. Pflegerinnenschule, CH-Zürich

SIMMANDL, M.-F.
A-Wien

SINCHENKO, V., Frau Prof. Dr.
Clinik N. 25, GUS-Kiew, Ukraine

SKRANDIES, G., Frau Dr.
Fachärztin für Innere Medizin, Hamburg

SLAVE, I., Frau Dr.
Universitätsklinik für Kinderheilkunde, A-Wien

SLEZAK, P., Dr.
Hematologie FN, CZ-Olomouc

SOSADA, M., Dr.
Abteilung Hämatologie und Onkologie, Zentrum Innere Medizin,
Medizinische Hochschule, Hannover

STAHLHUT, K., Frau Dr.
Medizinische Klinik, Klinikum Ernst von Bergmann, Potsdam

STEINBRENNER, D., Prim. Dr.
Bundesversicherungsanstalt, A-Wien

STENSZKY, V., Frau Doz. Dr.
Vertransfuzios Központ, H-Debrecen

STIGENDAL L., Dr.
Koagulationscentrum, S-Göteborg

STOLL, H., Frau
Abteilung für Angiologie, Zentrum der Inneren Medizin,
Klinikum der Johann-Wolfgang-Goethe-Universität, Frankfurt/Main

STORCH, H., Prof. Dr.
Immuno GmbH, Heidelberg

STREIF, W., Dr.
Universitätsklinik für Kinderheilkunde, A-Innsbruck

STUDIER, A.
Hamburg

SUBERT, R., Frau Dr.
Abteilung für Hämatologie und Onkologie, Klinik für Innere Medizin,
Klinikum Schwerin, Schwerin

SUTOR, A. H., Prof. Dr.
Abteilung Hämatologie und Hämostaseologie, Kinderklinik,
Klinikum der Albert-Ludwigs-Universität, Freiburg

SVENSSON, P., Dr.
Medicin kliniken, Allmänna sjukhuset, S-Malmö

SYRBE, G., Priv. Doz. Dr.
Innere Abteilung, Landesfachkrankenhaus, Stadtroda

SZUCS, T.
Abteilung Hämostaselogie, Medizinische Klinik Innenstadt der Ludwig-
Maximilians-Universität, München

TILSNER, V., Prof. Dr.
Hamburg

TUCHSCHMID, P., Dr.
Abteilung Hämatologie, Universitäts-Kinderklinik, CH-Zürich

TURECEK, P., Dr.
Immuno AG Wien, A-Wien

TÜRK-KRAETZER, B., Frau Dr.
Ärztin für Kinderheilkunde, Oldenburg

UHLE, CH., Dr.
Rehablitationsklinik und Hämophiliezentrum, Stiftung Rehabilitation,
Heidelberg

UNKRIG, CH., Dr.
Institut für Exp. Hämatologie und Transfusionsmedizin der Universität,
Bonn

VARGA, A., Dr.
Hemat.-Transf. odd. Nemocnica s poliklinikou, SK-Nove Zaniky

VARGA, G., Dr.
Szote II. Belklinika, Koranyi fasor 6, H-Szeged

VEZENDI, K., Frau Dr.
Szote II. Belklinika, Koranyi fasor 6, H-Szeged

VIGH, TH.,
Abteilung für Angiologie, Zentrum der Inneren Medizin,
Klinikum der Johann-Wolfgang-Goethe-Universität, Frankfurt/Main

VINAZZER, H., Prof. Dr.
Laboratorium für Blutgerinnung, Hämophiliezentrum, A-Linz

VOERKEL, W., Dr.
Markkleeberg

VOGEL, G., Prof. Dr.
Abteilung Hämostaseologie, Klinik für Innere Medizin, Medizinische Akademie,
Erfurt

VONGREYOVA, H., Frau Dr.
Hemat.-Transf. odd. Nemocnica s poliklinikou, Banicka ul, SK-Poprad

VORLOVA, Z., Frau Dr.
Institut für Hämatologie und Bluttransfusion, u. nemocnice 1, CZ-Praha 2

WALKA, M. M., Dr.
Kinderklinik, Klinikum der Philipps-Universität, Marburg

WANK, H., Dr.
St.-Anna-Kinderspital, A-Wien

WEBER, B., Priv. Doz. Dr.
Abteilung für Medizinische Virologie, Zentrum der Hygiene,
Klinikum der Johann-Wolfgang-Goethe-Universität, Frankfurt/Main

WEDEMEYER, U., Frau Dr.
Ärztin für Innere Medizin, Potsdam

WEIDAUER, CH.
Freiburg

WEINSTOCK, N., Dr.
Med.-Diagnostisches Institut, Städtisches Klinikum Karlsruhe, Karlsruhe

WEIPPERT-KRETSCHMER, M., Frau Dr.
Abteilung Transfusionsmedizin und Gerinnungsphysiologie,
Klinikum der Philipps-Universität, Marburg

WEISSBACH, G., Prof. Dr.
Klinik für Kinderheilkunde, Med. Akademie Karl-Gustav-Carus, Dresden

WEISS, J.
A-Wien

WEISSER, J., Dr.
Abteilung Pädiatrie, Neuropädiatrie, Südwestdeutsches Rehabilitationszentrum
für Kinder und Jugendliche, Neckargemünd

WENDISCH, J., Dr.
Klinik und Poliklinik für Kinderheilkunde, Med. Akademie Carl-Gustav-Carus,
Dresden

WENZEL, E., Prof. Dr.
Abteilung Klinische Hämostaseologie und Transfusionsmedizin,
Universitätskliniken d. Saarlandes, Homburg

WERNET, P., Dr.
Knochenmarks-Spendezentrale, Medizinische Einrichtungen der
Heinrich-Heine-Universität, Düsseldorf

WESEMEYER, D., Dr.
Innere Abteilung, Segeberger Kliniken, Bad Segeberg

WIEDEMANN, Frau
Institut für Medizinische Mikrobiologie und Immunologie der Universität,
Bonn

WIEDING, J. U., Dr.
Abteilung Transfusionsmedizin, Zentrum Hygiene- und Humangenetik
der Georg-August-Universität, Göttingen

WINTERSTEIN, E.-M., Frau Dr.
Abteilung für Hämostaseologie, Klinik für Innere Medizin,
Medizinische Akademie, Erfurt

WITT, A., Frau
Institut für Medizinische Mikrobiologie und Immunologie der Universität, Bonn

WITTE, M., Frau
Abteilung Transfusionsmedizin und Gerinnungsphysiologie,
Klinik der Philipps-Universität, Marburg

WITTKOWSKI, K. M., Dr.
Institut für Medizinische Biometrie der Eberhard-Karls-Universität, Tübingen

WOLF, K., Frau Dr.
Innere Abteilung, Städt. Klinikum Chemnitz, Stadtpark, Chemnitz

WOLF, H., Priv. Doz. Dr.
Arzt für Hämatologie, Onkologie, Dresden

WOLLINA, K., Frau Dr.
Kinderklinik der Friedrich-Schiller-Universität, Jena

WYSS, M., Frau Priv. Doz. Dr.
Clinique Universitaire de Pédiatrie, CH-Genève 4

ZEGNER, M., Frau
Hämophilie-Ambulanz, Universitätsklinik für Innere Medizin I, A-Wien

ZEITLER, P., Frau Dr.
Kinderklinik und Poliklinik der Julius-Maximilians-Universität, Würzburg

ZELLER, W., Dr.
Abteilung Onkologie und Hämatologie, Universitätskrankenhaus Eppendorf,
Hamburg

ZENZ, W., Dr.
Universitäts-Kinderklinik, A-Graz

ZEUZEM, ST., Priv. Doz. Dr.
Abteilung Gastroenterologie, Zentrum der Inneren Medizin,
Klinikum der Johann-Wolfgang-Goethe-Universität, Frankfurt/Main

ZIEMER, S., Frau Dr.
Institut für Pathologische und Klinische Chemie der Charité,
Humboldt-Universität zu Berlin, Berlin

ZIMANYOVA, F., Frau Dr.
Hemat.-Transf. odd. Nemocnica s poliklinikou, Legionarksa ul, SK-Trencin

ZIMMERMANN, R., Prof. Dr.
Rehabilitationsklinik und Hämophiliezentrum, Stiftung Rehabilitation,
Heidelberg

ZIMONYL, I., Frau Dr.
Hematologia Heim Pal Korhaz, Heim Pal Korhaz, Ulloi uc. 86, H-Budapest

ZINSMEYER, J., Dr.
Institut für Klinische Chemie und Labormedizin, Vogtland-Klinikum, Plauen

ZÖLLER, B., Dr.
Department of Clinical Chemistry, Malmö General Hospital, University of Lund,
S-Malmö

ZWIEAUER, K., Prim. Dr.
Abteilung für Kinderheilkunde, Allg. Österr. Krankenhaus, A-St. Pölten

ZWINGE, B., Frau
Abteilung für Angiologie, Zentrum der Inneren Medizin,
Klinikum der Johann-Wolfgang-Goethe-Universität, Frankfurt/Main

Verleihung des Johann-Lukas-Schönlein Preises 1994

I. SCHARRER

Es ist mir eine große Freude, bei dem 25. Hamburger Hämophilie-Symposion, den Johann-Lukas-Schönlein Preis verleihen zu dürfen.

Er wird heute zum 11. Mal verliehen.

Es ist ein Wissenschaftspreis, der 1977 von der Firma Immuno gestiftet wurde. Er wird jedes zweite Jahr verliehen. Die Stiftung wird vom Stifterverband für die Deutsche Wissenschaft betreut. Über die Preisvergabe entscheidet ein unabhängiges Kuratorium. Es besteht aus sieben Wissenschaftlern und einem Vertreter des Stifterverbandes. Die Ziele sind im Stiftungsstatut festgelegt:

1. Die Stiftung dient der Förderung der klinischen Forschung auf dem Gebiet chronischer Blutungskrankheiten, insbesondere der Hämophilie und verwandter angeborener Blutgerinnungsstörungen. Sie dient ausschließlich und unmittelbar gemeinnützigen Zwecken und erfüllt diese durch die Vergabe des „Johann-Lukas-Schönlein Preises" für hervorragende wissenschaftliche Arbeiten.
   Der Preis soll dem Wohl der von chronischen Blutungskrankheiten betroffenen und oft schwer geprüften Menschen dienen.
2. Mit dem Namen des Preises will die Stiftung an einen großen deutschen Kliniker erinnern, der in der ersten Hälfte des 19. Jahrhunderts als führende Kraft am Umbruch von der natur-philosophisch orientierten zur modernen naturwissenschaftlichen Medizin maßgeblich beteiligt gewesen ist. Den heute Lebenden ist er vor allem mit seinen Studien über die Hämophilie, der er selbst den Namen gab, wie auch mit der Erstbeschreibung des Krankheitsbildes der Peliosis rheumatica gegenwärtig geblieben.

In diesem Jahr haben sich fünf Arbeitsgruppen mit exzellenten Arbeiten um den Preis beworben. Daher ist die Wahl des Preisträgers dem Kuratorium sehr schwer gefallen. Die fünf eingereichten Arbeiten waren von hoher wissenschaftlicher Qualität und klinischer Relevanz.

Nach eingehender Prüfung fiel die Wahl auf die Arbeitsgruppe von Reinhard Schneppenheim in Kiel, die folgende Arbeit eingereicht hat:

Reinhard Schneppenheim, Sonja Krey, Frauke Bergmann, Dietrich Bock, Ulrich Budde, Malte Lange, Richard Linde, Uwe Mittler, Esther Meili, Günter Mertes, Klaus Olek, Hansjörg Plendl, Eva Simeoni

„Genetic heterogeneity of severe von Willebrand disease type III in the German population".

I. Scharrer/W. Schramm (Hrsg.)
25. Hämophilie-Symposion Hamburg 1994
© Springer-Verlag Berlin Heidelberg 1996

Die Arbeit wurde in der Zeitschrift Human Genetics kürzlich veröffentlicht.

Frau Krey und Herr Schneppenheim untersuchten 32 Patienten von 28 Familien deutschen Ursprungs. Die Blutproben wurden auf Deletionen und Mutationen im von Willebrand Gen geprüft.

Defekte, die für den Typ 3 verantwortlich sind, wurden auf 14 von 56 Chromosomen, damit bei 25 %, gefunden.

Gross deletions konnten in zwei Familien nachgewiesen werden.

Eine homozygote Missense Mutation wurde auf Exon 10 identifiziert, zwei Nonsense Mutationen auf Exon 8 und Exon 45 entdeckt.

Eine Frameshift Mutation auf Exon 18 konnte in fünf Familien und eine zusätzliche Frameshift Mutation auf Exon 28 in einer Familie gefunden werden.

Nach den Untersuchungen der Kieler Arbeitsgruppe, scheint die Frameshift Mutation auf Exon 18 der häufigste molekulare Defekt der deutschen Patienten mit Typ 3 zu sein.

Es gelang den Preisträgern, Zusammenhänge zwischen den molekularen Defekten einerseits und der Vererbung andererseits nachzuweisen. So ergab sich z.B., daß komplette Deletionen mit einem rezessiven Erbgang assoziiert waren, dagegen Frameshift und Nonsense Mutationen mit einer dominanten Vererbung verbunden waren.

Wir freuen uns darüber, daß im deutschen Sprachraum eine so gründliche Gen-Analyse des von Willebrand Faktors entstanden ist. Auch in Deutschland ist das von Willebrand Syndrom die häufigste Blutstillungsstörung.

Sie tritt in einer Häufigkeit von etwa einem Prozent in der Bevölkerung auf. Eric von Willebrand hat das Krankheitsbild vor mehr als 60 Jahren beschrieben.

Er war der Erstbeschreiber dieser Blutungsneigung, die ihm an den Nasenbluterfamilien auf den Aalandinseln in der Nähe Stockholms auffiel. Schon bei der 1. Familie war die klinische Ausprägung und die Vererbung nicht einheitlich.

So verblutete die Proposita bei ihrer 4. Periodenblutung zu Tode, wahrscheinlich an einem Typ 3 leidend. Dagegen hatten ihre Eltern nur eine milde Blutungsneigung und wahrscheinlich einen Typ 1 (v. Willebrand 1926; Zhang et al. 1993; Nyman et al. 1981).

Heute, mehr als 60 Jahre nach der Erstbeschreibung wissen wir mehr. Wir ahnen zumindest warum diese Kranken bluten.

Mit unserem Frankfurter J. W. v. Goethe, der auch 60 Jahre an seinem Faust gearbeitet hat, können wir jetzt sagen „allwissend bin ich nicht, doch viel ist mir bewußt, Blut ist ein ganz besonderer Saft". Und J. W. v. Goethe dachte bei Blut gewiß in Frankfurt an die Gerinnung und speziell an das v. Willebrand-Gen, da wir doch mindestens so viele Patienten in Frankfurt betreuen, wie Sie, Herr Schneppenheim, hier oben im Norden betreuen.

Auch daher ist es mir persönlich eine große Freude, den Johann-Lukas-Schönlein Preis bei dem 25. Symposion für eine Arbeit über das v. Willebrand-Syndrom verleihen zu dürfen.

Im Namen des Kuratoriums gratuliere ich Ihnen und Ihrer Arbeitsgruppe und wünsche Ihnen weiterhin viel Erfolg, insbesondere eine weitere Aufklärung des molekularen Puzzels des von Willebrand-Gens.

Literatur

1. Von Willebrand EA (1926) Hereditär pseudohemofil. Finska Lak Handl 68:87–112
2. Nyman D, Eriksson AW, Blombaeck M, Frants RR, Wahlberg P (1981) Recent investigations of the first bleeder family in Åland (Finland) described by von Willebrand. Thromb Haemost 45:73–76
3. Zhang ZP, Blombaeck M, Nyman D, Anvret M (1993) Mutations of von Willebrand factor gene in families with von Willebrand disease in the Åland Islands. Proc Natl Acad Sci USA 90:7937–7940

HIV-Infektion

Diskussionsleitung:
L. GÜRTLER (München)
R. BURGER (Berlin)

Todesursachen und Aids-Erkrankungen Hämophiler in der Bundesrepublik Deutschland (Umfrageergebnisse Oktober 1994)

W. Schramm, J. Schulte-Hillen

In den alten Bundesländern begann Prof. Landbeck 1983, durch jährliche Erhebungen rückwirkend bis 1980 die Todesursachen und Aids-Erkrankungen Hämophiler zu erfassen. Ziel war es, das Risiko therapiebedingter Virusinfektionen möglichst zuverlässig zu erkennen.

1987, zwei Jahre nach allgemeiner Etablierung der Anti-HIV-Testverfahren, wurde erstmals versucht, die Gesamtzahl Hämophiler, aufgeteilt nach Faktor-VIII- und Faktor-IX-Mangel, nach Schweregraden sowie nach HIV-Infizierten und nicht-HIV-Infizierten zu ermitteln.

Bei der damaligen Erhebung waren von 2476 Patienten 47,4 % Anti-HIV-positiv, d.h. fast die Hälfte unserer Patienten mußte zu Beginn der 80er Jahre eine HIV-Infektion erlitten haben.

In den folgenden Jahren konnten diese Zahlen durch altersbezogene Umfragen mit geringen Abweichungen von etwa 10 Fällen weitgehend bestätigt werden. Bei der Umfrage 1994 haben sich 111 Behandlungseinrichtungen aus der Bundesrepublik beteiligt.

Aus 81 Behandlungseinrichtungen wurden Anti-HIV-positive Hämophile gemeldet (Tabelle 1). Allen Kolleginnen und Kollegen sei herzlich für ihre aktive Mitarbeit gedankt.

Tabelle 1. Beteiligte Hämophiliezentren

	1991	1992	1993	1994
BRD-West	47	62	79	
BRD-Ost	18	18	24	
Gesamt	65	80	103	111

Mit Stand 31.12.1994 ergaben sich folgende Zahlen bzgl. der Prävalenz einer HIV-Infektion bei Hämophilen, der Aufteilung in Verstorbene, manifest an Aids-Erkrankten sowie asymptomatisch infizierten Patienten (Tabelle 2).

Aus den uns vorliegenden Meldungen über die Anzahl der in Behandlung befindlichen Hämophilen ergibt sich eine Gesamtanzahl von 4121 Hämophilen, wobei Doppelmeldungen nicht ausgeschlossen werden können, da bei Meldung von Anti-HIV-negativen Hämophilen nur die Anzahl ohne die Möglichkeit einer

I. Scharrer/W. Schramm (Hrsg.)
25. Hämophilie-Symposion Hamburg 1994
© Springer-Verlag Berlin Heidelberg 1996

Tabelle 2. Erfassung Hämophiler in Deutschland (inklusive Verstorbener)

Gesamtzahl Stand 31.12.1994	4121 (inklusive möglicher Doppel- meldungen im Vorjahr: 3546)		
	(n)	[%]	
Anti-HIV-positiv (inklusive Verstorbener)	1379	33,5	(von 4121)
– Hämophilie A	1108	85,9	(von 1290)
– Hämophilie B	182	14,1	(von 1290)
– ohne Angabe	89		
Lebend (Anti-HIV-positiv)	790	57,3	(von 1379)
manifest an Aids erkrankt	56	7,1	(von 790)
asymptomatisch anti-HIV-positiv	734	92,9	(von 790)
Verstorben (Anti-HIV-positiv)	589	42,7	(von 1379)
Hämophilie A	493	87,9	(von 561)
Hämophilie B	68	12,1	(von 561)
ohne Angabe	28		
verstorben an Aids	452	76,7	(von 589)
Hämophilie A	390	87,4	(von 446)
Hämophilie B	56	12,6	(von 446)
ohne Angabe	6		
verstorben an anderen Ursachen	137		(von 143)
Verstorben (Anti-HIV-negativ)	44		

Einzelidentifizierung angegeben wurde. Wahrscheinlich liegt die tatsächliche Zahl niedriger. Darüber hinaus ergibt sich eine Differenz von 575 Patienten im Vergleich zum Vorjahr, möglicherweise einerseits als Ausdruck der 8 zusätzlichen an der Umfrage beteiligten Zentren, andererseits vielleicht ein Hinweis auf zunehmende Behandlung einer relativ großen Zahl von Hämophilen durch jeweils mehrere verschiedene Zentren.

Von den 4121 Patienten wurden 1379 als anti-HIV-positiv gemeldet. Dies entspricht einem Anteil von 33,5 %. Aufgrund der oben genannten Doppelmeldungen ist dieser prozentuale Anteil HIV-Infizierter an der Gesamtzahl der Hämophilen möglicherweise höher. Bei den mit BGA-Code, Geburtsjahr und Initialen im Erhebungszeitraum November 1980 bis Oktober 1994 gemeldeten anti-HIV-positiven Hämophilen ließen sich 693 als sichere Mehrfachmeldungen identifizieren. Das entspricht 33,4 %.

Legt man diesen Anteil bei der Meldung anti-HIV-negativer Hämophiler zugrunde, errechnet sich eine Anzahl von insgesamt 3204 in Behandlung befindlichen anti-HIV-positiven und anti-HIV-negativen Hämophilen. Damit wäre es bei 43 % der Hämophilen zu einer HIV-Infektion gekommen.

Die Verteilung von anti-HIV-positiven Hämophilen (inkl. Verstorbene) in Hämophilie A und Hämophilie B entspricht mit 85,9 % zu 14,1 % den früheren Daten.

Von den anti-HIV-positiven Patienten mit Hämophilie A sind 44,5 %, von den anti-HIV-positiven Patienten mit einer Hämophilie B 37,4 % verstorben (Tabelle 3).

Tabelle 3. Anteil der Verstorbenen bei Hämophilie A und Hämophilie B

	Anti-HIV-positiv (n)	Verstorben (n)	[%]
Hämophilie A	1108	493	44,5
Hämophilie B	182	68	37,4

Die Ursache für diese Differenz, die die Ergebnisse vom Vorjahr bestätigt, ist unklar.

Die Darstellung der Geburtsjahre (Tabelle 4, Abb. 1) von anti-HIV-positiven Hämophilen und an Aids verstorbenen Hämophilen zeigt die auffällige Altersverteilung mit 61 % im Alter von 21–40 Jahren.

Bei den anti-HIV-positiven Hämophilen steht Aids als Todesursache mit 452 von 589 (76,7 %) mit Abstand an erster Stelle (Tabelle 5), gefolgt von Tod an den Folgen der Leberzirrhose mit 5,3 %.

Bei den anti-HIV-negativen Hämophilen stehen die Folgen der Leberzirrhose als Todesursache mit 38,6 % an erster Stelle, wie bei den anti-HIV-positiven Hämophilen gefolgt von Blutungen als nächsthäufigere Todesursache.

Aus Tabelle 5 geht die Verteilung der Todesursachen bei anti-HIV-positiven und anti-HIV-negativen Hämophilen im Erfassungszeitraum 1/80 bis 10/94 hervor.

Über den Erhebungszeitraum von 1980 bis 1994 war bei 79 % der verstorbenen Hämophilen Aids oder die Folgen einer Leberzirrhose als Todesursache zu sehen. Bei 483 von 589 (82 %) der verstorbenen anti-HIV-positiven Hämophilen ergeben sich letztendlich therapiebedingte Komplikationen (Aids oder Leberzirrhose) als Todesursache.

Bei der jährlichen Todesursachenerfassung liegt Aids als Todesursache im Erfassungszeitraum 11/93–10/94 bei 73 % der verstorbenen Hämophilen.

Seit 1982 steigt der Anteil von Aids als Todesursache von wenigen Prozent auf nunmehr 73 % pro Jahr an (Tabelle 6).

Es ist zu bedenken, daß unter Berücksichtigung einer Meldeverzögerung sicherlich noch nicht alle tatsächlich bis zum 31.10.1994 Verstorbenen in den 51 im Erhebungszeitraum 1994, also vom 1.11.1993 bis 31.10.1994 an Aids als verstorben gemeldeten Hämophilen enthalten sind.

Eine graphische Darstellung der in den letzten Jahren explosionsartig zugenommenen Todesfällen an Aids zeigt Abb. 2.

Aus der Darstellung wird ersichtlich, daß zu dem Zeitpunkt (1982/83) des Auftretens von Aids als Todesursache bereits bei weit mehr als der Hälfte unserer Hämophilen zu einer HIV-Infektion gekommen war.

Wichtig in der Beurteilung der über einen Zeitraum von nunmehr 13 Jahren erhobenen Daten ist die Beurteilung der HIV-Infektion und der kumulativ erfaßten Todesfälle. Diese systematischen Untersuchungen unserer Hämophilen wurde erstmals 1883/84 möglich. Anhand dokumentierter Serokonversionen durch Untersuchungen tiefgefrorener Plasmen, in denen sich letzter anti-HIV-negativer und erster anti-HIV-positiver Befund nachweisen ließen, waren Rückschlüsse auf

Tabelle 4. Altersverteilung anti-HIV-positiver Hämophile

Geburt	HIV-positiv	[%]	davon an Aids verstorben	
			(n)	[%]
Ab 1985	1	0,1	0	0,0
1975–1984	84	6,1	16	19,0
1965–1974	420	30,5	101	24,0
1955–1964	418	30,3	146	34,9
1945–1954	230	16,7	88	38,3
1935–1944	106	7,7	44	41,5
1925–1934	68	4,9	34	50,0
1915–1924	16	1,2	8	50,0
1905–1914	6	0,4	4	66,7
Ohne Angabe	30	2,2	11	36,7
Gesamt	1379	100,0	452	

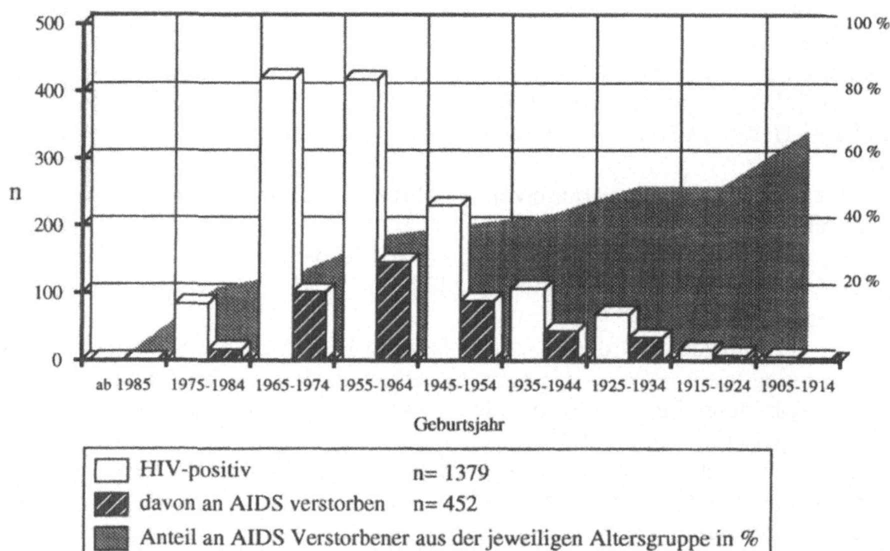

Abb. 1. Altersverteilung anti-HIV-positiver Hämophiler

den Zeitpunkt der Serokonversion bei einer großen Anzahl von Hämophilen möglich.

B. Kroner und J. Goedert (NIH) konnten so aus unserem Münchner Patientenkollektiv durch Anwendung der Turnbull-Berechnung die Serokonversion von 93 Hämophilen in München in Prozent der anti-HIV-negativen Patienten beschreiben. Diese abnehmende Zahl anti-HIV-negativer Patienten ist der ansteigenden Zahl an Aids verstorbener Hämophilen, wie in den Umfrageergebnissen ermittelt, in den entsprechenden Jahren gegenübergestellt.

Tabelle 5. Todesursachenverteilung bei Anti-HIV-positiven und Anti-HIV-negativen Hämophilen (1/81 – 10/94). Unter „Tod an Leberzirrhose" wurde auch Tod an Blutung aus Ösophagusvarizen bei posthepatischer Leberzirrhose subsummiert. „Tod an Blutung" enthält nicht die Folgen der Ösophagusvarizenblutung oder Verbluten bei HIV Thrombopenie

HIV-Status	positiv		negativ		Gesamt	
	(n)	[%]	(n)	[%]	(n)	[%]
Aids	452	76,7			452	71,4
Leberzirrhose	31	5,3	17	38,6	48	7,6
Blutung	25	4,2	7	15,9	32	5,1
Malignome	7	1,2	6	13,6	13	2,1
andere inne. Krh.	9	1,5	5	11,4	14	2,2
Unfall	3	0,5	7	15,9	10	1,6
Suizid	5	0,8	1	2,3	6	0,9
Mord	1	0,2	0	0,0	1	0,2
Drogen	1	0,2	0	0,0	1	0,2
Ohne Angabe	55	9,3	1	2,3	56	8,8
Gesamt	589		44	100,0	633	

Tabelle 6. Todesursachen anti-HIV-positiver und -negativer Hämophiler im Erhebungszeitraum 1/80 – 10/94

Verstorben im Erhebungszeitraum (Jahr)	Todesursache Aids		Andere Ursachen		Gesamt
	(n)	[%]	(n)	[%]	(n)
1981			1	100	1
1982	1	50	1	50	2
1983	2	50	2	50	4
1984	1	50	1	50	2
1985	7	47	8	53	15
1986	16	89	2	11	18
1987	49	80	12	20	61
1988	50	70	21	30	71
1989	42	67	21	33	63
1990	60	80	15	20	75
1991	48	62	29	38	77
1992	52	76	16	24	68
1993	72	77	21	23	93
1994	51	73	19	27	70
nicht bekannt	1	0,2	12	6,6	
Gesamt	452	73	181	29	620
davon HIV-negativ			44		

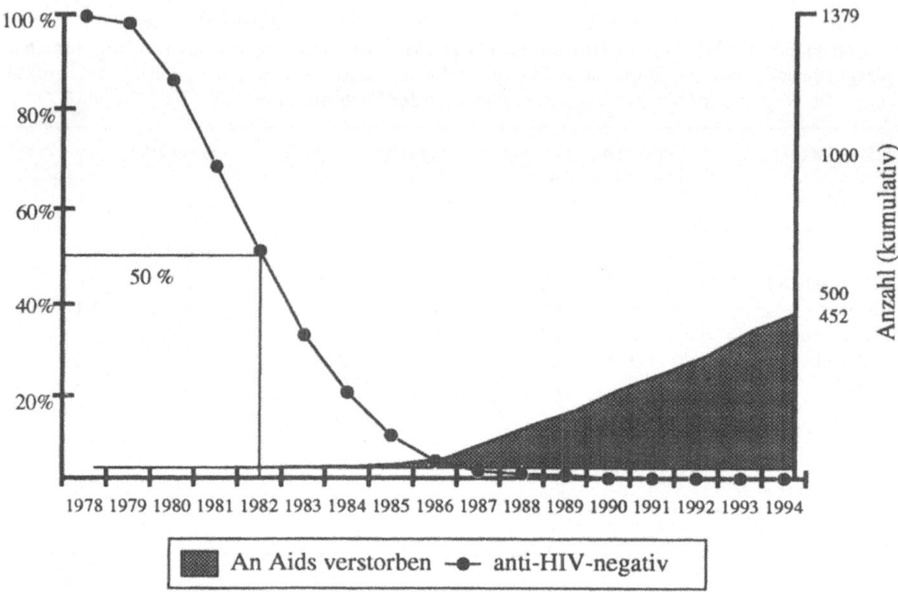

Abb. 2. Serokonversion von 93 Hämophilen in München in Prozent der HIV-AK-negativen Patienten. Anstieg der an Aids verstorbenen Hämophilen in der BRD (Umfrageergebnisse 1994)

Tabelle 7. Anteil der pro Jahr an Aids verstorbenen an der Zahl der jeweils noch lebenden anti-HIV-positiven Hämophilen

Jahr	an Aids verstorben (n)	Kumulativ (n)	Noch Lebende (n)	Anteil [%]
1981				
1982	1	1	1378	0,07
1983	2	3	1376	0,15
1984	1	4	1375	0,07
1985	7	11	1368	0,51
1986	16	27	1352	1,18
1987	49	76	1303	3,76
1988	50	126	1253	3,99
1989	42	168	1211	3,47
1990	60	228	1151	5,21
1991	48	276	1103	4,35
1992	52	328	1051	4,95
1993	72	400	979	7,35
1994	51	451	928	5,50
Ohne Angabe	1	452	927	

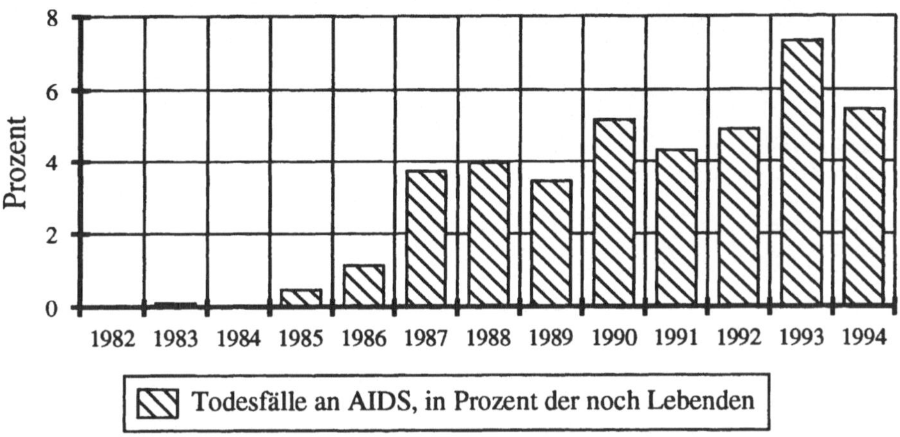

Abb. 3. Anteil der pro Jahr an Aids Verstorbenen an der Zahl der jeweils noch lebenden anti-HIV-positiven Hämophilen

Setzt man die Anzahl der pro Jahr an Aids verstorbenen anti-HIV-positiven Hämophilen ins Verhältnis zu den jeweils noch lebenden zeigt sich ein kontinuierlicher Anstieg der an Aids verstorbenen Patienten bei abnehmender Zahl lebender anti-HIV-positiver Hämophiler (Tabelle 7, Abb. 3).

Bezüglich der Verteilung von asymptomatisch HIV-Infizierten, manifest an Aids Erkrankten und Verstorbenen anti-HIV-positiven Hämophilen zeigt sich heute folgendes Bild (Abb. 4).

Zusammengefaßt waren am 31.12.1994 von den 1379 anti-HIV-positiven Hämophilen 734 asymptomatisch HIV infiziert (53,2%). Bei 56 von 1379 Hämophilen (4,1%) besteht das Vollbild Aids. 589 von 1379 anti-HIV-positiven Hämophilen sind bisher verstorben (42,7%), davon 452 an Aids (32,8%), 137 (9,9%) sind an anderen Ursachen verstorben.

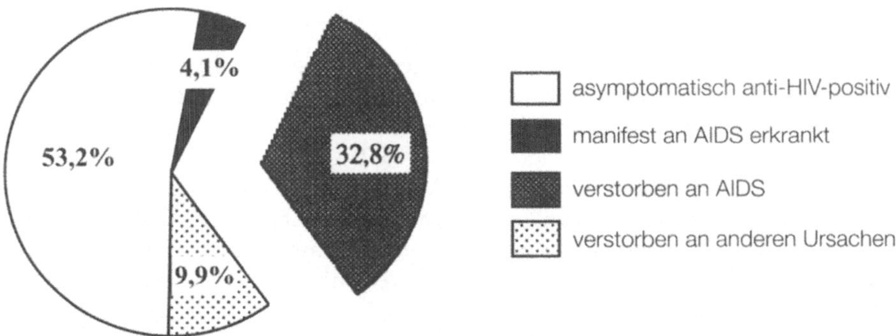

Abb. 4. Anti-HIV-positive Hämophile: asymptomatisch infizierte, manifest an Aids Erkrankte und Verstorbene

Tabelle 8. Familienstand

	(n)	[%]
ledig	676	73,8
ledig 1 Kind	3	0,3
verh. k. Kind	66	7,2
verh. 1 Kind	74	8,1
verh. 2 Kinder	60	6,6
verh. 3 Kinder	10	1,1
verh. 4 Kinder	9	1,0
verh. 5 Kinder	2	0,2
geschieden k. Kind	12	1,3
geschieden 1 Kind	1	0,1
geschieden 2 Kinder	2	0,2
verwitwet	1	0,1
Gesamt	916	

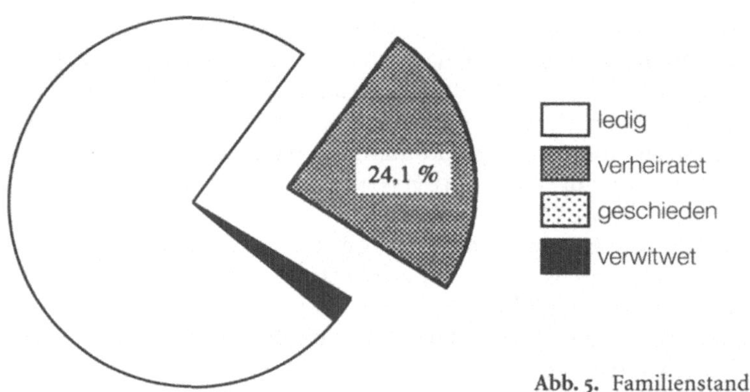

Abb. 5. Familienstand

In Ergänzung zu den jährlichen Umfrageergebnissen ergibt eine Analyse von anonymisierten Daten[1] bezüglich des Familienstands von 918 anti-HIV-positiven Hämophilen folgende Verteilung (Tabelle 8, Abb. 5):

Abbildung 5 zeigt, daß ein Viertel der anti-HIV-positiven Hämophilen verheiratet ist, was, unter Berücksichtigung der Altersstruktur dem Anteil an Verheirateten in einer „Normalpopulation" entspricht. Aus 221 Ehen mit Hämophilen sind 283 Kinder hervorgegangen. Das entspricht einem Mittelwert von 1,3 Kindern pro Ehe. Die Verteilung der Anzahl Familien mit verschieden vielen Kindern geht aus Abbildung 6 hervor.

---

[1] Mit freundlicher Genehmigung C.-H. Schulte-Hillen.

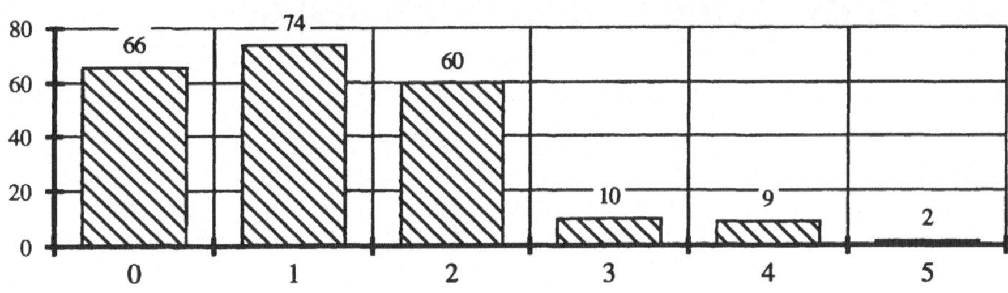

Abb. 6. Anzahl der Kinder in Familien anti-HIV-positiver Hämophiler

Bei Analyse des Alters von Nachkommen anti-HIV-positiver Hämophiler wird ersichtlich, daß die Zahl der Nachkommen von Hämophilen vor etwa 30 Jahren relativ sprunghaft angestiegen ist (Tabelle 9, Abb. 7).

Die Erklärung liegt sicher in einer weitgehenden sozialen Integration von Hämophilen durch die Verminderung der Frequenz von Gelenkblutungen unter Verwendung von Blutplasmapräparaten.

Tabelle 9. Altersverteilung der Nachkommen

Geburtsjahr	Anzahl (n)	Geburtsjahr	Anzahl (n)
1985–1989	61	1955–1959	11
1980–1984	68	1950–1954	6
1975–1979	41	1945–1949	6
1970–1974	32	1940–1944	4
1965–1969	44	1935–1939	1
1960–1964	14	1930–1934	0

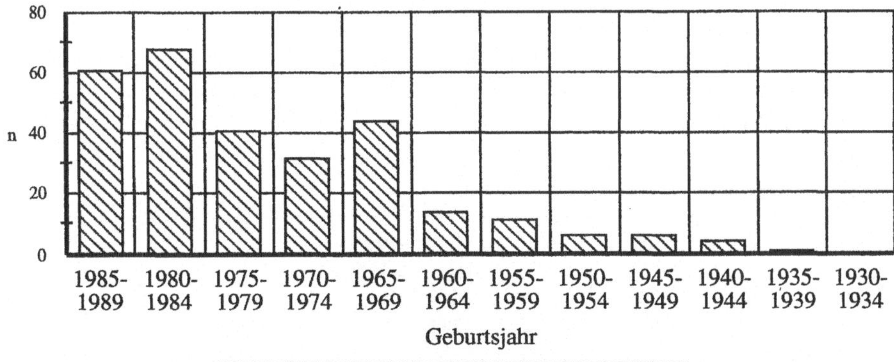

Abb. 7. Altersverteilung von Nachkommen anti-HIV-positiver Hämophiler

Hämophilie und HIV-Infektion in Österreich

August 1994 Sammelerhebung der Hämophiliezentren

P. ARENDS, H. GRIENBERGER, H. HARTL, M. KRONAWETTER, U. KUNZE, P. KURNIK, C. MALE, G. MÜLLER, N.N., I. PABINGER, C. PECHLANER, H. RAMSCHAK, W. STREIF, H. TRAUN, H. TÜRK, H. VINAZZER, H. WANK, W. ZENZ

Zur Feststellung der aktuellen Daten zur Problematik Hämophilie und Infektion mit HIV wurde eine Sammelerhebung der österreichischen Hämophilie-Zentren gemacht. Wir entwickelten einen Fragebogen und glichen diesen jenem der deutschen Todesursachenstatistik, geführt von Professor Schramm, an.

Folgende Fragen sollten beantwortet werden:

- Gesamtzahl der Hämophilie-Patienten (Hämophilie A/B- s/ms/l; Inhibitor; Von-Willebrand-J.-Syndrom),
- HIV-1-Ak-positive asymptomatische Patienten/Aids-Patienten,
- Patienten unter antiretroviraler Therapie,
- Verstorbene Patienten, Partnerbeziehungen/Partnerinfektionen.

Dem Fragebogen wurde eine Aids-Falldefinition (vom 1.7.1993) beigelegt und um Meldung der Fallzahlen nach dem BGA-Code gebeten. Die Zusammenarbeit mit den Hämophilie-Behandlern funktionierte insgesamt sehr gut. Von einem Zentrum kam keine Antwort, fünf Zentren gaben nur Zahlen an und machten keine Meldung nach dem BGA-Code, ein Zentrum gab keine Todesursachen an.

Gemeldet wurden gesamt:

494 Patienten mit Hämophilie (Tabelle 1), darunter 46 Patienten mit Subhämophilie A und B und 10 Patienten mit Hemmkörper-Hämophilie und *228 Patienten mit von Willebrand-Jürgens-Syndrome.*

168 Patienten mit schwerer Hämophilie A, 26 mit schwerer Hämophilie B; 195 Pat. mit mittelschwerer und leichter Hämophilie A, 49 mit mittelschwerer und leichter Hämophilie B.

Tabelle 1. Gesamtzahl Hämophilie – n 494

H.A s	168	HIV-1 + 93	
ms/l	195	(H.A-79, H.B-14)	
H.B s	26	AIDS	13
ms/l	49	Therapie	38
Hemmkörper	10	(Antiretroviral)	
Subhämoph.	46		

von Willebrand-Jürgens-Syndrom 228

I. Scharrer/W. Schramm (Hrsg.)
25. Hämophilie-Symposion Hamburg 1994
© Springer-Verlag Berlin Heidelberg 1996

93 Patienten sind HIV-1-Antikörper positiv, das sind 19% aller Hämophilie-Patienten beziehungsweise *48 % der Patienten mit schwerer Hämophilie* (79 haben eine Hämophilie A und 14 eine Hämophilie B).

13 Patienten haben Aids (entsprechend der Falldefinition vom 1.7.1993), das sind 14% aller HIV-positiven Hämophilen, und 38 Patienten stehen unter antiretroviraler Therapie (41%).

38 Patienten sind an Aids verstorben, 04 an Hepatitis B oder C und 06 an anderen Todesursachen (Blutung/Unfall/keine Angaben). Das heißt, es verstarben 88% der Patienten an Infektionen durch Gerinnungsfaktorenkonzentrate.

Partnerbeziehungen wurden nur von zwei Zentren angegeben. Insgesamt sind somit 23 Partnerbeziehungen bekannt, *06 Partnerinnen* werden als *HIV-infiziert* geführt.

Wir stellten unsere Daten den Umfragen aus 1987 und 1989 gegenüber (Tabelle 2):

Die Gesamtzahl aller Patienten unserer Erhebung ist mit 492 die niedrigste (1987: 639, 1989: 590), das liegt sowohl an der Aussonderung von Doppelmeldungen, und diese Zahl könnte sich noch reduzieren, da wie angegeben, fünf Zentren keine Nennung nach BGA-Code gemacht haben, als auch an der „Ausscheidung von Patienten mit leichter oder Sub-Hämophilie", die schon länger nicht mehr an ihrem Zentrum in Behandlung waren.

Die im Vergleich deutlich höhere Anzahl der HIV-positiven Patienten ist durch die große Anzahl erhebender Zentren zu erklären (mit nur einer Ausnahme antworteten alle bekannten österreichischen Hämophilie-Zentren).

Von insgesamt 131 HIV-positiven Patienten sind 29% (38 Pat.) bereits an den Folgen dieser Infektion verstorben; bis 1989 waren es 9 Patienten von 115 (8%).

Diese 131 Patienten entsprechen 27% aller Patienten und 43% der Patienten mit schwerer und mittelschwerer Hämophilie.

Tabelle 2. Hämophilie und HIV-Infektion im Vergleich

	XI 1987	X 1989	VIII 1994
Gesamtzahl	639	590	494
HIV-1 AK positiv	103[a]	115	93
an AIDS verstorben	9	9	38
an Hepatitis verstorben			4
andere Todesursachen			6

[a] Von 303 getesteten Patienten.

Für die Zukunft soll ein Monitoring-System geschaffen werden, welches die Möglichkeit einer sehr kompletten Dokumentation der physischen, aber auch psychischen Befindlichkeit von Hämophilen gibt.

Zumindest einmal jährlich sollen Daten erhoben und ausgewertet werden.

Dabei geht es aber weniger um eine Todesursachenstatistik als um ein „Frühwarn-System". Dies ist eine wichtige Konsequenz der HIV-Katastrophe und soll helfen, eine derartige Situation in Zukunft zu verhindern oder zumindest zu beschränken.

HIV-Infektionen bei Hämophilen in der Schweiz

E. O. MEILI

Die hier berichteten Daten werden ermittelt durch jährliche Umfragen bei den Hämophilie-Behandlungszentren der Schweiz. Zur Beurteilung der Zuverlässigkeit dieser Zahlen kann davon ausgegangen werden, daß schwere und mittelschwere Hämophile regelmässig Kontakte zu den Behandlungszentren pflegen. Diejenigen leichten Hämophilen, die nur bei größeren Blutungen oder anläßlich von Operationen wieder einmal Kontakt mit dem Zentrum aufnehmen, sind erfahrungsgemäß durch ihren Hausarzt längst getestet worden. Diese Testresultate werden deshalb in den Zentren nur langsam, anläßlich dieser sporadischen Kontakte, bekannt. Aus diesem Grund erfolgte auch in den letzten Jahren eine stetige Zunahme der Anzahl getesteter Hämophiler, ohne daß es sich dabei um Neutestungen handelt.

Tabelle 1. HIV-Infektionen bei Hämophilen in der Schweiz. Umfrage bei den Hämophilie-Behandlungszentren

	HIV-infizierte Hämophile	Verstorben an HIV-assoz. Krankheit	Lebend im Stadium									
			A1	2	3	B1	2	3	C1	2	3	?
1993	68	24	4	10	2	1	2	8	–	–	7	10

	HIV-infizierte Hämophile	Verstorben an HIV-assoz. Krankheit	IIA	B	IIIA	B	IVB	IVC1	C2	?
1992	68	19	7	14	5			14		9
1991	68	18	18	13	1	7		5		6
1990	69	11	19	11	4	5		9		10
1989	64	7	17	11	3	4	1	2	4	15
1988	55	4	15	11	2	3		7		13
1987	59	4	12	19	4			7		13
Dez 1986	60	2	12		8			1		37
Mai 1986	38	1			5			1		31

I. Scharrer/W. Schramm (Hrsg.)
25. Hämophilie-Symposion Hamburg 1994
© Springer-Verlag Berlin Heidelberg 1996

Im Mai 1986 waren 166 getestete Hämophile erfaßt, 1987 250, Ende 1993 331. In der Schweiz leben schätzungsweise 350 Hämophile, die früher mit nicht-vireninaktivierten Gerinnungspräparaten substituiert worden sind. Ein Hämophilieregister existiert noch nicht.

Seit 1990 hat die Zahl der erfaßten HIV-infizierten Hämophilen nicht mehr zugenommen. In keinem Fall besteht der Verdacht auf eine Neuinfektion nach 1986. Bei den 68 HIV-infizierten Personen handelt es sich um 67 Hämophile (Hämophilie A schwer 52, mittelschwer 3, leicht 1; Hämophilie B schwer 6, mittelschwer 5) und einen Patienten mit Morbus von Willebrand Typ 1. Fünf der HIV-infizierten Hämophilen haben ein bekanntes Mehrfachrisiko (Tabelle 1).

Bei den 10 HIV-infizierten Hämophilen, deren Krankheitsstadium in der 1993er Umfrage als unbekannt angegeben wurde, handelt es sich größtenteils um solche, die keine Laboruntersuchung gewünscht haben.

21 der 34 HIV-infizierten Hämophilen mit bekanntem Krankheitsstadium standen Ende 1993 unter einer antiretroviralen Therapie und/oder einer Infektprophylaxe. Vier Hämophile konnten immer noch dem Stadium A1 zugeordnet werden, waren somit asymptomatisch mit über 500 CD4-Lymphozyten pro ul und gehören demnach der Gruppe der long term survivers an.

Entwicklung der HIV-Epidemie bei Hämophilen anhand der Zahlen des Robert-Koch-Instituts (Berlin)

K. M. WITTKOWSKI

Die Zahlenangaben über die HIV-Epidemie unter Hämophilen sind unübersichtlich und z.T. widersprüchlich. Neben den bei HIV allgemein üblichen Verwechslungen (vgl. [1])

- von Infizierten mit Kranken,
- der „kumulierten" Zahl aller Erkrankungen bzw. Infektionen (jemals) mit der aktuellen Zahl der (jetzt) Kranken bzw. Infizierten,
- der Zahl der Kranken mit der Zahl der Neuerkrankungen (z. B. pro Jahr),
- der Verstorbenen insgesamt (d.h. auch vor Ausbruch von Aids) mit den Verstorbenen im Stadium Aids,
- von Meldungen mit Diagnosen, sowie
- der Zeit zwischen Diagnose und Meldung (Meldeverzug) bei den Meldungen [4] bzw. Diagnosen,

gibt es bei den Hämophilen weitere Quellen von Mißverständnissen.

- Es werden unterschiedliche Definitionen für den Ausbruch von Aids verwandt [2]. Das Robert-Koch-Institut (RKI) verwendet z.B. die Europa-Definition von 1983 (die die CDC-Definition von 1987 nur um einige klinische Symptome ergänzt), während der Fonds humanitäre Soforthilfe (FHS) Aids nach der umfassenderen US-Definition von 1983 definiert (die im wesentlichen auf Laborparametern basiert und bereits früher zu einem positiven Ergebnis führt).
- Es wird nicht einheitlich zwischen Hämophilen und PPSB-Empfängern unterschieden, und
- es werden z.T. auch Sekundärfälle (vor allem Ehepartnerinnen) mitgezählt.

Im folgenden wird versucht, diese Mißverständnisse auszuräumen, es werden die Zahlen unter Verwendung von Informationen über die Dynamik der Epidemie (d.h. insbesondere über die Inkubationszeitverteilung und das Meldeverhalten) zusammengeführt, und – wo dies nicht möglich ist – Widersprüche diskutiert.

Material

Daten über die HIV-Epidemie unter Hämophilen werden an verschiedenen Stellen gesammelt:

- Das *Fallregister beim Aids-Zentrum* (Tabelle 1) ist besonders aussagekräftig, weil zu jedem Fall der Zeitpunkt der Diagnose und der Zeitpunkt der Meldung enthalten sind, und für die meisten Patienten auch der Zeitpunkt des Todes erfaßt wird. Die namensbezogene Kodierung reduziert dabei die Gefahr von Mehrfachmeldungen.

I. Scharrer/W. Schramm (Hrsg.)
25. Hämophilie-Symposion Hamburg 1994
© Springer-Verlag Berlin Heidelberg 1996

Tabelle 1. Anzahl dem RKI gemeldeter Neuerkrankungen bei Hämophilen nach Jahr der Meldung ([3]; 1993: „Aids-Panik" im Herbst; 1994: gezielte Nachforschungen des RKI)

		<1988	1988	1989	1990	1991	1992	1993	1994
Als erkrankt gemeldet	(n)	87	43	68	42	44	50	44	49
Davon bis zum 31.12.1994 als	(n)	71	38	58	34	28	25	23	21
verstorben gemeldet	[%]	82	88	85	81	64	50	52	43

Tabelle 2. Anzahl Meldungen von Todesfällen bei Hämophilen nach Jahr des Todesfalls

	<1988	1988	1989	1990	1991	1992	1993	1994	?	Gesamt
DGH (HIV-)										44
DGH (HIV+/Aids-)										137
DGH (HIV-& HIV+/Aids-)	27	21	21	15	29	16	21	19[a]	12	181
DGH (Aids+)	76	50	42	60	48	52	72	51[a]	1	452
FHS (HIV+-& Aids+ & Sekundär)								71		
RKI (Aids+, Nicht-Europäer)	4	0	1	1	1	2	1	3	13	
RKI (Aids+, Europäer)	68	36	28	36	28	33	43	26	298	

[a] zuzüglich Nachmeldungen.

- Bei einer Umfrage unter Ärzten (Stand 31.12.1994, [5]) wurden insgesamt 1379 Antikörper-positive *Hämophile* gemeldet, von denen 589 bis zum 31.12.1994 als verstorben gemeldet waren (Tabelle 2).
- Über den HUK-Verband wurden bis zum 30.11.1993 [6] 1249 Personen (Hämophile, evtl. auch andere PPSB-Empfänger) entschädigt.
- Bei der Deutschen Ausgleichsbank (Fonds für humanitäre Soforthilfe, FHS) wurden 1994 71 von insgesamt 807 infizierten Hämophilen und 30 Partnern als verstorben gemeldet (Wittkowski, persönliche Mitteilung).

Methoden

Schätzung der Anzahl von Erkrankungen

Aus den Fallberichten (Tabelle 1) berechnet man (unter Berücksichtigung der Erweiterung der *Falldefinition* von 1987; die aus der Erweiterung zum Juli 1993 resultierende Überschätzung der Aids-Inzidenz wird hier in Kauf genommen) anhand des bisherigen Meldeverhaltens die Inzidenz von Diagnosen (Tabelle 3). Da sich das *Meldeverhalten* mit der Zeit ändert und es (z. B. durch *Nachforschungen* des Aids-Zentrums) Monate mit besonders vielen Meldungen gibt, werden zu erwartende Nachmeldungen nicht mit dem vom Aids-Zentrum verwendeten simplen Dreisatzes berechnet (Tabelle 3, AI'; „ein Programm des European Centre for the Epidemiological Monitoring of Aids [...], welches den von Heisterkamp et al. entwickelten Algorithmus verwendet", [4]), sondern es wird ein Algorithmus mit gleitender gewichteter Basis verwendet (Tabelle 3, Spalte AI"; [7]).

Beispiel: 1994 waren $24 + 24 + 4 + 3 = 55$ AIDS-Fälle mit Diagnosen aus dem Jahr 1991 gemeldet. Durch Anwendung des Dreisatzes (rechts von AI') sind in den nächsten beiden Jahren noch drei weitere Meldungen über Diagnosen aus dem Jahr 1991 zu erwarten:

$$(24 + 24 + 4 + 3)/(0 + 1 + 0 + 0 + \ldots + 26 + 14 + 2 + 4) \quad *(0 + 0 + 0 + 0 + 2 + 1 + 1 + 0 + 4) = 2;$$
$$\ldots \qquad\qquad\qquad\qquad\qquad\qquad *(0 + 1 + 0 + 0 + 1 + 1 + 1 + 0 + 1) = 1.$$

Analog kann man anschließend das Dreieck unten links von AR und endlich das Dreieck unten rechts von AI' auffüllen. Wenn man diese Schritte kombiniert, jeweils nur die letzten drei Jahre verwendet, um Änderungen im Meldeverhalten zu berücksichtigen, und „glättet", weil die Zahl der Erkrankungen nicht so stark schwanken kann wie die Zahl der Diagnosen, erhält man die Schätzung AI" ([7]). AI''' enthält die Zahl der Erkrankungen, die zu erwarten gewesen wäre, wenn man die Falldefinition von 1987 bereits seit 1982 angewandt hätte.

Bei den Todesfällen geht man ähnlich vor, um die noch zu erwartenden Meldungen abzuschätzen (AI+). Wenn man annimmt, daß die Zeit zwischen Erkrankung und Tod bei den Personen, deren Tod nicht gemeldet wird (AI−) ähnlich ist, erhält man die geschätzte Verteilung von Todesfällen unter den gemeldeten Diagnosen.

Schätzung der Anzahl von Infektionen

Für die ersten 10–12 Jahre der Infektion läßt sich die *Inkubationszeitverteilung* schätzen, d.h. man weiß zumindest näherungsweise, welcher Anteil der Infizierten wie lange nach der Infektion erkrankt. Aus der (um zu erwartende Nachmeldungen korrigierten) Verteilung von Diagnosen (Tabelle 3) läßt sich so *zurückrechnen*, wann sich wieviele Personen infiziert haben müssen: *Man wählt diejenige Verteilung der HIV-Inzidenz (Tabelle 4, Spalte HI)* aus, bei der die (unter Berücksichtigung von *ARC-Therapie* und *HIV-Mortalität*) anhand der Inkubationszeitverteilung prognostizierte AIDS-Inzidenz (Tabelle 4, Spalte AI*) am besten zur Verteilung der (unter Berücksichtigung der Änderungen der Falldefinition) erwarteten diagnostizierten Fälle (Tabelle 3, Spalte AI''', Abb. 1), „paßt".

Beispiel: Wenn man annimmt, daß sich im Jahr 1982 284 Personen infiziert haben, dann müssen davon in den Jahren 1982–1989 etwa 0,1 bis 7,6 Prozent ausgeschieden sein, d.h. 0, 2,

Tabelle 3. Schätzung der AIDS- und Todesfall-Inzidenz anhand des Fallregisters. Stand: 30.09.1994 (Werte für 1994 hochgerechnet)

Jr	'87 AI'''	AI''	var. Meldeverzug Jahr der Diagnose 0	1	2	3	4	5	AI'	konst. Meldeverzug (Diagnosen) Jahr der Diagnose 0	1	2	3	4	5	Jahr des Berichts 0	1	2	3	4	5	AR
94:	100		57	31	7	3	2	0	10	51	32	8	4	3	2	51	32	8	4	3	2	100
82	1	1	0	1	0	0	0	0	1	0	1	0	0	0	0	0						0
83	3	3	1	0	1	0	0	1	3	1	0	1	0	0	1	1	1					2
84	11	9	6	1	2	0	0	0	10	6	1	2	1	0	0	6	0	0				6
85	20	18	12	3	3	0	0	0	19	12	3	4	0	0	0	12	1	1	0			14
86	30	27	15	7	3	1	0	1	32	15	10	2	2	2	1	15	3	2	0	0		20
87	47	47	25	16	5	1	0	0	53	30	15	5	1	1	1	30	10	4	1	0	0	45
88	55	56	31	19	4	1	1	0	57	26	25	2	2	1	1	26	15	2	0	0	1	44
89	56	57	33	18	3	1	1	0	51	35	11	3	2	0	0	35	25	5	2	0	0	67
90	55	55	34	16	3	1	1	0	51	26	14	2	4	4	1	26	11	2	1	2	0	42
91	48	48	28	15	3	1	1	0	57	24	24	4	3	2	1	24	14	3	2	1	1	45
92	42	43	24	13	3	1	1	0	41	19	13	5	2	1	1	19	24	2	2	1	1	49
93	43	43	24	13	3	1	1	0	46	22	16	4	2	1	1	22	13	4	4	0	1	44
94	42	42	24	13	3	1	1	0	34	17	11	3	1	1	1	17	16	5	3	4	0	45
95	41	41	23	13	3	1	1	0	46	23	15	4	2	1	1	23	11	4	2	2	1	42
96	39	39	22	12	3	1	1	0	51	27	16	4	2	1	1	27	15	3	2	1	1	50
97	37	37	21	12	3	1	1	0	53	28	17	4	2	2	1	28	16	4	1	1	1	52
98	36	36	21	12	2	1	1	0	54	30	15	4	2	2	1	30	17	4	2	1	1	54
99	36	36	20	12	2	1	1	0	53	27	17	4	2	2	1	27	15	4	2	1	1	50
94	45	499							455													423
99	64	639							713													670

AI±	AI+	konst. Meldeverzug (Todesfälle) Jahr des Todes 0	1	2	3	4	5	AI–	Jahr des Berichts 0	1	2	3	4	5	AL'	Jr
		10	35	28	19	9	6	3	10	33	27	20	10	6	3		
1	1	1	0	0	0	0	0	0	1						1	82
3	3	0	2	0	0	0	1	0	0	0					0	83
10	9	5	2	2	0	0	0	1	6	2	0				8	84
19	15	5	5	4	1	0	0	4	6	2	0	0			9	85
32	26	12	8	3	0	2	1	6	15	6	2	0	0		23	86
53	42	22	13	3	4	0	0	11	28	10	5	0	0	0	43	87
57	49	19	12	11	2	3	2	8	22	16	4	1	0	1	43	88
50	41	12	11	8	6	4	0	9	15	14	4	0	0	0	32	89
51	38	7	10	7	8	4	2	13	9	13	13	5	2	0	41	90
57	35	7	7	14	4	2	1	22	11	13	10	2	0	1	37	91
40	24	10	8	2	2	1	1	16	17	11	9	7	3	0	45	92
46	24	8	7	5	2	1	1	22	15	13	23	11	5	2	62	93
40	23	8	6	4	2	1	1	17	14	13	3	7	5	0	37	94
									11	6	5	2	2	2	24	95
									11	8	4	2	1	1	26	96
									12	8	5	2	1	1	28	97
									13	9	6	3	1	1	31	98
									14	10	6	3	2	1	34	99
459	330							129							381	94
															523	99

AR   Anzahl (Inzidenz) von (Fall-) Berichten
AI'   ML-Schätzung der Anzahl (Inzidenz) von AIDS Diagnosen
AI''   ....mit Berücksichtigung von Änderungen im Meldeverhalten
AI'''   ... mit Berücksichtigung der Falldefinitionsänderungen ('87/'93)

AI+   Erwartete Anzahl Diagnosen mit bekanntem…
AI–   …mit unbekanntem Todeszeitpunkt
AI±   Gesamtzahl gemeldeter Diagnosen
AL'   Geschätzte Zahl von Todesfällen

Tabelle 4. Beziehung zwischen HIV-Inzidenz, HIV-Mortalität, AIDS-Inzidenz, AIDS-Letalität und HIV-Prävalenz (Werte für 1994 hochgerechnet)

HIV-Inzidenz / Prävalenz (Jr = Jahr, HI, Verteilung über 0…20 Jahre):

Jr	HI	0	1	2	3	4	5	6	7	8	9	10	11	12	13	14	15	16	17	18	19	20 …
	1000	1	6	20	40	58	70	75	76	73	69	64	60	56	51	47	43	38	34	30	25	21
	%HL	80	69	42	25	17	14	13	13	14	15	16	17	18	20	21	23	26	29	34	39	46
	%AI	20	31	58	75	83	86	87	87	86	85	84	83	82	80	79	77	74	71	66	61	54
76	0	0																				
77	1	0	0																			
78	4	0	0	0																		
79	11	0	0	0	0																	
80	33	0	0	0	0	0																
81	107	0	0	0	0	0	0															
82	284	0	1	1	0	0	0	0														
83	260	0	2	2	1	1	0	0	0													
84	117	0	2	6	4	2	1	0	0	0												
85	51	0	1	5	11	6	2	1	0	0	0											
86	24	0	0	2	10	16	7	2	1	0	0	0										
87	12	0	0	1	5	15	20	8	2	1	0	0	0									
88	7	0	0	0	2	7	18	21	8	2	1	0	0	0								
89	4	0	0	0	1	3	8	20	22	8	2	1	0	0	0							
90	3	0	0	0	0	1	4	9	20	21	7	2	1	0	0	0						
91	2	0	0	0	0	1	2	4	9	19	19	7	2	1	0	0	0					
92	2	0	0	0	0	0	1	2	4	8	18	18	6	2	1	0	0	0				
93	2	0	0	0	0	0	0	1	2	4	8	17	17	6	2	1	0	0	0			
94	1	0	0	0	0	0	0	0	1	2	4	7	16	16	5	2	0	0	0	0		
95	1	0	0	0	0	0	0	0	1	1	2	3	7	14	15	5	1	0	0	0		
96	1	0	0	0	0	0	0	0	0	0	1	2	3	6	13	13	5	1	0	0		
97	1	0	0	0	0	0	0	0	0	0	0	1	1	3	6	12	12	4	1	0	0	0
98	1	0	0	0	0	0	0	0	0	0	0	0	1	1	3	5	11	11	4	1	0	0
99	1	0	0	0	0	0	0	0	0	0	0	0	0	1	1	2	5	10	10	3	1	0
94	930																					
95	935																					

HIV-Mortalität ($HI\%$ / M) und DGH ($HL°$ $AL°$ $XP°$):

Jr	$HI\%$	M	$HL°$	$AL°$	$XP°$
79	1	2	0		28
80	4	6	0		111
81	12	10	1		248
82	31	23	1	1	563
83	28	23	2	2	876
84	13	16	1	1	1095
85	6	12	7	7	1247
86	3	5	2	16	1298
87	1	2	10	49	1267
88	1	1	16	50	1213
89			17	42	1154
90			12	60	1082
91			24	48	1010
92			13	52	945
93			17	72	856
94			15	51	790
95				71	709
96			FSH 94		
94			138	451	1379
95				DGH	

AIDS-Inzidenz, AIDS-Letalität, Todesjahr und HIV-Prävalenz:

	HL	AI	AI*	Trt	0	1	2	AL*	XP*	Jr
100 / 10 45 45 / 3500	21	78	7	Todesjahr					3500	
76	0	0	0		0			0	0	76
77	0	0	0		0	0		0	2	77
78	0	0	0		0	0	0	0	5	78
79	0	0	0		0	0	0	0	16	79
80	0	0	0		0	0	0	0	48	80
81	0	0	0		0	0	0	0	155	81
82	1	1	1		0	0	0	0	437	82
83	3	4	4		0	1	0	1	693	83
84	5	10	10		1	2	1	3	802	84
85	7	20	20		2	4	2	8	838	85
86	8	32	32		3	9	4	17	837	86
87	9	44	44		4	15	9	28	812	87
88	9	52	52		5	20	15	39	771	88
89	9	55	52		5	23	20	48	718	89
90	9	56	52		5	23	23	52	660	90
91	9	54	51		5	24	23	52	601	91
92	9	52	48		5	23	24	51	542	92
93	9	48	45		5	22	23	49	485	93
94	9	45	41		4	20	22	46	431	94
95	9	41	38		4	19	20	43	380	95
96	9	37	35		3	17	19	39	333	96
97	9	33	31		3	16	17	36	289	97
98	9	29	29		3	14	16	32	248	98
99	9	25	25		3	13	14	30	211	99
94	97	73	453					395		94
95	143	38	611					575		99

6, …, 22 sind entweder vor Ausbruch von AIDS verstorben (%HL: 80 bis 13 Prozent der Ausgeschiedenen) oder haben das Vollbild AIDS entwickelt (%AI: 20 bis 87 Prozent der Ausgeschiedenen). Über die Inkubationszeitverteilung für Personen, die seit mehr als 13 Jahren infiziert sind, können wir nur spekulieren (dunkle Schraffur), jedoch hat dies auf die Projektion der aktuellen AIDS-Inzidenz nur geringen Einfluß, daß sich nur sehr wenig Personen vor mehr als 13 Jahren infiziert haben und noch nicht erkrankt oder verstorben sind. Von den insgesamt für das Jahr 1991 prognostizierten 9 HIV-Todesfällen und 54 AIDS-Erkrankungen entfallen 19 auf Infektionen aus dem Jahr 1982. Die Behandlung im ARC-Stadium reduziert diese Zahl auf 51 Diagnosen, von denen 5 im selben Jahr, 23 im nächsten und 23 im übernächsten Jahr versterben. Die 52 prognostizierten AIDS-Todesfälle des Jahres 1991 setzen sich demnach aus Erkrankungen der Jahre 89–91 (23 + 23 + 5) zusammen. Die in Spalte HI gewählte Verteilung gibt die „bestmögliche" Anpassung an die (um zu erwartende Nachmeldungen korrigierte) Zahl der beim RKI eingegangenen Meldungen. Die prognostizierte kumulierte Zahl von Todesfällen liegt etwa 10 Prozent unter der Zahl der der DGH gemeldeten Fälle.

Ergebnisse

Bereits anhand der direkten Beobachtungen (Tabelle 1) läßt sich erkennen, daß die Aids-Inzidenz unter Hämophilen nicht mehr wesentlich ansteigt und möglicherweise sogar bereits wieder leicht rückläufig ist. Mit einer Verzögerung von 1–2 Jahren würde man eine ähnliche Entwicklung auch bei den Todesfällen erwarten (Tabelle 2). Leider sind die Daten jedoch durch Meldeartefakte (z.B. die „Aids-Panik" im Herbst 1993) verfälscht.

Die Zurückrechnung erlaubt es, die Tatsachen auszunutzen,

- daß die Inkubationszeit individuell sehr stark schwankt und daß deshalb plötzliche Änderungen der Aids- oder Todesfallinzidenz nur aufgrund von Meldeartefakten auftreten können und
- daß die verschiedenen Kurven in einer durch den Verlauf der Infektion bzw. Krankheit vorgegebenen Beziehung stehen müssen.

Ausgehend von den Fallberichten (Tabelle 3, Abb. 1: AR) erhält man zunächst eine Kurve nach der die Zahl der Neuinfektionen unter Hämophilen ihr Maximum in den Jahren 82–83 hatte. Wenn man nun umgekehrt anhand dieser Kurve der Infektionen das weitere Geschehen „projiziert", erhält man eine (flachere) Kurve von projizierten Erkrankungen (AI*; Maximum 1989) und eine (noch flachere)

Fußnote zu Tabelle 4

HI   HIV-Inzidenz (%HI: Verteilung der Infektionen nach Jahren)
HL/AL*   Todesfall-Inzidenz vor/nach Eintritt von AIDS
AI   prognostizierte AIDS-Inzidenz (ohne Behandlung im ARC-Stadium)
AI*   reduzierte AIDS-Inzidenz durch Behandlung (Trt) im ARC-Stadium
XP*   prognostizierte Prävalenz von HIV und AIDS am Jahresende

M: Münchener Patientenkollektiv [5]
DGH Dt. Ges. Hämophilie [5]
HL°, XP° incl. 'Non-Progressor' (z.T. geschätzt)
FHS: Font humanitäre Soforthilfe (wegen US 93 Definition keine Aufteilung in HL/AL möglich)

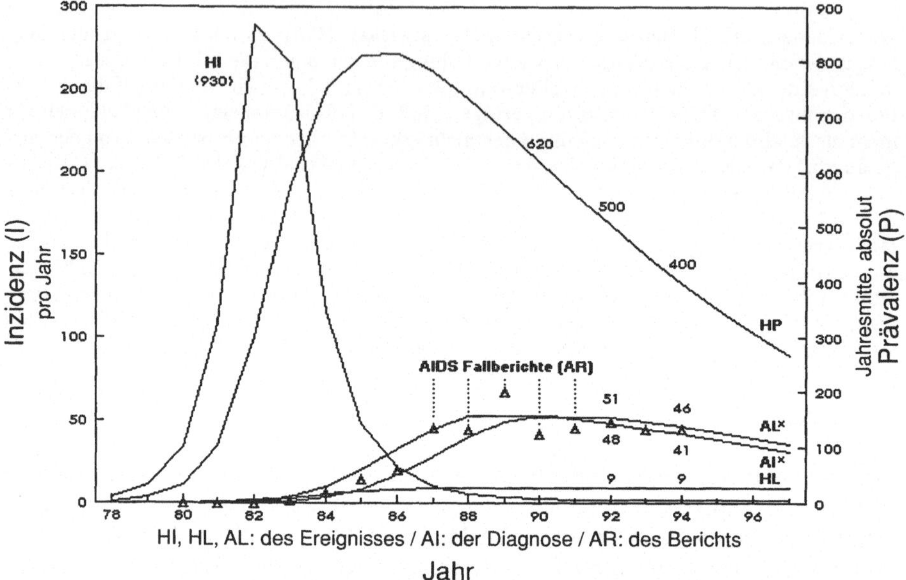

Abb. 1. Zurückrechnung der HIV-Inzidenz und Vorwärtsprojektion von HIV-Letalität, Aids-Inzidenz, Aids-Letalität und HIV-Prävalenz auf der Grundlage der erwarteten Aids-Inzidenz bis 1994 unter Berücksichtigung von Behandlungseffekten im ARC-Stadium seit 1989. Sobald es keinen (ARC) Behandlungsfortschritt mehr gibt, wird die Aids-Inzidenz noch einmal etwas ansteigen

Kurve von projizierten Aids-Todesfällen (AL*, Maximum 1991) sowie eine relativ konstante Anzahl von projizierten Todesfällen vor Ausbruch von Aids (HL).

Nach diesen Berechnungen haben sich insgesamt weniger als 1000 Hämophile infiziert. Die Differenz aus kumulierter HIV-Inzidenz und kumulierter HIV-Letalität und Aids-Inzidenz ergibt die Anzahl der Infizierten (HIV-Prävalenz). Bei einer mittleren Verweildauer in Stadium AIDS von ca. 18 Monaten (Tabelle 3b) erreichte die HIV-Prävalenz Ende 1985 ihr Maximum von ca. $840 - 1,5 * 25 = 800$ und betrug Ende 1994 noch ca. $410 - 1,5 * 40 = 350$.

Diskussion

Der Zeitpunkt der maximalen HIV-Inzidenz (1982/83) stimmt genau mit den Beobachtungen der DGH bei 93 Münchner Hämophilen [5] überein. Auch bei der Entwicklung der Zahl der Todesfälle nach Ausbruch von AIDS gibt es keine relevanten Unterschiede zwischen den Berichten des RKI (AL', unter der Annahme daß es beim RKI einen größeren Meldeverzug gibt als bei der DGH und daß ca. 15 Prozent der Todesfälle dem RKI auch nach mehreren Jahren nicht gemeldet werden), der DGH (AL°), des FHS (1994: $72 - 15 = 56$) und dem Modell (AL*).

Die zurückgerechnete Gesamtzahl von 930 Infektionen (HI) und die daraus projizierte Zahl von ca. 400 noch lebenden Betroffenen im Dezember 1994 (XP*) unterscheiden sich jedoch erheblich von den von der DGH (XP°), dem HUK-Verband sowie dem FHS gemeldeten Gesamtzahl von 1250 bis 1400, von denen Ende 1994 (d.h. im Mittel mehr als zwölf Jahre nach der Infektion) noch ca. 710 bis 790 (d.h. mehr als die Hälfte) leben. Diese hohen Zahlen von Personen mit positiven Tests bei gleichzeitig niedrigen Zahlen von Erkrankungen bzw. AIDS-Todesfällen in allen Meldesystemen sind ohne zusätzliche Annahmen nicht miteinander in Einklang zu bringen.

Der übereinstimmende Trend bei den AIDS-Erkrankungen und -Todesfällen erlaubt die Prognose, daß die Gesamtzahl aller AIDS-Fälle (bis zum Jahr 2010) bei ca. 700 liegen wird. Da bereits 450 Personen erkrankt sind, werden ab 1995 nur noch insgesamt 250 weitere AIDS-Fälle auftreten. Eine der Annahmen, unter denen die verschiedenen Daten über Betroffene zueinander „passen" würden, ist, daß etwa 25 Prozent der testpositiven Hämophilen irgendwann eimal zu „non-progressors" werden, bei denen sich der Zustand auf Dauer nicht mehr verschlechtert oder sogar wieder verbessert [8]. Da der Anteil „non-progressors" an den noch Lebenden im Laufe der Zeit steigt, könnte danach die Hälfte der Ende 1994 noch lebenden testpositiven Hämophilen damit rechnen, niemals an AIDS zu erkranken, sondern die normale Lebenserwartung von Hämophilen zu haben. Wenn man die „non-progressors" bei den „Infizierten" mitzählt, erhält man deshalb eine größere Anzahl von Personen, die im Stadium HIV sterben (HL°), als wenn man (aufgrund des Zurückrechnens aus den AIDS-Fällen) die „non-progressors" von vornherein aus der Betrachtung ausschließt (HL).

Zur Erklärung eines solchen Phänomens gibt es verschiedene Möglichkeiten:

- Da wir bisher nur die ersten 12–15 Jahre (maximal) der Infektion beobachten konnten, läßt sich noch nicht ausschließen, daß es auch in den übrigen Hauptbetroffenengruppen einen nicht unerheblichen Anteil solcher „non-progressors" gibt.
- Es könnte sein, daß bei der direkten Übertragung von Blutprodukten auch solche Viren übertragen werden, die so wenig virulent sind, daß sie auf anderem Weg keine Infektion hervorrufen könnten.
- Es wäre auch denkbar, daß die Extraktion von Faktor VIII die Infektiosität von HI-Viren reduziert, so daß die Infektion in einigen Fällen durch das Immunsystem „beherrscht" werden kann.

Zusammenfassung

Die vorliegenden Daten zur Epidemiologie von HIV bei Hämophilen geben Anlaß zu der Hoffnung, daß bei einem Teil der Hämophilen die Infektion mit HI-Viren die Lebenserwartung nicht reduziert. Leider gibt es jedoch zur Zeit noch keine prognostischen Kriterien, anhand derer man dem einzelnen Patienten mit ausreichender Sicherheit sagen könnte, mit welcher Wahrscheinlichkeit er zu der Gruppe der „non-progressors" gehört. Die vorliegenden Ergebnisse mathematischer Modelle zeigen jedoch, daß die nähere Untersuchung derjenigen Hämophilen, bei denen sich der Zustand über einen längeren Zeitraum hinweg nicht mehr verschlechtert (oder sogar wieder bessert) wichtige Hinweise darauf liefern könnten, durch welche therapeutischen Maßnahmen die HIV-Infektion in Zukunft vielleicht „beherrschbar" gemacht werden könnte.

Literatur

1. Wittkowski KM (1995) Epidemiologie von HIV in Deutschland. Gesundheitswesen 57:291–298
2. Tiemann F, Schwartländer B, Hamouda O, Koch MA (1992) Analyse der Aids-Sterbefälle. Dtsch Ärztebl 89:329–331
3. Aids-Zentrum im BGA (1994) Quartalsbericht IV/94. Bericht des Aids-Zentrums des Bundesgesundheitsamtes über aktuelle epidemiologische Daten zur epidemiologischen Situation in der Bundesrepublik Deutschland 113
4. Hamouda O et al. (1994) Bericht zur epidemiologischen Situation in der Bundesrepublik Deutschland zum 31.12.1993. Aids-Zentrum im Bundesgesundheitsamt (AZ-Hefte 20)
5. Schramm W, Schulte-Hillen J (1995) Todesursachen und AIDS-Erkrankungen Hämophiler in der Bundesrepublik Deutschland (Umfrageergebnisse Oktober 1994). In: Scharrer I, Schramm W (Hrsg) 25. Hämophilie-Symposien Hamburg 1994. Berlin, D: Springer, 20–28
6. Züfle (1993) HIV-Infektionen durch Blutprodukte. Gesundheitsausschuß des Deutschen Bundestags. 12. Wahlperiode Ausschußdrucksache 749
7. Seydel J, Krämer A, Rosenberg PS, Wittkowski KM, Gail MH (1993) Backcalculation of the number infected with human immunodeficiency virus in Germany. Journal of Acquired Immune Deficiency Syndromes 7:74–78
8. Meili EO (1995) HIV-Infektion Hämophiler. Umfrageergebnisse 1994 – Schweiz. *(dieser Band)*

Zur Prüfung der Immuno-Plasmapräparate mit der Immuno Quality assured-polymerase chain reaction (IQ-PCR)

F. DORNER, T. HÄMMERLE, F.G. FALKNER, J. EIBL

Die Übertragung von Virusinfektionen durch Blut- und Blutprodukte ist seit etwa 50 Jahren bekannt und mußte zunächst toleriert werden. Abgesehen von humanem Albumin konnten erst in den letzten 10 Jahren weltweit Fortschritte zur Herstellung virussicherer Blutprodukte erzielt werden. Im Vordergrund des Interesses standen verständlicherweise jene Virusinfektionen, bei denen zwar eine Behandlung möglich, eine Heilung aber bisher ausgeschlossen ist, wie Aids und verschiedene virale Hepatitiden.

Trotz dieser entscheidenden Fortschritte in den letzten Jahren sind bei virusinaktivierten Blutprodukten verschiedener Herstellungschargen und Herstellungsmethoden Übertragungen von Aids und Hepatitisviren vorgekommen. Soweit bekannt, wurden in den für die Übertragung verdächtigen Chargen, Genome bzw. Genomsequenzen entsprechender Viren nachgewiesen. Obwohl der Nachweis von viralen Genomen bzw. Genomsequenzen in einem bestimmten Produkt noch keinen Beweis ergibt, daß ein Virus übertragen werden kann, kann nicht mehr länger ausgeschlossen werden, daß eine solche Übertragung möglich ist (Tabelle 1).

Zielsetzung

Die Sicherheit von stabilen Blutprodukten hängt im Prinzip vom Ausmaß der Viruskontamination des Ausgangsmaterials, von der Abreicherungskapazität des Verfahrens und von den spezifischen Virusinaktivierungsstufen im Rahmen des Herstellungsprozesses ab. Während die deutschen Behörden kürzlich eine Rechts-

Tabelle 1. Anzahl von Infektionsübertragungen durch PCR-positive Plasmapräparate (1990–1994)

Präparat	HIV	HCV	HBV	HAV	Quelle
F VIII	–	–	–	101	1–7, 19
F VIII	–	3	–	–	8–10
F VIII	–	4	–	–	11, 12
I.v. Immunglobulin	–	>137	–	–	13–17, 19
PPSB	–	–	35	–	18, 19, 20

I. Scharrer/W. Schramm (Hrsg.)
25. Hämophilie-Symposion Hamburg 1994
© Springer-Verlag Berlin Heidelberg 1996

verordnung in Form eines Stufenplanverfahrens für die Erhöhung der Virussicherheit durch Anwendung einer verbesserten Virusinaktivierungsstrategie vorgeschlagen haben (s. unten), ist unsere Gesellschaft seit längerer Zeit zusätzlich bemüht, die bisher nur schwer bewertbare potentielle Kontamination des Ausgangsmaterials in den Griff zu bekommen.

Bekanntmachung über Maßnahmen zur Abwehr von Arzneimittelrisiken (Bundesanzeiger Nr. 161 vom 26.8.1994)

- Gesamtreduktion $\geq 10 \log_{10}$ für umhüllte Viren,
- Gesamtreduktion $\geq 6 \log_6$ für nichtumhüllte Viren,
- zwei Schritte mit einer Reduktion von jeweils $\geq 4 \log_{10}$ für umhüllte Viren,
- ein Schritt mit einer Reduktion von $\geq 4 \log_{10}$ für nichtumhüllte Viren.

Durch das Fehlen von Virusgenomen und Genomsequenzen im Endprodukt bzw. Intermediärprodukt lassen sich bei selbstverständlich immer gleichbleibenden Herstellungsschritten nicht nur Rückschlüsse auf den Kontaminationsgrad des Ausgangsmaterials, sondern auch auf die Güte der Abreicherungsmethode für Viren und virale Nukleinsäuren machen.

In diesem Zusammenhang darf nicht übersehen werden, daß virale Nukleinsäuren selbst infektiös sein können und daß wir derzeit noch immer einen geringen Wissensstand darüber haben, wie das Verhältnis der Infektiösität einer viralen Nukelinsäure auf bestimmte Gewebekulturen zu der auf dem empfänglichen Gesamtorganismus ist.

Die menschliche infektiöse Dosis für HIV, HCV und HBV ist unbekannt; Literaturhinweise aus den 50er Jahren [21] über Infektionsversuche an Freiwilligen mit gepooltem Serum und Plasma von Hepatitiden deuten auf eine stark unterschiedliche Empfänglichkeit beim Menschen gegenüber kontaminierten Plasmafraktionen hin. Die infektiöse Dosis schwankt um mehrere log-Stufen und der Dosiswirkungsverlauf ist unbekannt. Die Bestimmung der $TCID_{50}$ (HIV) in Gewebekultur, sowie der ID_{50} im Tierversuch (CID_{50} für HBV, HCV) und die in Bezugsetzung zur Kopienzahl im Inokulum können nur als sehr vage Näherung zur Feststellung der infektiösen humanen Dosis angesehen werden.

Unsere Gesellschaft hat sich seit einiger Zeit entschlossen nur mehr solche Produkte freizugeben, in denen keine Genome bzw. Genomsequenzen von HIV, HBV und HCV nachweisbar sind.

Für den Nachweis der Abwesenheit der Genome bzw. Genomfragmente haben wir die Methode der PCR ausgewählt.

Amplifikation der Nukleinsäuren

Die Polymerasekettenreaktion („polymerase chain reaction", PCR) wurde 1983 von Dr. Kary Mullis entwickelt, und erstmals bei der pränatalen Diagnose der Sichelzellanämie 1985 beschrieben und ist seit damals zu einer immer wirksameren, vielseitigeren und nützlicheren Technik geworden. Diese Technik wurde 1993 mit dem Nobelpreis ausgezeichnet. Die PCR gestattet es, winzige Mengen genetischen Materials, das in Form einer Nukleinsäure vorliegt, millionenfach zu vermehren und somit in den Bereich der Nachweisbarkeit zu bringen.

Angewendet wird die PCR in der Human- und Veterinärmedizin zur Diagnose von Krankheiten, zur Verlaufskontrolle bei Tumorbehandlungen, zur Feststellung der Verträglichkeit von Transplantaten zwischen Empfänger und Spender, in der Gerichtsmedizin, bei molekulargenetischen Analysen, und in der medizinischen und molekularbiologischen Grundlagenforschung. Wegen ihrer großen Sensitivität eignet sich die PCR besonders auch zum Nachweis von Genomen und Genomfragmenten von Viren, die durch Blut und aus Plasma gewonnenen Blutprodukten übertragen werden können, im speziellen dann, wenn die zirkulierenden Virusmengen unter der Nachweisgrenze konventioneller Methoden liegen (z. B. liegt die Nachweisgrenze des HIV-Antigen Tests auf p 24 bei 8 pg/ml, was noch immer einer Menge von 50 – 100 000 Viren/ml entspricht).

Die PCR läuft prinzipiell in 3 Schritten ab. Im ersten Schritt wird die Temperatur im Reagenzgefäß schnell auf 95 – 98 °C angehoben; bei dieser Temperatur dissoziiert die aus dem zu untersuchenden Material extrahierte, doppelsträngige DNA in 2 Einzelstränge („templates"). Nach vollständiger Dissoziation erfolgt im zweiten Schritt eine rasche Abkühlung auf dem Temperaturbereich um 42 – 56 °C („annealing temperatur"); in diesem Temperaturbereich, der für kurze Zeit gehalten wird, kommt es normalerweise zu einer Reassoziation der DNA-Einzelstränge. Durch den im Reaktionsvolumen vorhandenen großen Überschuß an zwei synthetischen Oligonukleotiden (Primer; 20 – 30 Basenpaare lang), erfolgt jedoch eine bevorzugte spezifische Bindung der Primer an die komplementäre Region der zu amplifizierenden DNA-Einzelstränge. Die spezifisch gebundenen Oligonukleotide stellen nun die Zielregion für die DNA-Polymerase dar, die ohne Markierung der Startposition im Regelfall nicht mit der DNA-Synthese beginnen kann. Im dritten Schritt wird nun die Reaktionstemperatur auf das Temperaturoptimum der Taq-Polymerase (72 °C; gewonnen aus dem thermophilen Archaebacterium Thermus aquaticus) angehoben; während dieser Zeit erfolgt, ausgehend von den gebundenen Oligonukleotiden, die Synthese des komplementären Doppelstrangs (Extension, Elongation). Am Ende der dreistufigen Reaktion sind somit aus einem Molekül 2 Moleküle doppelsträngiger DNA entstanden. Ein sich daran anschließender weiterer Zyklus aus Dissoziation, Reassoziation („annealing") und Extension führt zu 4 Molekülen. Diese Reaktion wird 20 – 30 Zyklen lang in einem Automaten, dem Thermozykler, weitergeführt und führt zu einer exponentiellen Vermehrung der Ziel-DNA.

Der Nachweis von RNA ist ebenfalls möglich. Hier wird in einem vor der PCR ausgeführten Schritt die RNA durch das Enyzm „reverse transcriptase" in eine DNA übergeführt, die dann einer Standard-PCR unterworfen wird. Unter günstigen Bedingungen läßt sich theoretisch mit Hilfe der PCR eine einzige Kopie des gesuchten genetischen Materials im Reaktionsansatz nachweisen. Diese optimalen Bedingungen werden selten erfüllt; die Sensitivität liegt daher meistens eher zwischen 1 und 10 Kopien im Ansatz. Theoretisch erreicht man nach 25 Zyklen einen Amplifikationsfaktor von $3{,}4 \cdot 10^7$; in der Praxis werden jedoch aufgrund des sog.

Platau-Effekts (Hemmung der DNA-Polymerase durch die steigende Konzentration der DNA-Amplifikationsprodukte im Reaktionsansatz) nur Werrte um 10^6 erzielt. Ist eine weitere Amplifikation erwünscht, muß mit einem 1000- bis 10 000fach verdünnten Teil der amplifizierten DNA ein ganz neuer PCR-Zyklus begonnen werden. Auf diese Weise ist es möglich mit 2 Serien von PCR-Zyklen eine Amplifikation etwa um den Faktor 10^9 zu erreichen.

Eine möglichst genaue Analyse der PCR-Produkte ist besonders im Rahmen der medizinischen Diagnostik notwendig. Neben ihrer charakteristischen Größe können die spezifischen Amplifikationsprodukte über anschließende Klonierung, Sequenzierung, Restriktionsenzym-Spaltung, einer Reamplifizierung mit internen Primern (der sogenannten „nested PCR") und/oder einer Hybridisierung mit internen Sonden (Southern-blot-Hybridisierung) bzw. über eine Kombination dieser Techniken genau charakterisiert werden.

Mit der Verwendung von nichtradioaktiv markierten Primern (bevorzugt werden mit Fluoreszenzfarbstoffen markierte Primer eingesetzt, die im PCR-Produkt durch Laser induzierte Fluoreszenz (LIF-PCR) nachgewiesen werden) bzw. über den direkten Einbau von nichtradioaktiv markierten Nukleotidanaloga während der Elongationsreaktion in die neusynthetisierte Nukleinsäure wird eine nachfolgende Detektion der Amplifikationsprodukte wesentlich vereinfacht.

Der Vorteil der PCR ist die Möglichkeit, geringe Mengen von Nukleinsäuren stark zu vermehren. Das ist jedoch zugleich auch ihr Nachteil, da schon geringste Verunreinigungen, welche in das Untersuchungsmaterial gelangt sind, mitvermehrt werden. Ein weiterer Nachteil ist die durchschnittliche Häufigkeit, mit der die Taq-Polymerase falsche Nukleotide einbaut. Dies ist darin begründet, daß die Taq-Polymerase im Unterschied zu anderen Polymerasen keine $3' \rightarrow 5'$-Exonukleaseaktivtät besitzt, die hauptsächlich für die Korrektur falsch eingebauter Nukleotide verantwortlich ist. Je früher ein solcher Fehler bei einer PCR auftritt, desto mehr DNA-Moleküle tragen dann diesen Fehler. Das Ergebnis wäre dann ein falsch-positives Ergebnis für eine Mutation. Allerdings sind durch vereinfachte Methoden – abhängig von Reaktionsbedingungen, der Arbeitsweise in einem Labor und der Qualität der Reagenzien – heutzutage absolut korrekte und fehlerfreie PCR-Produkte erzielbar. Es muß nicht nur sehr sauber und sorgfältig gearbeitet werden, es empfiehlt sich auch eine PCR mehrfach parallel anzusetzen und Positiv- und Negativkontrollen durchzuführen.

Das Immuno-Qualitätssicherungssystem (IQS)

Die für Routinetestungen erforderliche Zuverlässigkeit von PCR-Bestimmungen ist nur durch ein umfassendes Qualitätssicherungssystem zu gewährleisten. Um diesem Umstand Rechnung zu tragen, hat unser Unternehmen ein PCR-Prüfprogramm (IQ-PCR) für Plasmapräparate etabliert, das ein Bestandteil des Immuno-Qualitätssicherungssystems (IQS) ist und in wesentlichen Teilen von Immuno selbst entwickelt wurde.

Die IQ-PCR („Immuno quality assured polymerase chain reaction") stellt eine Kombination aus zwei methodisch verschiedenen PCR-Varianten dar – der „dual targeting-southern-blot-PCR (DTS-PCR) und der „laser induced fluorescence PCR" (LIF-PCR), die in ein umfassendes Qualitätssicherungssystem eingebettet sind. Sie ermöglicht nicht nur die Prüfung großer Probenzahlen in der Routinekontrolle, sondern ermöglicht auch durch die von uns gewählte Kombination zweier methodisch unterschiedlicher PCR-Varianten die Behauptung aufzustellen, primär falsch-negative Resultate praktisch zu vermeiden und falsch-positive Resultate auszuschließen. Diese Behauptung wird durch die Ergebnisse einer umfangreichen Validierungsstudie untermauert.

Für die Validierung der DTS-PCR wurden folgende Testpanels verwendet: Amgen (HCV), Eurohep Panel (HCV), Amgen (HBV), Eurohep Panel (HBV), Glaxo (HIV), Abbott (HIV), „Aids clinical trial group" (ACTG) (HIV), Center of Disease Control (CDC) (HIV).

Die LIF-PCR wurde mit dem Eurohep Panel (HCV), dem National Institute for Biological Standardization and Control (NIBSC)-Panel (HCV), und mehreren „low copy panels" von Dr. Hollinger (Baylor College of Medicine, Texas Medical Center, Houston, USA; HIV, HCV, HBV) validiert.

Alle negativen und positiven Proben wurden korrekt identifiziert und die Empfindlichkeit der Nachweismethode in den Grenzen 1–10 Kopien/Test festgelegt.

Da es bekannt ist, daß endogene inhibitorische Substanzen im Plasma vorhanden sind, bzw. daß inhibitorische Substanzen während der Produktion zugesetzt werden, werden nicht in allen Fällen die Endprodukte, sondern die Intermediärprodukte vor Zugabe von Inhibitoren getestet. Gleichzeitig wird darauf geachtet, daß bei der Einzelplasmagewinnung Heparin als Antikoagulans streng ausgeschlossen wird, so daß nur Zitratplasma in den Plasmapool eingebracht wird.

Bei der DTS-PCR handelt es sich um eine PCR-Methode, bestehend aus der Amplifikation der extrahierten Nukleinsäuren, gefolgt von der Auftrennung der synthetisierten Nukleinsäuren, der „Amplifikate", durch Agarosegelelektrophorese und anschließendem Southern blot. Dabei werden die Amplifikate auf eine Folie übertragen und nach Hybridisierung mit einer Digoxigenin(DIG)-markierten Sonde nachgewiesen. Nach einer Entwicklungsreaktion, durch welche die Banden sichtbar gemacht werden, erfolgt die densitometrische Bestimmung (Abb. 1).

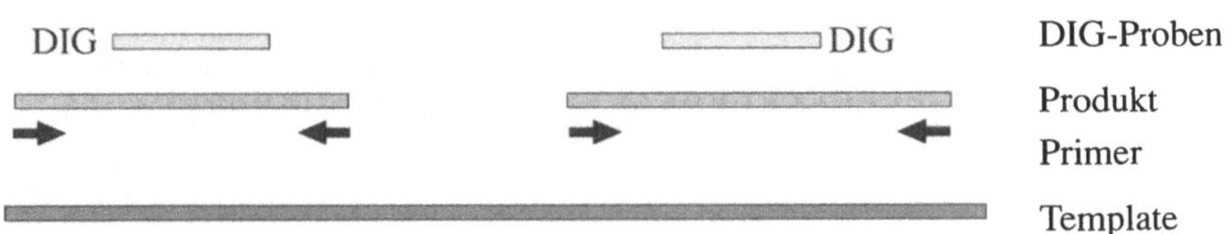

Abb. 1. Dual targeting Southern blot PCR (DTS-PCR)

Um die Wahrscheinlichkeit von falsch-negativen Ergebnissen zu verringern, die verursacht werden können durch ein auf Sequenzheterogenitäten beruhenden Mispriming zwischen PCR-Primern und Template, werden die Extrakte in einer weiteren PCR mit einem weiteren, von dem ersten Primerpaar verschiedenen, Primern nochmals amplifiziert und wie oben analysiert. Es handelt sich dabei aber nicht um eine „nested PCR".

Die DTS-PCR wird kontrolliert durch Zugabe einer synthetischen Nukleinsäure. Die Amplifikation der internen Kontrolle erfolgt in einem getrennten Lauf, ebenso die Analyse der Produkte. Aufgabe der DTS-PCR ist das Auffinden von positiven Proben bzw. von Proben, die aufgrund von Inhibitoren der PCR nicht bewertbar sind. Die DTS-PCR ermöglicht mit einer Empfindlichkeitsgrenze von 1–10 Kopien/Test zu arbeiten. Diese Empfindlichkeit wird nicht erreicht, wo inhibierende Substanzen vorhanden sind.

Die LIF-PCR umfaßt eine Amplifikation der Nukleinsäuren in Gegenwart von fluoreszenzmarkierten Primern, gefolgt von der Auftrennung der Amplifikate durch Polyacrylamidgelelektrophorese (PAGE). Der Nachweis und die Quantifizierung der PCR-Produkte erfolgen durch Messung einer durch Laser induzierten Fluoreszenz in einem Genscanner (DNA-Sequenzer 373A) und der Genescan-Software von Applied Biosystems (Abb. 2).

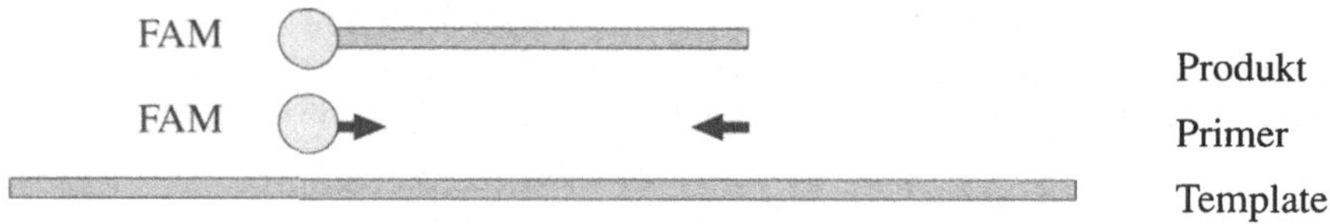

– 1 Set von Primern in hochkonservierten Bereichen
– 1 Primer FAM-markiert
– Auftrennung der PCR-Produkte durch PAGE
– Quantifizierung durch Messung der Fluoreszens
– Direkter Produktnachweis
– Charakterisierung der Produkte durch präzise Längenbestimmung (+/– 1 bp)

Abb. 2. Laser induced Flourescence PCR (LIF-PCR)

Bei jedem Probenansatz der LIF-PCR werden, neben den üblichen unabhängig mitgeführten negativen und positiven Kontrollen, zu den Untersuchungsproben bekannte Mengen von zwei zusätzlichen Kontrollen in Form von RNA für RNA-Viren (HIV, HCV) und DNA für DNA-Viren (HBV) zugesetzt. Diese Nukleinsäuren sind die Nukleinsäuren der jeweiligen Viren (wt-Sequenzen: Wildtypsequenz), die durch Basendeletion (S1) bzw. Insertion (S2) verändert wurden. Diese Kontrollen werden vor der Extraktion zugesetzt und wie die zu untersuchenden Nukleinsäuren coextrahiert, coamplifiziert, coaufgetrennt und coanalysiert (Abb. 3).

Da sich die PCR-Produkte der beiden Kontroll-Nukleinsäuren (S1 und S2) von denen der zu untersuchenden viralen Nukleinsäuren (WT) in der Basenanzahl unterscheiden, bilden sie in der PAGE eigene Banden und ergeben damit ein getrenntes Fluoreszenz-Signal (Abb. 3). Dieses Signal muß bei ordnungsgemäßem

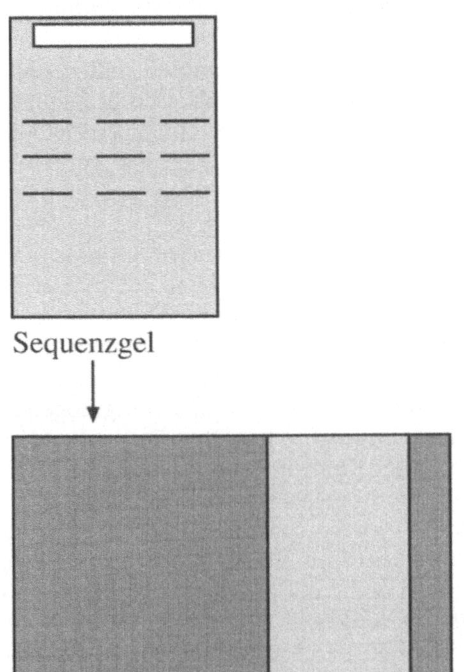

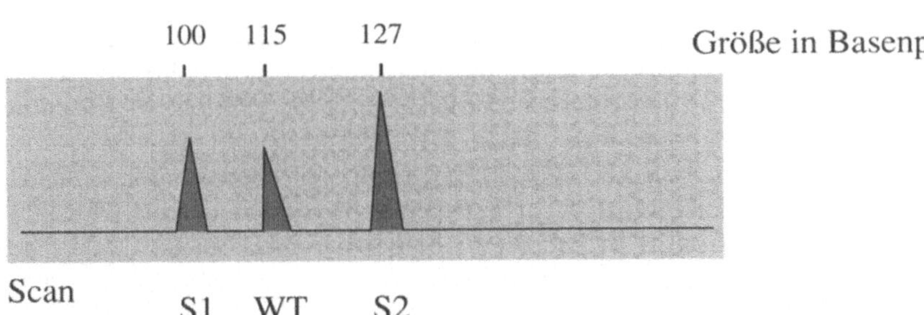

S1 = Standard 1
die Menge von S1 ist knapp über der Nachweisgrenze
S2 = Standard 2
WT = "Wildtyp" = Probenpeak der viralen Nukleinsäure

Abb. 3. Detektion des PCR-Produkts (LIF-PCR)

Ablauf der PCR deutlich sichtbar sein, wodurch eine Kontrolle der ordnungsgemäßen Testdurchführung möglich ist.

Die Kontrollnukleinsäuren (S1 und S2) in Form von Plasmiden sind wesentlicher Bestandteil der IQ-PCR. Diese Standardplasmide enthalten virale Sequenzen, die in die multiple Klonierungsstelle (MCS) von in der Molekularbiologie gängigen Vektoren eingesetzt worden sind. Als besonderes Merkmal enthalten diese Plasmide eine Insertion oder eine Deletion von einigen Basen innerhalb der viralen Sequenzbereiche.

Die bei der Bestimmung von DNA-Viren verwendeten Standardplasmide werden gereinigt, durch Agarosegelelektrophorese charakterisiert und nach Messung der OD_{260} verdünnt und damit auf die gewünschte Arbeitskonzentration („working solution") eingestellt. Das Standardplasmid wird vor der Verdünnung durch Verdauung mit einem geeigneten Restriktionsenzym linearisiert.

Für die Herstellung der zur Bestimmung von RNA-Viren herangezogenen Standardplasmide wird eine in vitro Transkription durchgeführt. Die in die MCS klonierten viralen Sequenzen stehen unter der Kontrolle von Promotoren DNA-abhängiger RNA-Polymerasen. Diese Promotoren stammen in der Regel von Bakteriophagen. In vitro Transkription eines entsprechenden linearisierten Plasmids mit einer geeigneten RNA-Polymerase liefert eine RNA definierte Länge. Diese RNA, bestehend aus viralen Sequenzen und flankiert am 5′ und 3′ Ende von einigen vektorstämmigen Basen ist gleichsinnig wie genomische RNA. Nach Entfernung der DNA wird die RNA, wie oben beschrieben, gereinigt, elektrophoretisch charakterisiert und verdünnt. Diese RNA- bzw. DNA Moleküle werden als Standards für die Bestimmung von RNA- und DNA Viren verwendet (Abb. 4).

Gleichzeitige reverse Transkription und Amplifikation von Standard- und Wildtyp DNA- bzw. RNA-Sequenzen resultiert in der Entstehung von PCR-Produkten, die aufgrund der eingeführten Insertion bzw. Deletion verschiedene Längen haben und deswegen in der Analyse („genescanning") leicht unterschieden werden können (Abb. 5a, b, c zeigen die Fluoreszenz-Diagramme einer LIF-PCR auf Nukleinsäuren von HIV, HBV und HCV und die dazugehörigen Standards S1 und S2).

Die LIF-PCR eignet sich durch die interne Doppelstandardisierung besonders zur Absicherung positiver Ergebnisse, Erkennung falsch-negativer Ergebnisse und zur eindeutigen Verifizierung eines Amplifikats, wenn in der Probe PCR-inhibierende Substanzen vorhanden sind.

Bei der Bestimmung von RNA-Viren (HIV, HCV) ist es notwendig, die extrahierte RNA in cDNA umzuwandeln. Dies geschieht durch eine reverse Transkription (RT) mit dem Enzym rTth-Pol. Dieses Enzym ist eine thermostabile RNA- und DNA-abhängige DNA-Polymerase. Der Vorteil der Verwendung dieses Enzyms liegt darin, daß zum einen die reverse Transkription bei höheren Temperaturen durchgeführt werden kann und damit Probleme durch mögliche Sekundärstrukturen im Template umgangen werden können, zum anderen eine „one-enzyme-one-tube" Prozedur, wobei auch die der RT-Reaktion nachgeschaltete PCR – im gleichen Gefäß – durchgeführt werden kann und somit das Kontaminationsrisiko durch geringere Manipulation der Proben vermindert wird (Abb. 6).

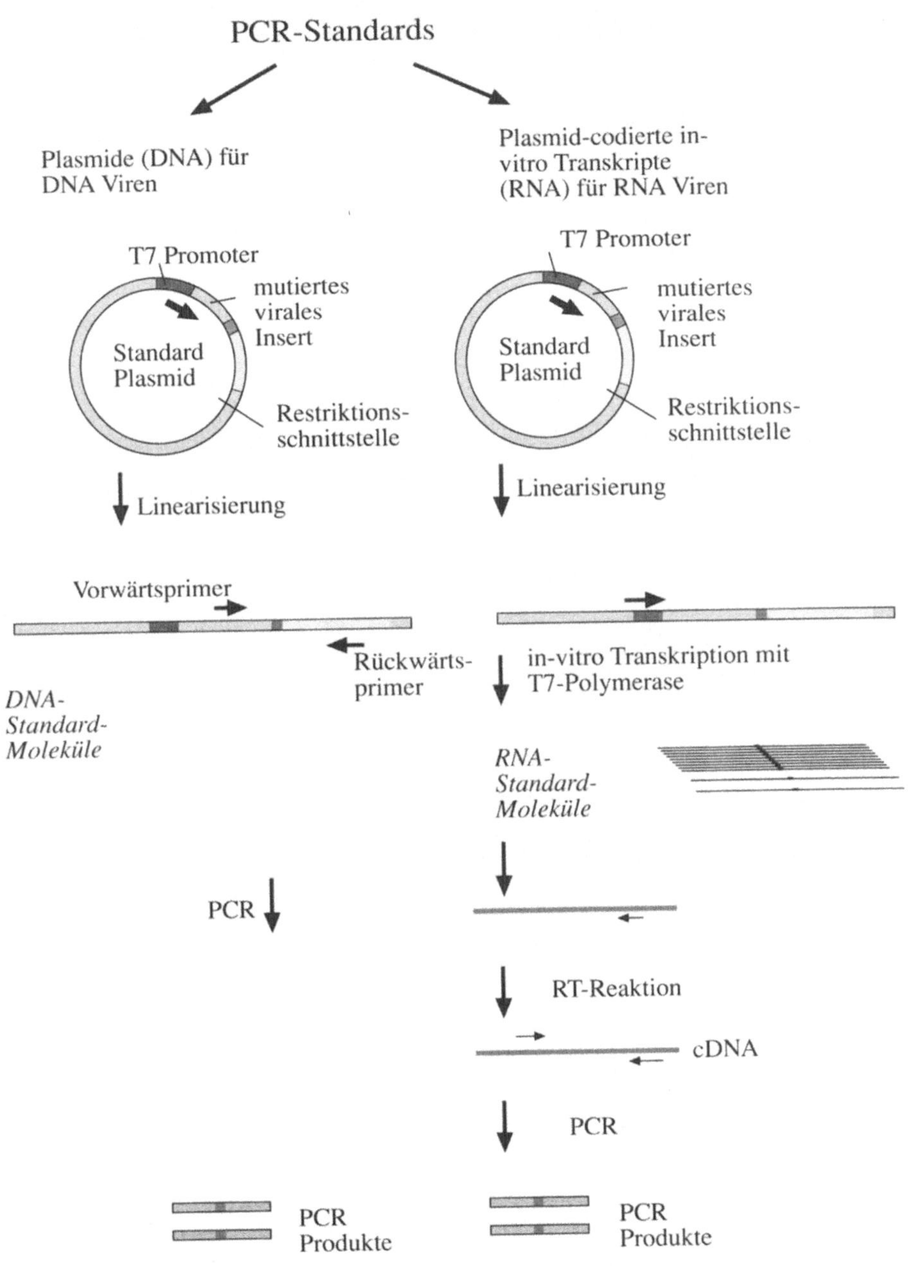

Abb. 4. PCR-Standards

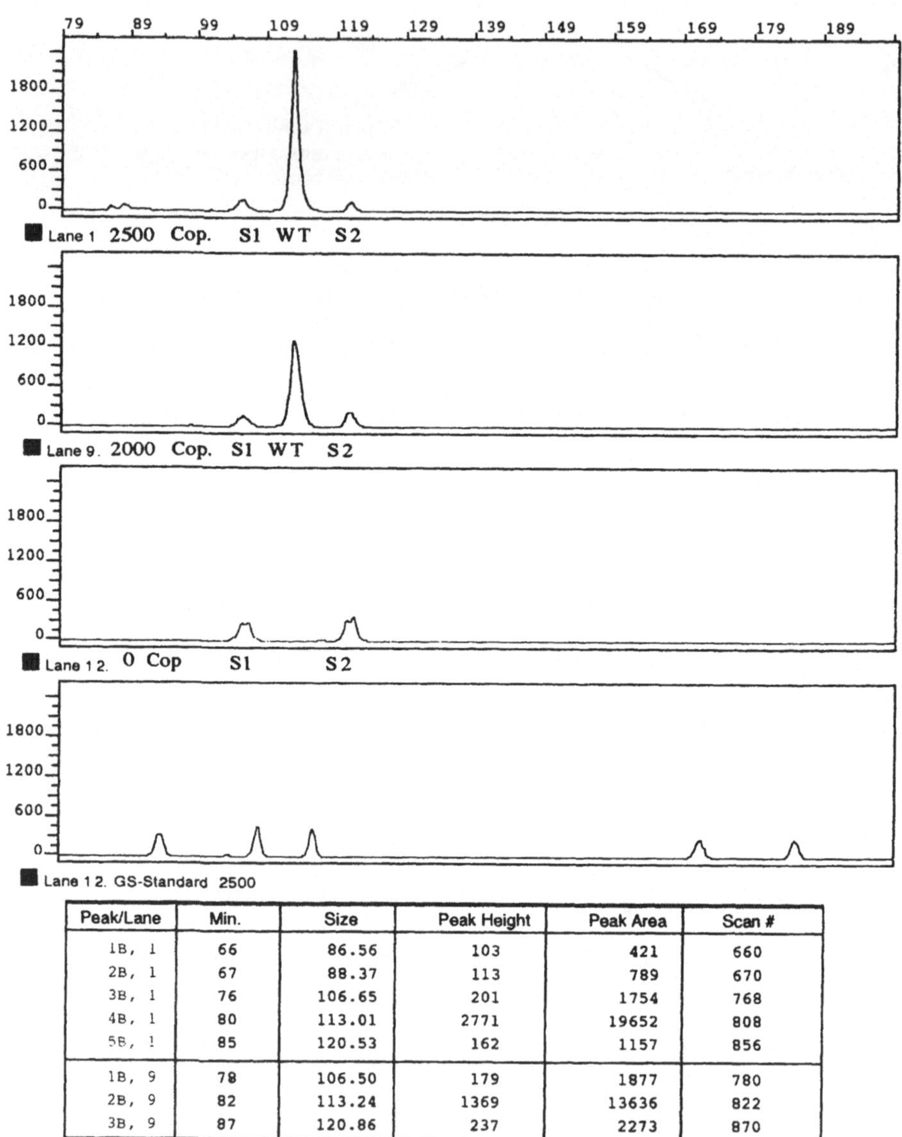

Peak/Lane	Min.	Size	Peak Height	Peak Area	Scan #
1B, 1	66	86.56	103	421	660
2B, 1	67	88.37	113	789	670
3B, 1	76	106.65	201	1754	768
4B, 1	80	113.01	2771	19652	808
5B, 1	85	120.53	162	1157	856
1B, 9	78	106.50	179	1877	780
2B, 9	82	113.24	1369	13636	822
3B, 9	87	120.86	237	2273	870

Abb. 5a. HCV-RT-PCR-Reaktion

Legende:

Abbildung 5a, b und c zeigen die primären Ergebnisse einer Analyse mittels der sogenannten LIF-PCR zur Bestimmung von HIV, HBV und HCV. Konkret abgebildet ist die Verteilung der Fluoreszenzintensität in Abhängigkeit der elektrophoretischen Mobilität in verschiedenen Spuren nebst der quantitativen Auswertung der detektierten Peaks nach Auftrennung von PCR-Proben durch PAGE.

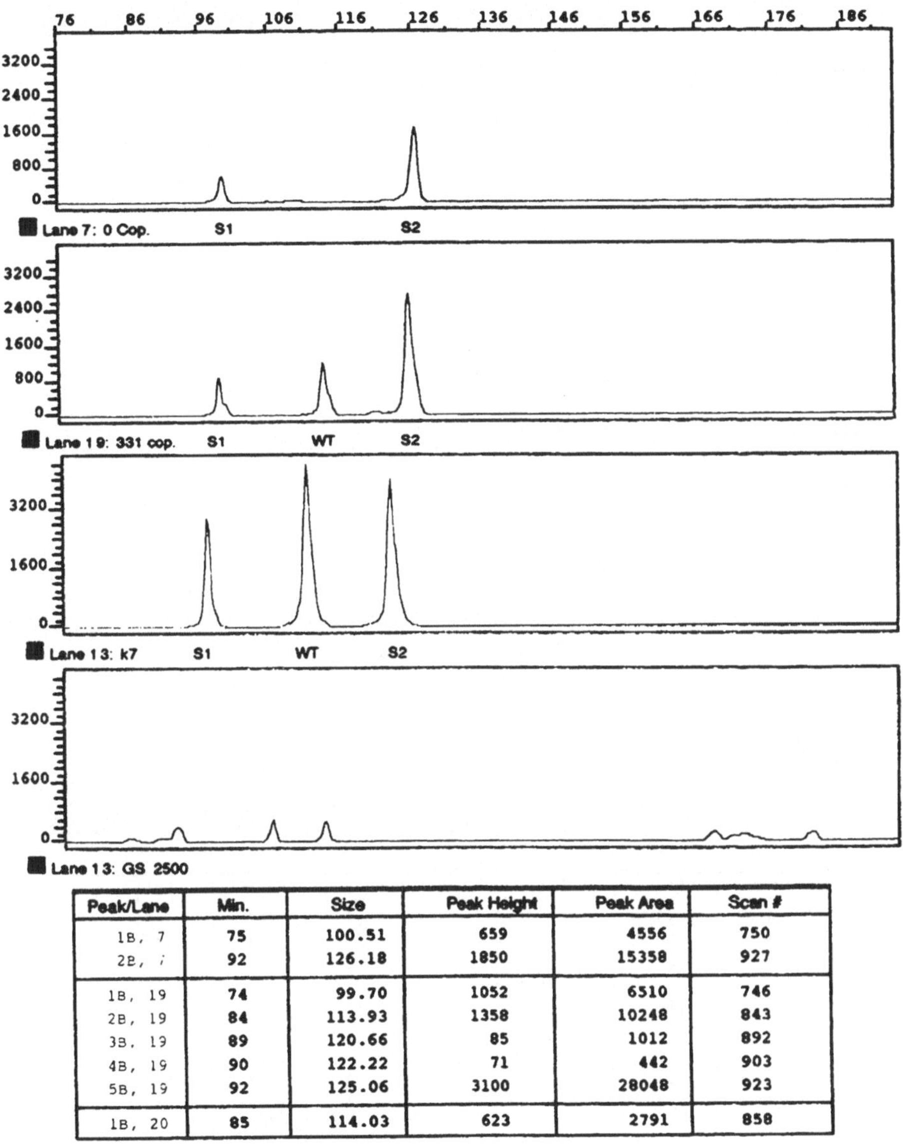

Peak/Lane	Min.	Size	Peak Height	Peak Area	Scan #
1B, 7	75	100.51	659	4556	750
2B, 7	92	126.18	1850	15358	927
1B, 19	74	99.70	1052	6510	746
2B, 19	84	113.93	1358	10248	843
3B, 19	89	120.66	85	1012	892
4B, 19	90	122.22	71	442	903
5B, 19	92	125.06	3100	28048	923
1B, 20	85	114.03	623	2791	858

Abb. 5b. HIV-RT-PCR-Reaktion

Abb. 5a – c. Legenden-Fortsetzung

Die X-Achse gibt die Länge des detektierten Fragments in Basenpaaren an basierend auf einer Eichung durch den in jeder einzelnen Spur vorhandenen Standard Gene-Scan 2500. Es handelt sich dabei um ein Gemisch von DNA-Fragment bekannter Länge, das der zu analysierenden Probe nach der PCR vor dem Gene-Scan-Lauf zugegeben wird. Diese Fragmente sind mit einem anderen Farbstoff markiert und können somit von den Produkten der PCR unterschieden werden. In jeder Abbildung ist beispielhaft für eine Spur der Gene-Scan-Standard als

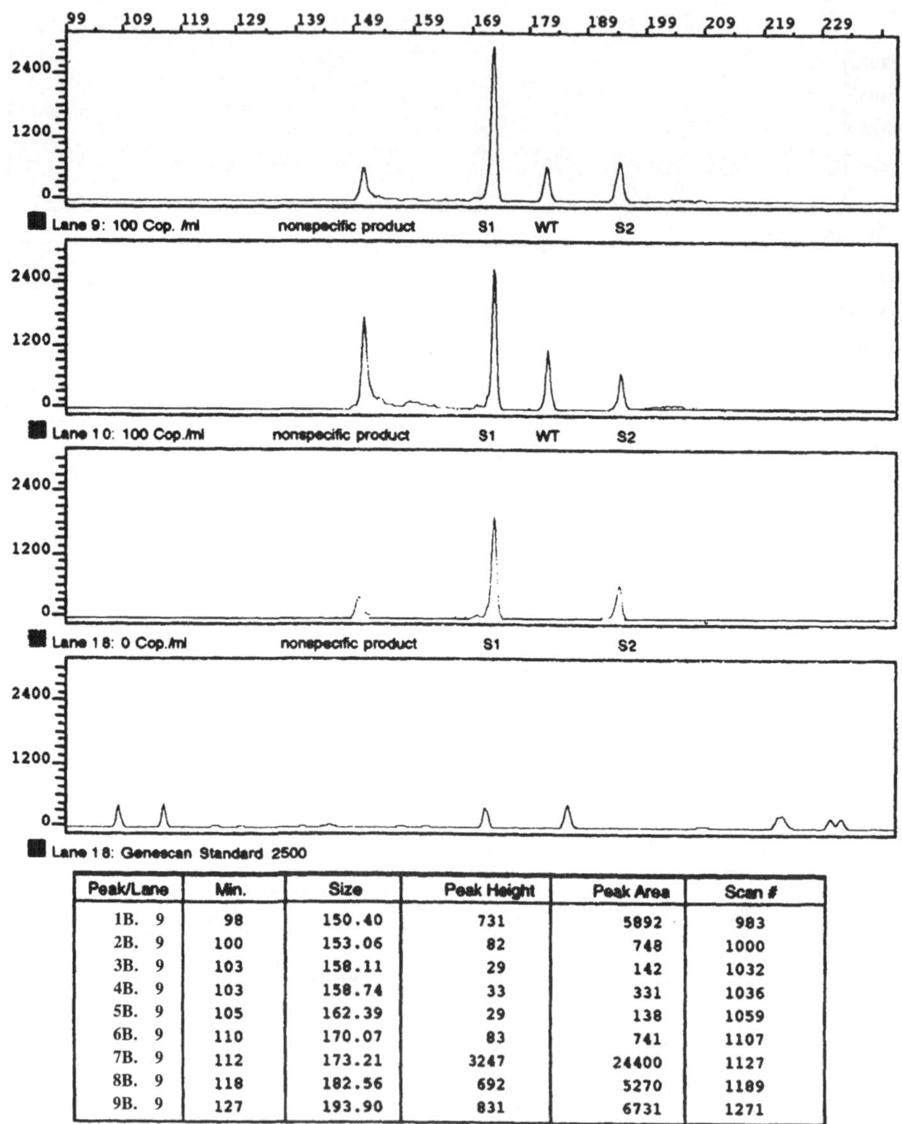

Peak/Lane		Min.	Size	Peak Height	Peak Area	Scan #
1B.	9	98	150.40	731	5892	983
2B.	9	100	153.06	82	748	1000
3B.	9	103	158.11	29	142	1032
4B.	9	103	158.74	33	331	1036
5B.	9	105	162.39	29	138	1059
6B.	9	110	170.07	83	741	1107
7B.	9	112	173.21	3247	24400	1127
8B.	9	118	182.56	692	5270	1189
9B.	9	127	193.90	831	6731	1271

Abb. 5c. HBV-PCR-Reaktion

Abb. 5a–c. Legenden-Fortsetzung

unterstes Chromatogramm abgebildet. Die Y-Achse gibt die Intensität der Fluoreszenz an und ist in relativen Einheiten graduiert.

In den Abbildungen sind die Produkte der internen Standards leicht zu erkennen (markiert mit S1 und S2). In einigen Proben ist zudem ein Wildtypsignal zu sehen (markiert mit wt). Bei einigen Tests treten gelegentlich unspezifische Beiprodukte auf, die aber aufgrund ihrer unterschiedlichen elektrophoretischen Beweglichkeit eindeutig identifiziert werden können und von der Auswertung ausgeschlossen werden.

Zusätzlich zu den in der DTS- und LIF-PCR mitgeführten Kontrollen werden in regelmäßigen zeitlichen Abständen Kontrollproben kodiert den PCR-Labors zugeleitet und auf diese Weise die Verläßlichkeit der Laborergebnisse überprüft.

Außerdem werden nach dem Zufallsprinzip ausgewählte, in der DTS-PCR negative Proben mit der LIF-PCR untersucht.

Getestet werden Endprodukte bzw. – wenn dies wegen PCR-inhibierender Bestandteile, wie z.B. Heparin, nicht möglich ist – Zwischenprodukte aus der Endphase der Herstellung. Bereits im Probenmaterial enthaltene Inhibitoren, die sich durch die fehlende oder mangelhafte Amplifikation der Kontrollen bemerkbar machen, müssen soweit möglich eliminiert werden. Dies geschieht vor Durchführung der LIF-PCR durch Ultrazentrifugation des gelösten Probenmaterials, Dekantieren des Überstandes mit den darin enthaltenen Inhibitoren und Extrahieren der Nukleinsäuren aus dem Pellet.

Damit alle Subtypen der zu prüfenden Erreger erfaßt werden, müssen die bei der PCR verwendeten Primer gegen die „hochkonservierten", d.h. konstanten Bereiche der entsprechenden Nukleinsäuren gerichtet sein. Bei DTS- und LIF-PCR kommen daher ausschließlich „ultrakonservierte" Primer zur Verwendung, deren Spezifität für alle relevanten Subtypen regelmäßig überprüft wird. Bei LIF-PCR: *HIV-1*: (SK38, SK39); *HCV*: (#32, #PT4); *HBV*: (+1780B, –1950B); bei DTS-PCR: *HIV-1*: (SK38, SK39), (SK 145, SK 431); *HCV*: (32/R3), (ChaA/R1), (conA1/conB); *HBV*: (1a/1b), (3a/3b), (4a/4b).

Zusammenfassung

Nach dem derzeitigen Stand des Wissens sind mit ausreichend wirksamen Inaktivierungs- und Abreicherungsverfahren hergestellte Plasmapräparate auch bei positiver PCR nicht infektiös. Hingegen sprechen die in Tabelle 1 aufgeführten

---

Abb. 5a – c. Legenden-Fortsetzung

Die quantitative Auswertung der Peakflächen ist am jeweiligen unteren Bereich der Abbildungen dargestellt. Zum Beispiel hat in Abb. 1 die Peakfläche des „blauen" Peaks mit der Größe 113 in der Spur 1 den Wert 19652. Da die Mengen an zugegebenen internen Standardmolekülen bekannt sind, kann über einen einfachen Dreisatz eine Angabe über die Kopienzahl von wt-Sequenzen in der Probe gemacht werden (abgebildet im Chromatogramm unter „Cop").

Der Deutlichkeit halber soll das Ergebnis einer Analyse mit LIF-PCR nochmals erläutert werden. Die Proben werden in Gegenwart von farbstoffmarkierten, blau fluoreszierenden Primern amplifiziert, vor dem Auftragen mit dem rot fluoreszierenden Längenstandard Gene-Scan 2500 gemischt und gemeinsam in der PAGE aufgetrennt. Die Rotfluoreszenz wird benutzt, um für jede Spur eine Eichkurve zwischen elektrophoretischer Mobilität und resultierender Fragmentgröße (angegeben in Basen) herzustellen. Danach werden die Fragmente anhand ihrer Größe identifiziert. Ein Ergebnis einer Analyse ist auswertbar, falls die Produkte der internen Standards sichtbar sind. Ein Wildtypsignal läßt auf Anwesenheit viraler Sequenzen in der Probe schließen.

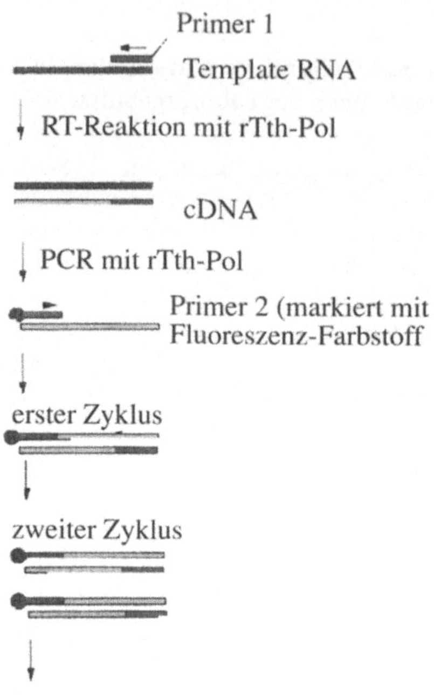

Abb. 6. RT-PCR-Reaktion. Markierung des PCR-Produkts

Berichte dafür, daß Chargen von Plasmapräparaten, die zu Virusübertragungen geführt haben, in der Regel PCR-positiv sind.

Weder in klinischen Infektionssicherheitsstudien noch im Rahmen der pharmakoepidemiologischen Überwachung der im Verkehr befindlichen Immuno-Präparate gab es eine präparatebedingte Übertragung von Hepatitiden oder HIV. Trotzdem unterzieht Immuno als neue zusätzliche Maßnahme alle Arzneimittel aus Humanplasma zur weiteren Erhöhung der Sicherheitsreserve einer Testung auf Nukleinsäuren von HIV, HCV und HBV, da diese Erreger Ursache lebensbedrohender chronischer Erkrankungen sind. Die sehr aufwendige Prüfung mit der IQ-PCR wurde im Rahmen der Good Manufacturing Practices (GMP) in die Routinekontrolle aufgenommen.

Dementsprechend werden von Immuno nur noch Chargen von Plasmapräparaten ausgeliefert, die in der Prüfung mit der IQ-PCR auf Nukleinsäuren von HIV, HCV und HBV negativ sind.

Beim heutigen Stand des Wissens liegen noch keine ausreichenden Erfahrungen dazu vor, ob PCR-reaktives Material – entgegen den mit kompletten Viren bei Abreicherungsuntersuchungen gefundenen Ergebnissen – auch während der Herstellung angereichert werden kann. Daher muß man derzeit davon ausgehen, daß die PCR-Prüfung von Endprodukten bzw. inhibitorfreier Zwischenprodukte aus der Endphase der Herstellung den größten Zugewinn an Sicherheitsreserve bringt.

Die Einführung der IQ-PCR ist eine konsequente Weiterführung des von Immuno in der Vergangenheit eingeschlagenen Wegs, immer den aktuellen Stand von Wissenschaft und Technik zum frühestmöglichen Zeitpunkt zur Anwendung zu bringen und für die Präparatesicherheit und damit die Sicherheit der Patienten nutzbar zu machen.

Mit der Einführung der IQ-PCR wird die Grundlage dafür geschaffen, daß für die Plasmapräparate von Immuno in bezug auf Infektionssicherheit ein Standard erreicht werden kann, der dem gentechnisch hergestellter Faktorenkonzentrate entspricht, jedoch in diesem Fall für Präparate, deren Therapiesicherheit durch jahrelange klinische Erfahrungen nachgewiesen ist.

Literatur

1. Mannucci P, Gdovin S, Gringeri A, Colombo M, Mele A, Schinaia N, Ciavarella N, Emerson S, Purcell R and the Italian Collaborative Group (1994) Transmission of hepatitis A to patients with haemophilia by factor VIII concentrates treated with organic solvent and detergent to inactivate viruses. Ann Int Med 120:1–7
2. Peerlinck K, Vermylen J (1993) Acute hepatitis A in patients with haemophilia A Lancet 341:179
3. Lawlor E (1993) An outbreak of hepatitis A in irish haemophilia A patients. 37th Ann Meeting, GTH, Badgastein, 17.–20.2.1993
4. Brackmann H, Gerritzen A, Oldenburg J, Normann A, Flehmig B, Gerlach W, Hanfland P, Schneweis K (1993) Acute hepatitis in haemophiliacs at the Bonn haemophilia-center. 37th Ann Meeting, GTH, Badgastein, 17.–20.2.1993
5. Normann A, Graff J, Gerritzen A, Brackmann H, Oldenburg J, Flehmig B (1992) Nachweis von Hepatitis A-Virus-RNA in einem Faktor VIII-Präparat mittels „antigen capture"/PCR in: Berichtsband zum 23. Hämophilie-Symposium, Hamburg 1992, 206–209 I. Scharrer, W. Schramm (Hrsg), Springer Verlag
6. Mariani G, Di Paolantonio T, Baklaya R, Morfini M, Mannucci P, and the ad hoc study group of the Fondazione dell'Emofilia (1993) Prospective study of the evaluation of hepatitis C virus infectivity in a highpurity, solvent/detergent-treated factor VIII concentrate: parallel evaluation of other markers for lipid-enveloped and non-lipid-enveloped viruses. Transfusion 33:814–818
7. Purcell R, Mannucci P, Gdovin S, Gringeri A, Colombo M, Mele A, Schinaia N, Ciavarella N, Emerson S (1994) Virology of the hepatitis A epidemic in Italy. Vox Sang 67(S4):2–7
8. Schulman S, Lindgren A, Petrini P, Allandert T (1992) Transmission of hepatitis C with pasteurised factor VIII. Lancet 340:305–306
9. Gerritzen A, Schneweis K, Scholt B, Brackmann H, Kaiser R, Oldenburg I (1992) Acute hepatitis C in haemophiliacs due to „virus-inactivated" clotting factor concentrates. Thromb Haemostas 68:781
10. Kreuz W, Auerswald G, Auberger K, Klarmann D, Zieger B, Huth-Kühne A, Sutor A, Zimmermann R, Rabenau H, Gürtler L, Roggendorf M, Doerr W (1993) Anti-HCV prevalence in children with haemophilia and other coagulation disorders – results of the first and second generation test. 37th Ann Meeting, GTH, Badgastein, 17.–20.2.1993
11. Makris M, Garson J, Ring C, Tuke P, Tedder R, Preston F (1993) Hepatitis C viral RNA in clotting factor concentrates and the development of hepatitis in recipients. Blood 81: 1898–1902
12. Makris M (1994) Use of the polymerase chain reaction to detect viral contamination of clotting factor concentrates. In: 24. Hämophilie-Symposium, Hamburg 1993, Scharrer/Schramm (Hrsg), S. 60–67, Springer Verlag Berlin

13. Centers for disease control and prevention (CDC) (1994) Outbreak of hepatitis C associated with intravenous immunoglobulin administration – united states, October 1993 – June 1994. JAMA 272:424–425
14. Bader J (1994) HCV and gammagard in France. Lancet 343:1628
15. Pawlotsky J, Bouvier M, Deforges L, Duval J, Bierling P, Dhumeaux D (1994) Chronic hepatitis C after high-dose intravenous immunoglobulin. Transfusion 34:86–87
16. Yu M, Mason B, Tankersley D (1994) Detection and characterization of hepatitis C virus RNA in immune globulins. Transfusion 34:596–602
17. Yap PL, McOmish F, Webster ADB, Hammarstrom L, Smith CIE, Bjorkander J, Ochs HD, Fischer SH, Quinti I, Simmonds P (1994) Hepatitis C virus transmission by intravenous immunoglobulin. Journal of Hepatology 21:455–460
18. NN (1994) Informationen der Arzneimittelkommission: Beriplex HS 250 und 500 PZ 139: 2192–2193
19. Löwer J, Chudy M, Nübling N, Scheiblauer H, Willkommen H, Kurth R (1994) Virusübertragungen durch Blutprodukte: Mögliche Ursachen und Konsequenzen. 27. Kongr. DGTI, Saarbrücken, 19. – 22.10.1994
20. Behringwerke AG (1994) Stellungnahme der Behringwerke AG „Beriplex HS" 1.11.1994
21. Murray R, Diefenbach WCL, Geller H, Leone NC, Ratner F (1955) The problem of reducing the danger of serum hepatitis from blood and blood products. New York Sate Journal of Medicine 55:1145–1148

Pädiatrische Hämostaseologie

Diskussionsleitung:
A. H. SUTOR (Freiburg)
G. AUERSWALD (Bremen)

Von-Willebrand-Syndrom Typ Normandie bei Patienten mit phänotypischer Hämophilie A und Von-Willebrand-Syndrom Typ I*

R. Schneppenheim, U. Budde, S. Krey, E. Drewke, F. Bergmann, E. Lechler, J. Oldenburg, R. Schwaab

Einleitung

Der Von-Willebrand-Faktor (VWF) spielt als multifunktionelles, adhäsives Protein eine Schlüsselrolle in der primären Hämostase. Er mediiert die Adhäsion von Thrombozyten an Kollagen in der verletzten Gefäßwand. Zusätzlich bindet VWF Gerinnungsfaktor VIII (FVIII) und schützt ihn damit vor einer beschleunigten Proteolyse in der Zirkulation [1]. Diese hauptsächlichen Funktionen des VWF sind beim klassischen Von-Willebrand-Syndrom (VWS) beide gestört, vor allem beim schweren VWS Typ III. Da die funktionellen Eigenschaften des VWF in verschiedenen spezifischen Domänen lokalisiert sind, könnten Defekte des VWF auch auf bestimmte Teilfunktionen beschränkt sein. Ein Beispiel hierfür ist das VWS Typ Normandie (VWS2N). VWS2N läßt sich durch eine gestörte Bindung des Faktor VIII an Von-Willebrand-Faktor charakterisieren [2,3]. Die Erkrankung wird autosomal rezessiv vererbt [4]. Homozygote oder compound heterozygote VWS2N-Mutationen wurden in der kodierenden Sequenz der Faktor VIII-Bindungsdomäne des Von-Willebrand-Faktors entdeckt. Die bisher beschriebenen Mutationen sind R19W [5], T28M [6] im Exon 18, R53W [7] und H54Q [5] im Exon 19 und R91Q im Exon 20, [8, 9, 7, 10]. Das VWS2N täuscht eine Hämophilie A vor. Bei den Patienten findet sich eine deutlich reduzierte Faktor-VIII-Aktivität (FVIII:C), während die Konzentration des VWF meist im Normalbereich liegt. Der Schweregrad dieser Pseudohämophilie scheint mit bestimmten molekularen Defekten korreliert zu sein. Die Mutation T28M korreliert mit schwereren Blutungssymptomen und einem niedrigeren FVIII:C als die Mutation R91Q, die hingegen häufiger zu sein scheint als andere Defekte [6, 11]. Es existiert eine weitere Gruppe von Patienten, bei denen zunächst die Diagnose eines milden VWS Typ I gestellt wurde, mit VWF-Parametern zwischen 35 und 50 % der Normalwerte, während FVIII:C disproportional niedrig ist. Solche Patienten sind als compound-heterozygot für ein VWS2N und ein VWS Typ I zu betrachten. Bis heute wurde erst eine solche Kombination eines VWS2N-Defektes und eines Null-Allels (ΔG2515) aufgeklärt [5]. In zwei weiteren Studien konnte Heterozygotie für R91Q und bisher nicht näher beschriebene Allele mit einer defekten Expression auf der mRNS-Ebene nachgewiesen werden [10, 12].

---

* Die Untersuchung wurde dankenswerterweise durch eine Sachbeihilfe der Deutschen Forschungsgemeinschaft unterstützt (Schn 325/2-1).

I. Scharrer/W. Schramm (Hrsg.)
25. Hämophilie-Symposion Hamburg 1994
© Springer-Verlag Berlin Heidelberg 1996

Die Diagnose eines VWS2N hat Bedeutung in zweierlei Hinsicht:

1. Die genetische Beratung hat den im Gegensatz zur Hämophilie autosomal rezessiven Erbgang zu berücksichtigen.
2. Eine adäquate Behandlung oder Prophylaxe von Blutungsereignissen kann nur mit Plasmaprodukten erreicht werden, die einen ausreichenden Anteil an funktionierendem VWF enthalten. Das Ziel unserer Untersuchung war daher eine Reevaluierung unserer Patienten mit Hämophilie A. Zusätzlich untersuchten wir Patienten mit dem VWS zum Vergleich.

Patienten, Material und Methoden

Patienten

218 Patienten, die in 5 verschiedenen Hämophilie-Zentren in Deutschland behandelt werden, wurden bezüglich der Faktor-VIII-Bindungsaktivität ihres Von-Willebrand-Faktors nachuntersucht. Bei 91 dieser Patienten wurde ursprünglich die Diagnose Hämophilie A gestellt, bei 127 Patienten die Diagnose VWS Typ I. Unter den Patienten mit Hämophilie A befanden sich 14 mit einer schweren Hämophilie (FVIII:C <1 IU/ml), 35 mit einer mittelschweren Hämophilie (FVIII:C <5 IU/ml) und 42 mit einer leichten Hämophilie (FVIII:C >5 IU/ml – 30 IU/ml). Bei 17 Patienten mit der ursprünglichen Diagnose Hämophilie A war im Rahmen einer vorhergehenden Untersuchung die Suche nach Mutationen im Faktor VIII-Gen erfolglos geblieben. Einer dieser Patienten sprach auf eine Substitutionstherapie mit Hämate HS (Behring) besser an als erwartet, bezogen auf die applizierte Faktor-VIII-Dosis. Zusätzlich wurde bei diesem Patienten ein länger anhaltender Effekt der Substitution beobachtet. Alle untersuchten Personen wurden über Art und Zweck der Studie informiert und gaben ihr Einverständnis.

Hämostaseparameter

Für die hämostaseologischen Untersuchungen wurde Citrat-Plasma verwendet. Es wurden folgende Untersuchungen durchgeführt (Tabelle 1):

1. Faktor VIII-Gerinnungsaktivität (FVIII:C) – colorimetrischer Einphasentest (Behring).
2. Von-Willebrand-Faktor-Antigen (VWF: Ag) – ELISA
3. Ristocetin-Kofaktor (VWF:RC) – Aggregation von Formalin-fixierten Plättchen
4. Faktor-VIII-Bindungs-Kapazität des VWF (VWF:FVIIIBC) – modifizierter ELISA unter Verwendung kommerziell erhältlicher Reagenzien [13].

Ein Plasmapool 10 verschiedener gerinnungsgesunder Blutspender wurde für die Erstellung von Standardkurven für die VWF-Parameter verwendet. Die Analyse der multimeren Struktur des VWF wurde durch SDS-Agarose-Gel-Elektrophorese mit lumineszenter Detektion durchgeführt [14].

Mutations-Studien

Die Präparation hochmolekularer genomischer DNS aus Leukozyten erfolgte nach Standardprotokollen. Sense- und Antisense-Oligonukleotide, für die Amplifizierung der Exons 18–24 des VWF mittels Polymerase-Kettenreaktion (PCR) wurden aus der publizierten VWF-Gensequenz [15] mit Hilfe eines Computerprogramms ermittelt [16], mit Ausnahme der Exons 19, 23 und 24, die mit Hilfe publizierter Primer amplifiziert wurden [7, 17]. Annealing-Temperaturen waren 66° für Exon 18 und Exon 22, 68° für Exon 19, 65 °C für Exon 20 und 21 und 66 °C für die Amplifizierung der Exons 23 + 24. Die PCR wurde mit dem „Thermal-Reaktor" der Firma Perkin Elmer (Hamburg) durchgeführt. Reagenzien und Taq-Polymerase stammten von der gleichen Firma. Alle PCR-Produkte wurden durch direkte Sequenzierung einzelsträngiger DNS weiteranalysiert. Hierzu wurde der Sequenase 2.0 Kit der Firma USB (Bad Homburg) verwendet. Die Bestätigung der durch Sequenzierung nachgewiesenen Defekte erfolgte durch Verdau mit spezifischen Restriktionsenzymen und anschließender Polyacrylamid-Gelelektrophorese. Restriktionsenzyme stammten von der Firma Boehringer, Mannheim. Um einen Vergleich mit vorhergehenden Studien bezüglich der Mutationsbeschreibung zu ermöglichen, wurde als Nummer 1 die erste Aminosäure des maturen VWF gewählt, während die Nukleotidnumerierung mit der „Transcription Capsite" begonnen wurde [18].

Ergebnisse

Es konnten 12 Patienten aus 7 nicht miteinander verwandten Familien mit einer Pseudohämophilie (VWS2N) indentifiziert werden. Bei 9 Patienten lautete die ursprüngliche Diagnose Hämophilie A; ein VWS Typ I wurde bei 3 Patienten ursprünglich diagnostiziert. In 3 Fällen konnten neben dem Patienten auch weitere Familienmitglieder untersucht werden. In zweien dieser Familien fand sich bei einigen Familienmitgliedern ein erniedrigter VWF, bei anderen der Faktor-VIII-Bindungsdefekt. Dies deutete auf Compound-Heterozygotie bei den Patienten mit VWS2N hin. In einer Familie (03) fanden sich beim Vater erniedrigte Werte für VWF und zusätzlich eine erniedrigte VWF:FVIIIBC, während bei der Mutter nur eine erniedrigte VWF:FVIIIBC nachweisbar war. Ein Kind in dieser Familie (0303) hatte eine Pseudohämophilie und ansonsten normale VWF-Parameter. Dessen Schwester (0304) zeigte den gleichen Phänotyp wie der Vater. Insgesamt zeigten alle Patienten eine bemerkenswerte Heterogenität bezüglich ihrer FVIII:C-Werte. Die hämostaseologischen Parameter der Patienten und ihrer Familien sind in Tabelle 1 aufgeführt. Die Multimeren-Analyse aller Patienten war normal.

Molekulare Studien

Spezifische VWS2N-Mutationen wurden bei allen Patienten nachgewiesen. Es fanden sich T28M, R91Q und eine bisher noch nicht beschriebene Kandidatenmuta-

Tabelle 1. Hämostaseologische Parameter und molekulare Defekte bei Patienten mit VWS2N und deren Familien. *ID* Identifikations-Nr. der Familien und Patienten, *FVIII:C* Faktor VIII-Gerinnungsaktivität [IU/ml], *VWF:Ag* Von-Willebrand-Faktor Antigen [U/ml], *VWF:RC* Ristocetin-Cofaktor [U/ml], *VWF:FVIII:BC* VWF:FVIII Bindungskapazität [U/ml], *null* Null-Allel, vermutlich einem VWS Typ I entsprechend

ID	FVIII:C	VWF:Ag	VWF:RC	VWF:FVIIIBC	Mutation
0101	1–2	79	67	<1,5	E24K/ΔC
0201	168	360	200	34	N/T28M
0202	–	76	75	105	ΔCEx18/N
0203	7	35	50	<1,5	ΔCEx18/T28M
0204	14	35	50	<1,5	ΔCEx18/T28M
0301	8	21	30	2	null/R91Q
0302	110	104	134	47	N/R91Q
0303	22	120	85	2,5	R91Q/R91Q
0304	8	54	38	4,3	null/R91Q
0401	140	170	176	63	N/R91Q
0403	12	25	44	12	null/R91Q
0404	130	33	50	106	null/N
0405	28	42	50	7,5	null/R91Q
0406	23	51	44	9,5	null/R91Q
0501	25	70	70	6,5	R91Q/R91Q
0601	20	110	115		R91Q/R91Q
0701	23	48	43	3,2	null/R91Q
Normalwert	60–150	50–160	50–160	60–180	N/N

tion E24K, die auf die Transition G2359A im Exon 18 zurückzuführen ist. Diese neue Mutation wurde bei einem einzelnen männlichen Patienten (0101) mit einer mittelschweren Pseudohämophilie (FVIII:C 1–2 IU/ml) nachgewiesen. Der Patient war compound-heterozygot für E24K und ein Null-Allel, das wir als ΔC im selben Exon identifizieren konnten. Diese Leserastermutation wurde zusätzlich bei zwei Kindern einer weiteren Familie gefunden, die beide compound-heterozygot für ΔC und T28M waren. ΔC wurde in diesem Fall von der Mutter, T28M vom Vater vererbt (Abb. 1).

Heterozygote Familienmitglieder mit einem VWS2N-Defekt zeigten eine relativ erniedrigte VWF:FVIIIBC (Tab. 1). Die Mutation R91Q konnten wir in 5 Familien nachweisen: 3 Patienten aus drei verschiedenen Familien waren homozygot (03, 05, 06), 6 Patienten aus drei Familien (03, 04, 07) waren heterozygot für R91Q. Bei diesen Individuen war VWF:Ag erniedrigt und es war keine zweite VWS-Typ 2N-Mutation identifizierbar. Daher war deren VWS2N-Phänotyp wahrscheinlich auf Compound-Heterozygotie mit einem VWS-Typ I-Defekt zurückzuführen.

Bemerkenswerterweise fanden sich unter der Gruppe der 17 Patienten, bei denen eine vorhergehende Untersuchung auf Defekte im Faktor-VIII-Gen erfolglos geblieben war, bei 4 Personen ein VWS-Typ-2N.

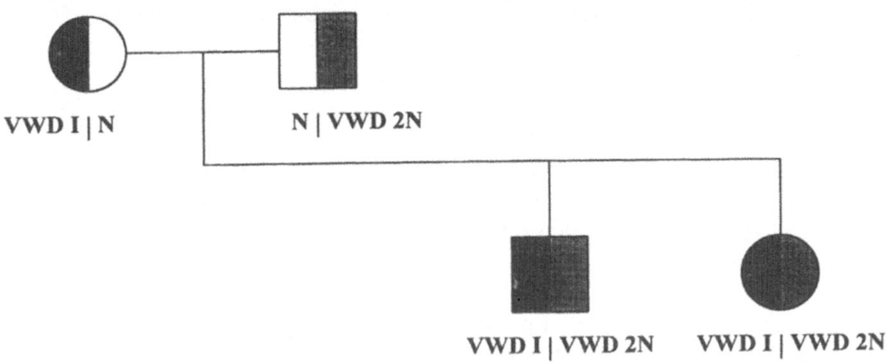

Abb. 1. Stammbaum der Familie 02: Segregation der Mutationen ΔC und T28M. Compound-Heterozygotie für die Mutation T28M und ΔC bei beiden Kindern mit dem Phänotyp einer leichten Hämophilie A

Diskussion

Der Erbgang des VWS2N ist autosomal rezessiv. Theoretisch kann die Manifestation eines VWS2N-Phänotyps auf Homozygotie oder Compound-Heterozygotie für Faktor-VIII-Bindungsdefekte oder auf Compound-Heterozygotie für einen Faktor-VIII-Bindungsdefekt und ein Null-Allel auf dem 2. Chromosom zurückzuführen sein. Unsere Ergebnisse liefern Beispiele für beide Konstellationen. Neben drei für ein VWS2N homozygoten Patienten konnten wir 9 compound-heterozygote Patienten mit einer VWS2N-Mutation und einem VWS Typ I aus 5 unverwandten Familien identifizieren. Bei 2 dieser Familien konnte der VWS-Typ I-Defekt als ΔC im Exon 18 identifiziert werden. ΔC ist die häufigste Mutation, die in der schwedischen und wahrscheinlich auch der deutschen Population zu einem VWS Typ III führen kann [19, 20]. Bei homozygoten Patienten mit ΔC findet sich ein schweres VWS Typ III, während heterozygote Individuen Laborwerte im Rahmen eines VWS Typ I aufweisen [20]. Der Nachweis von E24K/ΔC und T28M/ΔC ist die erste Beobachtung von Compound-Heterozygotie eines VWS2N-Defekts mit einer vorher bereits beschriebenen häufigen Mutation, die zu einem VWS Typ-I/Typ-III führen kann. Bisher gibt es nur eine weitere Beschreibung von Compound-Heterozygotie für zwei Mutationen in der Faktor-VIII-Bindungsregion des VWF auf dem gleichen Allel und einer einzelnen Basendeletion (ΔG2515) auf dem anderen Allel [5].

Im allgemeinen scheint Compound-Heterozygotie für einen VWS2N-Defekt und ein Null-Allel bei Patienten mit VWS2N ein häufiger Befund zu sein. Bei 5 unserer 7 Familien war eine derartige Konstellation verantwortlich für den VWS2N-Phänotyp, während nur in 3 Familien Homozygotie für R91Q verantwortlich war. Auch in unserer Studie konnte R91Q als die häufigste Mutation bei einem VWS2N identifiziert werden.

Bis heute war ein VWS2N in Abhängigkeit von der Natur des molekularen Defektes nur mit einer milden Hämophilie (FVIII:C = 5 – 54 IU/ml) korreliert [6, 11].

Im Gegensatz hierzu war die von uns neu entdeckte Mutation (E24K) mit einer mittelschweren Hämophilie (FVIII:C = 1–2 IU/ml) verbunden. Der Austausch einer sauren gegen eine basische Aminosäure in einer Region der VWF:FVIII-Bindungsdomäne, die kritisch für deren Funktion ist, könnte den Verlust der Faktor-VIII-Bindungsaktivität erklären. Jedoch gibt es bis heute keine genauen Informationen über die Sekundär- oder Tertiärstruktur der Faktor-VIII-Bindungsdomäne, und somit kann über die Bedeutung der Mutation E24K für die Faktor-VIII-Bindungsaktivität des VWF keine Aussage gemacht werden. Obwohl der Stellenwert der Mutation E24K im Exon 18 als Kandidatenmutation für einen neuen Faktor-VIII-Bindungsdefekt durch die negativen Ergebnisse eines Populationsscreenings bei 43 unverwandten Individuen unterstützt wurde, wären der Nachweis dieser Mutation bei weiteren VWS2N-Patienten und Expressionsstudien für einen endgültigen Beweis notwendig. Nichtsdestoweniger haben wir gezeigt, daß VWS2N mit einer mittelschweren Pseudohämophilie, mit einer Faktor-VIII-Restaktivität bis hinunter zu 1 IU/ml korreliert sein kann. Dies ist von nicht unerheblicher Bedeutung bezüglich der korrekten Diagnose bei vielen Hämophiliepatienten. Wenn wir die hohe Prävalenz des VWS2N in der Population von Hämophilie-A-Patienten (9 von 91 = ca. 10 % in unserer Studie) und ihre Bedeutung für die genetische Beratung und die adäquate Behandlung in Betracht ziehen, empfehlen wir eine Reevaluierung aller Hämophilie-A-Patienten bezüglich der Diagnose VWS Typ 2N.

Literatur

1. Ruggeri ZM, Ware J (1992) The structure and function of von Willebrand factor. Thromb Haemost 67:594–599
2. Nishino M, Girma JP, Rothschild C, Fressinaud E, Meyer D (1989) New variant of von Willebrand disease with defective binding to factor VIII. Blood 74:1591–1599
3. Mazurier C, Dieval J, Jorieux S, Delobel J, Goudemand M (1990) A new von Willebrand factor (VWF) defect in patient with factor VIII (FVIII) deficiency but with normal levels and multimeric patterns of both plasma and platelet VWF. Characterization of abnormal VWF/FVIII interaction. Blood 75:20–26
4. Lopez Fernandez MF, Blanco Lopez MJ, Castineira MP, Batlle J (1992) Further evidence for recessive inheritance of von Willebrand disease with abnormal binding of von Willebrand factor to factor VIII. Am J Hematol 40:20–27
5. Kroner PA, Fahs SA, Vokac EA, Friedman KD, Montgomery RR (1991) Novel missense mutations in von Willebrand factor (VWF) associated with defective VWF/Factor VIII interaction in a patient with type I von Willebrand disease. Blood 78 (suppl. 1): 178a (Abstract)
6. Gaucher C, Jorieux S, Mercier B, Oufkir D, Mazurier C (1991) The "Normandy" variant of von Willebrand disease: characterization of a point mutation in the von Willebrand factor gene. Blood 77:1937–1941
7. Guacher C, Mercier B, Jorieux S, Oufkir D, Mazurier C (1991) Identification of two point mutations in the von Willebrand factor gene of three families with the "Normandy" variant of von Willebrand disease. Br J Haematol 78:506–514
8. Cacheris PM, Nichols WC, Ginsburg D (1991) Molecular characterization of a unique von Willebrand disease variant. A novel mutation affecting von Willebrand factor/factor VIII interaction. J Biol Chem 266:13499–502

9. Kroner PA, Friedman KD, Fahs SA, Scott JP, Montgomery RR (1991) Abnormal binding of factor VIII is linked with the substitution of glutamine for arginine 91 in von Willebrand factor in a variant form of von Willebrand disease. J Biol Chem 266:19146–19149

10. Peerlinck K, Eikenboom JC, Van Amstel HK, Ploos, Sangtawesin W, Arnout J, Reitsma PH, Vermylen J, Briet E (1992) A patient with von Willebrand's disease characterized by a compound heterozygosity for a substitution of Arg854 by Gln in the putative factor-VIII-binding domain of von Willebrand factor (VWF) on one allele and very low levels of mRNA from the second VWF allele. Br J Haematol 80:358–363

11. Lavergne JM, Piao Y, Ribba AS, Girma JP, Siguret V, Pietu G, Boyer-Neumann C, Schandelong A, Bahnak BR, Meyer D (1993) Functional analysis of the Arg91 Gln substitution in the factor VIII binding domain of von Willebrand factor demonstrates variable phenotypic expression. Thromb Haemost 70:691–696

12. Siguret V, Lavergne JM, Cherel G, Boyer-Neumann C, Ribba AS, Bahnak BR, Meyer D, Pietu G (1994) A novel case of compound heterozygosity with"Normandy"/type I von Willebrand disease (vWD). Direct demonstration of the segregation of one allele with a defective expression at the mRNA level causing type I vWD. Hum Genet 93:95–102

13. Budde U An ELISA-based assay to determine the factor VIII binding activity of von Willebrand factor, using commercially available reagents. Thromb Haemostas in Vorbereitung

14. Schneppenheim R, Plendl H, Budde U (1988) Luminography – an alternative assay for detection of von Willebrand factor multimers. Thromb Haemost 60:133–136

15. Mancuso DJ, Tuley EA, Westfield LA, Worrall NK, Shelton Inloes BB, Sorace JM, Alevy YG, Sadler JE (1989) Structure of the gene for human von Willebrand factor. J Biol Chem 264:19514–19527

16. Lowe T, Sharefkin J, Yang SQ, Dieffenbach CW (1990) A computer program for selection of oligonucleotide primers for polymerase chain reactions. Nucleic Acids Res 18:1757–1761

17. Mancuso DJ, Tuley EA, Westfield LA, Lester Mancuso TL, Le Beau MM, Sorace JM, Sadler JE (1991) Human von Willebrand factor gene and pseudogene: structural analysis and differentiation by polymerase chain reaction. Biochemistry 30:253–269

18. Ginsburg D, Sadler JE (1993) von Willebrand disease: a database of point mutations, insertions, and deletions. For the consortium on von Willebrand factor mutations and polymorphisms, and the subcommittee on von Willebrand factor of the scientific and standardization committee of the international society on thrombosis and haemostasis. Thromb Haemost 69:177–184

19. Zhang ZP, Falk G, Blomback M, Egberg N, Anvret M (1992) A singl cytosine deletion in exon 18 of the von Willebrand factor gene is the most common mutation in Swedish vWD type III patients. Hum Mol Genet 1:767–768

20. Schneppenheim R, Krey S, Bergmann F, Bock D, Budde U, Lange M, Linde R, Mittler U, Meili E, Mertes G, Olek K, Plendl H, Simeoni E (1994) Genetic heterogeneity of severe von Willebrand disease type III in the German population. Human Genetics 94:640–652

Therapie des Von-Willebrand-Syndroms im Kindesalter

D. Mentzer, S. Becker, N. Döhring, I. Martinez-Saguer,
C. Escuriola-Ettingshausen, T. Vigh, I. Scharrer, W. Kreuz

Einleitung

Das Von-Willebrand-Syndrom (VWS) ist die häufigste angeborene Gerinnungsstörung im Kindesalter, obgleich bezüglich der Prävalenz der unterschiedlichen Subtypen keine exakten Daten existieren. Diese defizitäre Beschreibung kann auf die große Variabilität der Symptomatik des VWS zurückgeführt werden. Die Prävalenz des VWS bewegt sich im Bereich von 5 bis 10 000 pro 1 Million Menschen in Abhängigkeit der Schwere der Erkrankung [1]. Unter den verschiedenen Typen des VWS ist der Typ I mit einer Prävalenz von 1–2 auf 100 Personen als häufigste Form beschrieben [3].

Basierend auf der Multimerenstruktur des Von-Willebrand-Faktor-Proteins und der Nachweisbaren Antigenität wird das VWS in drei Hauptgrupen unterteilt. Der Typ I von Willebrand wird als autosomal dominant vererbbar beschrieben, wohingegen die Typen III, IIC und in einigen Fällen auch der Typ IIA und IIB des VWS autosomal rezessiv vererbt werden [2].

In erster Linie treten beim Typ I VWS Schleimhautblutungen, Nasenbluten, peri- und postoperatives Nachbluten auf. Demgegenüber ist der Typ III VWS sehr selten und wird durch eine massiv verlängerte Blutungszeit und einem extrem niedrigen Von-Willebrand-Faktor sowohl im Plasma als auch in den Thrombozyten und Endothelzellen charakterisiert. Die Symptomatik des Typ III VWS geht mit schweren Muskel- und Gelenkblutungen ähnlich der Symptomatik bei einer Hämophilie einher.

Vorraussetzung für ein optimales Behandlungskonzept bei Kindern mit VWS ist eine suffiziente Diagnostik und ausführliche Anamnese. Da beim VWS die Gerinnungsstörung dualer Natur ist und sowohl eine primäre als auch eine plasmatische Komponente besitzt, besteht das Hauptanliegen der Behandlung des VWS in der Normalisierung der Blutungszeit und der Behebung des plasmatischen Gerinnungsdefektes.

Bei Patienten mit Typ I VWS ist DDAVP (1-Desamino-8-D-Arginin Vasopressin) das Mittel der Wahl. DDAVP ist ein synthetisches Vasopressin Derivat, das die Freisetzung von endothelial und thrombozytär gespeichertem Von-Willebrand-Faktor bewirken kann, wodurch eine temporäre Normalisierung der VWF-Plasmaspiegel erreicht wird [9]. Der Vorteil von DDAVP gegenüber einem F VIII Konzentrat ist, daß es kein Risiko der Virustransmission gibt, und daß auch nach subcutaner Applikation ausreichende VWF-Plasmaspiegel erreicht werden können

I. Scharrer/W. Schramm (Hrsg.)
25. Hämophilie-Symposion Hamburg 1994
© Springer-Verlag Berlin Heidelberg 1996

[10, 11]. Nachteile von DDAVP, besonders im Kindesalter, sind die Gefahr der Wasserintoxikation und einer cerebralen Krampfneigung nach Infusion, sowie die Eigenschaft der Tachyphylaxie [12, 13]. Um die Unverträglichkeitsreaktionen und Nebenwirkungen möglichst auszuschließen, fordern wir vor der Behandlung eine Testaplikation von DDAVP in der Behandlungsdosis. Patienten, die jünger als 3 Jahre sind und/oder in der Eigen- oder Familienanamnese eine Krampfneigung aufweisen, werden von der Behandlung mit DDAVP ausgeschlossen (Tabelle 1). Treten während der DDAVP-Testapplikation schwere Nebenwirkungen wie Kopfschmerzen, cerebralem Krampfanfall, Zunahme der Herzfrequenz und Blutdruckabfall auf, werden diese Patienten im Fall von Blutungsepisoden mit Haemate HS behandelt.

Tabelle 1. Therapie von Patienten mit Von-Willebrand-Syndrom Typ I

Therapie	Voraussetzungen	Dosierung
DDAVP	• negative Krampfanamnese • erfolgreicher DDAVP-Test • Alter > 3 Jahre	0.3 µg/kgKG (zweimal/d)
Haemate HS	• positive Krampfnamnese • Nebenwirkungen im DDAVP-Test • Alter > 3 Jahre	10 – 30 IU/kgKG (zweimal/d)

Hierfür wird in unserer Klinik das F VIII Konzentrat Haemate HS der Firma Behring (Marburg) verwendet, welches sich durch sehr hohen Von-Willebrand-Faktor-Anteil und eine quasi normale Multimerenstruktur des Von-Willebrand-Faktors auszeichnet [5].

Methoden

Die Diagnose des VWS ist abhängig von reproduzierbaren Laboruntersuchungen, da die klinische Beurteilung der Blutungsneigung nicht spezifisch auf das VWS hinweist [1]. Bei Verdacht auf ein VWS bei einem Kind sollte ein Minimalprogramm, bestehend aus Bestimmung der Blutungszeit, der plasmatischen Bestimmung des VWF: Antigen (VWF:Ag), des VWF: Ristocetin Cofaktor (VWF:RCoF), des Faktor VIII coagulans (F VIII:C) und der Bestimmung der Multimerenstruktur durchgeführt werden.

Die Blutungszeit wird in unserer Klinik nach der Methode von Simplate I (Normbereich: 2 min – 9 min 30 s) mit einen definierten Hautschnitt am Unterarm durchgeführt. Problematisch bei der Beurteilung der Blutungszeit ist die unzureichende Standardisierung und die dadurch erschwerte Interpretation [6].

Der F VIII:C (Normbereich: 70 – 100 %) wurde mit einem einstufigen, koagulometrischen Testverfahren bestimmt (Baxter Health Care Corp., Glendale, USA). Das VWF:Ag (Normbereich: 70 – 150 %) wurde mit einem quantitativen Enzymimmunoassay (EIA) bestimmt. Der VWF:RCoF (Normbereich: < 70 %) wurde an formalinfixierten Thrombozyten unter Zugabe von Ristocetin bestimmt [7]. Die Multimerenanalyse des VWF:Ag basiert auf einer Natrium Dodecyl Sulfat (SDS)-Agarose Elektrophorese [8].

Haemate HS wird in unserer Klinik seit 1983 als F VIII Konzentrat mit hohen VWF-Anteil in der Behandlung des VWS eingesetzt. Yoshioka et al. (1987) publizierten Ergebnisse von Untersuchungen an 5 hitzebehandelten F VIII Konzentraten [14]. Hierbei wurde beschrieben, daß Haemate HS eine 2–3fach höhere Konzentration von VWF:Ag und VWF:RCoF aufweist verglichen mit dem gemessenen F VIII:C.

Patienten

Aufgrund der Anamnese, der Blutungszeit und den Laborparametern wurden in den vergangenen 12 Jahren am Zentrum der Kinderheilkunde der Johann Wolfgang Goethe Universität, Frankfurt am Main, 289 Patienten mit VWS diagnostiziert (Tabelle 2). Die überwiegende Anzahl der Patienten sind Kinder mit angeborenem VWS.

Tabelle 2. Patientenkollektiv mit VWS (n = 289)

Diagnose	Patienten (n)	Altersmedian (Jahre)
VWS Typ I	183	6,5
VWS Typ IIa	1	–
VWS Typ III	14	12
VWS (VPA induziert)	91	8,6

In 183 Fällen wurde ein Typ I VWS, ein Kind mit Typ IIa VWS und in 14 Fällen ein Typ III VWS festgestellt.

In Zusammenarbeit mit der Abteilung für Pädiatrische Neurologie unseres Zentrums werden 91 Kinder mit Valproat-induziertem VWS betreut. Valproat ist das Mittel der Wahl in der Behandlung der Epilepsie im Kindesalter und zeigt in Abhängigkeit von der Dosis hepatotoxische und hämatologische Nebenwirkungen wie Thrombozytopenie, Hypofibrinogenämie und erniedrigte VWF Parameter [16].

Ergebnisse

In Anlehnung an das beschriebene Behandlungskonzept wurde bei den Kindern mit Typ I VWS, bei denen keine Kontraindikationen gegen die Behandlung mit DDAVP vorlagen, eine Testinfusion mit 0,3 μg/kgKG DDAVP vorgenommen. Vor und 30 min nach der Testdosis wurden die spezifischen vW-Parameter (VWF:Ag, VWF:RCof, F VIII:C und Blutungszeit) kontrolliert. Für den Fall, daß sich die Plasmaspiegel der vW-Parameter nach Infusion um das 2–3fache erhöhten und die Blutungszeit auf Normalwerte verkürzte (s. Abb. 1), wurden der DDAVP Test als erfolgreich beurteilt.

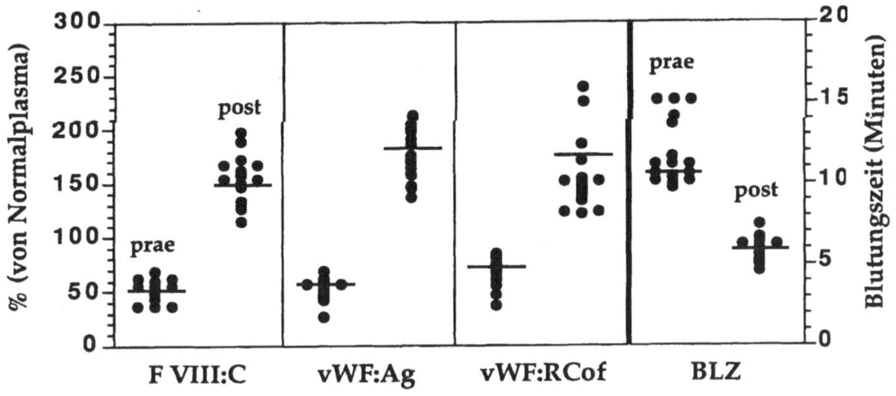

Abb. 1. Von-Willebrand-Parameter und Blutungszeit (BLZ) bei Typ I VWS vor und nach DDAVP Test-Dosis: 0,3 µg/kg KG in 100 ml Na Cl 0,9 %

Bei der Behandlung der Kinder mit VWS, die mit Haemate HS substituiert werden mußten, wurde während der Substitutionstherapie eine Halbwertszeitbestimmung mit 50 IU/kgKG Haemate HS vorgenommen, um ein optimales Therapiemonitoring zu ermöglichen. Die VWS spezifischen hämostaseologischen Parameter wurden vor, 30 min, 12 h und 24 h nach Substitution bestimmt. Hierbei wurde festgestellt, daß der VWF:Ag und F VIII:C eine mittlere Halbwertszeit von 12 – 14 h und der VWF:RCof eine mittlere Halbwertszeit von 8 – 10 h hat.

Tabelle 3. vW Parameter bei Patienten mit Typ I VWS nach 50 IU/kgKG Haemate HS

Zeit nach Substitution [h]	% (von Normalplasma) ± SD			
	F VIII:C	VWF:Ag	VWF:RCof	BLZ [min]
Vor Substitution	44,2±6,5	52,1±7,2	46,8±8,3	9,4±1,1
0,5	175,2±15,6	253,4±19,8	218±13,1	–
12	112,3±9,4	155,4±15,4	94±6,3	5,2±0,7
24	67±7,1	116,2±7,1	54±9,8	–

Darüber hinaus konnte in den untersuchten Fällen eine Normalisierung der Blutungszeit bis 6 – 8 h nach Infusion von Haemate HS beobachtet werden. Bei der Erstellung des Substitutionsplans für Patienten, die mit Haemate HS behandelt werden mußten, wird die Halbwertszeitbestimmung und der individuelle Ausgangswert der VW Parameter in Verbindung mit der jeweiligen Klinik für die Höhe und Dauer der Substitution herangezogen (Tabelle 3 und 4).

Die überwiegende Zahl der mit Haemate HS behandelten Patienten kamen mit niedrigerer Dosierung aus.

In dem untersuchten Patientenkollektiv wurden insgesamt 45 Patienten mit behandlungsbedürftigen Blutungsepisoden mit DDAVP oder Haemate HS behan-

Tabelle 4. vW Parameter bei Patienten mit Typ III VWS nach 50 IU/kgKG Haemate HS

Zeit nach Substitution [h]	% (von Normalplasma) ± SD			
	F VIII:C	VWF:Ag	VWF:RCof	BLZ [min]
Vor Substitution	5,8±2,3	3,0±0,9	2,2±1,0	>20
0,5	124±18,3	235±21,8	197±22,7	–
12	67±12,9	133±23,2	84±11,2	8,3±1,2
24	33±10,2	57±17,4	39±11,7	–

delt. Fünf Kinder mit Typ I VWS und posttraumatischen Blutungsereignissen wurden erfolgreich mit DDAVP in einer Dosierung von 0,3 µg/kgKG therapiert. Bei 11 weiteren Kindern mit Typ I VWS und 14 Kindern mit Valproat-induziertem VWS konnten die posttraumatischen Blutungsereignisse mit Haemate HS gestoppt werden. Die Dosierung und Häufigkeit der Substitutionen richtete sich nach der Schwere der Blutung und dem aktutellem VWF:RCoF. Patienten mit Typ IIa/b und Typ III VWS ist die Substitution mit Haemate HS im Blutungsfall essentiell, um eine suffiziente Hämostase erreichen zu können. Das Mädchen mit Typ IIa VWS mußte sogar zwischenzeitlich auf eine Dauersubstitution mit Haemate HS (jeden zweiten Tag 20 IE/kgKG) eingestellt werden, da das Kind durch chronisches, massives Nasenbluten dramatische Blutverluste erlitt. Gleiches gilt für Patienten mit Typ III VWS, bei denen neben den posttraumatischen auch spontane Blutungsereignisse auftraten. Einige dieser Patienten wurden ebenfalls auf eine Dauersubstitution mit Haemate HS (jeden zweiten Tag 40 IE/kgKG) eingestellt, um weitere Gelenkblutungen zu verhindern.

Eine perioperative Begleittherapie wurde bei insgesamt 64 Kindern mit VWS durchgeführt, um eine Blutungsprophylaxe zu ermöglichen. Die häufigsten chirurgischen Eingriffe waren hierbei Tonsillektomie und Adenotomien. Im Fall der Substitution mit Haemate HS wird eine perioperative Bolusinjektion vorgenommen mit anschließender 12stündiger Substitution entsprechend dem Typ und Schweregrad des VWS. Bei 12 Kindern kam DDAVP als perioperative Blutungsprophylaxe zum Einsatz. Zwei Kinder mußten wegen anhaltender Blutung unter

Tabelle 5. Operationen und Blutungen behandelt mit Haemate HS oder DDAVP

	Patienten mit Blutungen			Operationen		
	gesamt	Haemate HS	DDAVP	gesamt	Haemate HS	DDAVP
VWS Typ I	16	11	5	50	38	12[a]
VWS Typ IIa	1	1	–	–	–	–
VWS Typ III	14	14	–	3	3	–
VWS (VPA induziert)	14	14	–	11	11	–
gesamt	45	40	5	64	52	12

[a] 2 Patienten mußten zusätzlich mit Haemate HS substituiert werden.

Therapie mit DDAVP nach dem dritten postoperativen Tyg mit Haemate HS weiterbehandelt werden, wonach es zum Sistieren der Blutung kam.

Bei den 52 Patienten konnte die Substitution mit Haemate HS komplikationslos durchgeführt werden. Die Behandlungsdauer belief sich bei allen Patienten auf mindestens 3 postoperative Tage (Tabelle 5).

Unter der Berücksichtigung des Risikos der Virustransmission wurden alle substitutierten Patienten serologisch überwacht bezüglich einer Virustransmission von HAV, HBV, HCV und HIV1/2. Bei den Patienten, die ausschließlich mit Haemate HS behandelt wurden, wurde keine Infektion mit HAV, HBV, HCV oder HIV1/2 festgestellt. Darüber hinaus werden die Patienten mit VWS routinemäßig gegen HBV geimpft.

Diskussion

Die überwiegende Zahl der Patienten mit Typ I VWS zeigt nur milde Symptome und benötigt eine Therapie mit DDAVP oder Haemate HS nur im Rahmen von operativen Eingriffen oder nach schwerwiegenden Verletzungen. Die typische Symptomatik des Typ I VWS beschränkt sich auf Nasenbluten und Ekchymosen, die jedoch nicht immer behandlungsbedürftig sein müssen.

DDAVP ist eine wichtige Behandlungsoption bei Kindern mit Typ I VWS, ohne das Risiko einer Virustransmission unter der Berücksichtigung der Indikationsstellung (cave: Alter, Nebenwirkungen, Tachyphylaxie). Daher sollte ein DDAVP-Test bei Kindern, zumindest vor jedem chirurgischen Eingriff, durchgeführt werden, um auch gleichzeitig Richtlinien für den therapeutischen Einsatz des Medikamentes zu haben. Im Falle von Kontraindikationen oder insuffizientem DDAVP-Test, ist Haemate HS geeignet, eine ausreichende Hämostase zu ermöglichen. Im Beobachtungszeitraum mußten zwei Kinder, die initial mit DDAVP behandelt wurden, wegen anhaltender postoperativer Blutung unter DDAVP Therapie, mit Haemate HS substituiert werden.

Seitdem virusinaktivierte Plasmaprodukte zur Verfügung stehen, sollte die Behandlung mit nicht virusinaktivierten Plasmaprodukten der Vergangenheit angehören. Eine Reihe von Studien, die verschiedene F VIII Konzentrate intermediären Reinheitsgrades verglichen haben, haben gezeigt, daß Haemate HS am effektivsten in der Behandlung des VWS ist [4, 15, 17]. Unter der Substitution von Haemate HS konnten normale Plasmaspiegel von V III:C, VWF:Ag, VWF:RCoF und eine normale Blutungszeit gemessen werden, wodurch eine effektive Blutungsprophylaxe bei allen Typen des VWS erreicht werden konnte. Die Dosierung von Haemate HS richtete sich nach den aktuellen VWF:CRoF Analysen und dem klinischen Verlauf der Patienten mit VWS.

Während des Beobachtungszeitraums von 12 Jahren wurde bei keinem der Kinder mit VWS, die ausschließlich mit Haemate HS behandelt wurden, eine Infektion mit HAV, HBV, HCV oder HIV1/2 festgestellt.

Die Substitution mit Haemate HS ermöglicht eine ausreichende Hämostase bei Kindern mit schwerem VWS, sowie bei Kindern mit mildem bzw. erworbenem VWS und ist damit ein verläßliches Instrument zur Behandlung von schweren Blutungsereignissen und als perioperative Begleittherapie.

Bisher wurden keine aussagekräftigen Studien zur Dosierung der Faktor VIII Konzentrate bei Patienten mit VWS publiziert. Die Behandlung mit den Faktor VIII Konzentraten ist daher abhängig von der Erfahrung des Arztes in Verbindung mit den klinischen Symptomen und der Schwere der Erkrankung.

Literatur

1. Rodeghiero F, Castaman G, Dini E (1987) Epidemiological investigation of prevalence of von Willebrand's disease. Blood 69:454–459
2. Berkowitz SD, Ruggeri ZM (1994) The management of von Willebrand's disease. Biomed Progr 7:5–10
3. Eikenboom JCJ, Reitsma PH, Peerlinck KM, Briet E (1993) Recessive inheritance of von Willebrand's disease type I. Lancet 341:982–988
4. Ruggeri ZM, Zimmermann TS (1987) Von Willebrand factor and von Willebrand disease. Blood 70:895–902
5. Berntorp E, Nilson IM (1988) Biochemical and in vivo properties of commercial virus-inactivated factor VIII concentrates. Eur J Haematol 40:205–214
6. Rodgers RP, Levin J (1990) A critical reappraisal of bleeding time. Semin Thromb Haemost 1:16–20
7. Zuzel ZM, Nilsson IM, Aberg M (1978) A method for measuring plasma ristocetin cofactor activity. Normal distribution and stability during storage. Thromb Res 12:745–754
8. Ruggeri ZM, Zimmermann TS (1981) The complex multimeric composition of factor VIII/von Willebrand factor. Blood 57:1140–1143
9. Rodeghiero F, Castaman G, Mannucci PM (1991) Clinical indications for desmopressin (DDAVP) in congenital and acquired von Willebrand disease. Blood Rev 5:155–161
10. Kohler M, Hellstern P, Miyashita C, von Blohn G, Wenzel E (1986) Comparative study of intranasal, subcutaneous and intravenous administration of DDAVP. Thromb Haemost 55:108–112
11. Aledort LM (1991) Von Willebrand's disease – A therapeutic challenge. Biomed, Progr 4:43–46
12. Smith TJ, Gill JC, Ambruso DR, Hathaway WE (1989) Hyponatriemia and seizures in young children given DDAVP. Am J Hemato 31:199–202
13. Sadler JE (1994) Von Willebrand disease; in Bloom AL, Forbes CD, Thomas DP (eds): Haemostasis and Thrombosis, 3rd Edition Vol 2, pp 843–857
14. Yoshioka A, Shima M, Nishino M, Yoshikawa N, Fukui H (1987) In vitro characterization of various factor VIII concentrates. Drug Res 7:753–756
15. Fukui H, Nishino M, Terada S, Nishikubo T, Yoshioka A, Kinoshita S, Niiomi K, Yoshioka K (1988) Hemostatic effect of a heat-treat factor VIII concentrate (Haemate P) in von Willebrand's disease. Blood 56:171–178
16. Kreuz W, Linde R, Funk M, Meyer-Schrod R, Föll E, Nowak-Göttl U, Jacobi G, Vigh Z, Scharrer I (1990) Induction of von Willebrand disease type I by valproic acid. Lancet 335:1350–1351
17. Mannucci PM, Tenconi PM, Castaman G (1992) Comparison of four virus-inactivated plasma concentrates for treatment of severe von Willebrand disease: a cross-over randomized trial. Blood 79:3130–3137

Inhibitorinzidenz bei erstbehandelten Hämophilen –
Erste Zwischenergebnisse der Pädiatrischen GTH-Studie

H. J. Klose, W. Kreuz, G. Auerswald, H. Lenk, U. Budde, K. Auberger,
F. Bergmann, R. Blütters-Sawatzki, H. H. Brackmann, W. Effen-
berger, S. Ehrenforth, B. Eifrig, C. Escuriola-Ettingausen,
E. Holfeld, A. Huth-Kühne, A. Kurme, U. Kyank, E. Lenz, E. Maass,
J. Martinez-Saguer, W. Mertens, H. Niederhoff, J. Oldenburg,
H. Pollmann, M. Rister, F. Schilling, K. Schimpf, A. H. Sutor,
J. Treuner, J. Wendisch, B. Zieger, R. Zimmermann

Beginn dieser prospektiven, multizentrischen Studie war Mitte 1993. Die wesentlichen Elemente der Studie sind von Klose et al. Ende 1992 mitgeteilt worden [1].
Zusammengefaßt sind dies:

- Hämophilie-A- und Hämophilie-B-Patienten jeden Schweregrades, die nicht
  mit Blut- oder Plasmapräparationen bzw. Gerinnungskonzentraten vorbehandelt sind, können eingebracht werden.
- Die Substitutionsbehandlung der Patienten kann mit Gerinnungskonzentraten
  jeder Art verschiedener Hersteller als Bedarfs- oder Dauerbehandlung erfolgen.
- Voraussetzung zur Aufnahme in die Studie ist das Vorliegen eines Ausgangswertes vor einer ersten Substitutionsbehandlung zur Inhibitortestung.
- Ein Von-Willebrand-Syndrom muß sicher ausgeschlossen sein.
- Die Einhaltung der Blutentnahmekontrollzeitpunkte laut Studienprotokoll ist
  notwendig (vgl. Übersicht, Abb. 1, 2).

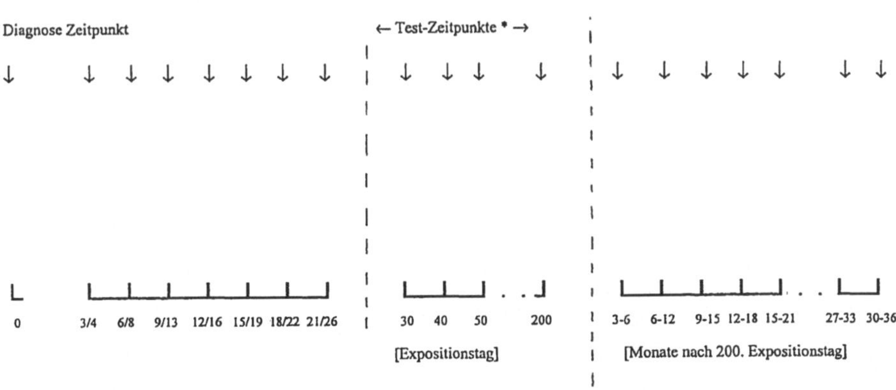

Abb. 1. Zeitplan für Inhibitortestung bei häufig substituierten Patienten

I. Scharrer/W. Schramm (Hrsg.)
25. Hämophilie-Symposion Hamburg 1994
© Springer-Verlag Berlin Heidelberg 1996

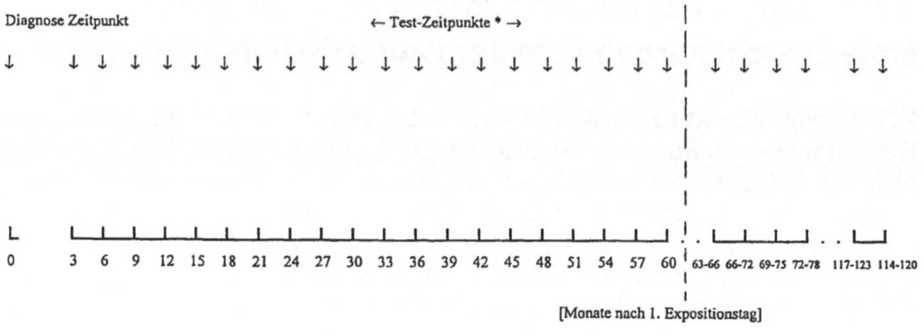

Abb. 2. Zeitplan für Inhibitortestung bei selten substituierten Patienten

- Die Patientendaten (z.B. Familien- und Inhibitoranamnese, Substitutionsmengen und -zeitpunkte) müssen in den entsprechenden Dokumentationsbögen festgehalten werden.
- Die Bestimmungen der F. VIII- bzw. F. IX-Aktivität vor der ersten Substitutionsbehandlung, die Von-Willebrand-Ausschlußdiagnostik und die Inhibitorbestimmungen (qualitative Agarosegeltechnik, modifizierte Bethesda-Methode gegen humanen F. VIII bzw. F. IX sowie porcinen und rekombinanten F. VIII) werden in einem Referenzlabor (Budde, Hamburg) als Kontrollbestimmungen durchgeführt.
- Die Auswertung der Daten erfolgt im Dokumentationszentrum (Kreuz et al. Frankfurt/M) in bestimmten Abständen.
- Dokumentationsbögen bzw. Studienprotokolle können an verschiedenen Stellen an- bzw. nachgefordert werden (vgl. Übersicht).
- Bei einer vorgesehenen Einbringzeit von 5 Jahren und einer – falls notwendig – ebenso langen Beobachtungsphase muß mit einer Gesamtlaufzeit von 10 Jahren gerechnet werden.

Blutentnahmezeitpunkte

- vor der 1. Substitution (Leerwert),
- nach allen 3–4 Expositionstagen (innerhalb der ersten 20 Substitutionen),
- später nach jedem 10. Substitutionstag,
- bei klinischem Verdacht auf das Vorliegen eines Inhibitors,
- bei selten substituierten Patienten alle 3 Monate,
- jeweils frühestens 7 Tage nach Ende einer Blutungsbehandlung,
- nach 200 Expositionstagen alle 3–6 Monate (je 1,3–3,0 ml Citratblut)

Anmerkung: Bei aus therapeutischen Gründen fortwährend substituierten Patienten empfiehlt sich bei V.a. Inhibitorentwicklung eine Kontrolle der F. VIII- bzw. F. IX-Recovery- bzw. Halbwertszeitbestimmung.

Adressen für Anfragen Studienprotokoll/Dokumentationsbögen

- Priv.-Doz. Dr. H.J. Klose
Kinderarzt
Agnes-Bernauer-Str. 67
D-80687 München
Tel.:
Praxis: 0 89/5 66 20
        0 89/5 80 87 29
Privat: 0 89/1 41 64 74
Fax: 0 89/5 80 89 92

- Oberarzt Dr. W. Kreuz
Abt. für Pädiatrische Hämatologie und Onkologie
Zentrum für Kinderheilkunde
Klinikum der Joh.-Wolfg.-Goethe-Univ.
Theodor-Stern-Kai 7
D-60596 Frankfurt
Tel.: 0 69/6 30 16 33
      0 69/6 30 16 98
Fax: 0 69/6 30 16 49

- Armour Pharma GmbH
Dr. H.-J. Beer
Gruber Str. 46A
D-85586 Poing
Tel.: 0 81 21/7 00 12
Fax: 0 81 21/7 00 75

Ergebnisse

Bislang haben in diese Studie ausschließlich deutsche Hämophiliebehandler Patienten eingebracht. Diese Patienten werden vorwiegend in pädiatrischen Universitätskliniken, aber auch in kommunalen Krankenhäusern und Rehabilitationseinrichtungen betreut. In der folgenden Übersicht sind die 16 beteiligten Institutionen aufgelistet, zusätzlich die betreuenden Kolleginnen und Kollegen.

Aachen:	PB Dr. Mertens (Univ.-Kinderklinik)
Bonn:	Dr. Brackmann, Dr. Effenberger, Dr. Oldenburg (Inst. f. Exp. Hämatologie und Transfusionsmedizin)
Bremen:	Dr. Auerswald (Kinderklinik Zentralkrankenhaus)
Cottbus:	Dr. Holfeld (Kinderklinik Carl-Thieman-Klinikum)
Dresden:	Dr. Wendisch (Univ.-Kinderklinik)
Frankfurt/M:	Dr. Kreuz,Dr. Escuriola-Ettingshausen, Dr. Martinez-Saguer, Dr. Lenz (Univ.-Kinderklinik)
Freiburg/Br.:	Dr. Zieger, PD Dr. Niederhoff, Prof. Dr. Sutor (Univ. Kinderklinik)
Gießen:	Dr. Blütters-Sawatzki (Univ.-Kinderklinik)
Hamburg:	Dr. Eifrig (Chirurg. Universitätsklinik)
Hannover:	Dr. Bergmann (Kinderklinik der MH)
Heidelberg:	Dr. Prof. Dr. Zimmermann, Dr. Huth-Kühne (Stiftung Rehabilitation)
Koblenz:	Prof. Dr. Rister (Städt. Kinderklinik)
Leipzig:	PD Dr. Lenk (Univ.-Kinderklinik)
Münster:	Dr. Pollmann (Univ.-Kinderklinik)
Rostock:	Dr. Kyank (Univ.-Kinderklinik)
Stuttgart:	Dr. Maass, Dr. Schilling, PD Dr. Treuner (Olga-Hospital-Kinderklinik)
Gesamt	16

Bisher sind 60 Patienten in die Studie aufgenommen (Auswertungszeitpunkt: 1.11.1994). Davon waren 35 Patienten dem Studienprotokoll entsprechend dokumentiert (Auswertungszeitpunkt 27.9.1994). Ein Großteil der rekrutierten und gleichzeitig dokumentierten Patienten wird in der Universitätskinderklinik Frankfurt/M. betreut (Tabelle 1).

Von den für die Studie auswertbaren Patienten hatten 29 Hämophilie A, davon 12 eine schwere Form. 6 der auswertbaren Patienten hatten eine Hämophilie B, davon 3 eine schwere Form (Tabelle 2).

Von den insgesamt 35 auswertbaren Patienten waren 19 mit Gerinnungskonzentraten verschiedener Hersteller behandelt worden (Tabelle 3). Diese Patienten waren bei ihrer ersten Exposition zu Gerinnungskonzentraten zwischen 0,7 und 7 Jahre alt. Sie waren bis zu 1,6 Jahre nach Erstexposition entsprechend dem Studi-

Tabelle 1. Aufstellung der bislang rekrutierten und dokumentierten Patienten

Institution	Rekrutierte Patienten	Dokumentierte Patienten
Aachen	1	1
Bonn	4	4
Bremen	5	0
Cottbus	1	0
Dresden	2	2
Frankfurt/M.	13	13
Freiburg/Br.	3	0
Gießen	1	1
Hamburg	3	1
Hannover	5	4
Heidelberg	2	2
Koblenz	1	0
Leipzig	2	2
Münster	10	1
Rostock	1	1
Stuttgart	6	3
Gesamt	60	35
Stand	1.11.94	27.9.94

Tabelle 2. Patientenverteilung bzgl. Hämophilie A/B und Schweregrad der Erkrankung (Stand 27.09.94)

Schweregrad	Hämophilie A Patienten (n)	Hämophilie B Patienten (n)
schwer ($<2\%$)	12	3
mittelschwer ($2-5\%$)	13	2
mild ($>5\%$)	4	1
Gesamt	29	6

Tabelle 3. Verteilung der bisher behandelten/nicht behandelten Patienten (Stand 27.9.94)

Bisher unbehandelte Patienten:	16
Bisher behandelte Patienten:	19
Patienten insgesamt	35

Tabelle 4. Exposition und Behandlungszeitraum bei bisher behandelten Hämophiliepatienten. Angaben zu bisher *behandelten* Patienten (n = 19) (Stand 27.9.94)

	Median	Mittelwert	Spannweite
Alter bei Erstexposition (Jahre)	1,5	2,28	0,7 – 7,0
Beobachtungszeitraum (Jahre)	0,6	0,61	0,001 – 1,6
Anzahl der Expositonen	8	51,1	3 – >200

enprotokoll kontrolliert. Die Anzahl der Expositionen bewegte sich zwischen 3 und mehr als 200 (Tabelle 4).

Bei 4 der bisher 19 mit Gerinnungskonzentrat behandelten Patienten konnte das Vorliegen eines Inhibitors qualitativ und quantitativ sicher nachgewiesen werden. 3 dieser Patienten mit Inhibitor hatten Hämophilie A (F VIII-Aktivität unter 1 %) und waren „low responder" (0,6 – 5 B.E.). 1 Patient mit Hämophilie B (F IX-Aktivität unter 1 %) entwickelte einen höhertitrigen Inhibitor (mehr als 5 B.E., „high responder"). Das Erstauftreten dieser Inhibitoren erfolgte nach 3 bis 16 Expositionen zu Gerinnungskonzentraten bzw. nach 10 Tagen bis 9 Monaten nach erstmaliger Substitutionstherapie (Tabelle 5). Die Inhibitorentwicklung bei den Hämophilie-A-Patienten fand sich sowohl nach Therapie mit rekombinanten als auch mit aus humanem Plasma hergestellten F VIII-Konzentraten.

Tabelle 5. Aufstellung der wesentlichen Expositionsparameter für Patienten mit Inhibitoren. *LR* „low responder", *HR* „high responder" (Stand: 27.9.94)

n = 4	Inhibitorentwicklung			
	LR_1	LR_2	LR_3	HR_1
Hämophilie	A	A	A	B
Restaktivität [%]	<1	<1	<1	<1
Alter bei Erstauftreten (Jahre)	0,67	1	0,9	1,25
Anzahl der Expositionen (n)	16	3	10	11
Behandlungsdauer bis Erstauftreten des Inhibitors	9 Monate	10 Tage	12 Tage	2,5 Monate

4/19 behandelten Patienten.
3/4 low responder (0,6 – 5 B.E.).
1/4 high responder (> 5 B.E.).

Diskussion und Zusammenfassung

Die vorliegenden ersten Zwischenergebnisse der Studie scheinen die Resultate der Frankfurter Arbeitsgruppe um KREUZ aus dem Jahre 1992 zu bestätigen [2]. Insbesondere bemerkenswert ist, daß Inhibitoren bei schweren Hämophilieformen schon nach wenigen Expositionen zu Gerinnungskonzentraten auftreten.

Die bei den Patienten mit schwerer Hämophilie A sehr früh nach Therapiebeginn aufgetretenen Inhibitoren waren sämtlich niedrig-titrig. Ähnliche Ergebnisse haben amerikanische PUP-Studien, z.B. Lusher et al. [3] gezeigt, allerdings bei nicht direkt vergleichbaren Studienprotokollen.

Die Diskrepanz zwischen den für die Studie rekrutierten Patienten und den bislang dokumentierten, somit auswertbaren Patienten, kann erklärt werden durch:

- nicht zeitgleiche Auswertung der rekrutierten und dokumentierten Patienten (5 Wochen Unterschied),
- fehlende Dokumentation zu den im Referenzlabor eingegangenen Blut- bzw. Plasmaproben,
- protokollgerecht entnommene Plasmaproben, die als Sammelsendung zu späteren Zeitpunkten an das Referenzlabor verschickt werden,
- Ausschluß von rekrutierten Studienpatienten wegen Compliance-Problemen bzgl. Patienten(-Familien) oder Hämophiliebehandlern.

Andere europäische Hämophilieländer sind zur Teilnahme an dieser Inzidenzstudie eingeladen. Zusagen liegen bereits vor von Hämophiliebehandlern aus Österreich, Schweiz, Italien u.a. Eine nächste Mitteilung vorläufiger Studienergebnisse ist für Ende 1995 vorgesehen.

Literatur

1. Klose HJ, Auberger K, Auerswald G, Brückmann C, Budde U, Ehrenforth S, Kreuz W, Kurme A, Lenk H, Pollmann H, Schimpf K, Sutor AH, Zieger B (1993) Inhibitorinzidenz bei erstbehandelten Hämophilen. Eine prospektive multizentrische Studie der Pädiatrischen Arbeitsgruppe der GTH. 23. Hämophiliesymposium Hamburg, Springer, Berlin Heidelberg New York Tokyo, S 242–247
2. Ehrenforth S, Kreuz W, Scharrer I, Linde R, Funk M, Güngör T, Krackhardt B, Kornhuber B (1992) Incidence of development of factor VIII and factor IX inhibitors in hemophiliacs, Lancet 339:594–598
3. Lusher JM, Arkins S, Abildgaard CF, Schwartz RS and the Kogenate Previously Untreated Patient Study Group (1993) Recombinate factor VIII for the treatment of previously untreated patients with hemophilia A. N Engl J Med 328:453–459

Immuntoleranztherapie bei Kindern mit Hemmkörperhämophilie

W. Kreuz, G. Auerswald, S. Ehrenforth, J. Joseph-Steiner,
M. Funk, D. Mentzer, T. Beeg, E. Lenz, C. Escuriola-Ettingshausen,
I. Martinez-Saguer, D. Klarmann, S. Becker, B. Kornhuber

Die Bildung von Antikörpern gegen Faktor VIII (F VIII) stellt heute die schwerste Komplikation bei wiederholt substituierten Patienten mit Hämophilie A dar. Sie tritt bei etwa 15–33 % der Patienten mit schwerer und mittelschwerer Hämophilie A auf [1–4].

Bei einigen Patienten, die als „low responder" bezeichnet werden, steigen die Antikörpertiter, trotz kontinuierlicher Substitutionstherapie, nicht über 5 BE.

Die Mehrzahl der F VIII-Hemmkörperpatienten (80 %) erweisen sich als „high responder" mit Hemmkörpertitern über 5 BE und einem typischen Boostereffekt nach jeder erneuten Faktor-VIII-Gabe mit zum Teil dramatischen Titersprüngen. Diese Patienten können nicht mehr mit Faktor-VIII-Konzentraten in üblicher Dosierung behandelt werden, weil der Inhibitor den infundierten Faktor VIII sofort neutralisiert. Daher stellt die Entwicklung eines F-VIII-Hemmkörpers für den Patienten ein hohes Risiko dar, schwere, lebensbedrohliche Blutungen zu entwickeln, die mit einer erhöhten Letalität verbunden sind.

Das Hauptziel in der Behandlung dieser Patienten ist es, den Hemmkörper vollständig und so früh wie möglich zu eliminieren, sowie eine Immuntoleranz gegenüber Faktor VIII zu erzielen, die es ermöglicht, in der Folge wieder eine reguläre F-VIII-Substitutionstherapie durchzuführen. Der Status der Immuntoleranz kann induziert werden, indem man hohe Dosen an F VIII (100–300 IE F VIII/kgKG/Tag über längere Zeit substituiert, unter Umständen mit gleichzeitiger Gabe von aktiviertem Prothrombinkomplex-Konzentrat [6–11]. Obwohl bei vielen solcherart behandelten Patienten eine komplette Unterdrückung des Hemmkörpers erreicht werden konnte, dauerte dies viele Monate, manchmal sogar Jahre. Andere Therapiekonzepte zur Herbeiführung einer Immuntoleranz beinhalten sogenannte Mittel- bzw. Niedrigdosis F-VIII-Gaben: 50 IE F VIII/kgKG/d [12, 13], 25 IE F VIII/kgKG alle zwei Tage oder sogar low-dose-F-VIII-Gabe bei Bedarf. Jedoch scheint bei den niedrig- und mittelhochdosierten Behandlungsregimen die Erfolgsrate insgesamt geringer und die Behandlungsdauer länger zu sein, als bei den Hochdosis-Behandlungsschemata.

In der Literatur wurde bisher nur eine kleine Zahl pädiatrischer Patienten beschrieben. Es war daher noch völlig unklar, welche Parameter oder Umstände den Erfolg und die Dauer einer Immuntoleranztherapie beeinflussen können.

Wir berichten über unsere Behandlungsergebnisse aus 14 Jahren von insgesamt 21 Kindern mit Hämophilie A, die einen Hemmkörper gegen den infundierten Faktor VIII entwickelt haben. Wir untersuchten den Einfluß von

I. Scharrer/W. Schramm (Hrsg.)
25. Hämophilie-Symposion Hamburg 1994
© Springer-Verlag Berlin Heidelberg 1996

verschiedenen Parametern auf das Ergebnis und die Dauer der Immuntoleranz-therapie. Die untersuchten Parameter waren im einzelnen: Die initiale F-VIII-Dosierung, das Zeitintervall zwischen erstmaligem Inhibitornachweis und Beginn der IT-Therapie, sowie die Anzahl der F-VIII-Expositionstage während dieser Zeit, Unterbrechungen der ITT und initialer bzw. maximaler Inhibitortiter.

Weiterhin interessierte uns, ob die gleichzeitige Gabe von aktiviertem Pro-thrombinkomplexkonzentrat notwendig ist, um schwere Blutungsepisoden zu vermeiden und ob der F-VIII-Hemmkörper wiederauftaucht, nachdem eine Immuntoleranz bereits erreicht war.

Patienten und Methoden

Patienten

Von April 1979 bis Juni 1993 wurden 21 von 24 Kindern mit F-VIII-Hemmkörpern aus zwei pädiatrischen Hämophilie-Zentren (Frankfurt und Bremen) entsprechend dem nachfolgend beschriebenem Regime behandelt. Das Alter der Patienten zum Zeitpunkt des Behandlungs-beginns reichte von 0,4 bis 6 Jahre (Median: 2,4 Jahre). 23 Patienten hatten eine schwere, ein Patient eine mittelschwere Hämophilie A. Die Mehrzahl unserer Hemmkörperpatienten (17/24) erfüllten die Kriterien eines high responders (HR) mit Hemmkörpertitern über 5 Bethesda Einheiten (BE) und einem typischen Boostereffekt nach jeder erneuten Faktorgabe mit nachfolgend steigenden Hemmkörpertitern. Der höchste gemessene Titer bei diesen Patienten betrug 1570 BE (Tabelle 1). Bei 7 von 24 Patienten überstieg der Hemmkörper trotz fortgesetzter F VIII-Substitution 5 BE nicht; sie wurden deshalb als low responder (LR) klassi-fiziert.

Behandlungsschema zur F-VIII-Hemmkörperelimination und zur Induktion einer Immuntoleranz

HR wurden initial behandelt mit F VIII-Konzentrat (Haemate HS, Behringwerke, Marburg) in einer Dosierung von 100–300 IE/kgKG/d in zwei Einzeldosen (Drei Patienten erhielten initi-al 50 I.E./kgKG/d: Bei einem der Patienten (Patient 14) handelt es sich um unseren ersten Hemmkörper-Patienten, bei dem wir 1979 eine IT-Therapie durchführten; die beiden anderen Patienten wurden in auswärtigen Kliniken mit dieser Dosis anbehandelt). Wegen der z.T. schlechten Venenverhältnisse bei den kleinen Patienten wurde bei 11 von ihnen ein zentral-venöses Kathetersystem implantiert (Hickman-Katheter, Brad, Irland; Thera-Port, Baxter, USA), um eine zuverlässige und regelmäßige Gabe von F VIII über einen langen Zeitraum zu gewährleisten. Um Blutungskomplikationen zu verhindern, erhielten alle HR Patienten des Hämophiliezentrums Frankfurt, die einen zentralvenösen Zugang hatten, eine begleitende Behandlung mit F VIII-inhibitor-bypassing-agent 100–200 IE/kgKG/d in zwei Einzel-dosen (aktivierter Prothrombinkomplex FEIBA; Immuno, Wien, Österreich). Die fünf HR des Hämophiliezentrums Bremen wurden ausschließlich mit F-VIII-Konzentrat behandelt. Im Falle einer Blutung erhielten diese Patienten FEIBA nur während eines kurzen Zeitraumes. Wenn der Inhibitor-Titer auf 1 BE gefallen war, wurde die FEIBA-Gabe abgesetzt. Sobald die F-VIII-recovery und F-VIII-Halbwertszeit wieder Normalwerte zeigten, wurden die Tagesdosen an F-VIII-Konzentrat kontinuierlich bis auf die Dosierung einer Dauerprophylaxe reduziert.

Alle Patienten, die FEIBA erhielten, wurden engmaschig auf Anzeichen einer disseminier-ten intravasalen Gerinnung (DIC) kontrolliert (wiederholte Bestimmungen von Fibrinogen, Thrombozytenzahl, TPZ, PTT, AT III und Fibrinspaltprodukte).

Tabelle 1. Immuntoleranztherapie bei High-responder-Patienten mit Faktor-VIII-Hemmkörpern

Patient	HK-Titer maximal (BE)	Dosis initial (E/kg KG/d)	Interval zwischen HK und ITT (Monate)	FVIII-Expos.- Tage zwischen HK und ITT	Unterbrechung der ITT	Hk-Elimina- tionszeit (Monate)	Beobachtungszeit nach HK-Elimination (Jahre)
01	65	300	3,0	7	nein	0,5	5,8
02	153	300	8,5	6	nein	1,2	7,1
03	83	200	1,75	12	nein	2,0	0,5
04	12	300	1,0	9	nein	3,0	3,5
05	530	300	1,5	12	nein	4,0	7,3
06	11	200	0,25	7	nein	4,0	11,5
07	32	200	0,75	6	nein	4,0	0,4
08	240	300	15,0	15	nein	4,1	4,2
09	44	200	0,75	6	nein	4,5	5,0
10	335	100	1,5	21	nein	5,0	9,3
11	267	50	0,5	7	ja	8,0	1,2
12	48	200	2,25	18	ja	9,0	1,8
13	96	200	1,5	40	nein	14,0	0,8
14	1070	50	17,0	82	ja	42,0	12,0
15	1068	300	1,5	39	ja	–	–
16	1570	50	2,0	24	ja	–	–

Die FEIBA-Gabe wurde reduziert oder unterbrochen, sobald Zeichen einer DIC, Fibrinogen- oder Thrombozytenabfall auftraten.

LR wurden mit F-VIII-Konzentrat (Haemate HS, Behringwerke, Marburg) in einer Dosierung von 20–100 IE/kgKG jeden Tag, jeden zweiten oder dritten Tag behandelt. LR-Patienten erhielten keine FEIBA-Gabe.

Nach erfolgreicher Induktion der Immuntoleranz erhielten alle Patienten F-VIII-Konzentrat als Dauerprophylaxe in einer Dosierung von 20–40 IE/kgKG zwei- bis dreimal pro Woche. Eine Hemmkörperelimination und Induktion einer Immuntoleranz wurden als erfolgreich bezeichnet, wenn folgende Kriterien erfüllt waren:

- keine meßbare F-VIII-Hemmkörperaktivität mit einer modifizierten Bethesda-Methode bei mindestens drei aufeinanderfolgenden Messungen,
- Normalisierung der F-VIII-Halbwertszeit und in der *In-vivo*-Recovery (1,5–2% F VIII-Aktivitätsanstieg pro substituierter IE/kgKG) in mindestens zwei aufeinanderfolgenden Messungen,
- kein Wiederauftreten des Hemmkörpers unter der anschließenden, prophylaktischen F-VIII-Substitutionstherapie.

Labormethoden

Fibrinogen, PTT und TPZ wurden gemäß etablierter Methoden bestimmt. Die F-VIII-Aktivität (F VIII:C) wurde mit einem Einstufentest gemessen, unter Verwendung von immundepletiertem Mangelplasma als Substrat [17].

F-VIII-Hemmkörper wurden bis 1985 mit der ursprünglichen Bethesda-Methode bestimmt, bei der eine Einheit definiert ist als die Hemmkörperaktivität in 1 ml Testplasma, die, wenn man es mit der gleichen Menge Normalplasma für zwei Stunden bei 37 Grad Celsius inkubiert, die F-VIII-Konzentration um 50% reduziert [18]. Seit 1986 benutzen wir einen modifizierten Testansatz mit immundepletiertem F-VIII-Mangelplasma und einem Imidazolpuffer. Es werden verschiedene geometrische Verdünnungsreihen aus dem Plasma des Patienten erstellt und gegen F-VIII-hemmkörperfreies Plasma als Negativkontrolle gemessen [19].

Die Messung der *In-vivo*-F-VIII-Recoveries wurde wie folgt durchgeführt: Es erfolgte die Gabe einer Testdosis F-VIII-Konzentrat (50 IE/kgKG). Die F-VIII-Konzentrationen im Plasma wurden davor sowie 10 und 30 Minuten danach bestimmt. Wir beobachteten, daß die F-VIII-Recovery erst dann erniedrigt sind, wenn der Hemmkörper 0,8 BE übersteigt. Hemmkörper mit niedrigeren Titern scheinen daher klinisch nicht relevant zu sein (unpublizierte Ergebnisse). Patienten, die solch niedrigtitrige Hemmkörper und normale Recovery aufwiesen, wurden als Hemmkörper-negativ definiert.

Zur Bestimmung der F-VIII-Halbwertszeit wurde die F-VIII-Aktivität im Plasma 1, 2, 4, 8, 24 und 48 Stunden nach F-VIII-Substitution bestimmt.

Statistik

Wegen des retrospektiven Designs der Studie und der nicht-Gauss'schen Verteilung der Meßwerte wurde zur Prüfung der Korrelationen der nicht-parametrische Spearman-Rank-Test verwendet. Die Korrelation von Eliminationszeit und Therapieunterbrechung wurde unter Verwendung des Wilcoxon-Signed-Rank-Test ermittelt.

Ergebnisse

Während der 14jährigen Beobachtungsperiode (April 1979 bis Juni 1993) behandelten wir 21 von 24 Hemmkörperpatienten aus 2 Hämophiliezentren, darunter sechzehn HR mit Hemmkörpertitern bis max. 1570 BE und fünf LR:

Bei drei Patienten (zwei LR, ein HR) wurde die IT-Therapie nicht begonnen, da die Eltern dies bisher ablehnen. Sie werden nur bei Bedarf mit F-VIII-Konzentrat behandelt, sind bis jetzt klinisch unauffällig und hatten keine lebensbedrohlichen Blutungen.

Erfolg der F-VIII-IT-Therapie

Mit unserem Behandlungsschema konnte eine vollständige Elimination des F-VIII-Hemmkörpers und die erfolgreiche Induktion einer Immuntoleranz bei 19 von 21 behandelten Patienten (90,5 %) erreicht werden.

Bei einem Patienten (HR) konnte die Hemmkörperaktivität signifikant von 1570 BE auf 23 BE gesenkt werden; eine Elimination konnte trotz Fortsetzung der IT-Therapie nicht erzielt werden (Patient 16).

Ein anderer Patient verstarb an einer akuten Lungenblutung, nachdem nach erfolgloser IT-Therapie die prophylaktische Behandlung mit FEIBA in einer auswärtigen Klinik abgebrochen wurde. Der letzte uns vorliegende Hemmkörpertiter betrug 9 BE (Patient 15).

Zeitspanne bis zum Erreichen der IT

Bei den HT-Patienten betrug die Zeit bis zum Erreichen einer IT im Median 4 Monate (0,5 – 42 Monate); bei LR-Patienten 1,5 Monate (0,5 – 3 Monate).

Variable, die den Erfolg der IT-Therapie beeinflussen können

Initiale F-VIII-Dosierung

Tabelle 1 zeigt, daß es bei HR-Patienten einen Zusammenhang zwischen der initialen F-VIII-Dosierung und der Zeit, die bis zum Erreichen der IT benötigt wird, zu geben scheint: Die statistische Analyse zeigte einen Trend für die Korrelation ($r = -0{,}5$; $p = 0{,}049$) zwischen hoher F-VIII-Dosierung und kurzer Hemmkörpereliminationszeit bzw. hoher Therapieerfolgsquote. Der Unterschied in der Eliminationszeit zwischen 300 IE/kgKG/Tag und 200 IE/kgKG/Tag als initiale F-VIII-Dosierung ist statistisch nicht signifikant (Median: 3 Monate versus 4,25 Monate; Range: 0,5 – 4,1 Monate versus 2 – 14 Monate). Initiale F-VIII-Dosierungen ≤ 100 IE/kgKG/d waren mit langen Eliminationszeiten verbunden (5 Monate bei Patient 10; 8 Monate bei Patient 11; 42 Monate bei Patient 14); in einem Fall mit Therapieversagen (Patient 16). Trotz initialer F-VIII-Dosierung von 300 IE/kgKG/Tag konnte bei einem Patienten keine Immuntoleranz erzielt werden (Patient 15).

Maximaler F-VIII-Hemmkörpertiter

Bei zwei von insgesamt vier Patienten mit maximalen Inhibitortitern über 600 BE konnte der Inhibitor nicht eliminiert werden. Bei einem weiteren Patient dauerte es 42 Monate bis eine Immuntoleranz erreicht wurde. Bei den Patienten mit maximalen Inhibitortitern unter 600 BE gab es keine Korrelation mit der Eliminationszeit ($r = 0{,}22$; $p = 0{,}447$).

F-VIII-Hemmkörpertiter und Alter zu Beginn der IT-Therapie

Patienten mit höheren F-VIII-Hemmkörpertitern zu Beginn der IT-Therapie mußten signifikant länger behandelt werden als Patienten mit niedrigen Titern ($r = 0{,}6$; $p = 0{,}031$).

Das Alter unserer Patienten zu Beginn der Therapie hatte keinen Einfluß auf das Ergebnis.

Zeitintervall und F-VIII-Exposition zwischen erstmaligem Hemmkörpernachweis und Beginn der IT-Therapie

Tabelle 1 und Abb. 1 zeigen, daß das Ergebnis und die Dauer der IT-Therapie signifikant von der Anzahl der F VIII-Expositionstage in der Zeit zwischen erstem Hemmkörpernachweis und Therapiebeginn beeinflußt wird ($r = 0{,}72$; $p = 0{,}005$). Die Therapiedauer bis zur Inhibitorelimination betrug $0{,}5 - 8$ Monate (Median: 4 Monate) bei Patienten mit 14 oder weniger F-VIII-Expositionstagen und $4{,}1 - 9$

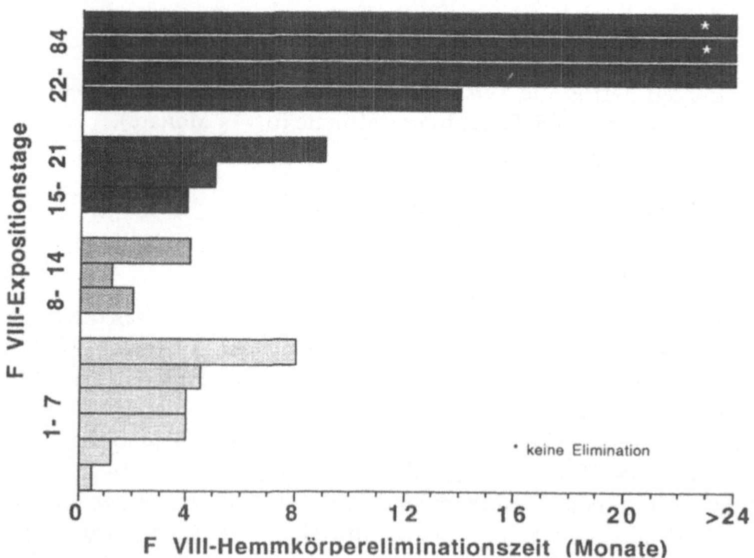

Abb. 1. Abhängigkeit der Hemmkörpereliminationszeit von der Zahl der Faktor-VIII-Expositionstage in der Zeit zwischen erstmaligem Nachweis des Hemmkörpers und Beginn der Immuntoleranztherapie

Monate (Median: 5 Monate) bei Patienten mit 15 – 21 F-VIII-Expositonstagen. Zwei von vier Patienten mit mehr als 21 F-VIII-Expositonstagen mußten 14 und 42 Monate bis zur Hemmkörperelimination behandelt werden. Bei den anderen zwei Patienten konnte keine Hemmkörperelimination erreicht werden (Patient 15 und 16).

Die absolute Zeitspanne (Monate) zwischen erstem Hemmkörpernachweis und Therapiebeginn hatte keinen Einfluß auf das Therapieergebnis.

Unterbrechung der Therapie

Fünf HR-Patienten, bei denen die hochdosierte F-VIII-Gabe wegen Verlust des zentralvenösen Zugangs, schlechten Venenverhältnissen oder schlechter Compliance unterbrochen werden mußte, zeigten ein schlechteres Therapieergebnis, als die Patienten ohne Therapieunterbrechung (p=0,0004). In drei von fünf Fällen wurden verlängerte F-VIII-Hemmkörpereliminationszeiten (8 – 42 Monate) beobachtet, in zwei Fällen kam es zu keiner Hemmkörperelimination (Abb. 1, 4) (Patienten 15 und 16).

Langzeitbeobachtungen bezüglich des Wiederauftretens von Hemmkörpern

Alle erfolgreich behandelten Patienten erhielten eine prophylaktische Substitution (2 – 3 mal pro Woche) mit F-VIII-Konzentrat, um die IT zu erhalten. Bei diesen Patienten wurde kein Wiederauftreten des Hemmkörpers beobachtet (Nachbeobachtungszeit nach Elimination: 0,4 – 12 Jahre; Median 4,6 Jahre).

Im folgenden wird exemplarisch der Verlauf und die IT-Therapie von 3 Hemmkörperpatienten aufgezeigt (Abb. 2 – 4):

Bei Patient 2 (Abb. 2) wurde der Hemmkörper erstmals im Alter von 4¼ Jahren nachgewiesen. Während des Zeitintervalls zwischen Hemmkörpernachweis und IT-Therapiebeginn erhielt er F VIII-Konzentrat intermittierend an insgesamt sechs Tagen. Der Hemmkörpertiter erreichte ein Maximum von 153 BE zu Beginn der IT-Therapie (300 IE/kgKG/Tag F VIII und 100 E FEIBA/kgKG/Tag. Die FEIBA-Gabe wurde 1,2 Monate später abgesetzt, als der Hemmkörpertiter auf Null gefallen war. Die Dosierung der F-VIII-Gabe wurde reduziert sobald die F-VIII-Recovery und die F-VIII-Halbwertszeit auf normale Werte angestiegen waren. Nach und nach wurde die F-VIII-Substitution solange reduziert, bis eine prophylaktische Dosierung von 50 IE/kgKG alle 3 Tage erreicht war, ohne daß es zum Wiederauftreten des Hemmkörpers kam (Nachbeobachtungszeitraum: 7,1 Jahre).

Patient 3 (Abb. 3) entwickelte multiple Blutungen, trotz prophylaktischer Substitution mit einem monoklonal gereinigtem F-VIII-Konzentrat. Unter dieser Behandlung trat der Hemmkörper im Alter von einem Jahr auf (nach 10 F-VIII-Expositionstagen). Wegen wiederholter anaphylaktischer Reaktionen während dieser Therapie wurde das F-VIII-Konzentrat gewechselt und in der Folge ein pasteurisiertes Präparat mit hohem Gehalt an Von-Willebrand-Faktor verwendet. Die Hemmkörperaktivität erreichte danach 83 BE, und es kam zum dritten Mal zu einer Sprunggelenksblutung. Ein zentralvenöses Kathetersystem wurde implantiert, und nach 12 F-VIII-Expositionstagen im Intervall wurde die IT-Therapie mit 200 IE/kgG/Tag F-VIII-Konzentrat und 200 E FEIBA/kgKG/Tag begonnen. Nach

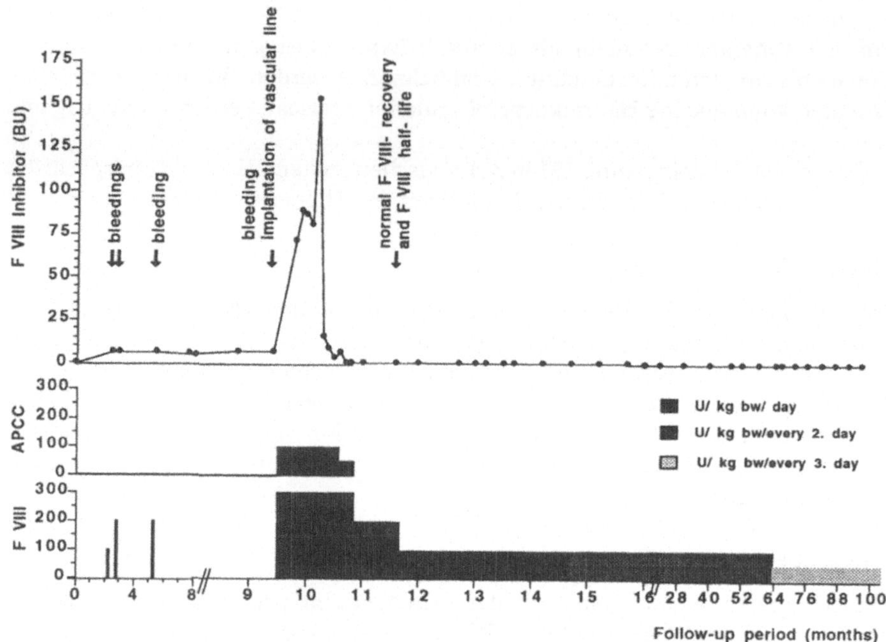

Abb. 2. Verlauf der Hemmkörpertiter und Immuntoleranztherapie bei Patient Nr. 3

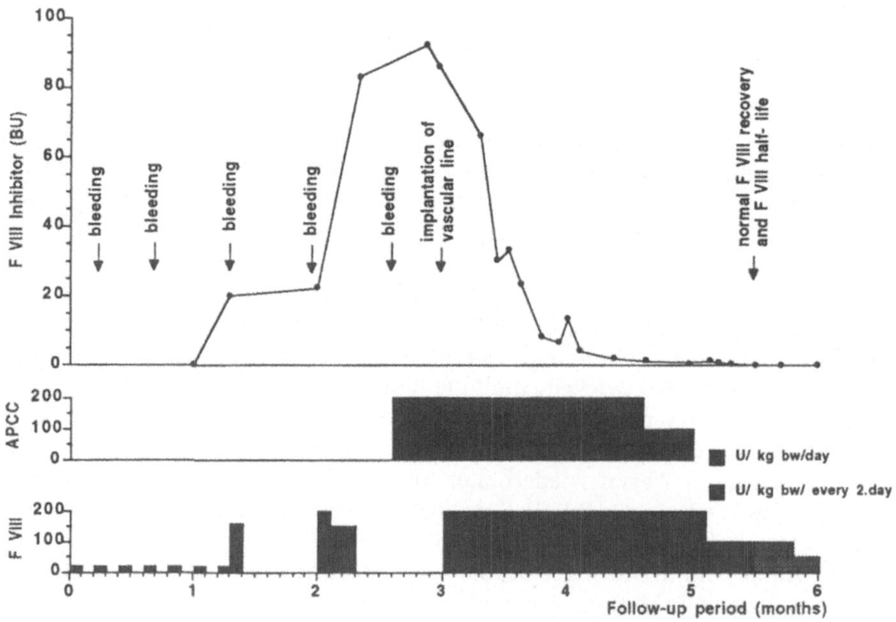

Abb. 3. Verlauf der Hemmkörpertiter und Immuntoleranztherapie bei Patient Nr. 8

zwei Monaten fiel der Inhibitortiter zum ersten Mal auf Null. Die FEIBA-Gabe wurde abgesetzt. Nach Normalisierung der F-VIII-Recovery und -Halbwertszeit erfolgte die Reduzierung der F-VIII-Gabe (100 IE/kgKG alle zwei Tage) und schließlich wurde mit der prophylaktischen Substitution begonnen. Bis jetzt kam es zu keinem erneuten Auftreten eines Inhibitors unter dieser Behandlung.

Bei Patient 15 (Abb. 4) trat der Hemmkörper im Alter von 1¼ Jahren auf. Unter einer Bedarfsbehandlung mit 50 IE F VIII/kgKG stieg der Inhibitortiter von 12 BE auf 130 BE. Der Patient kam daraufhin in unsere Klinik, und es wurde mit einer IT-Therapie mit 300 IE/kgKG/Tag F-VIII-Konzentrat und 200 E FEIBA/kgKG/Tag begonnen (39 F-VIII-Expositionstage zwischen erstem Inhibitornachweis und Beginn der IT-Therapie). Innerhalb zweier Wochen unter dieser Therapie sank der Hemmkörpertiter auf 1 Be. Dann mußte die Therapie wegen des Verlustes des zentralvenösen Zugangs unterbrochen werden. Nach Wiederaufnahme der Therapie und F-VIII-Reexposition stieg der Hemmkörper wieder bis auf 115 BE und konnte während der folgenden Behandlungsperiode nicht mehr eliminiert werden. Unter kontinuierlicher F-VIII-Gabe über 4 Wochen (22 Stunden pro Tag) kam es zum Anstieg der Hemmkörperaktivität bis auf 1068 BE. Daraufhin wurde das F-VIII-Konzentrat gewechselt (jetzt Solvent detergent-virusinaktiviertes Produkt). In der Folge sank der Inhibitortiter auf 207 BE und der Patient wurde aus der stationären Behandlung unter einem Dauerregime mit 85 IE F VIII/kgKG/Tag und 85 E FEIBA/kgKG/Tag entlassen. Während einer erneuten Behandlung in einem anderen

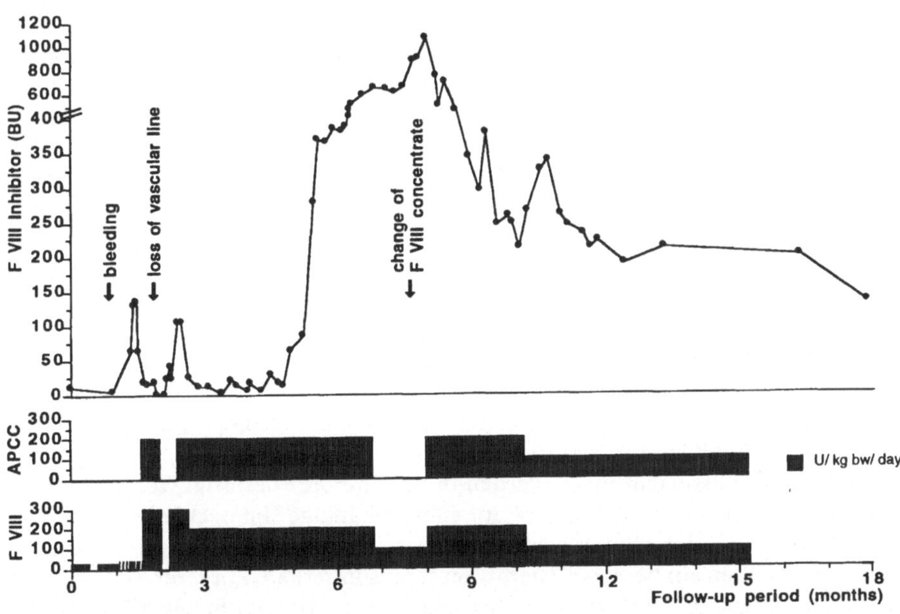

Abb. 4. Verlauf der Hemmkörpertiter und Immuntoleranztherapie bei Patient Nr. 15

Krankenhaus wurde die F-VIII-Gabe abgesetzt und FEIBA nicht prophylaktisch, sondern nur bei Blutungsereignissen gegeben. Ohne F-VIII-Reexposition sank der Hemmkörpertiter auf 9 BE (letzter erhältlicher Wert). Im Alter von 3,5 Jahren starb der Patient zu Hause an einer akuten, massiven Lungenblutung. Er hatte zu dieser Zeit die von uns empfohlene prophylaktische Therapie mit FEIBA nicht erhalten.

Nebenwirkungen während der IT-Therapie

Bei zwei von elf der mit FEIBA behandelten HR-Patienten wurde ein Fibrinogenabfall ($<0,9$ g/l) und ein Abfall der Thrombozyten ($<110\,000/\mu$l) beobachtet. Durch Halbierung der Dosis bei einem Patienten bzw. durch Absetzen der FEIBA-Gabe bei dem anderen Patienten konnte eine Normalisierung beider Parameter innerhalb vierundzwanzig Stunden erreicht werden.

Einen Booster-Effekt mit ansteigendem F-VIII-Hemmkörpertiter (Anstieg im Median: 25 BE) zeigten 5 HR-Patienten nach ausschließlicher FEIBA-Exposition vor Beginn der IT-Therapie.

Bei keinem der 21 Patienten traten anaphylaktische Reaktionen, isoagglutinininduzierte Hämolysen oder HIV-Transmissionen während der IT-Therapie auf. Ein Patient ohne zusätzliche FEIBA-Behandlung entwickelte eine Kniegelenksblutung, die erfolgreich durch eine 10tägige FEIBA-Gabe behandelt werden konnte.

Eine Infektion des zentralvenösen Kathetersystems trat bei 2 von 11 Patienten auf. Beide konnten erfolgreich mit konventionellem Antibiotika, ohne Unterbrechung der F-VIII-Substitution, behandelt werden.

Diskussion

In der Literatur ist eine Reihe verschiedener Methoden zur Induktion einer Immuntoleranz bei Hämophilen mit F-VIII-Hemmkörper beschrieben worden, mit unterschiedlichem, häufig jedoch mit nur suboptimalem Erfolg [5, 20–22]. In einer multizentrischen Datensammlung von Mariani [23] in der 158 Hemmkörperpatienten ausgewertet wurden, zeigte sich, daß in 67,7% der zumeist erwachsenen Hämophilen der Hemmkörper eliminiert werden konnte. Bei 7,6% der Patienten blieb ein niedriger Hemmkörpertiter bestehen, 24,7% der Fälle wurden als IT-Therapieversager eingestuft. Die Hemmkörpereliminationsrate in unserem Patientenkollektiv betrug 90,5%. Um die Daten verschiedener Autoren und Untersuchungen vergleichen zu können, muß streng sowohl zwischen IT-Therapie bei Kindern und Erwachsenen, als auch zwischen HR- und LR-Patienten unterschieden werden.

Bei unseren HR-Patienten dauerte es im Median 4 Monate (0,5–42 Monate) um eine IT zu induzieren; bei den LR-Patienten dagegen nur 1,5 Monate (0,5–3 Monate). Diese Beobachtungen werden in der Literatur bestätigt: Vergleicht man die publizierten Daten im Hinblick auf altersabhängige Unterschiede in der Therapiedauer, sowie der Therapieerfolgsquote [7, 10, 13, 14, 23, 24], so scheint es, daß jüngere Patienten ein besseres Therapieergebnis innerhalb kürzerer Zeit erzielen, als ältere Patienten. Nach unseren bisherigen Erfahrungen haben LR-Patienten eine günstigere Prognose mit kürzerer Therapiedauer, als HR-Patienten.

Unsere an einem pädiatrischen Kollektiv gewonnenen Daten stehen im Einklang mit diesen Beobachtungen, zeigen jedoch im Vergleich sehr kurze Hemmkörpereliminationszeiten. Es dauerte im Median 4 Monate (0,5 – 42 Monate), um bei unseren HR-Patienten eine IT zu induzieren, bei den LR-Patienten dagegen nur 1,5 Monate im Median (0,5 – 3 Monate). Auf die Tatsache, daß tägliche Infusionen hoher F-VIII-Dosen (>100 IE/kgKG/Tag) den Hemmkörper bei HR-Patienten effektiv unterdrücken können, wurde bereits früher hingewiesen [6 – 11]. Mariani [23] berichtete, daß der Einsatz höherer F-VIII-Dosen signifikant mit einem besseren IT-Therapieergebnis korreliert. Übereinstimmend damit beobachteten wir, daß bei allen unseren HR-Patienten, die zuvor niedrig dosierte F-VIII-Gaben (≤ 100 IE/kgKG/Tag), erhalten hatten, später größere Mengen an F VIII über längere Zeiträume (bis zu 42 Monate) benötigt wurden, um eine IT zu induzieren.

Die Variablen, die den Erfolg der IT-Therapie bei unseren HR-Patienten beeinflußt haben, waren die kumulativen F-VIII-Expositionstage vor Beginn und die Unterbrechung während der IT-Therapie. Was die initiale F-VIII-Dosierung zu Beginn der IT-Therapie betrifft, so beobachteten wir einen Trend zugunsten der höheren Dosierung.

Übertrafen die kumulativen F-VIII-Expositionstage 21 (Abb. 1) oder wurde die IT-Therapie auch nur für kurze Zeit unterbrochen (Tabelle 1), so verlängerte sich bei unseren HR-Patienten die Behandlungsdauer. Bei vier Patienten, die zuvor 21mal oder häufiger F-VIII-exponiert waren, wurden bei dem späteren Versuch eine Immuntoleranz zu induzieren, große Mengen an F VIII über einen langen Zeitraum benötigt (9 und 42 Monate), oder die Therapie war sogar erfolglos. Diese Beobachtung stimmt mit den Daten anderer Untersucher überein [6, 7].

Die absolute Zeitspanne ohne F-VIII-Exposition zwischen erstmaligem Hemmkörpernachweis und Beginn der IT-Therapie beeinflußte den Erfolg der Therapie nicht.

Wir glauben daher, daß der Hauptgrund für einen ungünstigen Ausgang der IT-Therapie das „Rebooster-Phänomen" des Hemmkörpers sein könnte. Ist ein Hemmkörper erst einmal aufgetreten, so führt wiederholte, diskontinuierliche Stimulation mit F VIII vor dem Beginn der IT-Therapie oder die Unterbrechung der regelmäßigen F-VIII-Substitution während der Therapie zu steigenden Hemmkörpertitern, die dann wesentlich schwerer zu eliminieren sind.

Bekannte Nebenwirkungen der langfristigen und hochdosierten F-VIII-Substitution sind anaphylaktische Reaktionen, isoagglutinin-induzierte Hämolyse und die Transmission von HIV-Infektionen. Keine dieser Nebenwirkungen beobachteten wir während der Therapie unserer F-VIII-Hemmkörperpatienten mit virusinaktivierten Gerinnungsfaktorkonzentraten.

Als Komplikation des implantierten zentralvenösen Kathetersystems entwickelten zwei von elf unserer Patienten unter der IT-Therapie eine Sepsis, die aber mit Erfolg antibiotisch behandelt werden konnte. Bei allen fünf Kindern aus dem zweiten Hämophiliezentrum wurde die IT-Therapie ohne zentralvenöses Kathetersystem durchgeführt. Wegen der oft schlechten Venenverhältnisse bei kleinen Kindern erfordert das eine sehr gute Compliance der Eltern und der Kinder und birgt die Gefahr einer IT-Therapieunterbrechung.

Der zusätzliche Einsatz von FEIBA wird kontrovers diskutiert. Einerseits kann die FEIBA-Gabe einen Schutz vor Blutungen bieten (besonders in der initialen Phase mit hohen Hemmkörpertitern) unabhängig von den vorhandenen F-VIII-Spiegeln [20, 25] und die Hämostase während chirurgischer Eingriffe (z.B. Implantation eines zentralvenösen Kathetersystems verbessern. Andererseits müssen die zusätzlichen Kosten und möglichen Nebenwirkungen, die mit einer FEIBA-Therapie verbunden sind, z.B. das Risiko der Induktion einer disseminierten intravasalen Gerinnungsaktivierung, in die Überlegungen einbezogen werden.

Einer von fünf HR-Patienten ohne FEIBA-Behandlung entwickelte eine schwere Blutungsepisode unter der IT-Therapie. Eine signifikant verlängerte Eliminationszeit konnte bei diesen Patienten nicht beobachtet werden. Die Zahl der untersuchten Patienten ist jedoch noch zu klein, um definitive Schlußfolgerungen ziehen zu können. Unserer Meinung nach kann eine IT-Therapie auch ohne den Einsatz von FEIBA erfolgreich sein; man nimmt dabei jedoch das Risiko plötzlicher und schwerer Blutungen in Kauf.

Daten aus Langzeitbeobachtungen hinsichtlich des Wiederauftretens von F-VIII-Hemmkörpern gibt es bisher nur vereinzelt. In einer Gruppe dänischer Patienten, die hochdosiert mit F-VIII-Konzentrat behandelt wurde, traten keine Rückfälle während eines Beobachtungszeitraums von 7,5 Jahren [10] auf. Übereinstimmend mit diesen Ergebnissen zeigte auch in unserem Kollektiv kein Patient, der die IT-Therapie erfolgreich beendet hatte, ein Wiederauftreten des Hemmkörpers während eines Nachbeobachtungszeitraumes von bis zu 12 Jahren. Wie lange eine erfolgreich induzierte Immuntoleranz aufrechterhalten werden kann und welche F-VIII-Dosierung dazu notwendig ist, bedarf weiterer Klärung durch Langzeitstudien. Chiller [26] beschrieb bei Mäusen den Verlust des Effektes innerhalb von Monaten nach erfolgreicher Induktion einer High-zone-Toleranz. In Anbetracht der Tatsache, daß der immunologische Mechanismus der Immuntoleranz nicht genau bekannt ist und wir in der überwiegenden Zahl der Patienten mit einer schweren Form der Hämophilie A behandeln, erscheint eine prophylaktische F VIII-Dauersubstitution nach erfolgreicher IT-Therapie angezeigt.

Die erheblichen Behandlungskosten bleiben nach wie vor ein Hauptproblem aller IT-Therapieformen, insbesondere der Regime, die die Gabe von hohen F-VIII-Mengen vorsehen. Die Kosten von IT-Therapien müssen jedoch abgewogen werden gegen die ebenfalls kostspielige Behandlung von unkontrollierbaren Blutungen mit langen Krankenhausaufenthalten oder sogar lebensdrohlichen Komplikationen bei Patienten mit F-VIII-Hemmkörpern. Der frühe Beginn einer IT-Therapie beugt der hämophilen Arthropathie vor und hilft somit, spätere Folgekosten für therapeutische Interventionen z. B. im Rahmen von wiederholten Gelenkblutungen oder orthopädisch-chirurgischen Korrekturen zu senken. Einen weiteren ökonomischen Aspekt beinhaltet die Überlegung, daß es wesentlich billiger ist, den Hemmkörper so früh wie möglich bei kleinen Kindern mit niedrigen Körpergewichten, besseren Therapiechancen, kürzerer Therapiedauer und damit niedrigeren Faktorverbräuchen zu eliminieren, als abzuwarten, bis aus Kindern Erwachsene werden, die höhere Dosen und über einen längeren Zeitraum F-VIII-Konzentrat für die Hemmkörperelimination benötigen.

Schlußfolgerungen und Empfehlungen

Obwohl unser Patientenkollektiv relativ klein ist und die Therapiestudie nicht prospektiv durchgeführt wurde, können wir daraus wichtige Trends bzw. eindeutige Parameter für die IT-Therapie bei Kindern ableiten. Die Ergebnisse gewinnen an Gewicht, da die Patienten ausschließlich in unseren Zentren betreut wurden und eine zum Teil sehr lange Nachbeobachtungszeit vorliegt. Davon ausgehend empfehlen wir, mit einer IT-Therapie im Kindesalter so früh wie möglich nach Hemmkörperdiagnose zu beginnen, um die F-VIII-Exposition vor Therapiebeginn zu minimieren und dadurch eine bessere Prognose zu erhalten. Bei HR-Patienten sollte die initiale F-VIII-Dosierung über 100 IE/kgKG/Tag liegen. Nach Beginn der IT-Therapie muß das F-VIII-Konzentrat kontinuierlich ohne jede Unterbrechung gegeben werden. Nach erfolgreicher IT-Therapie sollten die Patienten weiterhin prophylaktisch mit F-VIII-Konzentraten substituiert werden. Falls die IT-Induktion nicht gelingt, sollte FEIBA prophylaktisch gegeben werden (FEIBA Monotherapie 50–100 E/kgKG 3mal pro Woche).

Literatur

1. Schwarzinger I, Pabinger I, Korninger C, Haschke F, Kundi M, Niessner H, Leuchner K (1987) Incidence of inhibitors in patients with severe and moderate hemophilia A treated with factor VIII concentrates. A J Hematol 24:241–245
2. Schwartz RS, Abildgaard CF, Aledort LM, Arkin S, Bloom AL, Brackmann HH, Brettler DB, Fukui H, Hilgartner MW, Inwood MJ (1990) Human recombinant DNA-derived antihemophilic factor (F VIII) in the treatment of hemophilia A. N Engl J Med 323:1799–1805
3. Rasi V, Ikkala E (1990) Haemophiliacs with factor VIII inhibitors in Finland: prevalence, incidence and outcome. Br J Haematol 76:369–371
4. Ehrenforth S, Kreuz W, Scharrer I, Linde R, Funk M, Güngör T, Krackhardt B, Kornhuber B (1992) Incidence of development of factor VIII and factor IX inhibitors in haemophiliacs. The Lancet 339:594–598
5. Kasper CK (1989) Treatment of factor VIII inhibitors. Progr Hemostas Thromb 9:57–86
6. Brackmann HH, Gormsen J (1977) Massive factor VIII in haemophiliac with factor VIII inhibitor, high responder. Lancet 2:993
7. Brackmann HH (1986) Induced immunotolerance in factor VIII inhibitor patients. Prog Clin Biol Res 150:181–185
8. Gomperts ED, Jordan S, Church JA, Sakai R, Lemire J (1984) Induction of tolerance to factor VIII in a child with a high-titer inhibitor: In vitro and in vivo observations. J Pediatr 104:70
9. Stenbjerg S, Ingerslev J, Zachariae E (1984) Factor VIII inhibitor treatment with high doses of factor VIII. Thromb Res 34:533–539
10. Scheibel E, Ingerslev J, Dalsgaard-Nielsen J, Stenbjerg S, Knudsen JB and the Danish Study Group (1987) Continuous high-dose factor VIII for the induction of immune tolerance in haemophilia A patients with high responder state: A description of eleven patients treated. Thromb Haemostas 58:1049
11. Sultan Y, White GC, Aronstam A, Bosser C, Brackmann HH, Brochier G, Gormsen J, Mariani G, Roberts HR, Scarabin Y, Scharrer I, Scheibel E (1986) Hemophilic patients with an inhibitor to factor VIII treated with high-dose factor VIII concentrate. Nouv Rev Fr Hematol 28:85–89
12. Sjamsoedin LJM, Heijnen L, Mauser-Bunschoten EP (1981) The effect of activated prothrombin complex concentrate (FEIBA) on joint and muscle bleeding in patients with

hemophilia A and antibodies to factor VIII . A randomised double blind clinical trial. N Engl J Med 305:717–721

13. Ewing NP, Sanders NL, Dietrich SL, Kasper CK (1988) Induction of immune tolerance to factor VIII in hemophiliacs with inhibitors. JAMA 259:65–68

14. Van Leeuwen EF, Mauser-Bundschoten EP, van Dijken PJ, Kok AJ, Sjamsoedin-Visser EJM, Sixma J (1986) Disappearance of factor VIII:C antibodies in patients with haemophilia A upon frequent administration of factor VIII in intermediate or low dose. Br J Haematol 64:291–297

15. Rizza CR, Matthews JM (1982) Effect of frequent factor VIII replacement on the level of factor VIII antibodies in haemophiliacs. Br J Haematol 52:13–24

16. Wensley RT, Burn AM, Reading OM (1985) Induction of tolerance to factor VIII in haemophilia A with inhibitors using low-doses of human factor VIII. (Abstr) Thromb Haemsotas 54:227

17. Langdell RD, Wagner RH, Brinkhous KM (1953) Effect of antihaemophilic factor on one-stage-clotting test: A presumptive test for haemophilia and a simple one-stage antihaemophilic factor assay procedure. J Lab Clin Med 41:637–645

18. Kasper CK, Aledort LM, Counts RB (1975) A more uniform measurement of factor VIII inhibitors. Thromb Diath Haemorrh 34:869

19. Ehrenforth S, Kreuz W, Scharrer I, Kornhuber B (1992b) Factor VIII inhibitors in haemophiliacs. The Lancet 340:253

20. Lusher JM (1987) Factor VIII inhibitors. Etiology, characterisation, natural history, and management. Ann N.Y. Acad Sci 509:89–102

21. Ewing NP (1990) Induction of immune tolerance with factor VIII concentrate in patients with hemophilia A and inhibitors. In: Kasper CK (ed) Recent Advances in Hemophilia Care, Alan R Liss Inc NY, p 59–68

22. Hedner U, Glazer S (1992) Management of hemophilia patients with inhibitors. In: Coagulation disorders I 6;5:1035–1046

23. Mariani G, Ghirardini A, Bellocco R (1994) Immune tolerance in Hemophilia – Principal results from the international registry. Thromb Haemost 72:155–158

24. Mauser-Bundschoten EP, Roosendaal G, Bruin M, van Dijken PJ (1990) Disappearance of factor VIII:C antibodies upon frequent administration of factor VIII. Folia-Haematol-Int-Mag-Klin-Morphol-Blutforsch 117(4):533–537

25. Lusher JM, Shapiro SS, Palascak JE et al. (1980) Efficacy of prothrombin-complex concentrates in hemophiliacs with antibodies for factor VIII. A multicentral trial. N Eng J Med 303:421–425

26. Chiller JM, Habicht GS, Weigle WO (1971) Kinetic differences in unresponsiveness of thymus and bone marrow cells. Science 171:813–815

Polyethylenglykol-induzierte Thrombozytenfunktions-störung unter Dauersubstitution mit Recombinate?

N. Nohe, A. Flemmer, K. Auberger

Falldarstellung

Rekombinante Faktor-VIII-Präparate sind seit geraumer Zeit im Einsatz. Auch einige der Hämophilen, die wir betreuen, erhalten diese Präparate. Über die Erfahrungen, die wir bei einem unserer Patienten mit Recombinate (Baxter) machten, möchten wir Ihnen an dieser Stelle berichten.

Bei dem heute 9 Jahre alten Patienten wurde die Diagnose einer schweren Hämophilie A im Alter von einem Jahr gestellt. Ab dem 2. Lebensjahr erhielt er eine Dauersubstitution mit Beriate HS (Behringwerke). Im Januar diesen Jahres setzen wir ihn um auf das Präparat Recombinate, die Dauerprophylaxe in einer Dosierung von 30 I.E./kg KG 3mal wöchentlich wurde beibehalten. Bereits nach der ersten Substitution wegen eines Brustwandhämatoms schilderte die Mutter, das Hämatom habe sich trotz der Substitution vergrößert. Im weiteren Verlauf nahm die Hämatomneigung im Vergleich zu früher deutlich zu, alte Hämatome heilten schlechter ab. Schleimhaut-, Muskel- oder Gelenkblutungen traten – wie auch unter Beriate (HS) – nicht auf.

Auch die Steigerung auf eine tägliche Substitution führte zu keiner Besserung der Symptomatik, ganz im Gegenteil, die Hämatomneigung verstärkte sich nochmals, von der Hausärztin wurden schließlich 70–100 diffus verteilte Hämatome gezählt. Wegen dieser bedrohlich wirkenden Symptomatik entschlossen wir uns nach 6 Monaten, den Patienten wieder auf Beriate (HS) umzusetzen. Innerhalb einer Woche waren sämtliche Hämatome abgeheilt.

Was kam als Erklärung für diese Hämatome in Frage? Einige Hämatome waren sicher traumatischer Genese, jedoch nicht in dieser großen Anzahl. Klinisch ließen uns die Hämatome v.a. an eine thrombozytäre Störung denken, unter dieser Annahme führten wir eine Reihe von Laboruntersuchungen durch.

Untersuchungsergebnisse

Eine Thrombozytopenie konnten als Ursache der Hämatome ausgeschlossen werden. Ein Faktor-VIII-Inhibitor war wiederholt nicht nachzuweisen, die Recovery war ausgezeichnet: nach Gabe von 30 I.E./kg KG Recombinate wurde bei einem Ausgangswert von 4% nach 30 Minuten ein Faktor-VIII-Anstieg auf 80% gemessen.

I. Scharrer/W. Schramm (Hrsg.)
25. Hämophilie-Symposion Hamburg 1994
© Springer-Verlag Berlin Heidelberg 1996

Die durchflußzytometrischen Untersuchungen ergaben eine unauffällige Expression von GP IIb – IIIa und GP Ib sowie eine ungestörte Degranulation von GMP-140, eine Thrombasthenia Glanzmann, ein Bernard-Soulier-Syndrom und ein α-Granulaspeicherdefekt waren somit als unwahrscheinlich anzusehen.

Da unser Patient schon unter Beriate eine ausgezeichnete Recovery gezeigt hatte, stellte sich die Frage nach einem Von-Willebrand-Jürgens-Syndrom insbesondere vom Typ Normandie. Die Multimerenanalyse ergab einen unauffälligen Befund, es fand sich kein Hinweis auf eine gestörte Bindungsfähigkeit des von-Willebrand-Faktors an Faktor VIII. Ebensowenig waren Infekte, eine zusätzliche Medikamenteneinnahme oder Änderungen der Ernährungsgewohnheiten zu eruieren. Klinisch ergab sich kein Anhalt für eine Autoimmunerkrankung im Sinne einer Vaskulitis, antinukleäre Antikörper waren nicht nachzuweisen, die Komplementfaktoren lagen im Normbereich. Die sicherlich außerordentlich wichtige Bestimmung der Blutungszeit war wegen der mangelnden Kooperation von seiten des Patienten wiederholt nicht durchführbar.

Diskussion

Da alle bisherigen Untersuchungsergebnisse negativ ausgefallen waren, konzentrierten wir uns nunmehr auf das Präparat Recombinate. Eine mögliche Erklärung für die Hämatomentstehung unseres Patienten könnte in dem als Stabilisator eingesetzten Polyethylenglykol zu suchen sein. Für diese Annahme spricht die Beobachtung, daß sich die Symptomatik unseres Patienten nach Umsetzen auf Beriate HS, welches kein Polyethylenglykol enthält, innerhalb kürzester Zeit zurückgebildet hatte. Polyethylenglykol wird in der Forschung zur Zellfusionierung über den Mechanismus einer Membranverschmelzung eingesetzt, eine Schädigung der Thrombozytenmembran durch Polyethylenglykol wäre somit durchaus denkbar.

Thrombozytenfunktionsstörungen unter Polyethylenglykol wurden in der Literatur bisher nicht beschrieben, überhaupt gilt diese Substanz als pharmakologisch weitestgehend indifferent. Veröffentlicht wurden vereinzelte Berichte anaphylaktischer Reaktionen auf Polyethylenglykol [1, 2], weiterhin wurde im Zusammenhang mit Darmspülungen, bei denen polyethylenglykolhaltige Koloskopielösungen verwendet wurden, über Herzrhythmusstörungen [3] und in einem Fall über ein Lungenödem [4] berichtet.

Um eine mögliche Beeinflussug der Thrombozytenfunktion durch Polyethylenglykol nachzuweisen, führten wir eine Ristocetin-induzierte Thrombozytenaggregation nach Born mit und ohne Zusatz von Polyethylenglykol an gesunden Probanden durch. Für diese Untersuchung wurden jeweils 10 ml Citratblut der Probanden mit 1250 µg Polyethylenglykol 3300–3700 versetzt; diese Konzentration entsprach – bezogen auf Körpergewicht und Blutvolumen unseres Patienten – dem Zehnfachen der Menge, die ihm zuletzt täglich über Recombinate zugeführt worden war.

Bei allen Probanden fanden wir sowohl mit als auch ohne den Polyethylenglykolzusatz einen ungestörten Aggregationsverlauf, eine Polyethylenglykol-induzierte Thrombozytenfunktionsstörung konnten wir an gesunden Personen nicht nachweisen. Verschiedene In-vitro-Untersuchungen wie eine Ristocetin-, Kollagen- und ADP-induzierte Thrombozytenaggregation vor und nach Inkubation mit Polyethylenglykol müssen bei unserem Patienten noch durchgeführt werden, um zu klären, ob hier eine Beeinträchtigung der Thrombozytenfunktion durch Polyethylenglykol als Erklärung für die auffallende Hämatomentwicklung in Frage kommt.

Literatur

1. Kwee Y, Dolovich J (1982) Anaphylaxis to polyethylenglykol (PEG) in multivitamin tablet. J Allergy Clin Immunol 69:138
2. Schuman E, Balsam PE (1991) Probable anaphylactic reaction to polyethylene glycol electrolyte lavage solution. Gastrointest Endosc 373:411
3. Mars WH, Bronner MH, Yantis PL, Kilgore JW, Rickoff MI (1986) Ventricular ectopy associated with peroral colonic lavage. Gastrointestinal Endoscopy 324:259–263
4. Pichelmeier R, Hundelshausen B von, Tempel G, Schneck HJ, Kolb E (1990) Lungenödem nach Darmspülung mit Golytely-Lösung. Anästh Intensivther Notfallmed 25:295–296

Pädiatrische Hämostaseologie

Diskussionsleitung:
A. H. SUTOR (Freiburg)
W. KREUZ (Frankfurt)

Reokklusionsprophylaxe mit Heparin oder Heparin/AT III Konzentrat nach notfallmäßiger Thrombolysetherapie (rt-PA) im 1. Lebensjahr

U. Nowak-Göttl, W. Kreuz, K. Auberger, T. Niemeyer, H. Vielhaber, W. Schneider

Einleitung

Thrombosen im Kindesalter sind seltene, ernst zu nehmende Ereignisse und treten hauptsächlich in der Neonatalperiode und später bei prädisponierenden Grunderkrankungen auf (Nowak-Göttl und Schwabe 1995). Neben einer Ursachenklärung (Manucci et al. 1987) erfordern sie eine adäquate Therapie. Um drohende Organschädigungen und mögliche, viel später auftretende postthrombotische Syndrome zu verhindern, ist die Thrombolysetherapie nach Abwägung der zu erwartenden Folgen des Gefäßverschlusses gegen das mögliche Risiko der Behandlung bei frischen Gefäßverschlüssen die Therapie der Wahl. Nach Beendigung einer Thrombolysetherapie ist zur Reokklusionsprophylaxe eine ausreichende, dem kindlichen Gerinnungssystem angepaßte Antikoagulation erforderlich (Corrigan 1988).

Wir berichten über unsere Erfahrungen der Reokklusionsprophylaxe mit Heparin oder Heparin/Antithrombin-III-Konzentrat bei Neonaten und Säuglingen.

Ergebnisse

Im Rahmen von intensivmedizinischen Maßnahmen wurde bei 14 Neonaten und Säuglingen eine notfallmäßige Thrombolysetherapie mit rt-PA (Actilyse Thomae-Behring) und low dose Heparin erforderlich (Nowak-Göttl et al. 1991, Nowak-Göttl et al. 1992).

Bei 11 von 14 behandelten Patienten trat eine komplette Rekanalisation auf, bei zwei Neonaten beobachteten wir eine Teilrekanalisation. Bei einem Säugling mußten wir wegen starker Nachblutungen aus einer Kathetereinstichstelle mit drohendem Hämatothorax die Thrombolysetherapie abbrechen (Tabelle 1).

Nach Abschluß der Thrombolysetherapie wurde bei allen Kindern eine volle Heparinisierung angestrebt, PTT-Verlängerung 1,5fach des individuellen Ausgangswertes (Corrigan 1988, Schmidt und Andrew 1992).

Sieben Kinder erhielten eine alleinige Heparintherapie, die anderen sieben Säuglinge eine Kombinationstherapie aus Heparin und Antithrombin-III-(AT III-) Konzentrat: Nur bei nicht ausreichender PTT-Verlängerung innerhalb der ersten 6 h nach Thrombolyseende wurde, ausgehend von den unterschiedlichsten indi-

I. Scharrer/W. Schramm (Hrsg.)
25. Hämophilie-Symposion Hamburg 1994
© Springer-Verlag Berlin Heidelberg 1996

Tabelle 1. Reokklusionsprophylaxe mit Heparin und Heparin/AT III Konzentrat bei Neonaten und Säuglingen nach Thrombolysetherapie (rt-PA)

	Heparin	Heparin/AT III	n
n	7/14	7/14	14/14
PTT:×1,5	5/ 7	6/ 7	11/14
PTT: normal	2/ 7	1/ 7	3/14
Reokklusion	2/ 7	0	2/14

viduellen AT-III-Spiegeln eine zusätzliche Substitution mit Antithrombin-III-Konzentrat (Kybernin Behring Werke Marburg) mit im Mittel 20 E/kgKg alle 12 h durchgeführt. Die Ergebnisse sind in Tabelle 1 dargestellt: Bei den Patienten, die nur mit Heparin behandelt wurden, konnten wir fünfmal die angestrebte PTT-Verlängerung erreichen, zweimal war dies trotz hohen Heparindosen (800 und 1000 IE/kgKG/Tag) nicht zu erzielen. Beide Kinder wurden von uns nach bereits eingetretener partieller Reokklusion und schon laufender Heparinisierung nach Thrombolysetherapie konsiliarisch mitbetreut. In der Patientengruppe mit Heparin und AT III Konzentrat wurde nach AT III Gabe sechsmal die angestrebte Heparinisierung erzielt. In dieser Patientengruppe wurde keine Reokklusion beobachtet. Im Median wurde die Heparinisierung über 3 Wochen durchgeführt, zwei Patienten wurden wegen heterozygotem Protein C Mangel für $^1/_2$ Jahr markumarisiert, ein Patient wird seit Thrombolysetherapie bei heterozygotem AT III Mangel und dialysepflichtiger Niereninsuffizienz mit niedermolekularem Heparin antikoaguliert.

Diskussion

Um eine Rethrombosierung nach erfolgreicher Thrombolysetherapie zu vermeiden, ist eine volle Heparinisierung das Mittel der Wahl bei erwachsenen Patienten. Um die Gefahr einer Überheparinisierung mit Blutungsneigung zu erkennen, sollte diese Heparintherapie engmaschig z.B. mit PTT-Kontrollen überwacht werden.

Therapeutische Richtlinien von erwachsenen Patienten sind nur bedingt auf Neonaten und Säuglinge zu übertragen (Hathaway et al. 1991): Zum einen besteht eine neonatale Heparinresistenz (McDonald et al. 1981, Andrew et al. 1988), zum anderen wird der Heparingehalt von neonatalem Blut durch Standardlabormethoden, diese basieren auf einem Erwachsenen-AT-III-Spiegel, häufig zu niedrig gemessen (Schmidt et al. 1988). Zusätzliche in vitro Daten von Schmidt et al. 1989 konnten zeigen, daß neonatales Plasma mit physiologisch niedrigen AT-III-Spiegeln zugesetztes Thrombin mit Heparin schlechter neutralisieren konnte als Plasma von erwachsenen Patienten.

Um Blutungskomplikationen durch zu große Heparinmengen zu vermeiden, haben wir bei unseren Patienten eine PTT-Verlängerung um das 1,5fache des Ausgangswertes angestrebt. Diese wurde bei den meisten der Patienten nach geringer AT-III-Substitution erreicht. Blutungsereignisse während dieser Reokklusionsprophylaxe traten zu keinem Zeitpunkt auf. Obwohl die Ursache der neonatalen Heparinresistenz nicht nur in den niedrigen physiologischen AT-III-Spiegeln dieser Altersperiode zu suchen ist, stellt die schnell durchzuführende AT-III-Substitution eine sichere therapeutische Maßnahme dar, um eine ausreichende Antikoagulation nach Thrombolysetherapie zu gewährleisten. Die Sicherheit dieser Kombinationstherapie auch hinsichtlich der zu erwartenden Blutungsneigung bei eventueller Überdosierung wurde 1989 von Egbring et al. beschrieben.

Literatur

Andrew M, Schmidt B (1988) Use of heparin in newborn infants. SeminThromb Hemostas 14:28–32

Corrigan JJ (1988) Neonatal thrombosis and the thrombolytic system: Pathophysiology and Therapy. Am J Ped Hematol/Oncol 10:83–91

Egbring R, Seitz R, Behling T, Betke C (1989) Die Prophylaxe von Infarktgefäßen nach intracoronarer Thrombolyse: Einfluß von Antithrombin III? Hämostaseologie 9:3–7

Hathaway W, Corrigan J (1991) Report of scientific and standardization subcommitee on neonatal hemostasis. Normal coagulation data for fetuses and newborn infants. Thromb Haemostas 65:323–325

McDonald MM, Jacobson LJ, Hay WW, Hathaway WE (1981) Heparin clearance in the newborn. Ped Res 15:1015–1018

Mannucci PM, Tripodi A (1987) Laboratory screening of inherited thrombotic syndroms. Thromb Haemost 57:247

Nowak-Göttl U, Schwabe D (1995) Thrombolysetherapie im Kindesalter. Monatsschr Kinderheilk 143 im Druck

Nowak-Göttl U, Kreuz WD, Schwabe D, Linde R, Kornhuber B (1991) Thrombolyse mit rt-PA bei Kindern mit arteriellen und venösen Thrombosen – ein neuer Therapieansatz. Klin Pädiatr 203:359–362

Nowak-Göttl U, Schwabe D, Schneider R, Schlösser W, Kreuz WD (1992) Thrombolysis with recombinant tissue-type plasminogen activator in renal venous thrombosis in infancy. Lancet 340:1105

Schmidt B, Andrew M (1992) Report of Scientific and Standardization Subcommitee on neonatal Hemostasis. Diagnosis and Treatment of Neonatal Thrombosis. Thromb Hemost 381–382

Schmidt B, Buchanan R, Ofosu F, Brooker L, Hirsch J, Andrew M (1988) Antithrombotic properties of heparin in a neonatal piglet model of thrombin induced thrombosis. Thromb Hemost 60/2:289–292

Schmidt B, Ofosu A, Mitchell L, Brooker LA, Andrew M (1989) Anticoagulant effects of heparin in neonatal plasma. Pediatr Res 25:405–408

Massive Lungenembolie bei einem Patienten mit deutlich erhöhten PAI-Werten. Thrombolytische Therapie mit rt-PA (Actilyse)

J. KLINGE, M. RIES, S. EHRENFORTH, I. SCHARRER

Einleitung

Embolische Erkrankungen sind im Kindesalter selten. Als Ursachen wurden eine Vielzahl angeborener und erworbener Gerinnungsstörungen beschrieben [8]. Wir berichten über einen Patienten, der im Alter von 13 Jahren eine massive Lungenembolie erlitten hat.

Anamnese

Ende Dezember 1993 wurde der Patient bei V. a. eine Thrombophlebitis am Unterschenkel rechts für zwei Wochen mit Heparin s.c. behandelt. Nach deutlicher Besserung des Befundes wurde die Heparinisierung beendet. Am Tag nach Beendigung der Heparintherapie verspürte der Patient plötzlich akute thorakale Schmerzen und litt unter deutlicher Atemnot. Zunächst vermuteten die Eltern einen grippalen Infekt, da gleichzeitig Husten und Halsschmerzen auftraten. Wegen zunehmender Verschlechterung stellte sich der Patient nach 4 Tagen in unserer Poliklinik vor und wurde mit V. a. Lungenembolie stationär aufgenommen. Bei der Mutter des Patienten waren bereits mehrfach Thrombophlebitiden aufgetreten.

Aufnahmebefund

Der adipöse Patient war in deutlich reduziertem Allgemeinzustand. Er zeigte eine ausgeprägte Tachydyspnoe mit stechenden, atemabhängigen Schmerzen. Die rechte Lunge war auskultatorisch etwas minderbelüftet. Die sonstige klinische Untersuchung war unauffällig.

Therapie und Verlauf

Die Perfusionsszintigraphie zeigte am Aufnahmetag einen fast kompletten Perfusionsausfall der rechten Lunge (Abb. 1a). Sonographisch wurde ein Thrombus der rechten V. femoralis als Ausgangspunkt der Embolie diagnostiziert. Unter einer Therapie mit rt-PA (Actilyse) in einer Dosierung von 0,5 mg/kg/Tag trat klinisch eine rasche Besserung ein. Allerdings fiel das Fibrinogen unter

I. Scharrer/W. Schramm (Hrsg.)
25. Hämophilie-Symposion Hamburg 1994
© Springer-Verlag Berlin Heidelberg 1996

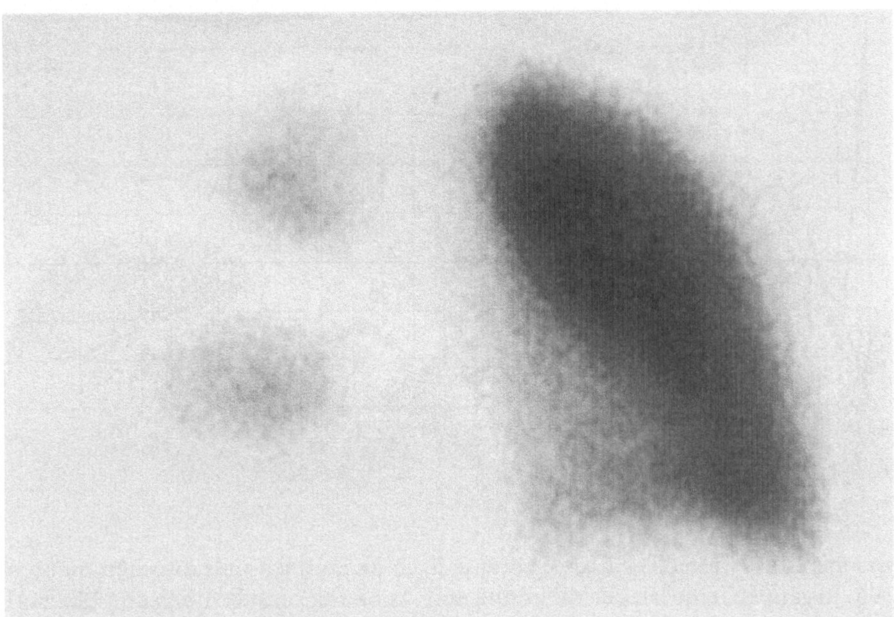

Abb. 1a. Lungenperfusionsszintigraphie vom 20.1.94, vor Lysetherapie: Fast vollständiger Perfusionsausfall der rechten Lunge, nur Teile von Segment 1, 3 und 6 sind noch perfundiert (Segment 6 auf dieser Aufnahme nicht dargestellt)

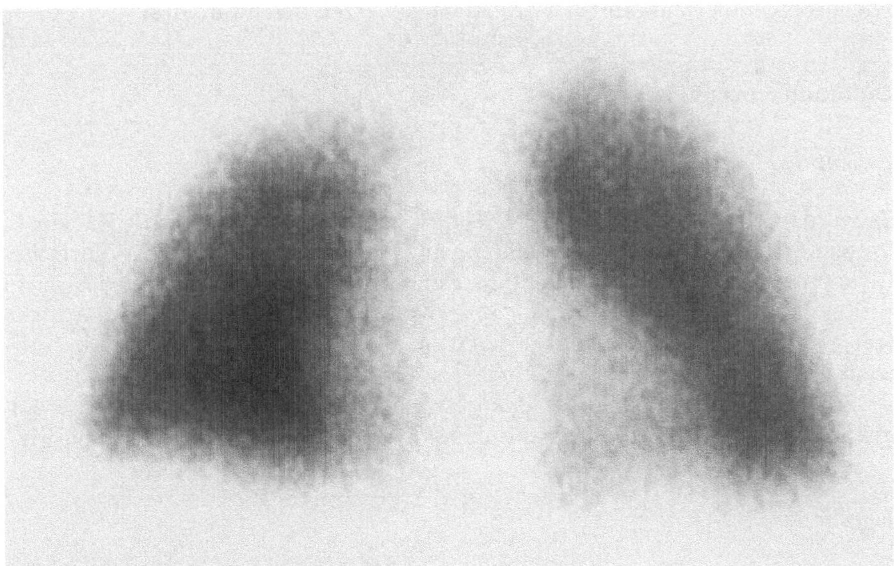

Abb. 1b. Lungenperfusionsszintigraphie vom 1.2.94, nach Beendigung der Lysetherapie: Gute Reperfusion ohne Perfusionsausfall

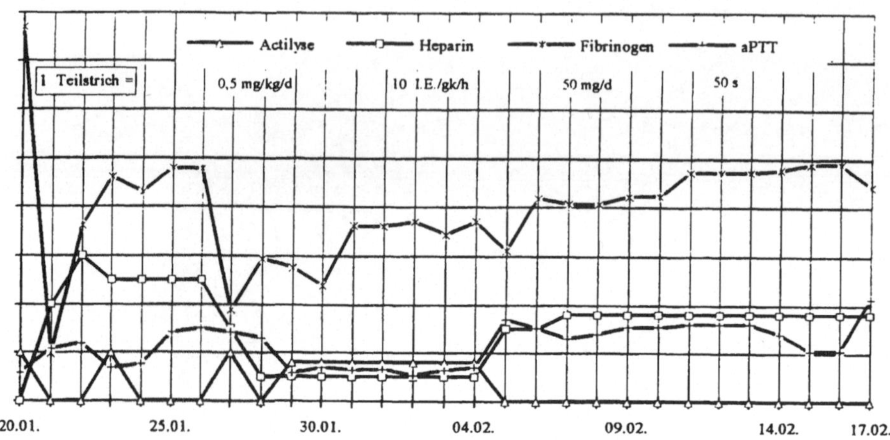

Abb. 2. Therapieverlauf

100 mg/dl ab, weshalb wir die Therapie nach 24 Stunden unterbrechen mußten. Wir begannen eine Heparintherapie mit 25 I.E./kg/Stunde (= 30 000 I.E./Tag). Daraufhin verschlechterte sich der Zustand des Patienten jedoch erneut, weshalb wir nochmals mit rt-PA in niedriger Dosis (0,3 mg/kg/Tag) behandelten. Das Fibrinogen blieb konstant über 100 mg/dl (Abb. 2). Eine szintigraphische Kontrolle nach vier Behandlungstagen zeigte eine vollständig reperfundierte Lunge (Abb. 1b). Nach zweiwöchiger Heparintherapie erfolgte die Umsetzung auf Phenprocoumon (Marcumar). Der Patient ist derzeit beschwerdefrei.

Laboruntersuchungen

Patient

Es wurden Normwerte für PTZ, TZ, Fibrinogen, Faktor XII, AT III, Protein C, Protein S (frei und gesamt), Plasminogen, Heparin Cofaktor II, Histidinreiches Glykoprotein, Lupusantikoagulantien gemessen. Die aPTT war mit 29s leicht verkürzt. Auffällig waren *erhöhte PAI-Werte* im Plasma, sowohl für Antigen (106,4 ng/ml), als auch für die Aktivität (51,3 U/ml bzw. 20,8 u/ml bei Kontrolle nach 3 Monaten, Labor Fr. Prof. Scharrer, s. Tabelle 1).

Zusätzlich wurde eine floride Mykoplasmeninfektion durch Titeranstieg serologisch nachgewiesen. Die Kälteagglutinine wurden im Verlauf der Infektion positiv.

Familie

Bei Vater und Bruder des Patienten liegen ebenfalls erhöhte PAI-Werte vor, die Mutter weist einen milden AT-III-Mangel und einen milden Protein-S-Mangel Typ II auf (s. Tabelle 2).

Tabelle 1. Gerinnungsuntersuchungen des Patienten – Diagnosen: deutlich erhöhte PAI-Werte, frgl. Protein S-Mangel

	Initial (Marcumar)	4 Wochen	3 Monate
Quick	77%	28%	30%
PTT	29s	n.b.	n.b.
TZ	14,7s	n.b.	n.b.
Fibrinogen	385 mg/dl	n.b.	n.b.
Antithrombin III Aktivität (75–112%)	62%	54%	90%
Antithrombin III Antigen (21–30 mg/dl)	n.b.	13,6 mg/dl	24,3 mg/dl
Protein C Aktivität (60–120%)	65%	71%	n.b.
Protein S gesamt (60–140%)	135%	127%	n.b.
Protein S Aktivität (72–134%)	49%	n.b.	n.b.
Faktor XII Aktivität (54–135%)	62%	32%	62%
Faktor XII Antigen (55–184%)	n.b.	n.b.	53%
Heparin Cofaktor II Antigen (73–196%)	n.b.	108%	n.b.
Histidinreiches Glykoprotein (60–172%)	n.b.	132%	n.b.
Lupus Antikoagulantien	n.b.	unauffällig	n.b.
PAI Aktivität (<13 U/ml)	n.b.	*51,3 U/ml*	*20,8 U/ml*
PAI Antigen (3–25,8 ng/ml)	n.b.	*106,4 ng/ml*	*99,6 ng/ml*

Tabelle 2. Familienuntersuchung – Diagnosen: milder Protein S-Mangel Typ II bei der Mutter, deutlich erhöhte PAI-Werte bei Bruder und Vater

	Mutter	Vater	Bruder
aP-TT	36	36	32
Quick (75–100%)	88	100	85
Fibrinogen (200–500 mg/dl)	250	360	410
Faktor XII Aktivität (54–135%)	73	73	73
Antithrombin III Aktivität (75–112%)	69	102	96
Antithrombin III Antigen (21–30 mg/dl)	17,5	23	24,3
Gesamt Protein S Aktivität (60–140 mg/dl)	93	133	225
Protein S Aktivität (72–134%)	56	85	124
APC-Cofaktor (1,92–4,49)	n.b.	n.b.	n.b.
Heparin Cofaktor II (73–196%)	108	n.b.	n.b.
Histidinreiches Glykoprotein (60–172%)	76	n.b.	n.b.
Plasminogenaktivator inhibitor Aktivität (<13 U/ml)	<2	7,7	<2
Plasminogenaktivator inhibitor Antigen (3–25,8 ng/ml)	14,3	184	59,5
Plasminogen	91	n.b.	n.b.

Zusammenfassung und Diskussion

Bei dem Patient trat, ausgehend von einer Thrombose in der V. femoralis, eine massive Lungenembolie auf, die mit rt-PA lysiert wurde. An pathologischen Laborwerten konnte ein deutlich erhöhter PAI-Wert und eine Mykoplasmeninfektion nachgewiesen werden.

Die einmalig erniedrigte Protein S-Aktivität wurde aufgrund der oralen Antikoagulation noch nicht kontrolliert.

Augrund des reduzierten Allgemeinzustandes des Patienten begannen wir eine Lysetherapie mit rt-PA. Nach einem Bolus von 0,5 mg/kg führten wir die Therapie mit der relativ niedrigen Dosis von 0,5 mg/kg/Tag fort. Dennoch kam es zu einem raschen Abfall des Fibrinogens. Dieser massive Abfall ist am ehesten durch eine systemische Aktivierung der Fibrinolyse zu erklären. Bei der Lyse von großen Thromben wird eine nicht unerhebliche Menge an Fibrinspaltprodukten freigesetzt, die ihrerseits wieder das fibrinolytische System aktivieren und dadurch evtl. zu einem ausgeprägten Fibrinogenabfall führen können.

Im Kindesalter sind bisher keine kontrollierten Studien zu Wirksamkeit und Sicherheit von rt-PA veröffentlicht worden. Es wurde jedoch u. a. über die erfolgreiche Lysetherapie mit rt-PA nach Herzkatheter [4, 9, 10], bei arteriellen und venösen Thrombosen des Neugeborenen [1, 3, 4, 6] und nach zentralen Venenkathetern [6, 7] berichtet. Die Dosierung wurde mit 0,8 – 6 mg/kg/Tag angegeben. Als Komplikationen wurden v. a., meist leichtere Blutungen beobachtet [6, 10].

Erhöhte Werte für den Plasminogenaktivator Inhibitor werden bei einer Vielzahl von Erkrankungen gefunden, so u.a. auch bei thromboembolischen Erkrankungen [2, 5]. Bei unserem Patienten kann allerdings eine familiäre PAI-Erhöhung nicht ausgeschlossen werden, da sowohl Vater als auch Bruder ebenfalls deutlich erhöhte Werte aufweisen. Ob und in welchem Ausmaß diese Minderung des fibrinolytischen Potential zu einer Thromboseneigung führen kann, ist nicht bekannt. Auffallend ist bei der von uns beschriebenen Familie, daß die Mutter mit einem milden Protein S-Mangel bereits mehrfach Thrombophlebitiden hatte, während bei Vater und Bruder trotz doch erheblich gesteigerter PAI-Werte noch keine thromboembolischen Erkrankungen zu beobachten waren.

Ursache der Thrombose war bei unserem Patienten also wahrscheinlich die Gerinnungsstörung evtl. zusätzlich getriggert durch die Mykoplasmeninfektion. Der Patient ist unter oraler Antikoagulation mit Phenprocoumon beschwerdefrei.

Literatur

1. Anderson BJ, Keeley SR, Johnson ND (1991) Caval thrombolysis in neonates using low doses of recombinant human tissue-type plasminogen activator. Anaesth-Intensive-Care 19(1):22–27
2. Grimaudo V, Bachmann F, Hauert J (1992) Hypofibrinolysis in patients with a history of idiopathic deep vein thrombosis and/or pulmonary embolism. Thromb Haemost 67:397
3. Guérin V, Boisseau MR, Fayon M (1993) Efficiency of alteplase in the treatment venous and arterial thrombosis in neonates. Am J Hematol 42(2):236–237

4. Kennedy LA, Drummon WH, Knight ME, Millsaps MM, Williams JL (1990) Successful treatment of neonatal aortic thrombosis with tissue plasminogen activator. J Pediatr 116:798–801
5. Kienast J, Leppelmann M, Van de Loo (1991) Hämostasefaktoren und koronare Herzkrankheiten. Fibrinogen, Faktor VII, Plasminogenaktivator-Inhibitor. Hämostaseologie 11:172
6. Levy M, Benson LN, Burrows PE, Bentur Y, Strong DK, Smith J, Johnson D, Jacobson S, Koren G (1991) Tissue plasminogen activator for the treatment of thromboembolism in infants and children. J Pediatr 118:467–472
7. Nowak-Göttl U, Kreuz D, Schwabe D, Linde R, Kornhuber B (1991) Thrombolyse mit rtPA bei Kindern mit arteriellen und venösen Thrombosen – ein neuer Therapieansatz. Klin Pädiatr 203:359–362
8. Sutor AH (1990) Thrombosen im Kindesalter. Smposium der GTH-Arbeitsgruppe für pädiatrische Hämostasiologie im Kindes- und Jugendalter
9. Schranz D, Haugwitz D, Zimmer B, Schumacher R (1991) Erfolgreiche Lysetherapie einer septischen Thrombose der Vena cava superior mit rekombinantem Gewebe-Plasminogen-Aktivator. Klin Pädiatr 203:363–365
10. Zenz W, Muntean W, Beitzke A, Zobel G, Riccabona M, Gamillscheg A (1993) Tissue plasminogen activator (alteplase) treatment for femoral artery thrombosis after cardiac catheterisation in infants and children. Br Heart J 70:382–385

Familiärer homozygoter und heterozygoter Typ I-Plasminogenmangel

A-M. Mingers, N. Heimburger, E. Lutz

Einleitung

Es wird über ein 26 Monate altes türkisches Mädchen blutsverwandter Eltern mit homozygotem Typ I-Plasminogenmangel und Conjunctivitis lignosa (C.l.) berichtet.

Mitteilungen über einen homozygoten Typ I-Plasminogenmangel liegen unseres Wissens bisher nicht vor.

Eine C.l. ist ein selten beschriebenes Krankheitsbild, die Ätiologie ist unklar [1, 2, 3]. Gerinnungsuntersuchungen wurden bei diesen Patienten offensichtlich noch nie durchgeführt.

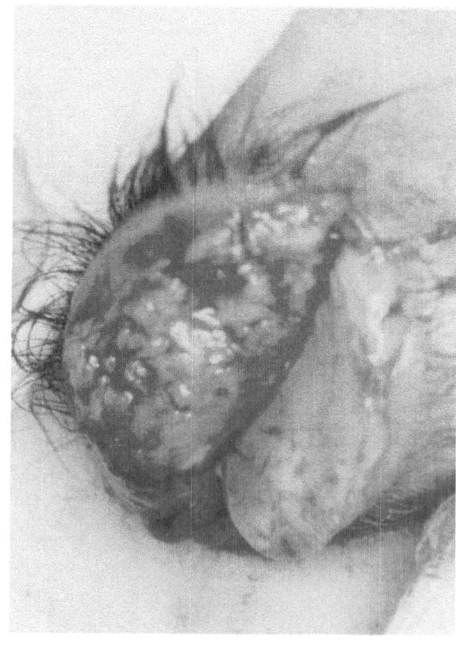 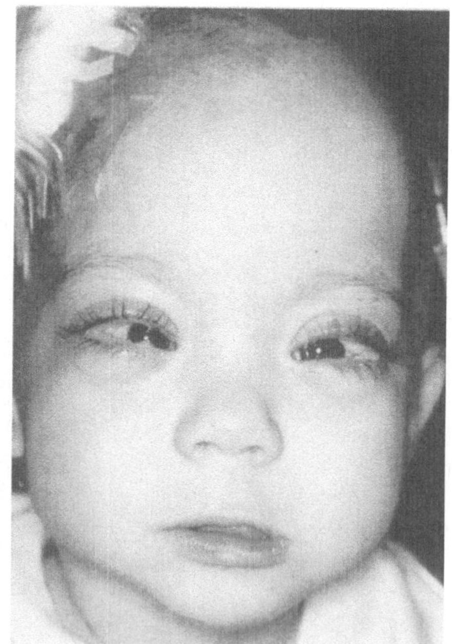

Abb. 1

I. Scharrer/W. Schramm (Hrsg.)
25. Hämophilie-Symposion Hamburg 1994
© Springer-Verlag Berlin Heidelberg 1996

Krankheitsbild

Bereits intrauterin wurde bei der Patientin ein Hydrocephalus festgestellt, der am 2. Lebenstag mit einem Shunt versorgt wurde. In der Folgezeit kam es zu wiederholten Verschlüssen an der Shuntspitze. Eine Hämostasestörung als Ursache schien aufgrund der üblichen Gerinnungsuntersuchungen ausgeschlossen. Nach mehrfachen Shuntrevisionen wurde das Kind im Alter von 18 Monaten zur Weiterbehandlung zu uns verlegt.

Bei stationärer Übernahme befand sich im Bereich der Shuntspitze im rechten Vorhof ein 12 × 12 mm großer flottierender Thrombus. Weitere klinische Auffälligkeiten waren eine beiderseitige chronische C.l. seit der 3. Lebenswoche (Abb. 1a, 1b), eine chronische Tracheobronchitis, intraoperativ atypische sulzige Gerinnsel und postoperativ Wundheilungsstörungen.

Gerinnungsbefunde bei Patientin und Familienangehörigen

Die Gerinnungsuntersuchungen bei der Patientin (Tabelle 1) ergaben einen excessiven Mangel an Plasminogen (Pl). Dieses war funktionell nur spurenweise und

Tabelle 1. Gerinnungsbefunde bei Patientin mit Plasminogenmangel

Parameter		n	Median	Range	Normalwerte
Plasminogen-F	%	11	2,2	1,1–4,4	80–120
Plasminogen-I	mg/dl	3	ø	ø	6–25
Präkallikrein	%	1	158	158	75–125
C_1INH-F	%	5	185	160–190	70–130
C_1INH-I	%	1	206	206	70–130
Fibronektin	mg/dl	3	23	22–23	25–40
Fibrinogen-F	mg/dl	8	400	330–660	180–450
Fibrinogen-I	mg/dl	3	500	450–620	200–450
Faktor XI	%	4	>150	150->150	60–150
Faktor XII-F	%	8	31	27–40	60–150
Faktor XII-I	%	2	42	42–42	60–150
F_{1+2}	nmol/l	1	1,45	1,45	<1,1
TAT	µg/l	2	9,4	9,0–9,8	<4
t-PA	µg/ml	1	2,0	2,0	1–12
PAI-1	U/l	1	3,1	3,1	<10
α_2-Antiplasmin	%	1	108	108	80–120
Kininogen	%	1	100	100	70–130
HRG	%	1	116	116	100
Monomere		4	ø	ø	ø
D-Dimere	µg/ml	6	ø	ø	ø

n Anzahl der Blutentnahmen mit Untersuchungen im Kontrollabor
F Funktionell, *I* Immunchemisch
Im Normbereich gelegen:
Thrombelastgramm, TZ, Quick, aPTT,
Faktoren II, V, VII, VIII, IX, X, XIII, v.W.F., RistoCof., AT III, Protein C (F und I), Protein S (gesamt und frei).

Tabelle 2. Gerinnungsbefunde bei Angehörigen einer Patientin mit Plasminogenmangel

Parameter		Vater[a] (27 J)	Mutter[a] (25 J)	Schwester[a] (3 J)	Cousine	Normalwerte (15 J)
Plasminogen-F	%	15	60	66	35	80–120
Plasminogen-I	mg/dl	1,2	5,2	6,9	3,4	6–25
Präkallikrein	%	81	95	103	60	75–125
C_1INH-F	%	115	114	131	101	70–130
C_1INH-I	%	98	91	135		70–130
Fibronektin	mg/dl	17,9	30	21,2	23,3	25–40
Fibrinogen-F	mg/dl	240	250	330	306	180–450
Fibrinogen-I	mg/dl	310	330	330	360	200–450
Faktor XI	%	120	68	72	91	60–150
Faktor XII-F	%	65	67	58	90	60–150
Faktor XII-I	%	70	92	38	90	60–150

[a] Vorwiegend Medianwerte von 2–4 Blutentnahmen.
F Funktionell, *I* Immunchemisch.

immunchemisch überhaupt nicht nachweisbar. Außerdem fielen ein ausgeprägter Faktor XII-Mangel – funktionell und immunchemisch – sowie eine mäßige Fibronektinminderung auf. Im Normbereich lagen u. a. t-PA, PAI-1, α_2-Antiplasmin, HRG und Kininogen. Signifikant überhöht waren C_1INH, Fibrinogen und TAT.

Tabelle 2 zeigt die zugehörigen Befunde von den Eltern der Patientin, ihrer Schwester und einer Cousine, letztere u.a. mit massiver Alopecia areata bei 35 % Pl. Die übrigen Personen einschließlich Vater mit nur 15 % Pl. waren symptomlos. Weitere gravierende Normabweichungen wurden nicht gefunden.

Einfluß von Humanalbumin auf die Gerinnung der Patientin

Als 1. klinische Notmaßnahme mußte bei der Patientin eine externe Liquordrainage angelegt werden. Als Volumersatz unter der Operation wurde gewohnheitsgemäß Humanalbumin (5 %ig, 10 ml/kgKG) infundiert statt wie angeraten FFP. Die Folge (Tabelle 3) war eine erhebliche Gerinnungsaktivierung mit deutlichem Faktorenverbrauch, starkem Anstieg von F_{1+2} und TAT, Nachweisbarkeit von Monomeren aber mangels Plasmins keine D-Dimere trotz Absinken des Fibrinogens um 30 %. Faktor XII blieb unverändert.

Einfluß von FFP auf die Gerinnung der Patientin

Nach Plasmaaustausch mit FFP und damit verbundener Plasminogenzufuhr 2 Tage später im Rahmen einer Herzoperation zur Thrombusentfernung aus dem rechten Vorhof zeigte sich eine gänzlich andere Reaktion (Tabelle 4). Neben Monomeren waren nun auch D-Dimere bis zu 2 Tagen nachweisbar.

Tabelle 3. Gerinnungsbefunde bei Plasminogenmangel nach Humanalbumin (5%) i.v. (10 ml/kgKG) (Volumersatz bei Shuntoperation)

Parameter		vor Op	nach Op	Normalwerte
TZ	s	21	18	14–21
aPTT	s	42	35	28–42
Quick	%	106	108	70–120
Fibrinogen-F	mg/dl	326	228	180–450
Faktor II	%	149	59	70–130
Faktor V	%	>150	79	70–130
Faktor VII	%	93	29	70–130
Faktor VIII	%	126	>150	60–150
Faktor IX	%	150	>150	60–150
Faktor X	%	90	38	70–130
Faktor XII-F	%	50	45	60–150
Faktor XIII	%	140	60	60–120
Plasminogen-F	%	2,0	2,5	80–120
Monomere		ø	+	ø
D-Dimere	µg/ml	ø	ø	ø
F_{1+2}	nmol/l	1,45	11	<1,1
TAT	µg/l	9	100	<4,0
AT III	%	117		80–120

F Funktionell.

Tabelle 4. Gerinnungsbefunde bei Plasminogenmangel nach Plasmaaustausch mit FFP (bei Herz-Operation zur Thrombektomie)

Parameter		Op-Ende[a]	nach		
			18 Std	40 Std	4 Tagen
aPTT	s	49	44	39	37
Quick	%	66	74	91	106
TZ	s	17	18	17	18
Fibrinogen	mg/dl	256	400	360	400
Faktor XII	%				40
Monomere			++	+	ø
D-Dimere	µg/ml		++	+	ø
Plasminogen	%		1,9	3,4	3,0
t-PA	µg/ml		4,2		
PAI-1	U/l			1,8	

[a] sofort nach Op-Ende, nach Heparinneutralisation mit Protaminsulfat.
ø = <0,5 µg/ml, + = 0,5–3 µg/ml, ++ = >3 µg/ml.

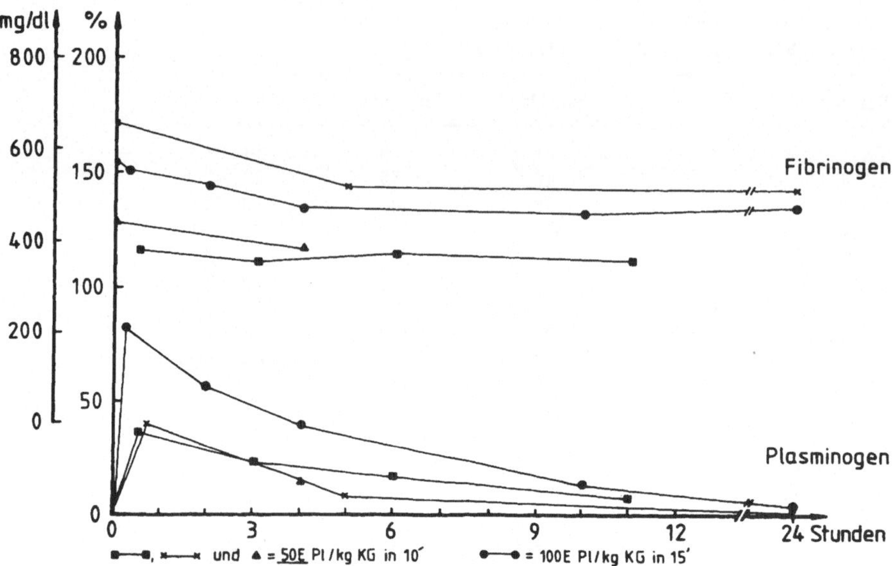

Abb. 2. Plasminogen (Pl) und Fibrinogen nach Plasminogeninfusion

Einfluß von Plasminogeninfusionen auf die Gerinnung der Patientin

Etwa 5 Wochen nach Thrombektomie konnten wir damit beginnen, auszutesten, ob und in welcher Weise das Hämostasesystem der Patientin auf Infusionen von Plasminogen reagiert. Hierzu steht uns nun das von der Fa. Immuno aus Humanplasma hergestellte, hitzeinaktivierte Lys-Plasminogen S-TIM 3 zur Verfügung. Unsere Untersuchung führten zu folgenden Ergebnissen und Erkenntnissen:

Wie Abb. 2 zeigt:

- ein dosisabhängiges, rasches Ansteigen des Pl-Spiegels im Patientenplasma (2mal nach je 50 E/kgKG auf je 40 %, 1mal nach 100 E/kgKG auf 80 %),
- eine Halbwertszeit von ca. 3 Stunden,
- ein Absinken des Fibrinogenspiegels mindestens 5 Stunden lang.

Aus Tabelle 5 ergibt sich:

- Die gemessenen Fibrinogenwerte schienen eher in Abhängigkeit von ihrem Ausgangswert als von der Pl-Dosis abzunehmen.
- Durch mehrere Pl-Infusionen kurz nacheinander wurde ohne zwischenzeitliche Wiederanstiege der überhöhte Fibrinogenspiegel immer weiter gesenkt.

Aus diesen Beobachtungen ergibt sich:

- Infundiertes Lys-Plasminogen wird bei der Patientin nicht einfach eliminiert, sondern offensichtlich zu fibrinolytisch wirksamem Plasmin aktiviert.
- Sobald die Fibrinniederschläge in den Gefäßen gelyst sind, wird das infundierte Plasminogen vergleichbar dem physiologischen Plasminogen nicht unkontrolliert weiterhin in fibrinolytisch wirksames Plasmin umgewandelt.

Tab. 5. Fibrinogen und D-Dimere bei Plasminogenmangel vor und nach Plasminogeninfusion

Datum	Plasminogen i.v.		Fibrinogen (mg/dl)				D-Dimere	Std. nach Inf.-Ende
	U/kgKG	Inf.-Dauer	Methode	vor	nach	Diff.		
05.04.	50	10 Min.	F	660	520	140	+++	5
06.04.	100	15 Min.	I	570	470	100	++	4
09.04.	25	6 Std.						
10.04.	25	6 Std.						
11.04.	25	6 Std.						
18.04.	50	10 Min.	I	440	380	60	ø	4
09.08.	50	10 Min.	F	380	320	60	++	6
11.08.	50	6 Std.					+	6

F funktionell, *I* immunchemisch.
ø   = < 0,5 µg/ml.
+   = 0,5–3 µg/ml.
++   = > 3 µg/ml.
+++ = massive Ausflockung.

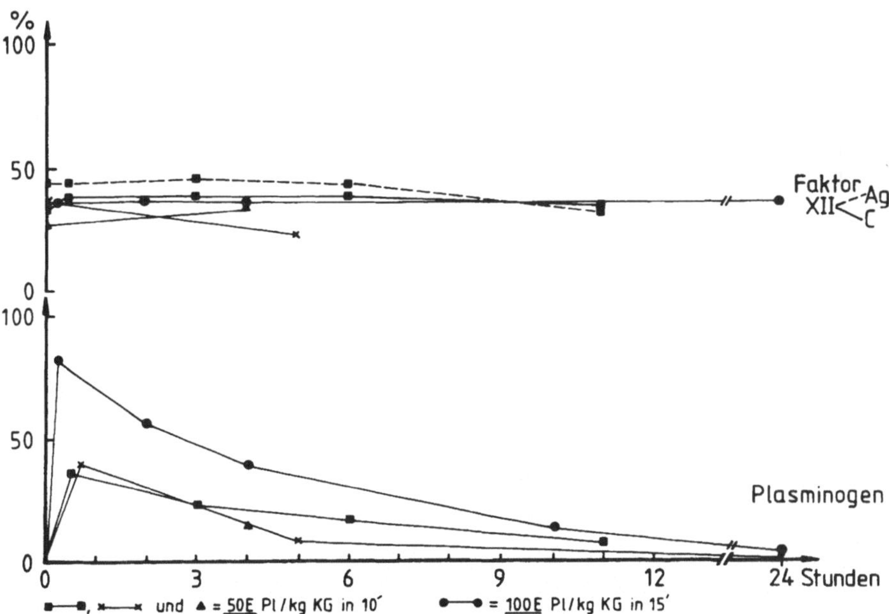

Abb. 3. Plasminogen (Pl) und Faktor XII nach Plasminogeninfektion

Die Untersuchungen zum Einfluß infundierten Plasminogens auf Faktor XII, Präkallikrein und C_1INH ergaben:

- Faktor XII blieb funktionell und immunchemisch unbeeinflußt bei ca. 40 % (Abb. 3).
- Präkallikrein zeigte in den ersten 4 Stunden unter Plasminwirkung ein eindeutiges Absinken (Abb. 4).
- C_1INH sank wie Präkallikrein ab, stieg dann aber wieder bis zum Ausgangswert an (Abb. 5).

Aufgrund dieser Beobachtungen ist zu vermuten, daß bei der Patientin ohne Beteiligung von Faktor XII das substituierte Plasminogen von den physiologischen Aktivatoren aktiviert wird. Das dabei entstehende Plasmin wandelt Präkallikrein in Kallikrein um. Damit entsteht ein neuer Plasminogenaktivator, der von C_1INH zum Teil neutralisiert wird. Das würde den Abfall von Präkallikrein und C_1INH erklären. Durch den Verbrauch des infundierten Pl ist der Vorgang limitiert. Ein derartiger Reaktionsweg ist unseres Wissens bisher nicht beschrieben.

Zur Frage der Wirkung von Pl-Langzeitinfusionen wurden einmal 50 E/kgKG und einmal 25 E/kgKG mittels 6stündiger Dauertropfinfusion verabreicht. Dem Ergebnis zufolge (Abb. 6) bleibt Lys-Plasminogen in Lösung mindestens 6 Stunden lang fibrinolytisch voll wirksam. D-Dimere waren ohne nennenswerte Unterschiede bis 6 Stunden nach Infusionsende nachweisbar.

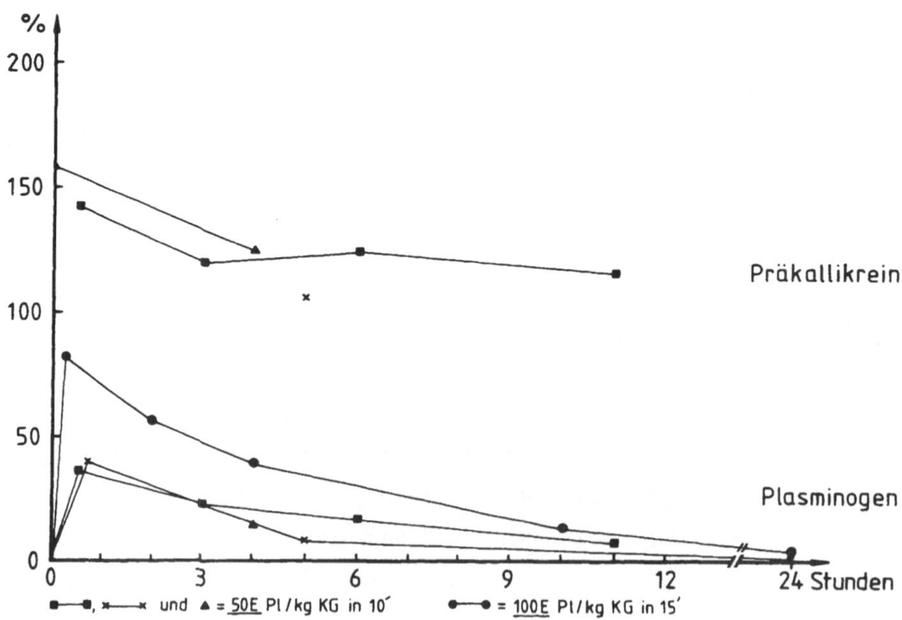

Abb. 4. Plasminogen (Pl) und Präkallikrein nach Plasminogeninfusion

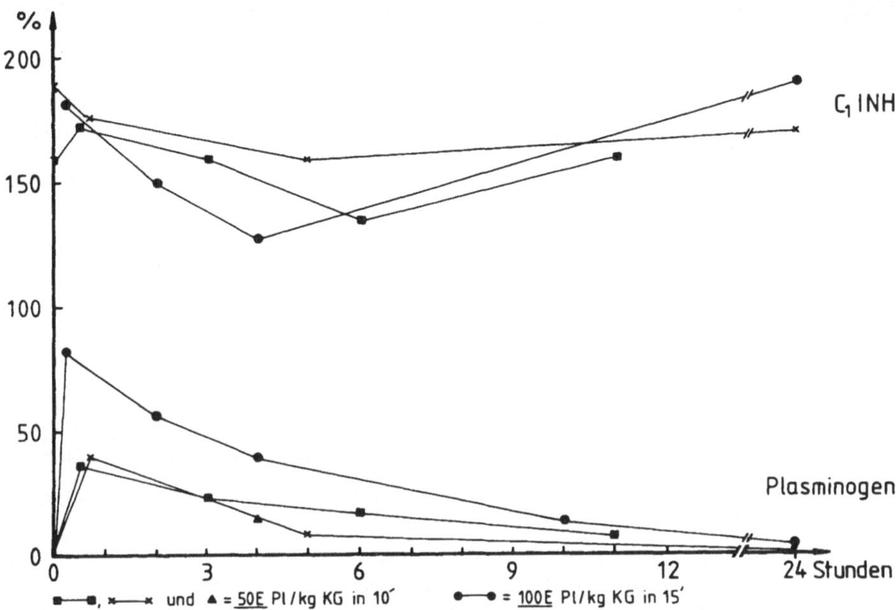

Abb. 5. Plasminogen (Pl) und C₁INH nach Plasminogeninfusion

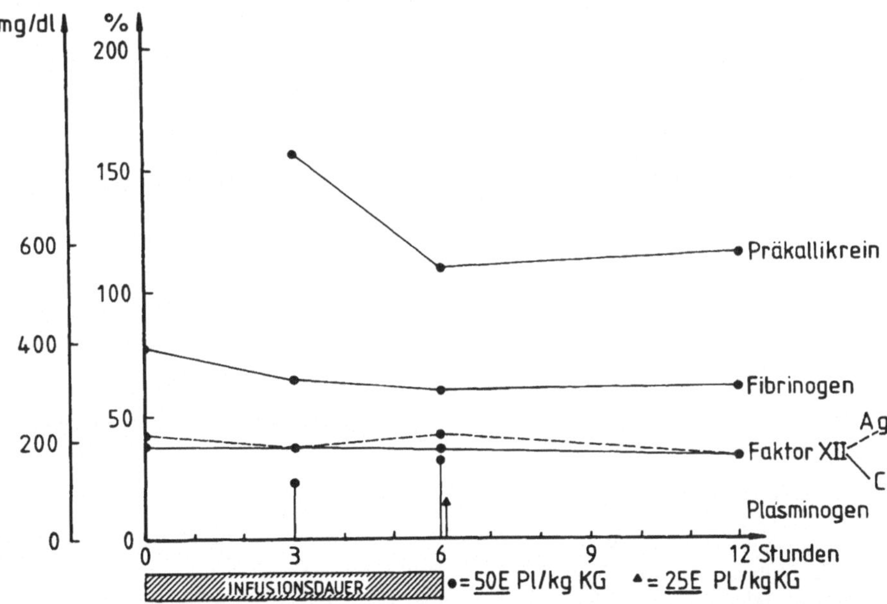

Abb. 6. Plasminogen (Pl), Fibrinogen, Präkallikrein und Faktor XII bei Plasminogen-Langzeitinfusion

Diskussion und Schlußfolgerung

Aus den hier vorliegenden Befunden ist zu schließen:

- Bei der 26 Monate alten Patientin liegt ein homozygoter Typ I-Plasminogen-mangel vor, bei ihrem Vater und ihrer Cousine ein heterozygoter. Soweit wir die Literatur überblicken, ist dies die Erstbeschreibung eines derartigen Gerinnungsdefektes.
- Die überrhöhten Werte von Präkallikrein, C_lINH, Fibrinogen und TAT sind assoziiert.
- Zur Fibronektin-Minderung ist eine Stellungnahme nicht möglich.
- Die Bewertung des Faktors XII speziell in Verbindung mit dem verwendeten Pl ist ebenfalls nicht möglich.

Das klinische Korrelat zum homozygoten Pl-Mangel ist naturgemäß unbekannt.

Eine C.l. ist ein sehr seltenes, sich meist im Kleinstkindesalter manifestierendes Krankheitsbild, relativ selten kombiniert mit einem Hydrocephalus, häufiger mit chronischer Tracheobronchitis; Die Ätiologie ist unbekannt [1, 2, 3]. Angaben über Gerinnungsbefunde bei diesen Patienten fehlen in der Literatur.

Die Nachuntersuchung einer jetzt 31 Jahre alten nun fast blinden Patientin mit beidseitiger C.l. seit dem Säuglingsalter zeigte ebenfalls einen homozygoten Typ I-Plasminogenmangel. Ihr Pl lag funktionell und immunchemisch unter 1%. Das macht in hohem Maße wahrscheinlich, daß Pl-Mangel und dieses Krankheitsbild in direktem Zusammenhang stehen.

Bei der 26 Monate alten Patientin wird zur Zeit eine Pl-Dauerbehandlung bei gleichzeitiger low dosis Heparinisierung durchgeführt.

Literatur

1. Cohen SR (1990) Ligneous conjunctivitis: an ophthalmic disease with potentally fatal tracheobronchial obstruction. Ann Otol Rhinol Laryngol 99:509–512
2. Nüssgens Z, Roggenkämper P (1993) Ligneous conjunctivitis. Ophthalmic Paediatrics and Genetics 14,3:137–140
3. Parunovic A, Stefanovic D (1993) Conjunctivitis lignosa i hidrotsefalia – Ligneous conjunctivitis and hydrocephalus: an unusual association. Vestn Oftalmol 109,4:30–31

An klinischer Diagnostik und Therapie der 26 Monate alten Patientin maßgeblich beteiligt

Universitatkliniken Würzburg		*Zentralklinikum Augsburg*	
Kinderklinik	J. Müller-Scholden	Kinderklinik	P. Heidemann
	B. Petersen		U. Bernsau
	K. Sandhage	Neurochirurgie	Herzog
	O. Schmidt		
	H. M. Straßburg		
Neurochirurgie	H. Collmann		
Herz-Toraxchirurgie	H. Hopp		
Kinderchirurgie	B. Höcht		
Augenklinik	J.-E. Sold-Darseff		
	W. Waller		

Synovitis

Diskussionsleitung:
E.O. MEILI (Zürich)
M. BARTHELS (Hannover)

Pathophysiologie und Klinik der Synovitis

J. P. Kaltwasser

Mit dem Begriff Synovium wird die bindegewebig unterlegte Gelenkinnenhaut (Membrana synovialis) bezeichnet, die ein diarthrodiales Gelenk, aber auch Sehnenscheiden und Bursen nach ihrer geschlossenen Innenfläche hin auskleidet. Der menschliche Organismus weist insgesamt 187 solcher synovialer Gelenke auf.

Als Synovitis (Synonym: Synovialitis) wird eine akute oder chronische Entzündung dieser Gelenkstruktur bezeichnet, die für die äußerlich erkennbare Schwellung, Rötung und Schmerzhaftigkeit befallener Gelenke bei zahlreichen rheumatischen Erkrankungen verantwortlich ist.

Im folgenden werden zunächst Struktur und Funktion der normalen Gelenkinnenhaut kurz dargestellt. Daran anschließend werden die histomorphologischen und die inflammatorisch-immunzytologischen Veränderungen im Verlauf einer Synovitis am Beispiel der rheumatoiden Arthritis beschrieben und der Synovitis bei der Hämophiliearthropathie gegenübergestellt.

Die normale Synovialis

Diarthrodiale, synoviale Gelenke stellen ein komplexes bewegliches Verbindungssystem zwischen zwei Skelettelementen dar. Synoviale Gelenke bestehen aus Knorpel, angrenzendem Knochen, Menisken, Gelenkkapselgewebe, Bändern und den bewegungsführenden Muskeln.

Die Gelenkhöhle wird außerhalb der Knorpelfläche von einer normalerweise ein- bis dreizelligen Deckzellschicht gebildet, die ohne begrenzende Basalmembran dem darunterliegenden vaskularisierten Stratum synoviale aufsitzt. An das Stratum synoviale schließt sich peripher das Stratum fibrosum, bestehend aus dicht gepackten Kollagenfasern, als fibröse Kapsel an. Die Synovialis hat normalerweise nur eine Tiefe von 25 bis 35 µm und eine glatte Oberfläche. Nur an den Rändern kommt es zur Bildung von Gelenkzotten.

Die Deckzellen der Membrana synovialis bestehen vorwiegend aus zwei Zellpopulationen, den makrophagenartigen Typ A-Zellen und den Typ B-Zellen mit Fibroblasteneigenschaften. Das unterliegende Stratum synoviale ist in direktem Kontakt mit dem Gelenkinnenraum, da im Gegensatz zu serösen Körperhöhlen, die Deckzellschicht nicht durch eine Basalmembran von der vaskularisierten Unterlage abgetrennt ist.

I. Scharrer/W. Schramm (Hrsg.)
25. Hämophilie-Symposion Hamburg 1994
© Springer-Verlag Berlin Heidelberg 1996

Den Typ A-Zellen werden v. a. Phagozytoseaufgaben und eine Beteiligung an der unspezifischen Abwehrfunktion zugeordnet, während die Typ B-Zellen Kollagenfasern und Bestandteile der Gelenkflüssigkeit (Synovia) produzieren. Die Menge an Synovialflüssigkeit ist normalerweise gering und beträgt bei Aspiration eines großen Gelenkes 0 – 4 ml [14]. Die Synovialflüssigkeit ist als Ultrafiltrat des Plasmas mit additiv enthaltenen Sekretionsprodukten der Synovialzellen anzusehen. Wichtigste Zusatzkomponente ist die vermutlich von den Typ B-Zellen produzierte Hyaluronsäure. Von ihr hängt das biorheologische Verhalten, d. h. die Viskosität und Elastizität der Synovia ab.

Der Proteingehalt der Synovia liegt zwischen 15 und 25 g/l, der Hyaluronsäuregehalt zwischen 2,5 und 2,7 g/l [19]. Die Synovia ernährt den nichtvaskularisierten Gelenkknorpel, und fungiert sowohl als „Schmiermittel" des Gelenks wie auch als „Stoßdämpfer".

Der intraartikuläre Druck ist normalerweise subathmosphärisch und beträgt in Ruhe – 3 bis – 6 cm H_2O. Bei Bewegung nimmt der Gelenkbinnendruck in negativer Richtung zu und kann bis zu – 30 cm H_2O betragen [14].

Tabelle 1. Arthritis, Arthropathie – Klinisch abgrenzbare Formen. (Nach Mohr [17])

Arthritis	Arthropathie
Infektiöse Arthritis • Bakterien • Viren	Arthrosis deformans
	Neuropathische Arthropathien

Arthritis unbekannter Ätiologie
• rheumatoide Arthritis
• juvenile chronische Polyarthritis
• Spondylarthrititen
  – Spondylitis ankylosans
  – Arthritis psoriatica
  – M. Reiter
	Ischämische Knochennekrosen

	Arthropathien bei Stoffwechsel- und endokrinen Erkrankungen • Ochronose • hömophile Arthropathie • Hämochromatose • Hyperparathyreodismus • Amyloidose • Akromegalie

Arthritis bei nichtartikulären Organerkrankungen
• rheumatisches Fieber
• chronisch-entzündliche Darmerkrankungen
  – M. Crohn
  – Colitis ulcerosa
  – M. Whipple
	Arthropathien bei Tumorerkrankungen
	• Gelenktumoren
	• paraneoplastische Arthropathien

Arthritis bei Systemerkrankungen • Sklerodermie • Myositis • Vaskulitiden • Sarkoidose	
Kristallarthritiden • Gicht • Calciumpyrophosphat • Calciumhydroxyapatid • Calciumoxalat	

Arthritis/Synovitis

Die Arthritis ist gekennzeichnet durch eine schmerzhafte Schwellung des betroffenen Gelenks, der eine entzündlich veränderte Synovialis und eine Vermehrung der Synovialflüssigkeit zugrunde liegt.

Von der Arthritis abzugrenzen sind Gelenkerkrankungen mit primär nichtentzündlicher Ätiologie, die als Arthropathien (z.B. Arthrosis deformans) bezeichnet werden. Eine Klassifikation der Vielzahl vorkommender Arthritis- und Arthropathie-Formen ist bislang problematisch, da häufig Ätiologie und Pathogenese entweder gar nicht oder nur ansatzweise beschreibbar sind. Klassifikationen orientieren sich deshalb häufig immer noch an Art und Lokalisation der Gelenkerkrankung. Die Problematik der Klassifikation von Gelenkerkrankungen kommt in der Uneinheitlichkeit von Klassifikationssystemen, wie z.B. der 1983 Klassifikation der American Rheumatism Association (ARA) und der 1978 Klassifikation der European League Against Rheumatism (EULAR) zum Ausdruck [7, 15].

In Tabelle 1 wird eine, soweit möglich, an ätiologischen Gesichtspunkten orientierte Gegenüberstellung primär arthritischer bzw. arthropathischer Gelenkerkrankungen nach Mohr [17] wiedergegeben.

Im folgenden sollen am Beispiel der rheumatoiden Arthritis und der hämophilen Arthropathie die für die jeweiligen Synovialisveränderungen charakteristischen zytopathologischen und humoralen Phänomene beschrieben und diskutiert werden.

Synovitis bei rheumatoider Arthritis

Die rheumatoide Arthritis (RA) ist eine chronisch entzündliche Systemerkrankung, die bevorzugt die Gelenke befällt und schwere, invalidisierende Gelenkdestruktionen hervorruft. Der klinische Verlauf ist durch einen initialen Befall der kleinen Finger- und Zehengelenke charakterisiert. Im weiteren Verlauf schreitet die Arthritis zumeist zentripetal fort und erfaßt große Gelenke und teilweise auch die Halswirbelsäule.

Die Ätiologie der RA ist bislang ungeklärt. MHC-Klasse-II-Allel-Analysen sprechen für eine genetisch determinierte Susceptibilität [24].

Das Vorhandensein von unterschiedlichen Autoantikörpern (Rheumafaktoren, Anti-Kollagenantikörper u.a.) und die Akkumulation von immunkompetenten Zellen in der entzündeten Synovialis der Gelenke und Sehnenscheiden weist auf eine Beteiligung von Autoimmunmechanismen an der Pathogenese der Arthritis hin. Die Synovialis erfährt im Verlauf der Arthritis dramatische Veränderungen. Makroskopisch erscheint die Gelenkinnenhaut verdickt und zottig aufgefaltet. Histologisch läßt sich in den ersten Wochen ein Ödem und eine starke Gefäßproliferation nachweisen. Herdförmig finden sich Infiltrate neutrophiler Granulozyten, die auch in die Synovialflüssigkeit auswandern und damit in dem entzündlichen Gelenkerguß nachweisbar sind. Auf der synovialen Oberfläche bilden sich häufig Fibrinbeläge. Mit Fortdauer der Entzündung ändert sich das Bild.

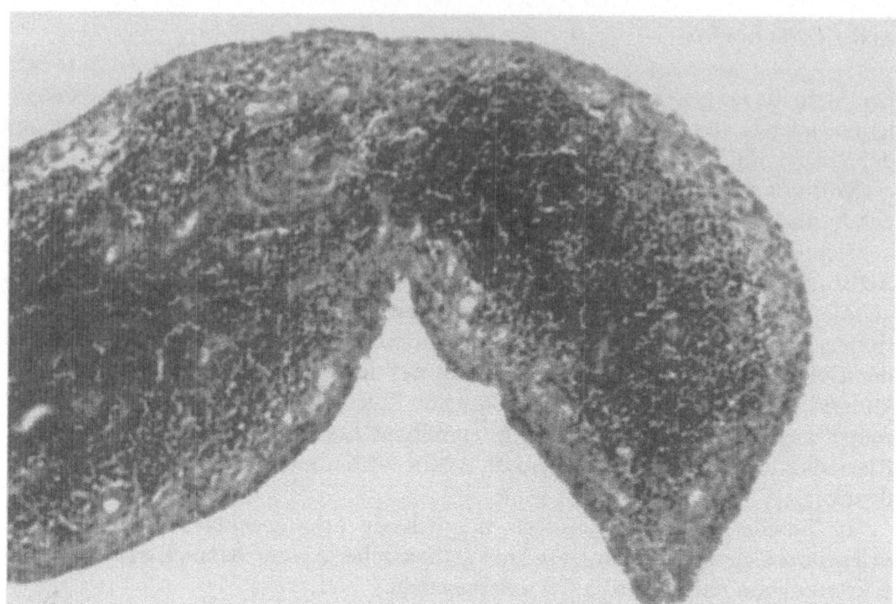

Abb. 1. Synovitis bei rheumatoider Arthritis. Hyperplasie der Deckzellschicht mit vermehrter Vaskularisation und monukleärer Zellinfiltration. (H. E. Färbung Vergr. 120 : 1)

Es kommt zur Infiltration durch Lymphozyten, Makrophagen und Plasmazellen. Die Synovialdeckzellschicht vervielfacht sich. Die Lymphozyten bilden follikelartige Strukturen (Abb. 1). Die Follikel bestehen vorwiegend aus T-Helfer Lymphozyten vom CD 4+ Typ, während T-Lymphozyten vom Suppressortyp (CD 8+) nur in geringer Zahl und diffus verteilt in der Synovialis vertreten sind [16]. Das Fehlen regulierender CD 8+ T-Lymphozyten wird z. T. dafür verantwortlich gemacht, daß in der Synovialis eine lokale B-Zellhyperaktivität mit einer gesteigerten Immunglobulinsynthese (Rheumafaktoren u. a. Autoantikörper) beobachtet wird [8]. Der histologische Befund der RA-Synovitis ist insgesamt relativ uncharakteristisch, sehr variabel im Erscheinungsbild und nicht immer eindeutig von anderen Arthritisformen abzugrenzen.

Im Gegensatz zu anderen Arthritiden hat die entzündlich veränderte Synovialis bei der RA einen betont lokal invasiven, destruktiven Charakter. Insbesondere an den Knorpel-Knochen-Randzonen kommt es zu direktem Kontakt dieses entzündlich veränderten Gewebes mit Knorpel und Knochen und meist dort zuerst zur Ausbildung typischer marginaler Erosionen. Die den Knorpel und Knochen destruktiv arrodierende entzündete Gelenkinnenhaut wird auch als Pannus bezeichnet. Der Pannus besteht in seinem zungenartig infiltrierend wachsenden

* Ich danke Herrn Prof. Dr. M. Schneider, Senckenbergisches Zentrum der Pathologie der Universität Frankfurt, für die Überlassung der in Abb. 1 und 2 wiedergegebenen Schnittpräparate.

Bereichen vorwiegend aus aktivierten, proliferierenden Makrophagen und Fibroblasten der Synovialdeckzellschicht. Diese invasiv vordringenden Zellen weisen große Mengen an mRNS für destruktiv wirkende Metaloproteinasen, wie Kollagenase, Stromelysin u. a. auf und exprimieren außerdem in verstärktem Maße HLA-DR an der Zelloberfläche als Ausdruck einer aktuellen Zellaktivierung. Aktivierte, HLA-DR positive Makrophagen finden sich auch reichlich im entzündlichen Gelenkerguß.

T-Lymphozyten machen etwa 30–50 % der aus der Synovialis isolierbaren Zellen aus. Die dominant vorhandenen Helfer-Inducer CD4+ Zellen weisen zugleich Characteristica reifer Memory-Zellen auf. Im Gegensatz zur Dominanz der T-Helferzellen in der Synovialis findet sich in der Gelenkflüssigkeit ein annähernd normales CD4+/CD8+ Verhältnis [9].

B-Lymphozyten sind im Verhältnis zu T-Helferzellen spärlicher in der Synovialis verteilt und finden sich vornehmlich in der Umgebung kleiner Blutgefäße. Sie sind ebenfalls aktiviert und tragen MHC-Klasse-II-Moleküle an der Zelloberfläche. Plasmazellen als die terminale Differenzierungsform der B-Lymphozyten finden sich dagegen reichlich in der gesamten entzündeten Synovialis. Das im Zytoplasma dieser Zellen nachweisbare Immunglobulin (IgG, IgA oder IgM) hat zytochemisch Rheumafaktoreigenschaften.

Die neutrophilen Granulozyten sowohl in der Synovialis wie in der Gelenkflüssigkeit (Synovia) tragen auf ihrer Membran Fc-Rezeptoren und C3-Rezeptoren und sind wie die Makrophagen an der Phagozytose von Immunkomplexen beteiligt. Sie stellen eine wichtige Quelle für proteolytische Enzyme und freie Sauerstoffradikale dar, über die zytotoxische Effekte im Rahmen des Entzündungsprozesses induziert werden.

Die initiale Aktivierung der T-Helfer(CD4+)-Zellen wird durch Kontakt mit dendritischen antigenpräsentierenden Zellen (APC) eingeleitet. CD4+ – Zellen in direktem Kontakt mit APC produzieren den T-Zellwachstumsfaktor Interleukin-2 (Il-2), der zu einer Amplifikation der antigenstimulierten T-Helferzellen führt, die ihrerseits Interleukine und hämatopoetische Wachstumsfaktoren (GM-CSF, TNF-α) produzieren und damit wiederum Makrophagen und Granulozyten stimulieren, die ihrerseits TNF-α und die proinflammatorischen Zytokine Il-1 und Il-6 und proteolytische Enzyme sowie Sauerstoffradikale freisetzen, die zu einer Degradation des unmittelbar benachbarten Knorpels führen. Der daraus resultierende Entzündungsprozeß verläuft infolge Fehlens regulierender T-Suppressor(CD 8+)-zellen unkontrolliert weiter, bzw. wird durch lokal entstehende unspezifisch das T-Zellsystem stimulierende „Superantigene" (z.B. Heatschockproteine, Kollagen Typ II, Proteoglykane) weiter angetrieben [8]. Die von den Makrophagen und Fibroblasten des Pannus freigesetzten Zytokine Il-1 und TNF α aktivieren ihrerseits Chondrozyten, die zur Freisetzung von proteolytischen Enzymen und GM-CSF veranlaßt werden und sich damit aktiv an der Degradation der Knorpelmatrix und der Perpetuation des gelenkdestruierenden Entzündungsprozesses beteiligen.

In der Synovialflüssigkeit sind Zytokine, die vornehmlich von T-Zellen freigesetzt werden (z.B. Il-2, Il-4, γ-Interferon [IFN-γ] und TNF-β) trotz der massiven T-Zellinfiltration der Synovialis praktisch nicht nachweisbar (Tabelle 2). Im Gegen-

Tabelle 2. Zytokinkonzentrationen in der Synovia bei rheumatoider Arthritis

Zytokin	Herkunft	Konzentration
TGF-β	Fibroblast, Makrophage	10– 50 ng/ml
Il-6	Fibroblast, Makrophage	10– 50 ng/ml
Il-8	Fibroblast, Makrophage	10– 50 ng/ml
GM-CSF	Fibroblast, Chondrozyt (?)	10–1000 pg/ml
TGF-α	Monozyt, Makrophage	100–1000 pg/ml
Il-1	Monozyt, Makrophage	10– 100 pg/ml
Il-2	T-Lymphozyt	< 50 pg/ml
Il-4	T-Lymphozyt	< 50 pg/ml
IFN-γ	T-Lymphozyt	< 50 pg/ml
IFn-β	T-Lymphozyt	< 50 pg/ml

TGF transforming growth factor, *Il* Interleukin, *GM-CSF* Ganulocyte-macrophage colony stimulating factor, *TNF* tumor necrosis factor, *INF* Interferon.

satz dazu sind Zytokine aus Monozyten und Makrophagen, speziell die proinflammatorischen Zytokine TNF α und Il-1 in abnorm hohen Konzentrationen in der Synovia vorhanden (Tabelle 2). Eine Schlüsselrolle im Aufbau des proinflammatorischen Zytokinnetzwerkes, das auch die Interleukine 6 und 8 (Il-6; Il-8) und den hämatopoetischen Wachstumsfaktor GM-CSF einschließt, kommt dem TNF-α zu.

Gegenregulatorische, antiinflammatorische Zytokine, wie der Transforming Growth Faktor (TGF), antagonistische Proteine, wie das Il-1-Rezeptorantagonist Protein (IRAP) und lösliche Zytokinrezeptoren für TNF-α und Il-1 sind ebenfalls am Ort des Geschehens vorhanden und stellen ein Indiz dar für den Versuch einer Antagonisierung des chronisch progredienten, knorpeldestruktiven Entzündungsprozesses. Aus der weiteren Aufklärung des pro- und antiinflammatorischen Zytokinnetzwerkes werden in naher Zukunft neue Therapieansätze für die aktive Begrenzung des gelenkdestruktiven Prozesses der rheumatoiden Arthritis erwartet.

Hämophile Arthropathie

Ebenso wie im Falle der rheumatoiden Arthritis nimmt der gelenkdestruktive Prozeß auch bei der hämophilen Arthropathie seinen Ausgangspunkt von der Synovialis. Im Gegensatz zur rheumatoiden Arthritis steht jedoch am Anfang nicht eine lymphozytäre Infiltration sondern das Mikro- oder Makro-Hämatom der Synovialis mit oder ohne Hämarthros [18].

Gelenkblutungen bilden die häufigste (90%) Blutungsmanifestation bei Patienten mit Hämophilie. Möglicherweise ist eine selektive Expression des Tissue Factor Pathway Inhibitors (TFPI) in Synovialzellen und Chondozyten für diese Prädilektion von Blutungen in der Synovialis und dem Gelenkbinnenraum verantwortlich [5]. Die rezidivierenden Blutungen induzieren eine villöse Hyperplasie der Synovialmembran (Abb. 2a, b). Die Synovialzotten weisen wie bei der rheuma-

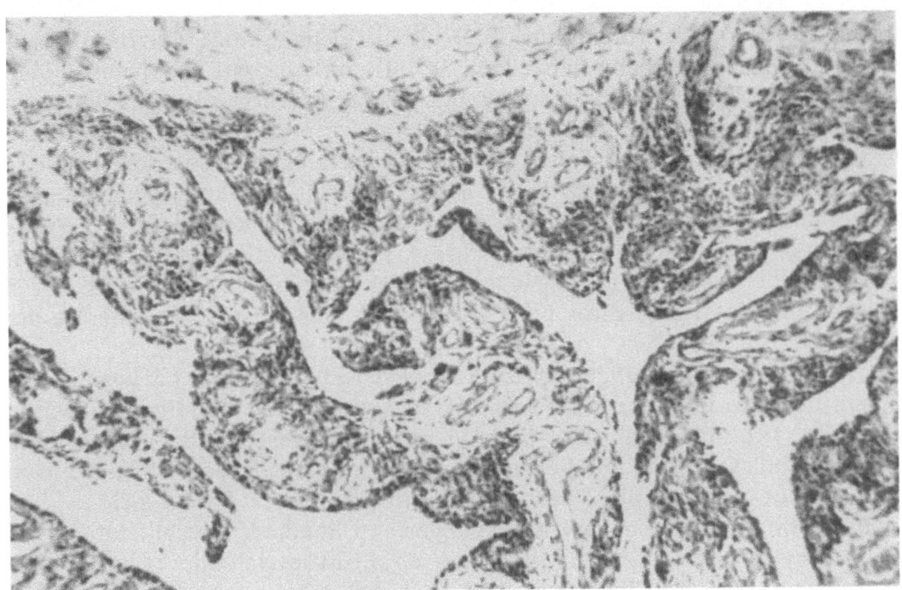

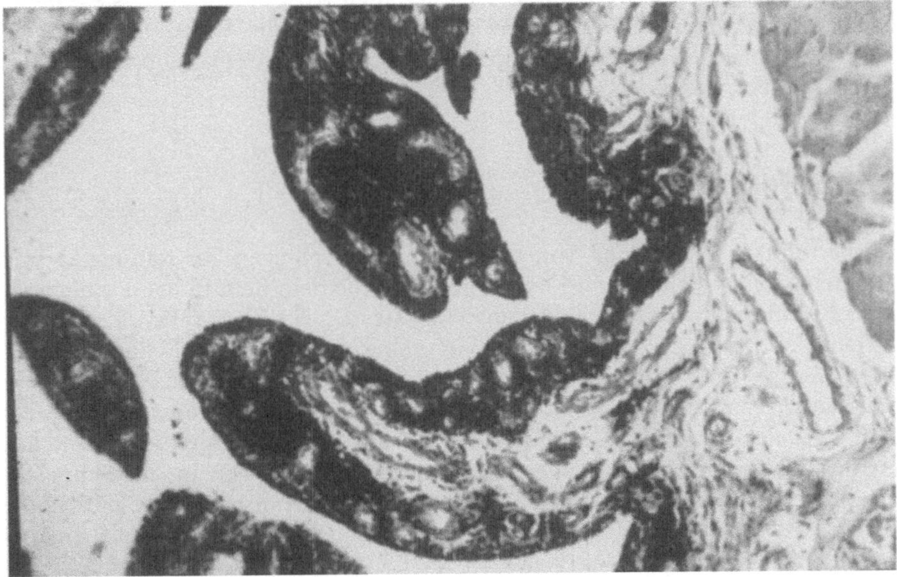

Abb. 2. Synovialmembran bei Hämophilie. **a** Synoviale Zellen mit villöser Hyperplasie. Reichlich pigmentbeladene Makrophagen. (H. E. Färbung, Vergr. 120:1). **b** Gleiches Präparat wie **a**, Färbung mit Berliner-Blau-Reaktion. Massive Siderose der Synovialdeckzellen. (Vergr. 120:1)

toiden Arthritis eine Verbreiterung der Deckzellschicht und eine verstärkte Vaskularisation auf (ausführliche Darstellung: s. [18]). Im Gegensatz zur rheumatoiden Arthritis sind die Synoviozyten und Zellen des darunterliegenden Stratum synoviale jedoch überladen mit Eisenpigment in Form von Ferritin – bzw. hämosiderinhaltigen Siderosomen. Die großen, gewichttragenden Gelenke sind üblicherweise bevorzugt betroffen. Es entwickelt sich häufig eine subakute, persistierende Arthropathie mit nichthämorrhagischem unspezifisch-entzündlichem Gelenkerguß und progredienter Sekundärarthrose. Intrasynoviale Blutung und Hämarthros bilden somit den Ausgangspunkt der hämophilen Arthropathie. Die Organisation des Hämarthros führt zur villösen Hyperplasie und Siderose der Synovialis.

Daneben kommt es aber auch zu Knorpeldefekten mit Verschmälerung und Fissurbildungen im Sinne einer sekundären Arthrose. Die Chodrozyten weisen ebenfalls lichtmikroskopisch und elektronenmikroskopisch nachweisbare Eiseneinschlüsse auf, die auf die Verarbeitung von in den Knorpel diffundiertem Hämoglobin zurückgeführt werden. Histomorphologisch finden sich in dem defekten Knorpel Anzeichen einer gesteigerten Chondrozytenproliferation. Die Chondrozyten ordnen sich in Aggregaten als „Brutkapseln" oder „Chondrome" an, in denen die Zellen intakt, teilweise aber auch zugrundegegangen sind [18]. Synovialitis und Chondropathie der hämophilen Arthropathie ist also gemeinsam, daß in den beteiligten Geweben ungewöhnlich große Mengen Eisens gespeichert werden, dem für die Pathogenese dieser spezifischen Arthropathie eine Schlüsselrolle zukommen könnte.

Eisen und Gelenkpathologie

Intraartikuläre Injektionen von autologem Blut erzeugen bei Kaninchen und Hunden eine Synovialitis und Knorpeldefekte, die dem Befund bei der menschlichen Hämophilie weitgehend entsprechen [11, 20]. Bei Rhesusaffen kann durch intraartikuläre Eisendextran-Injektionen eine villonoduläre Synovitis induziert werden [23]. Beim Menschen treten im Verlauf unterschiedlicher Eisenüberladungssyndrome wie z.B. bei der genetischen Hämochromatose [22], der Bantu-Siderose [12] oder der Kaschin-Beck Krankheit [10] progressiv verlaufende Arthropathien auf. Eine Ablagerung größerer Eisenmengen in der Synovialis sowohl infolge lokaler Blutungen wie auch infolge systemischer Eisenüberladung erzeugt bzw. fördert offenbar entzündliche Prozesse im Gelenk und führt zu fortschreitender Knorpeldestruktion.

Dabei kommt möglicherweise dem toxischen Effekt von Sauerstoffradikalen aus Granulozyten und Makrophagen eine Schlüsselrolle bei der Induktion und Unterhaltung der Arthropathie zu. Aktivierte Phagozyten setzen reichlich Superoxydradikale (O_2-) frei, die unter dem Einfluß freier Eisenionen nach der Fenton-Reaktion hochtoxische Hydroxylradikale (OH) generieren:

$$2 O_2- + 2H+ \rightarrow H_2O_2 + O_2$$
$$H_2O_2 + Fe^{2+} \rightarrow OH + OH- + Fe^{3+}$$

Freie Eisenionen existieren in vivo allerdings kaum bzw. werden durch mannig-
fache molekulare Protektionsmechanismen rasch eliminiert [3].

Nicht an Protein gebundenes Eisen ist daher eine seltene Species im normalen
subzellulären Milieu. Es ist umstritten, ob Transferrin-gebundenes Eisen bzw.
Lactoferrineisen die Fentonreaktion katalysieren kann [3]. Allerdings gibt es Hin-
weise, daß z. B. Hämoglobin- und Methämoglobineisen, wie es im Blutergelenk im
Übermaß vorhanden ist, an der Generation toxischer Hydroxylradikale über die
Fentonreaktion beteiligt sein kann [21].

Lipidperoxydation und Gewebeschaden

Lipidperoxydation stellt unter biologischen Bedingungen einen wichtigen Mechanismus dar, über den reaktive Sauerstoffspecies Gewebeschäden verursachen können. Toxische Hydroxylradikale reagieren bevorzugt mit mehrfach ungesättigten
Fettsäuren, wie sie vor allem in Lipidmembranen der Zellen vorkommen und initiieren dabei eine autokatalytische Reaktion. Metallionen, vor allem Eisen, spielen
dabei oft eine zentrale Rolle im Lipidperoxydationsprozeß [6]. Lipidperoxydation
führt zu Membranschäden und Freisetzung lysosomaler Enzyme, wie z. B.
Kollagenase, Elastase, Catepsin D u. a. [3], die auch bei synovialitischen Prozessen
vermehrt auftreten. Ein permanentes Überangebot an freiem Eisen kann daher
eine wichtige proinflammatorische Rolle am Ort einer einmal initiierten Gewebe-
schädigung spielen. Wie kommt es aber im Falle der hämophilen Arthropathie zu
einer initialen lokalen Schädigung?

Ischämie und Reperfusionsschaden

Die rezidivierenden intrasynovialen und intraartikulären Blutungen führen zu
einer villösen Synovialverdickung (s. oben), mit Vermehrung der Zellzahl und
Verdickung der Synovialmembran. Aus der Synovialverdickung resultiert u. a.
eine Änderung in der synovialen Gefäßdichte. Obwohl die Vaskularisation absolut
gesehen zunimmt, vergrößert sich z. B. bei der rheumatoiden Arthritis der Kapil-
larzwischenraum pro Fläche, und die Entfernung zur Synovialoberfläche, als kri-
tische Strecke für die Sauerstoffversorgung, nimmt zu [14]. Gleichzeitig steigt
durch den entzündlichen Prozeß der Sauerstoffbedarf erheblich an. Im Gegensatz
zu traumatischen bzw. arthrotischen Gelenkergüssen weist ein entzündlicher
Gelenkerguß tatsächlich auch eine deutliche Erniedrigung des PO_2, eine erhöhte
Laktatkonzentration und einen erniedrigten pH auf [13, 14]. Inadäquate Gefäß-
versorgung und erhöhter Sauerstoffbedarf bedingen also bei entzündlicher Synovialitis eine relative Gewebehypoxie.

Da Gelenke bewegliche Strukturen mit wechselnder mechanischer Belastung
sind, addiert sich zu der entzündlich bedingten Hypoxämie eine belastungs-
bedingte passagere Ischämie infolge Druckbelastung. Bereits der intraartikuläre
Ruhedruck in einem entzündlich veränderten Gelenk ist gegenüber der Norm
gering erhöht. Bei Belastung nimmt in einem normalen Gelenk der intraartikuläre

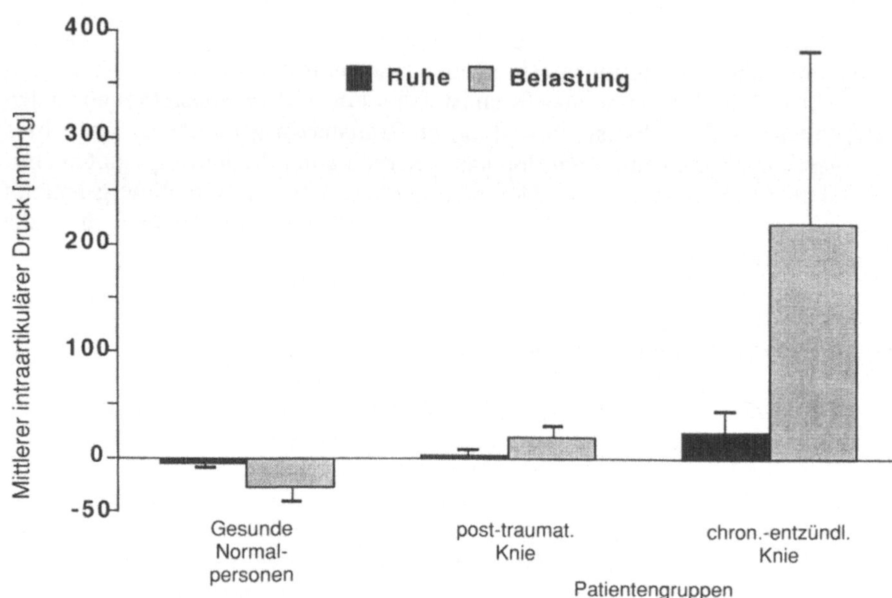

Abb. 3. Veränderungen des mittleren Gelenkinnendrucks im Kniegelenk bei Bewegung. Vergleich von Normalpersonen mit Patienten nach akutem Knietrauma und Patienten mit chronischer Synovitis. Gefüllte Säulen: Ruhedruck; schraffierte Säulen: Druck bei Bewegung unter Belastung. (Aus: [14] mit Genehmigung des Verlags)

Druck in negative Richtung leicht zu, während bei entzündlich veränderten, synovialitischen Gelenken eine dramatische, positive Drucksteigerung zu beobachten ist, wie Abb. 3 zeigt. Der intraartikuläre Druck kann im Einzelfall 300 mm Hg und mehr erreichen und überschreitet damit den Kappilardruck von 30 bis 60 mm Hg um ein Mehrfaches. Diese Beobachtungen zusammen mit der pro-inflammatorischen Rolle des Eisens haben Blake et al. [4] zum Konzept der Ischämiereperfusionsgelenkschädigung geführt:

Belastung eines entzündeten synovialitischen Gelenks führt zu einer intraartikulären Druckerhöhung, die den Kappilardruck überschreitet und passager Hypoxämie auslöst. Die Hypoxämie fördert ein reduzierendes Milieu in dem proteingebundenes Eisen intrazellulär freigesetzt werden kann und zur Katalyse von Sauerstoffradikalen verwendet werden kann. In der Phase der nach Druckbelastung einsetzenden Reperfusion bilden sich in erhöhtem Maße lokal wirksame reaktive Sauerstoffradikale, die ihre gewebeschädigende Potenz (s. oben) entfalten können [14].

Für die Richtigkeit dieses Konzepts spricht die lange bekannte klinische Beobachtung, daß Ruhigstellung und Druckentlastung einen günstigen Effekt auf ein entzündlich verändertes Gelenk ausüben. Ebenso stützt dieses Konzept die Beobachtung, daß nach Druckbelastung bei Patienten mit rheumatoider Arthritis der PO_2 in der Synovia ansteigt, während dies bei nichtentzündlichen Ergüssen nicht der Fall ist, d.h. keine PO_2-Fluktuation unter Belastung stattfindet [1]. Gestützt wird das Konzept einer eisenabhängigen Ischämiereperfusionsschädigung in Gelenken ferner durch die Tatsache, daß sich am Modell der Adjuvansarthritis der Ratte zeigen ließ, daß Eisenmangel einen antiarthritischen Effekt besitzt [2].

Zusammenfassung und Schlußfolgerungen

Die Synovitis ist eine entzündliche Veränderung der Gelenkinnenhaut diarthrodialer Gelenke. Sie kann durch unterschiedliche Ursachen bedingt sein und muß von den primär nicht entzündlichen Arthropathien (Tabelle 1) abgegrenzt werden. Die rheumatoide Arthritis ist ein typischer Vertreter der primär entzündlichen Formen der Synovitis mit bisher ungeklärter Ätiologie und pathogentischer Beteiligung von Autoimmunmechanismen. Demgegenüber ist die hämophile Arthropathie primär eine nichtentzündliche Gelenkaffektion, deren Ausgangspunkt eine Gelenkblutung ist (Abb. 4).

Mit der Blutung ist eine massive Eisenbeladung der Gelenkinnenhaut verbunden (Abb. 2b). Eisen kann in freier nichtproteingebundener Form über die Fenton-Reaktion (s. oben) die Freisetzung lokal gewebetoxischer Sauerstoffradikale katalysieren und damit proinflammatorisch wirksam werden. Eine selektive Sekretion des „tissue factor pathway inhibitors" (TFPI) in Synovialzellen und Chondrozyten wirkt bei Hämophilie möglicherweise als lokalisierendes Prinzip für die Gelenkblutung. In Kombination mit dem damit entstehenden eisenangereicherten Gewebemilieu und der spezifischen Druckbeanspruchung der Gelenke ergeben sich Konditionen, die die Entfaltung eines Ischämiereperfusionsgewebschadens außerordentlich begünstigen.

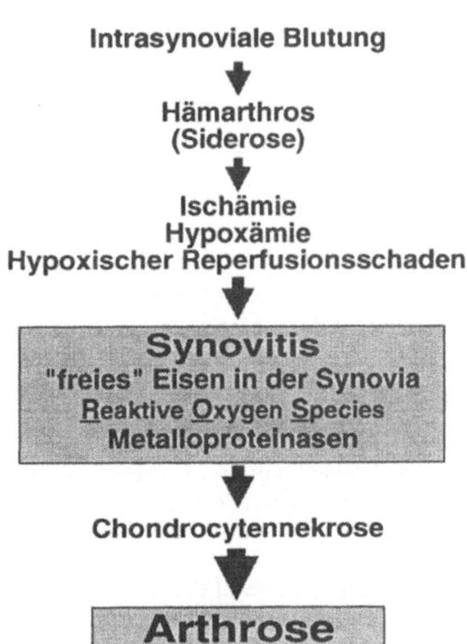

Abb. 4. Pathogenese der hämophilen Arthropathie

Optimierte lokale Voraussetzungen zur Generation von reaktiven Sauerstoff-radikalen in Verbindung mit entzündlich/mechanisch induzierter Hypoxie aufgrund der normalen Gelenkmechanik erzeugen eine Konstellation, die das Risiko einer progressiven Gelenkzerstörung, wie sie aus dem klinischen Verlauf der Hämophilie gut bekannt ist, bedingen. Prinzipiell sind die gleichen Faktoren auch bei der rheumatoiden Arthritis wirksam und unterscheiden sich vor allem im Umfang des verfügbaren Eisens, jedoch nicht in der Art und Wirkungsweise der entzündlichen Endstrecke des synovialitischen Prozesses.

Aus den Beobachtungen kann gefolgert werden, daß neben der Einschränkung des Blutungsrisikos eine frühzeitige Druckentlastung des Blutergelenks durch Ruhigstellung und Punktion des Gelenkergusses sinnvoll ist. In Zukunft können möglicherweise auch eisenbindende pharmakotherapeutische Maßnahmen (z. B. Chelat-Therapie) und die Anwendung von Sauerstoffradikalfängern vom Typ der Superoxydismutase die therapeutischen Bemühungen um die Besserung bzw. Verhinderung der hämophilen Arthropathie verbessern.

Literatur

1. Andrews FJ, Blake DR, Freeman J, Woodruff T, Salt P, Morris CJ, Lunec J (1986) Free radicals and reperfusion injury in the inflamed joint. In: Swaak AJ, Koster JF (eds). Free radicals and arthritic diseases. Eurage, Rijswik, pp 167–178
2. Andrews FJ, Morris CJ, Blake DR (1987) The effect of nutritional iron deficiency on acute and chronic inflammation. Ann Rheum Dis 46:859–865
3. Andrews FJ, Blake DR, Morris CJ (1989) Iron and inflammation. In: de Sousa M, Brock JH (eds). Iron and immunity, cancer and inflammation. John Wiley & Sons Ltd, pp 145–175
4. Blake DR et al. (1989) Hypoxic – reperfusion injury in the inflamed human joint. Lancet, i, 289–293
5. Brinkmann T, Kähnert H, Prohaska W, Nordfang O, Kleesiek K (1994) Synthesis of tissue factor pathway inhibitor in human synovial cells and chondrocytes makes joints the predilected site of bleeding in haemophiliacs. Europ J Clin Chem Clin Biochem 32:313–317
6. Cederbaum AJ (1992) Iron and ethanol-induced tissue damage: generation of reactive oxygen intermediates and possible mechanisms for their role in alcohol liver toxicity. In: Lauffer RB (ed). Iron and human disease. CRC Press, Boca Raton, pp 419–446
7. Decker JL (1983) Glossary subcommittee of the ARA committee on rheumatologic practice: American Rheumatism Association nomenclature and classification of arthritis and rheumatism. Arthr Rheum 26:1023–1032
8. Firestein GS (1994) Rheumatoid synovitis and pannus. In: Klippel JH, Dieppe PA (eds). Rheumatology. Mosby, St. Louis Baltimore Boston Chicago London Philadelphia Sydney Toronto 3:12.1–12.30
9. Foerre D, Doblong JH, Natvig JB (1982) Augmented numbers of HLA-DR-positive T-Lymphocytes in the synovial fluid and synovial tissue of patients with rheumatoid arthritis and juvenile rheumatoid arthritis. In vivo activated T-Lymphocytes are potent stimulators in the mixed lymphocyte reaction. Scand J Immunol 15:227–231
10. Hiyeda K (1939) The cause of Kaschin Beck's disease. Jpn J Med Sci 4:91–106
11. Hoaglund FT (1967) Experimental haemarthrosis. The response of canine knees to injection of autologous blood. J Bone Joint Surg 49A:285–298
12. Isaacson C, Bothwell TH (1981) Synovial iron deposits in black subjects with iron overload. Arch Pathol Lab Med 105:487–489
13. Lund-Olsen K (1970) Oxygen tension in synovial fluids. Arthritis and Rheum 3:766–769

14. Mapp PJ, Stevens CR, Blake DR (1993) The physiology of the joint and its disturbance in inflammation. In: Maddison PJ, Isenberg DA, Woo P, Glass DN (eds). Oxford textbook of rheumatology, vol 1; sect 2.5 p 256–268. Oxford Univ press, Oxford New York Tokyo
15. Mathies H, Otte P, Villiaumay J, Dixin ASt (1978) Klassifikation der Erkrankungen des Bewegungsapparates. Compendia rheumatologica Bd 4, EULAR Publishers, Basel
16. Mohr W (1984) Gelenkkrankheiten. Diagnostik und Pathogenese makroskopischer und histologischer Strukturveränderungen. G. Thieme Verlag, Stuttgart, pp 74–134
17. Mohr W (1989) Pathologie der Krankheiten peripherer Gelenke. In: Fehr K, Miehle W, Schattenkirchner M, Tillmann K (Hrsg) G. Thieme Verlag, Stuttgart, p 2.1–2.25
18. Mohr W (1993) Pathogenese der Arthropathie. In: Scharrer I, Schramm W (Hrsg) 23. Hämophilie-Symposium, Hamburg. Springer, Berlin Heidelberg New York Tokyo, pp 83–94
19. Rauber/Kopsch (1987) Anatomie des Menschen. Band I, (Bewegungsapparat) B. Tillmann G, Töndury (Hrsg) Thieme Verlag, Stuttgart, p 104–107
20. Roy S, Ghadially FN (1969) Synovial membrane in experimentally produced haemarthrosis. Ann Rheum Dis 28:402–413
21. Sadrzadeh SMH, Graf E, Panter SS, Hallaway PE, Eaton JW (1985) Haemoglobin. A biological fenton reagent. J Biolo Chem 259:14354–14356
22. Schumacher HR (1982) Articular cartilage in the degerative arthropathy of haemochromatosis. Arthritis Rheum 25:1460–1468
23. Singh R, Grewal DS, Chakravarti RN (1969) Experimental production of pigmented villonodular synovitis in the knee and ankle joints of rhesus monkeys. J Pathol 98:137–142
24. Weyand CM, Xie C, Goronzy JJ (1992) Homozygosity for the HLA-DRB1 allele selects for extraarticular manifestations in rheumatoid arthritis. J Clin Invest 89:2033–2039

Therapeutische Ansätze bei Synovitis

L. HOVY, W. THOMA

Die hämophile Arthropathie entsteht aus einer initialen Blutung in der Gelenkinnenhaut. Daraus resultieren sowohl Veränderungen an der synovialen Membran, wie auch am Gelenkknorpel.

Aus rein klinischer Sicht unterschied bereits Franz König im Jahr 1892 [5] das Stadium der ersten Blutung vom zweiten Stadium der Entzündung, der Panarthritis (einer „eigenthümlichen Form der Entzündung"). Davon wurde das dritte Stadium mit regressiven Veränderungen abgegrenzt.

Die nach wie vor gültige und bewährte Stadieneinteilung nach Arnold und Hilgartner [1] sieht keine Differenzierung der Weichteilschwellung im ersten Stadium vor. Die morphologischen Charakteristika des Blutgelenkes hat Mohr [7] sehr übersichtlich zusammengefaßt, wobei er an der Synovia die villöse Hyperplasie von einer synovialen Narbe unterscheidet. Im verdickten Stratum synoviale bildet sich eine massive Siderose aus. Die Synovialzellschicht weist dabei jedoch keine Siderineinlagerungen auf [7].

Insbesondere unter therapeutischen Aspekten sollten jedoch aus klinisch-morphologischer Sicht verschiedene *Formen der Synovitis bei der hämophilen Arthropathie* unterschieden werden:

Akute Synovitis

Als Folge einer akuten Gelenkblutung resultiert immer eine mäßige Entzündungsreaktion an der Synovialmembran, die über mehrere Tage nachweisbar ist. Sie kann zumeist unter entsprechender Faktorsubstitution kupiert werden. Diese *akute Synovitis* ist somit das klinische Korrelat der Blutungsresorption im Gelenk.

Die Resorptionsvorgänge können bei massiven Blutungen (z. B. am Kniegelenk mit einem Hämarthos über 20 bis 30 ml), nach ausreichender Faktorsubstitution, durch eine Gelenkpunktion deutlich verkürzt werden. Darüber hinaus wird durch die möglichst vollständige Entfernung des Blutes aus der Gelenkhöhle die Zerstörung des Gelenkknorpels vor allem beim Kind oder jugendlichen Patienten vermieden. Nach der Punktion wird ein elastischer Schaumstoff-Kompressionsverband für 12 bis 24 Stunden angelegt. Zur Vermeidung einer Muskelatrophie erfolgt bewußt keine Ruhigstellung im Gips oder auf einer Schiene. Nur bei ausgedehnten Blutungen ist, mit und ohne vorherige Punktion, vorüberge-

I. Scharrer/W. Schramm (Hrsg.)
25. Hämophilie-Symposion Hamburg 1994
© Springer-Verlag Berlin Heidelberg 1996

hend Bettruhe und eine Hochlagerung für 1–2 Tage angezeigt. Das Gelenk wird anschließend mit 2 Unterarmgehstützen für weitere 2–3 Tage entlastet. Die Resorption kann durch externe Eisanwendungen bzw. antiphlogistische Salbenverbände, sowie interne Antiphlogistikagabe (z. B. Diclofenac bis zu 3 mal 50 mg pro Tag) unterstützt werden. Danach wird der Patient so schnell wie möglich aktiv mobilisiert. Bei zumeist atrophierter Muskulatur werden sofort isometrische Übungen durchgeführt. Nach wenigen Tagen wird die Extremität dann zunehmend aktiv krankengymnastisch beübt, und der Patient darf wieder belasten.

Die Krankengymnastik ist auch ohne vorausgehende Punktion von zentraler Bedeutung, denn nur über ein gut ausgebildetes Muskelkorsett ist auch ein physiologisches Gelenkspiel möglich und vermeidet damit erneute Einblutungen durch synoviale Verletzungen.

Chronische Synovitis

Ausgehend von einer akuten Blutung und der anschließenden akuten Synovitis kann sich vor allem bei radiologisch und klinisch bereits weiter fortgeschrittener Arthropathie (Stadium II und III nach Arnold und Hilgartner) durchaus eine lang anhaltende *chronische Synovitis* entwickeln. Diese chronische Synovitis spricht häufig, trotz regelmäßiger Faktorsubstitution, nicht ausreichend auf die oben angegebene konservative Therapie an, und es kommt zusätzlich zu wiederholten kleineren oder größeren Einblutungen aus der chronisch entzündlich verdickten Synovialis. Dabei können zwei Verlaufsformen unterschieden werden:

a) Intraoperativ findet man zum Teil *knotig-knollige Granulationen* in der synovialen Membran sowie *pannusartiges Gewebe*, das auf den Gelenkknorpel übergreift. Dies entspricht histologisch einer villös-hyperplastischen Synovitis nach Mohr [7].
   In diesen Fällen ist die subtotale Synovektomie angezeigt, die wir in der offenen Technik (z. B. am Kniegelenk nach Mori [9]) durchführen.
   Nur bei noch fehlenden Knorpelveränderungen kann in diesem Zusammenhang jedoch von einer *Frühsynovektomie* ausgegangen werden.
   Die arthroskopische Synovektomie führen wir bei Blutern in der Regel nicht durch, da in der Literatur u. a. von Luck [6] über Nachblutungen in bis zu 50 % aller Fälle berichtet wird. Mit der von uns durchgeführten offenen Technik kam es in keinem Fall zu Blutungskomplikationen postoperativ. Weiterhin können arthroskopisch die häufig ausgeprägt knotig-narbigen Granulome nur sehr unvollständig reseziert werden.
b) Die chronische Synovitis kann vor allem bei fortgeschrittener Arthropathie durchaus auch einmal von rezidivierenden Einblutungen überlagert sein. In diesen Fällen findet man eine tief dunkelrote massiv *hämorrhagischentzündlich verdickte Synovialmembran* sowie die entsprechenden Knorpelveränderungen.
   Therapeutisch ist nunmehr eine sogenannte *Spätsynovektomie* angezeigt, wobei in diesen Fällen sicherlich die Kontrolle der rezidivierenden Einblutungen im Vordergrund der Bemühungen steht.

Die fortgeschrittenen Gelenkzerstörungen und Knorpelveränderungen können durch den Eingriff jedoch allenfalls noch verzögert werden [8].

Nach einer Spätsynovektomie verschlechtert sich bei den meisten Patienten das, initial oft deutlich verbesserte, aktive Bewegungsausmaß durch eine progressive Fibrose der Gelenkkapsel [6] im Verlauf von ca. 3–5 Jahren wieder zunehmend [4]. Auch radiologisch kann man parallel dazu eine zunehmende Verschlechterung der Arthropathie feststellen. In jedem Fall wird aber eine sichere Blutungskontrolle erreicht. Alternativ wird zunehmend die *Radiosynoviorthese* z.B. mit Yttrium am Knie, bzw. Erbium am Ellbogengelenk, diskutiert [2, 3]. Damit kann ebenfalls eine recht sichere Blutungskontrolle und somit auch verbesserte Beweglichkeit erreicht werden.

Insgesamt muß jedoch bei einer gut kontrollierten Heim-Selbstbehandlung nur sehr selten die Indikation zur Frühsynovektomie gestellt werden. Auch die Indikation zur Spätsynovektomie sehen wir nur noch bei einem Versagen der intensiven konservativen Behandlung, die wir zum Teil sogar unter stationären Bedingungen durchführen. Auffällig ist in den letzten Jahren die relative Häufung der chronischen Synovitiden am Ellbogengelenk.

Aktivierte Arthrose

Von der bisher besprochenen akuten und chronischen Synovitis müssen *akute bzw. rezidivierende Reizzustände* auf dem Boden der sich entwickelnden *sekundären Arthrose* in den radiologischen Stadien IV und V nach *Arnold* und *Hilgartner* unterschieden werden.

Es kommt in diesen weit fortgeschrittenen Stadien der hämophilen Arthropathie durch Zelldetritus und freie Knorpelfragmente zu Einklemmungen und stark schmerzhaften Reizungen der Synovialmembran. Die Gelenkinnenhaut ist makroskopisch und mikroskopisch bereits weitgehend vernarbt. Blutungen in das Gelenk treten in diesem Stadium der hämophilen Arthropathie nur selten auf.

Intraoperativ weist die Synovia nur an sehr wenigen Stellen eine entzündliche Reaktion auf. Im Vordergrund stehen vielmehr die ausgeprägten Knorpel-Knochen-Zerstörungen mit Achsabweichungen und einer starken Bewegungseinschränkung.

In diesen Fällen ist z.B. am Ellbogengelenk eine *Resektionsarthroplastik* des Radiusköpfchens angezeigt.

Ebenso müssen z.B. am Sprunggelenk eine *Arthrodese* oder vor allem am Knie und Hüftgelenk ein *künstlicher Gelenkersatz* vorgenommen werden [4]. Die Endoprothesen können zementfrei oder zementiert verankert werden. Bei allen Eingriffen wird die überwiegend narbige Synovialmembran subtotal reseziert, um insbesondere eine Verbesserung des Bewegungsausmaßes zu erreichen.

Bevor die Indikation zur Operation gestellt werden darf, sollte jedoch auch bei den arthrotischen Reizzuständen immer ein konsequenter *konservativer Behandlungsversuch* unternommen werden:

Dieser umfaßt als zentrale Maßnahme die regelmäßige, auch selbständig durchgeführte Krankengymnastik zur Muskelkräftigung. Im akuten Stadium werden externe Eisanwendungen, antiphlogistische Salbenverbände und interne nichtsteroidale Antiphlogistika kombiniert. Unterstütztend wirken physikalische Therapiemaßnahmen wie Diadynamik und Iontophoresen. Auch die Verordnung von stützenden, aber nicht ruhigstellenden Bandagen hat sich bewährt.

Bei anhaltenden Reizzuständen kann eine 1- bis 2malige intraartikuläre *Cortisoninjektion* zum Teil über lange Zeiträume Linderung verschaffen. Alternativ hat sich insbesondere bei der Hemmkörperhämophilie oder bei positivem HIV-Status eine *Radiosynoviorthese* mit Yttrium oder Erbium bzw. Gold [2] bewährt.

Die wirksamste Therapie der Synovitis bei Hämophilie ist allerdings nach wie vor die Blutungsprophylaxe, die bereits im Kindesalter konsequent beginnen muß!

Literatur

1. Arnold WD, Hilgartner MW (1977) Hemophilic arthropathy. J Bone Joint Surg 59:287–305
2. Fernandez-Palazzi F (1990) Radioactive synoviorthesis in haemophilic haemoarthrosis. In: Hämäläinen M, Hagena F-W, Schwägerl W, Teigland J (eds) Revisional surgrey in rheumatoid arthritis. Rheumatology. Basel, Karger, vol 13, pp 251–260
3. Hovy L, Scharrer I, Störkel F, Zichner L (1988) Die Indikation zur Synovektomie versus Radiosynoviorthese bei der Hemmkörperhämophilie. In: Landbeck G, Marx R (Hrsg) 17. Hämophilie-Symposion. Springer, Berlin Heidelberg New York, s 206–209
4. Hovy L, Scharrer I (1992) Die Indikation zur operativen Behandlung bei hämorrhagischen Diathesen in der Orthopädie – Erfahrungen über 10 Jahre. In: Landbeck G, Scharrer I, Schramm W (Hrsg) 22. Hämophilie-Symposion. Springer, Berlin Heidelberg New York, pp 203–207
5. König F (1892) Die Gelenkerkrankungen bei Blutern mit besonderer Berücksichtigung der Diagnose. Chirurgie 11:233–242
6. Luck JV, Kasper CK (1989) Surgical management of advanced hemophilic arthropathy. Clin Orthop 242:60–82
7. Mohr W (1993) Pathogenese der Arthropathie. In: Scharrer I, Schramm W (Hrsg) 23. Hämophilie-Symposion. Springer, Berlin Heidelberg New York, S 83–94
8. Montane I, McCollough NC, Lian EC-J (1986) Synovectomy of the knee for hemophilic arthropathy. J Bone Joint Surg 68:210–216
9. Mori M, Anterior capsulectomy in the treatment of rheumatoid arthritis of the knee joint. Arthritis Rheum 8:130

Thrombophilie: APC-Cofaktor

Diskussionsleitung:
I. PABINGER (Wien)
I. SCHARRER (Frankfurt)

Inherited resistance to activated protein C
and venous thrombosis

B. Zöller, B. Dahlbäck

Summary

Venous thromboembolism is a serious health problem, causing considerable suffering. The yearly incidence is around 1 per 1000 people. Circumstantial situations such as surgery, fractures, pregnancy, the use of oral contraceptives, and immunobilization increase the risk of thrombosis. In addition, thrombosis is often familial, suggesting that genetic risk factors are involved [1]. Previously, the major genetic defects known to predispose for thrombosis were deficiencies of protein C, protein S, and antithrombin III which together did not account for more than 5–10 % of the cases [1]. Recently, hereditary activated protein C (APC) resistance, has been identified as a major basis for familial thrombosis [2, 3]. It is caused by a single point mutation in the factor V gene, changing Arg(R)^{506} in the APC-cleavage sit of factor V to a Gln(Q) [4–7]. The APC-mediated cleavage and inhibition of mutated factor V (FV:Q^{506}) is impaired which leads to a hypercoagulable state with a life-long increased risk of thrombosis.

The protein C anticoagulant system

The coagulation system is carefully regulated to allow adequate haemostasis upon vascular injury without spontaneous thrombus formation. The protein C system is a physiologically important anticoagulant system, as illustrated by the severe purpura fulminans affecting homozygotes for protein C deficiency in the neonatal period [8]. APC inhibits the overall rate of activation of the coagulation cascade by cleaving and inactivating factors Va and VIIIa (Fig. 1). APC is highly specific in its action and has no effect on the unactivated circulating forms of factors V and VIII. The anticoagulant activity of APC is potentiated by a cofactor protein designated protein S. Recently it was found that intact factor V potentiates the anticoagulant activity of protein S [9]. Thus, the two proteins function as synergistic cofactors to APC. Activation of factor V by thrombin leads to the loss of the anticoagulant activity. Concomitantly, procoagulant activity is gained as factor Va is a cofactor to factor Xa in the activation of prothrombin. The dual functions of factor V add to the list of ingenious mechanisms which are involved in the delicate balance of procoagulant and anticoagulant forces under physiological conditions.

I. Scharrer/W. Schramm (Hrsg.)
25. Hämophilie-Symposion Hamburg 1994
© Springer-Verlag Berlin Heidelberg 1996

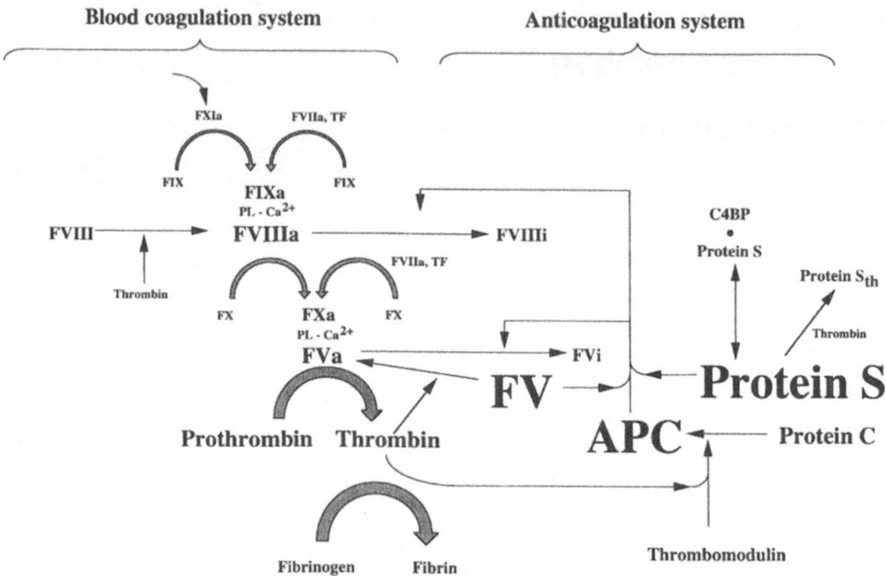

Fig. 1. Schematic representation of reactions involved in blood coagulation and the protein C anticoagulant system. Thrombin generated at sites of vascular injury has procoagulant effects as it activates factor V and VIII, activates platelets and converts fibrinogen to insoluble fibrin. In contrast, thrombin generated at sites of intact vasculature attains anticoagulant properties as a result of its binding to the endothelial membrane protein thrombomodulin (TM). Binding of thrombin to TM is associated with modulation of the proteolytic specificity of thrombin; procoagulant properties are lost and the ability to activate protein C gained. Activated protein C (APC), together with its two cofactors protein S and intact factor V, degrades the activated forms of factors V and VIII. The APC-cofactor functions of factor V and protein S are both lost upon thrombin cleavage. TF denotes tissue factor which triggers the reactions involving factor VII. (Modified from [8] with permission)

Resistance to activated protein C, a novel cause of thrombophilia, is caused by factor V gene mutation

The APC-resistance test was developed in our laboratory based on the hypothesis that individuals with poor anticoagulant response to APC would be predisposed to thrombosis [2]. Exogenous APC is added in an activated partial thromboplastine time assay and in normal plasma, the clotting time is prolonged because APC inhibits factor VIIIa and Va. A different response was observed when plasma from a middle aged man with a history of venous thrombosis was analyzed. APC failed to prolong the clotting time to any major extent. This APC-resistance was also found in many of his relatives suggesting APC-resistance to be caused by a genetic defect. Initially, a number of possible molecular mechanisms for the APC-resistance were investigated and ruled out [2]. However, it was observed that a crude protein fraction of normal plasma corrected the APC-resistance, whereas corresponding fraction obtained from APC-resistant plasma was without effect [10]. The protein was further purified and identified as the intact form of factor V [10], suggesting APC-resistance to be caused by a molecular defect in factor V. This hypothesis gained further supported by an observed close linkage (lod score of 3.9) between a neutral polymorphism in the factor V gene and the APC-resistance phenotype in a large Swedish family [7].

Bertina and coworkers were the first to show APC-resistance to be associated with a single point mutation in the factor V gene [4]. It is a single nucleotide replacement in the factor V gene, G to A at position 1 691. This mutation predicts replacement of Arg^{506} ($FV:R^{506}$) with a Gln ($FV:Q^{506}$) and a factor V molecule resistant to APC, as the peptide bond following Arg^{506} is an APC-cleavage sites [4, 11]. The same mutation was subsequently identified in the Swedish APC-resistant family [7]. Almost at the same time, two other laboratories also reported on the identification of the $FV:Q^{506}$ allele in APC-resistant patients [5, 6].

The consequences of the $FV:Q^{506}$ mutation on APC-mediated proteolytic inactivation of factor Va has recently been reported [12, 13]. Kalafatis et al. [12] demonstrated normal factor Va to be cleaved first at Arg^{506} and then at Arg^{306} and Arg^{679}. $FV:Q^{506}$ is not cleaved at positon 506 and therefore only slowly inactivated by cleavages at Arg^{306} and Arg^{679}. It was estimated that $FV:Q^{506}$, activated either by thrombin or by factor Xa, is 10–20-fold less efficiently inactivated by APC [13]. The decreased APC-mediated inactivation of $FV:Q^{506}$, taken together with the normal procoagulant properties of $FV:Q^{506}$, explain the hypercoagulable state which constitutes a life-long risk factor for thrombosis in APC-resistant individuals.

APC-resistance test and relation to the $FV:Q^{506}$ mutation

In a study of 50 thrombosis-prone families with inherited APC-resistance the $FV:Q^{506}$ mutation was identified in 47 families. In more than 90% of the cases, a poor response to APC is associated with the same $FV:Q^{506}$ mutation [14]. The cause in the remaining 10% is still unknown. The sensitivity of the APC-resistance test for the $FV:Q^{506}$ mutation was 85% and the specificity 87% (Fig. 2). The Dutch group, using another APTT reagent, have reported even higher specificity and sensitivity for the $FV:Q^{506}$ mutation [4, 15], which is probably related to the APTT reagent. A modified APC-resistance test, with dilution of patient plasma in factor V deficient plasma, yields higher sensitivity and specificity for the $FV:Q^{506}$ mutation [16, 17]. In addition, this modified assay is useful for patients in oral anticoagulation. However, the original unmodified APC-resistance test is still useful because APC-resistance without the $FV:Q^{506}$ mutation, has also been found to be associated with an increased risk for thrombosis [14]. It is noteworthy that thrombosis-prone heterozygotes have significantly lower APC-ratios than those heterozygotes who have never experienced thrombosis (Fig. 2). This may be a postthrombotic phenomena or may be caused by other genetic risk factors for thrombosis which segregate in these families, risk factors which also contribute to the severity of the APC-resistance.

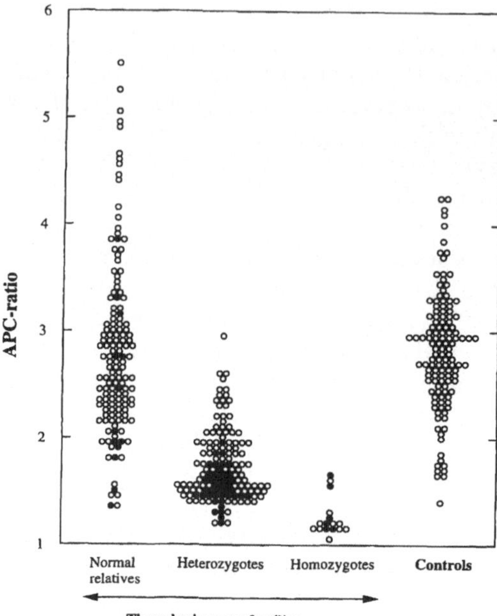

Fig. 2. Relationships between the FV:Q^{506} mutation and APC-ratios in 50 thrombosis-prone families with APC resistance [14]. Filled circles denote family members with a history of thrombosis. Differences in APC-ratios (number, mean ± SD) between normals (n = 143, 2.8 ± 0.8), heterozygotes (n = 142, 1.7 ± 0.3) and homozygotes (n = 16, 1.3 ± 0.2) were highly significant (p < 0.001). (Modified from [14] with permission)

APC resistance as a major basis for venous thromboembolism

The APC-resistance test was used to elucidate the prevalence of APC-resistance in 104 consecutive patients with venous thrombosis [3]. Of these, 40 % were found to manifest APC-resistance, whereas corresponding number in a control population was 7 % [3]. Other genetic defects like deficiencies of protein C, protein S and anti-thrombin III were found in only 5 % of patients. Investigation of relatives to APC-resistant probands confirmed the inherited nature of the phenotype and demonstrated an association between APC-resistance and an familial thrombophilia [3]. The results indicated APC-resistance not only to be very frequent in thrombosis patients, but also to the highly prevalent in the general population. The conclusion that APC-resistance is by far the most prevalent inherited cause of venous thrombosis is supported by the result from several other laboratories [3, 18 – 22].

In most countries, the prevalence of FV:Q^{506} carriership is 2–10 % in the general population [4, 23 – 28]. The high prevalence of the factor V gene mutation in the population is striking and suggests that positive genetic selection pressure has been involved in maintaining it in the population. A slight hypercoagulable state may have conferred some advantage during evolution. In addition, our ancestors were not exposed to circumstantial risk factors for thrombosis which are associated with modern life and the first decription of venous thrombophlebitis is from the 13th century AD [29].

Clinical manifestations of APC-resistance

In 50 thrombosis-prone families with inherited APC-resistance, 43 of 144 (30%) heterozygotes, 8 of 18 (44%) homozygotes, and 14 of 146 (10%) individuals without the FV:Q^{506} mutation had experienced one or more venus thrombotic events [14]. Homozygous individuals were affected earlier than heterozygotes (25 yr [range 10–40] vs 36 yr [range 18–71]) and the thrombosis free survival curves of heterozygotes, homozygotes and normals differed significantly (Fig. 3) [14]. Heterozygotes and homozygotes for FV:Q^{506} mutation have been calculated to have a 5–10- and 50–100-fold increased risk of thrombosis, respectively [4, 30].

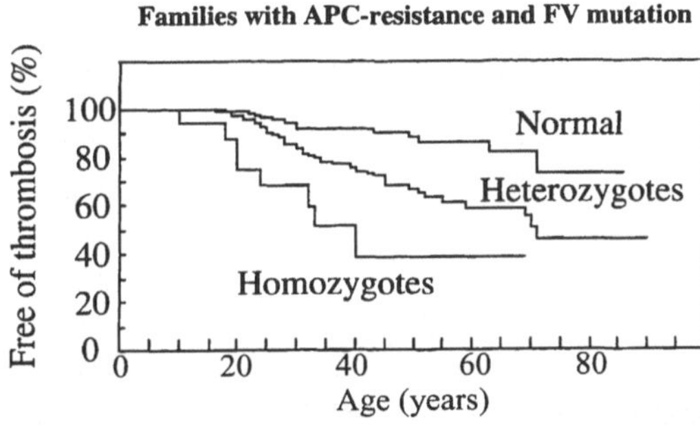

Fig. 3. APC-resistance caused by the FV:Q^{506} mutation as a risk factor for thrombosis. The probability of being free from thrombotic events at a certain age (Kaplan-Meier analysis) for 146 normals, 144 heterozygotes and 18 homozygotes from 50 families with inherited APC-resistance. At 33 yr of age, 8% of those not carrying the mutation, 20% of heterozygtes, and 40% of homozygotes had had at least one manifestation of venous thromboembolic disease [14]. Differences between the three curves were highly significant, p < 0.001 and p = 0.01. (Modified from [14] with permission)

Table 1. Clinical manifestations in thrombotic family members from 50 thrombosis-prone families with inherited APC-resistance (modified from [14])

FV:Q^{506} genotype	Normals No.(%)	Heterozygotes No.(%)	Homozygotes No.(%)
Thrombosis patients; No(%)	14 (100)	43 (100)	8 (100)
Patients with indicated thrombotic symptom[a]			
DVT[b]	8 (57)	36 (84)	8 (100)
PE[b]	3 (21)	8 (19)	4 (50)
STP[b]	5 (36)	8 (19)	1 (12)
Recurrence	7 (50)	17 (40)	4 (50)

[a] Since a patient may have suffered from several different thrombotic events, the numbers do not add up to 100%.

[b] DVT indicates deep venous thrombosis, PE pulmonary embolism and STP superficial thrombophlebitis.

Among symptomatic carriers of the FV:Q^{506} mutation, deep venous thrombosis was the most common clinical manifestation, but pulmonary embolism and superficial thrombophlebitis also occurred (Table 1) [14]. The first thrombotic episode was associated with an acquired risk factor in 8 (57%) of 14 normals, in 25 (58%) of 43 heterozygotes, and in 7 (88%) out of 8 homozygotes. The most common risk factors were pregnancy, surgery, trauma and oral contraceptives [14]. Moreover, APC-resistance has been found to be highly prevalent among women with thrombosis in association with pregnany (60%) or oral contraceptives (30%) [31]. A 35-fold increased risk for thrombosis have been calculated for women heterozygous for the FV:Q^{506} mutation using oral contraceptives compared with an 8-fold risk for heterozygous women not using oral contraceptives [32].

APC-resistance as an additional genetic risk factor in protein C and protein S deficiency

Due to its high prevalence, APC-resistance is expected to be present in many patients with other deficiencies like protein C, antithrombin III and protein S deficiency. APC-resistance has been demonstrated to be an additional risk factor for venous thrombosis in many protein C deficient families [33]. We have observed the same in protein S deficient families. In 7 of 18 (39%) Swedish protein S deficient families APC-resistance segregates [34]. Significant differences in thrombosis-free survival curves between individuals with combined defects and those with isolated defects were noted (Fig. 4). The youngest protein S deficient patient to suffer from thrombosis, at the age of 10 years, had combined protein S

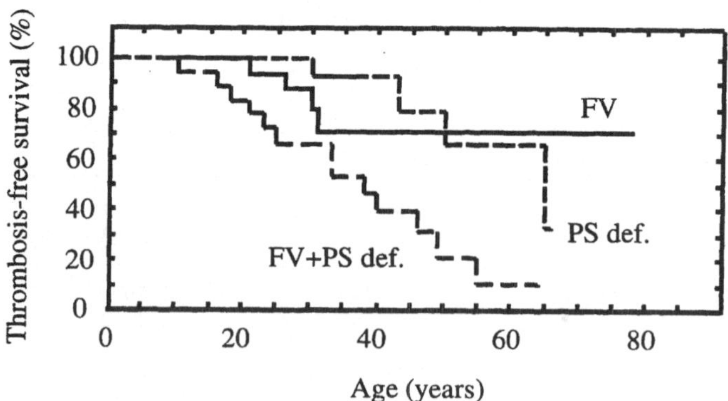

Fig. 4. Thrombosis-free survival curves in 7 out of 18 families with combined hereditary protein S deficiency (low free protein S concentration) and APC-resistance (FV:Q^{506} mutation). Thrombosis free survival curves in 21 family members with only APC-resistance (FV:Q^{506}), 21 with only protein S deficiency and 18 with both defects. The difference between those having only the FV gene mutation or protein S deficiency and those with combined defects was significant (p = 0.008 and p = 0.002). There was no significant difference between those with only the factor V gene mutation and those with isolated protein S deficiency (p = 0.47). (Modified from [34] with permission)

deficiency and homozygous FV:Q^{506} mutation [35]. These observations suggest that familial thrombophilia often is due to multiple genetic risk factors and it is likely that additional today unknown genetic risk factors segregates in these families [34].

Treatment of APC-resistance patients

In years to come we will learn how to handle people with inherited APC-resistance due to the factor V gene mutation and whether it is worthwhile to screen for APC-resistance before hospitalization, surgery, during pregnancy and before the use of oral contraception. The following practical guidelines is the result of several years experience of APC-resistance testing in our laboratory. As for other defects like antithrombin III, protein C and protein S deficiency guidelines for treatment and prophylaxis should be given on an individual basis. When a plasma sample demonstrates APC-resistance, a PCR-based analysis for the factor V gene mutation is performed. Heterozygous individuals having no other anticoagulant defect and no personal or family history of thrombosis are given prophylactic anticoagulant therapy only in situations known to provoke thrombosis, like major surgery. If they have a history of thrombosis, they are handled like thrombosis patients with deficiencies of protein C, protein S or antithrombin III. Thus, preventive anticoagulation therapy is given at risk situations and long time therapy is considered if thrombosis is recurrent. Homozygous cases, and heterozygous patients with a second anticoagulant defect, are given preventive therapy at all risk situations. After a thrombotic event, anticoagulation therapy for extended time period may be warranted.

Concluding remarks

The high prevalence of inherited APC-resistance in the population calls for a evaluation whether it should be screened for in individuals exposed to circumstantial risk factors such as hospitalization, immobilization, surgery, trauma, pregnancy and oral contraceptives. The possibility to identify individuals with a high risk of thrombosis together with the development of efficient prophylactic protocols may lead to a future reduction in the incidence of thrombosis.

References

1. Malm J, Laurell M, Nilsson IM, Dahlbäck B (1992) Thromboembolic disease – critical evaluation of laboratory investigation. Thromb Haemost 68:7–13
2. Dahlbäck B, Carlsson M, Svensson PJ (1993) Familial thrombophilia due to a previously unrecognized mechanism characterized by poor anticoagulant response to activated protein C: Prediction of a cofactor to activated protein C. Proc Natl Acad Sci USA 90:1004–1008
3. Svensson PJ, Dahlbäck B (1994) Resistance to activated protein C as a basis for venous thrombosis. N Engl J Med 330:517–521

4. Bertina RM, Koeleman BPC, Koster T et al. (1994) Mutation in blood coagulation factor V associated with resistance to activated protein C. Nature 369:64–67
5. Greengard JS, Sun X, Xu X, Fernandez JA, Griffin JH, Evatt BL (1994) Activated protein C resistance caused by Arg506Gln mutation in factor Va. Lancet 343:1362–1363
6. Voorberg J, Roelse J, Koopman R et al. (1994) Association of idiopathic thromboembolism with single point mutation at Arg506 of factor V. Lancet 343:1535–1536
7. Zöller B, Dahlbäck B (1994) Linkage between inherited resistance to activated protein C and factor V gene mutation in benous thrombosis. Lancet 343:1536–1538
8. Dahlbäck B, Stenflo J (1994) Stamatoyannopoulos G, Nienhuis AW, Majerus PW, Varmus H (eds). The molecular basis of blood diseases. The protein C anticoagulant system. Saunders, Philadelphia, pp 599–628
9. Shen L, Dahlbäck B (1994) Factor V and protein S as synergistic cofactors to activated protein C in degradation of factor VIIIa. J Biol Chem 269:18735–18738
10. Dahlbäck B, Hildebrand B (1994) Inherited resistance to activated protein C is corrected by anticoagulant cofactor activity found to be a property of factor V. Proc Natl Acad Sci USA 81:1396–1400
11. Sun X, Evatt BL, Griffin JH (1994) Blood coagulation factor Va abnormality associated with resistance to activated factor V in venous thrombophilia. Blood 83:3120–3125
12. Kalafatis M, Bertina RM, Rand MD, Mann KG (1995) Characterization of the molecular defect factor VR506Q. J Biol Chem 270:4053–4057
13. Aparicio C, Dahlbäck B (1995) Molecular mechanisms of activated protein C resistance based on studies using purified FV:Q506 (UnPub)
14. Zöller B, Svensson PJ, He X, Dahlbäck B (1994) Identification of the same factor V gene mutation in 47 out of 50 thrombosis-prone families with inherited resistance to activated protein C. J Clin Invest 94:2521–2524
15. de Ronde H, Bertina RM (1994) Laboratory diagnosis of APC-resistance: a critical evaluation of the test and the development of diagnostic criteria. Thromb Haemost 72:880–886
16. Jorquera JI, Montoro JM, Fernández MA, Aznar JA, Aznar J (1994) Modified test for activated protein C resistance. Lancet 344:1162–1163
17. Trossaërt M, Conard J, Horellou MH et al. (1994) Modified APC-resistance assay for patients on oral anticoagulants. Lancet 344:1709
18. Koster T, Rosendaal FR (1994) Activated protein C resistance in venous thrombosis. Lancet 343:541
19. Griffin JH, Evatt BL, Wideman C, Fernandez JA (1993) Anticoagulant protein C pathway defective in a majority of thrombophilic patients. Blood 82:1989–1993
20. Cadroy Y, Sié P, Boneu B (1994) Frequency of a defective response to activated protein C in patients with a history of venous thrombosis. Blood 83:2008–2009
21. Halbmayer WM, Haushofer A, Schön R, Fischer M (1994) The prevalence of poor anticoagulant response to activated protein C (APC-resistance) among patients suffering from stroke or venous thrombosis and among healthy subjects. Blood Coagul Fibrinol 5:51–57
22. Faioni EM, Franchi F, Asti D, Sacchi E, Bernardi F, Mannucci PM (1993) Resistance to activated protein C in nine thrombophilic families: Interference in a protein S functional assay. Thromb Haemost 70:1067–1071
23. Beauchamp NJ, Daly ME, Cooper PC, Preston FE, Peake IR (1994) Rapid twostage PCR for detecting factor V G1591A mutation. Lancet 344:694–695
24. Ridker PM, Hennekens CH, Lindpaintner K, Stampfer MJ, Eisenberg PR, Miletich JP (1995) Mutation in the gene coding for coagulation factor V and the risk of myocardial infarction, stroke, and venous thrombosis in apperntly healthy men. N Engl J Med 332:912–917
25. van Bockxmeer FM, Baker RI, Taylor RR (1995) Premature ischaemic heart disease and the gene for coagulation factor V. Nature Medicine 1:185
26. Emmerich J, Poirier O, Evans A et al. (1995) Myocardial infarction, Arg506 to Gln factor V mutation, and activated protein C resistance. Lancet 345:321

27. März W, Seydewitz H, Winkelmann B, Chen M, Nauck M (1995) Mutation in coagulation factor V associated with resistance to activated protein C in patients with coronary artery disease. Lancet 345:526–527
28. Samani N, Lodwick D, Martin D, Komber P (1994) Resistance to activated protein C and risk of premature myocardial infarction. Lancet 344:1709–1710
29. Dexter L, Folchi-Pi W (1974) Venous thrombosis. An account of the first documented case. JAMA 228:195–196
30. Majerus PW (1994) Bad blood by mutation. Nature 369:14–15
31. Hellgren M, Svensson PJ, Dahlbäck B (1995) Resistance to activated protein C as a basis for venous thromboembolism associated with pregnancy and oral contraceptives. Am J Obstet Gynecol (in press)
32. Vandenbroucke JP, Koster T, Briët E, Reitsma PH, Bertina RM, Rosendaal FR (1994) Increased risk of venous thrombosis in oral-contraceptive users who are carriers of factor V Leiden mutation. Lancet 344:1453–1457
33. Koeleman BPC, Reitsma PH, Allaart CF, Bertina RM (1994) Activated protein C resistance as an additional risk factor for thrombosis in protein C-deficient families. Blood 84:1031–1035
34. Zöller B, Berntsdotter A, Garcia de Frutos P, Dahlbäck B (1995) Resistance to activated protein C as an additional genetic risk factor in hereditary deficiency of protein S. Blood 85:3518–3523
35. Zöller B, He X, Dahlbäck B (1995) Homozygous APC-resistance combined with protein S deficiency in a young boy with severe thrombotic disease. Thromb Haemost 73:743–745

Molekularbiologie des Protein-C- und Protein-S-Mangels [1]

C. MANNHALTER, S. MUSTAFA, I. PABINGER

Protein C und sein Cofaktor Protein S spielen eine wichtige Rolle im antikoagulatorischen Gerinnungssystem [1, 2]. Protein C, ein Vitamin-K-abhängiges Glykoprotein, wird durch den Thrombin-Thrombomodulin-Komplex zu aktiviertem Protein C (APC) umgewandelt, welches in Gegenwart seines Cofaktors, Protein S, selektiv die Gerinnungsfaktoren Faktor VIII und Faktor V hemmt, wodurch das prokoagulatorische System reguliert wird [2]. Protein C und Protein S, ebenfalls ein Vitamin-K-abhängiges Protein, werden beide in der Leber synthetisiert [3]. Protein S findet sich daneben auch noch in Endothelzellen, Megakaryozyten und einer Reihe anderer Gewebe. mRNA für Protein S konnte in Thrombozyten nachgewiesen werden [4].

Während Protein C im Plasma frei vorkommt, findet sich Protein S sowohl in freier Form (ca. 40 %) als auch in gebundener Form, als Komplex mit dem Komplement bindenden Protein C4b (ca. 60 %). Allerdings ist nur das freie Protein S gerinnungsaktiv [5]. Üblicherweise wird die Konzentration von Protein S durch immunologische Bestimmung des freien bzw. des gebundenen Antigens ermittelt. Auch Aktivitätsbestimmungen, die allerdings störanfällig sind, wurden beschrieben. Die meisten Protein-S-Mangelpatienten konnten als Typ-I-Mangel mit verminderten Spiegeln an freiem und gebundenem Protein S und reduzierter Aktivität eingestuft werden. Bisher sind nur wenige Fälle von Typ-II-Protein-S-Mangel (verminderte Aktivität, normales Antigen) bekannt [6].

Die Menge des Protein C wird heute meist mittels Bestimmung der Aktivität gefolgt von der Antigenkonzentration erhoben. Neben dem klassischen Typ-I-Protein-C-Mangel (gleichzeitige Verminderung von Aktivität und Antigen) wurde in einer Reihe von Patienten ein Typ-II-Mangel (reduzierte Aktivität bei normalem Antigen) beschrieben.

In der Gesamtbevölkerung schätzt man das Vorkommen von Protein-C-Defekten, die mit Thromboembolien assoziiert sind, auf ca. 1 in 16 000. Daneben findet man aber eine Form des Protein-C-Mangels, der mit keinem erhöhten Thromboserisiko verbunden zu sein scheint. Seine Prävalenz wird mit etwa 1 in 200 bis 1 in 300 angenommen.

Während homozygoter Protein-C- und Protein-S-Mangel zu lebensbedrohlichen thrombotischen Ereignissen unmittelbar nach der Geburt führen können,

[1] Die Arbeit wurde vom Fonds zur Förderung der wissenschaftlichen Forschung in Österreich unterstützt. Projekt Nr. P 09812-MED.

I. Scharrer/W. Schramm (Hrsg.)
25. Hämophilie-Symposion Hamburg 1994
© Springer-Verlag Berlin Heidelberg 1996

haben Patienten mit heterozygotem Mangel ein geringeres Risiko zur Ausbildung einer Venenthrombose, die außerdem in viel fortgeschrittenerem Alter und in milderer Ausprägung auftritt [7].

Mit Hilfe der derzeit verfügbaren Labortestsysteme ist die Erfassung heterozygoter Patienten oft schwierig, da alle Testsysteme einen breiten Überlappungsbereich zwischen Normalpersonen und heterozygoten Mangelpatienten aufweisen. Besonders unter oraler Antikoagulation ist die Diagnostik eines Protein-C- oder -S-Mangels mit konventionellen Testsystemen mit hoher diagnositscher Unsicherheit behaftet.

Einzig die Identifikation des kausalen genetischen Defekts macht eine eindeutige Diagnostik möglich.

Molekularbiologische Untersuchungen des Protein-C-Gens

Das Protein-C-Gen, welches seit 1985/86 bekannt ist, ist ca. 11 kb lang und besteht aus 9 Exons, die durch 8 intervenierende Introns getrennt sind. Das Gen konnte auf Chromosom 2 lokalisiert werden [8].

Die Suche nach den genetischen Ursachen des Typ-I-Protein-C-Mangels mit Hilfe von direkten Mutationsanalysen des Protein-C-Gens ergab ein sehr heterogenes Bild. Mit Ausnahme des kleinen Exon 4 wurden Mutationen in allen Exons gefunden. In den meisten Fällen handelt es sich um Punktmutationen, interessanterweise wurden auch eine große Zahl von Missense-Mutationen, die mit einem völligen Fehlen des Proteins verbunden waren, beobachtet. Wahrscheinlich führen diese Missense-Mutationen zu einem Protein, welches entweder nicht richtig prozessiert werden kann oder welches instabil ist und schnell aus der Zirkulation eliminiert wird. Auch für den Typ-II-Protein-C-Mangel wurden zahlreiche verschiedene Mutationen, ausschließlich Missense-Mutationen, identifiziert [9].

Innerhalb des Protein-C-Gens finden sich Stellen, an denen Mutationen gehäuft auftreten, z.B. an den Positionen Arg157, Arg178, Arg230 und Arg306. Als Ursache wurden sowohl „Founder-Effekte" als auch das Vorliegen von Mutations „hot spots" nachgewiesen. Da das Protein-C-Gen nicht besonders groß ist, kann die Identifikation der Mutationen durch direkte Sequenzierung aller Exons, der Promotorregion und der Exon/Intron-Grenzregionen erfolgen. Allerdings wurden auch Screening-Verfahren, wie Single-strand-conformation-polymorphismus-Analyse (SSCP) zur Identifikation des Genabschnittes, in dem eine Mutation liegt, eingesetzt.

Molekularbiologische Untersuchungen des Protein-S-Gens

Protein S wird durch das aktive PROS-1-Gen, welches 1990 kloniert wurde, genetisch kodiert. Neben diesem Gen, welches am Chromosom 3 liegt, existiert ebenfalls am Chromosom 3 ein inaktives Pseudogen, PROS 2, das eine 97%ige Homologie mit PROS 1 aufweist. Das Pseudogen wird nicht transkribiert und unterscheidet sich durch das Fehlen des Exons 1 und das Vorhandensein einer Reihe von Stopcodons innerhalb des Gens von PROS 1. Das PROS-1-Gen setzt sich aus 15 Exons, die durch 14 Introns getrennt sind, zusammen. Das gesamte Gen ist 80 kb lang, hingegen umfaßt die kodierende Region nur 2,8 kb [10, 11].

Da zu erwarten war, daß Mutationen, die zu einem Typ-I-Mangel führen, im kodierenden Teil des Gens lokalisiert sein würden, ging man zunächst daran, durch Analyse der mRNA die kausalen Mutationen zu identifizieren. Allerdings bleiben bei Verwendung dieser Vorgangsweise Gendefekte, die mit der RNA-Synthese oder mit deren Prozessierung interferieren, unentdeckt [4]. Daher ist die DNA-Untersuchung aller 15 Exons inklusive der Exon/Intron-Grenzregion von PROS 1 anzustreben, die die Identifikation aller genomischen Mutationen in den kodierenden Sequenzen sowie in den Spleißregionen erlaubt.

Material und Methodik bei der Mutationssuche im aktiven Protein-S-Gen

Wir untersuchten DNA-Proben von 10 Patienten mit Typ-I-Protein-S-Mangel aus Österreich und aus Argentinien und von ihren Familienangehörigen. Nach Isolierung von Leukozyten-DNA aus Zitratblut der Patienten wurden alle 15 Exons und die Exon/Intron Grenzregionen mit Hilfe PROS-1-spezifischer Oligonukleotidprimer in Polymerasekettenreaktionen (PCR) amplifiziert. Die erhaltenen PCR-Produkte wurden gereinigt und zur Sequenzierung mit Sequenase v 2.0 und [α-^{35}S]dATP eingesetzt.

Alle bei den Patienten gefundenen Mutationen wurden durch Analyse des betroffenen Exons in Familienangehörigen mit Protein-S-Mangel bestätigt.

Ergebnisse

Die Mutationsanalysen in den 10 Indexpatienten zeigten, daß die zum Protein-S-Mangel führenden Mutationen sehr heterogen sind und daß sowohl Nonsense- wie auch Missense-Defekte kausal mit dem Protein-S-Mangel vom Typ I assoziiert sind. Interessanterweise scheint es auch im Protein-S-Gen „Hot-spot-Regionen" zu geben, wie dies in einer Reihe anderer Gene, z. B. auch im Protein-C-Gen, beobachtet wurde. Bei einer dieser Regionen handelt es sich um die Donor Spleißregion von Intron 10, die in 2 nicht verwandten Personen betroffen war. Diese Mutation wurde auch von Reitsma et al. in 2 unverwandten Indexpatienten gefunden [12].

Unsere Untersuchungen zeigten, daß die direkte Sequenzanalyse aller Exons und der angrenzenden Intronregionen eine geeignete Methode zur Identifikation kausaler Mutationen im Großteil der Patienten (8/10) mit Typ-I-Protein-S-Mangel ist. Allerdings ist die Methode aufwendig und derzeit nicht für ein Routine-Screening von Patienten mit fraglichem Protein-S-Mangel geeignet.

Literatur

1. Davie EW, Fujikawa K, Kisiel W (1991) The coagulation cascade: initiation, maintenance, and regulation. Biochemistry 30:10363
2. Esmon CT (1989) The role of protein C and thrombomodulin in the regulation of blood coagulation. J Biol Chem 264:4743
3. Fair DS, Marlar RA (1989) Biosynthesis and secretion of factor VIII, protein C, protein S and the protein C inhibitor from human hepatoma cell line. Blood 67:64

4. Ploos van Amstel HK, Diepstraten CM, Reitsma PH, Bertina RM (1991) Analysis of platelet protein S mRNA suggests silent alleles as frequent cause of hereditary protein S deficiency type I. Abstr Thromb Haemost 65:808
5. Dahlbäck B, Stenflo J (1981) High molecular weight complex in human plasma between vitamin K dependent protein S and complement component C4-binding protein. Proc Natl Acad Sci USA 78:2512
6. Pabinger I, Brücker S, Kyrle PA, Schneider B, Korninger HC, Niessner H, Lechner K (1992) Hereditary deficiency of antithrombin III, protein C and protein S: prevalence in patients with a history of venous thrombosis and criteria for rational patient screening. Blood Coagul Fibrinol 3:547
7. Pabinger I, Kyrle PA, Heistinger M, Eichinger S, Wittmann E, Lechner K (1994) The risk of thromboembolism in asymptomatic patients with protein C and protein S deficiency. A prospective cohort study. Thromb Haemost 71:441
8. Plutzky J, Hoskins JA, Long GL, Crabtree GR (1986) Evolution and organization of the human protein C gene. Proc Natl Acad Sci USA 83:546
9. Reitsma PH, Poort SR, Bernardi F, Gandrille S, Long GL, Sala N, Cooper DN (1993) Protein C deficiency: A database of mutations. For the protein C and S subcommittee of the scientific and standardization committee of the international society of thrombosis and haemostasis. Thromb Haemost 69:77
10. Schmidel DK, Tatro AV, Phelps LG, Tomczak JA, Long GL (1990) Organization of the human protein S genes. Biochemistry 29:7845
11. Ploos van Amstel HK, Reitsma PH, van der Logt CP, Bertina RM (1990) Intron-exon organization of the active human protein S gene PS alpha and its pseudogene PS beta: duplication and silencing during primate evolution. Biochemistry 29:7853
12. Reitsma PH, Ploos van Amstel HK, Bertina RM (1994) Three novel mutations in five unrelated subjects with hereditary protein S deficiency type I. J Clin Invest 93:486

Erfassung der APC-Response über die Inaktivierung von Faktor VIIIa: ein neuer chromogener Test

B. Moritz, K. Váradi, H. P. Schwarz, H. Lang

In der Blutgerinnung haben antikoagulatorische Mechanismen eine wichtige regulatorische Funktion. Einer dieser Mechanismen ist der Protein-C(PC)-Pathway, der die Inaktivierung von Faktor VIIIa und Faktor Va durch aktiviertes PC (APC) bewirkt. Diese Bedeutung wurde in den letzten eineinhalb Jahren verstärkt erkannt.

APC wird in seiner Funktion durch Cofaktoren unterstützt. Neben dem schon länger bekannten Protein S (PS), wurde die APC-Resistenz [1] beschrieben. Diese Cofaktoraktivität wurde später als nicht aktivierter FV identifiziert [2, 3]. Die APC-Resistenz stellt eine häufige Ursache heriditärer Thrombophilien dar [4–7].

Die APC-Resistenz wird derzeit mittels eines modifizierten aPTT-Systems gemessen. Dieser Test erfaßt also den gesamten Weg der intrinsischen Gerinnungskaskade. Hier wird nun ein neuer Test beschrieben, der spezifisch die Inaktivierung von FVIIIa durch APC und seinen Cofaktoren erfaßt.

Material und Methoden

Plasmaproben

Die Plasmaproben wurden aus Citratblut (1 Teil 0,11 mol/l Na$_3$Citrat + 9 Teile Blut) durch Venenpunktion gewonnen. Nach Zentrifugation bei 2000 g wurde der Überstand in Aliquots bei < –20 °C eingefroren und bis zur Verwendung gelagert.

Methoden

Immunochrom APC-Response (Immuno AG, Wien): APC für diesen Testkit wird aus monoklonal gereinigtem Protein C durch Aktivierung mit immobilisiertem Thrombin hergestellt. Die Plasmaprobe dient als Quelle für F VIII und die APC-Kofaktoren. Sie wird in An- und Abwesenheit von APC mit F IXa, F X, Phospholipiden, Ca^{++} und Spuren Thrombin (modifizierte F VIII Bestimmung) inkubiert. Die generierte F Xa-Menge ist eine Funktion der F VIIIa-Konzentration. F Xa wird mit einem chromogenem Substrat gemessen. Die APC-Response wird ausgedrückt als Quotient der Extinktion in Ab- und Anwesenheit von APC.

Es wurden für die nachfolgenden Untersuchungen die kinetische Methode bzw. Endpunkt Mikromethode gemäß der Herstellerangabe verwendet.

I. Scharrer/W. Schramm (Hrsg.)
25. Hämophilie-Symposion Hamburg 1994
© Springer-Verlag Berlin Heidelberg 1996

Modifizierte aPTT-Tests zur Diagnose der APC-Resistenz (APC-aPTT): Die Testungen wurden entweder mit dem Testkit Coatest APC-Resistance (Chromogenix, Schweden) oder mit einem nach Dahlbäck [1] modifizierten Test durchgeführt. Die Verwendung der unterschiedlichen Tests ist in den jeweiligen Abbildungen angegeben.

Folgende weitere Tests bzw. Untersuchungen wurden durchgeführt:

Genetische Untersuchung des Faktor V: Das Vorliegen einer Arg506Gln-Mutation (Faktor V Leiden, [8]) wurde von J. Peake, UK, mittels PCR untersucht [9].
Protein-C-Bestimmung: Mittels Einstufenmethode mit Protac (Immuno, Wien) als Aktivator und Protein-C-Mangelplasma als Substrat.
Protein-S-Bestimmung: Neben dem Test über ein Protein-S-sensitives Thromboplastin (IL) wurde ein Test über F Xa modifiziert nach Comp [10] durchgeführt. Dieser Test erfaßt nicht die APC-Resistenz [7].
Faktor-V-Bestimmung: Mittels Einstufenmethode.
Faktor VIII: Mittels Einstufenmethode oder chromogen mit Immunochrom F VIII:C (Immuno, Wien).
Thromboplastinzeit: Bei Patienten unter oraler Antikoagulanzientherapie wurde die INR mittels Thrombotest ermittelt.
Bestimmung von *Lupus Antikoagulanzien* erfolgte mittels Lupus-Anticoagulant-Test (Immuno, Wien).

Ergebnisse

Zur Bestimmung des Normalbereiches und zum Vergleich mit dem Coatest-APC-Resistance-Test, wurden Plasmen von 44 gesunden Personen in beiden Testsystemen untersucht (Abb. 1). Der Normalbereich wurde als Mittelwert +/– 2 Standardabweichung bestimmt. Von den untersuchten Plasmen lagen 41 im Normalbereich, eine Probe ergab niedrige Werte in beiden Testsystemen. Zwei der getesteten Plasmen wurden mit APC-aPTT als normal eingestuft, zeigten allerdings im APC-Response-Test niedrige Werte. Durch eine nachträglich durchgeführte Faktor V – Leiden Analyse konnte bei einem dieser Patienten eine heterozygote Mutation nachgewiesen werden.

Ein Vergleich beider Testsysteme in Plasmen von Patienten mit Thrombophilie – die Patienten waren zum Zeitpunkt der Plasmaabnahme nicht antikoaguliert – zeigt eine gute Übereinstimmung (Abb. 2). Untersucht wurden 19 Patienten mit APC-Resistenz (Diagnose mit APC-aPTT), 7 Patienten mit Type-I-Protein-C-Mangel und einer mit Protein-S-Mangel.

Viele Patienten, bei den die Feststellung einer APC-Resistenz von Interesse wäre, stehen unter oraler Antikoagulation. Die auf einer aPTT-Bestimmung beruhenden Teste können in diesen Fällen allerdings nicht eingesetzt werden. Um den Einfluß der oralen Antikogulanzientherapie (OAT) auf das chromogene Testsystem zu prüfen, wurden 21 Proben getestet: 4 zeigten eine niedrige APC-Response (chromogene Methode) und 17 eine normale APC-Response. Im Vergleich dazu lagen die 4 APC-resistenten Proben (Diagnose mit Immunochrom APC-Response) grenzwertig oder im Normalbereich, die anderen lagen weit über dem Normalbereich (Abb. 3).

Der Einfluß anderer Gerinnungsfaktoren auf das chromogene Testsystem wurde durch die Testung von Mangelplasmen ($<1\%$) und Mischungen Mangel-

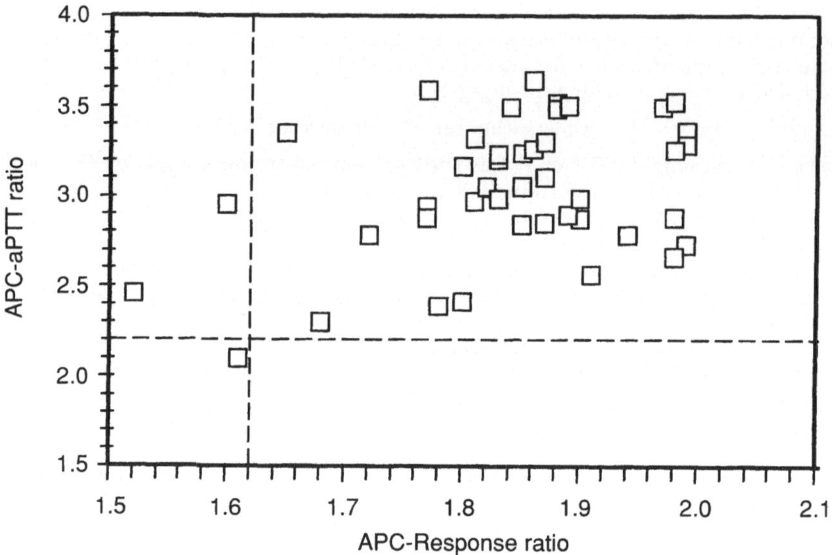

Abb. 1. Normalbereich (n = 44) mit dem chromogenen Test APC-Response und der APC-aPTT und Korrelation beider Tests. Gestrichelte Linie: Untergrenze des Normalbereichs für jedes Testsystem

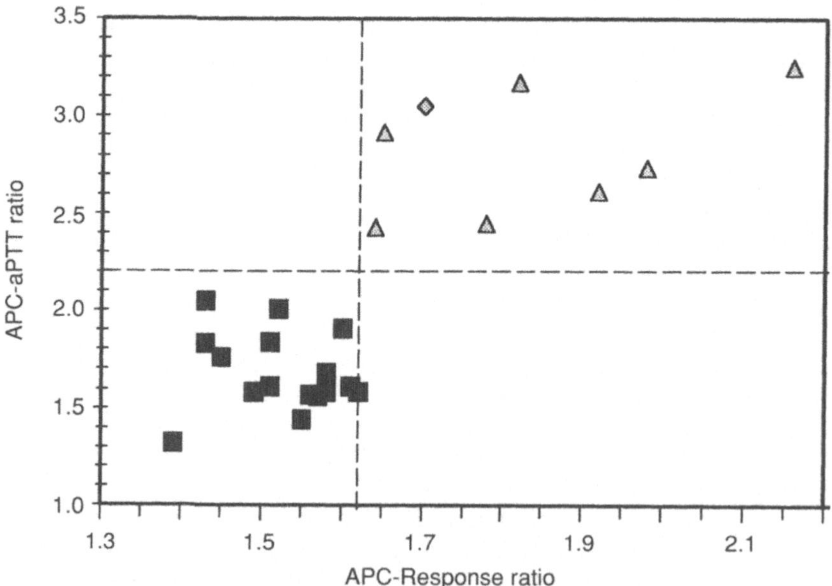

Abb. 2. Vergleich beider Testsysteme für Plasmen von Personen mit APC-Resistenz (■), Type-I-Protein-C-Mangel (▲) und Protein-S-Mangel (◆)Gestrichelte Linie: Untergrenze des Normalbereiches für jedes Testsystem

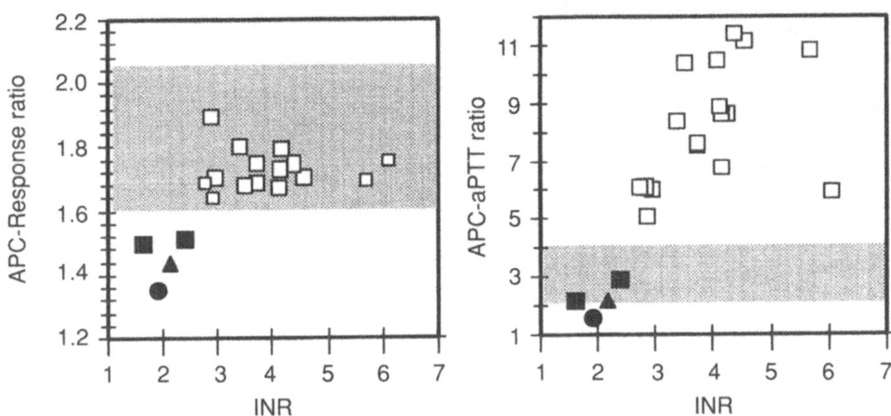

Abb. 3. Einfluß von oraler Antikoagulationstherapie auf den chromogenen Test APC-Response (links) und APC-aPTT (rechts). □ keine APC-Resistenz, ■, ▲, ● APC-Resistenz (niedrige APC-aPTT vor Beginn der oralen Antikoagulation). schraffiert: Normalbereich der jeweiligen Methode

Tabelle 1. APC-Response-Ratio in verschiedenen Mangelplasmen

Mangel	APC-Response-Ratio	
	Aktivität < 1 %[a]	Aktivität ~ 50 %[b]
HMWK	1,77	1,83
Prekallikrein	1,82	1,78
FXII	1,78	1,72
FXI	1,82	1,84
FX	1,83	1,84
FIX	1,77	1,85
FVIII	–	1,85
vWD (mild)	1,76	1,79
vWD (severe)	–	1,87
FVII	1,79	1,72
FV	**1,58**	**1,64**
FII	1,95	1,90
Protein C	1,75	1,81
Protein S	**1,64**	**1,69**

[a] Frozen or lyophilized plasma samples.
[b] A 1 : 1 mixture with normal plasma.

plasma + Normalplasma (1 + 1) untersucht: erniedrigte APC-Response zeigt sich bei schwerem Protein-S-Mangel und Faktor-V-Mangel (Tabelle 1).

Zwischen der Faktor-V-clotting-Aktivität und der APC-Response besteht keine Korrelation (Abb. 4). Von 11 Patienten mit Faktor-V-Mangel zeigen nur jene mit sehr niedrigen Faktor-V-Aktivitätswerten eine APC-Response im Bereich grenzwertig/abnormal. Bei 16 Personen mit niedriger APC-Response wurde eine

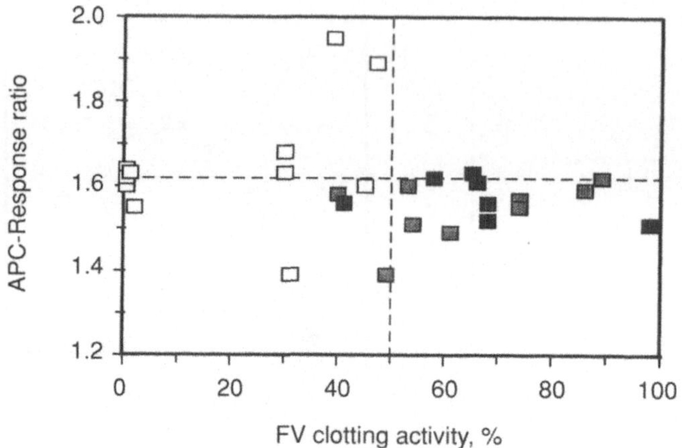

Abb. 4. Korrelation zwischen Faktor-V-Gerinnungsaktivität und APC-Response bei Patienten mit moderatem Faktor-V-Mangel (□) und APC-Resistenz (▨, ▤; ■: Faktor V Arg506Glu Mutation heterozygot)

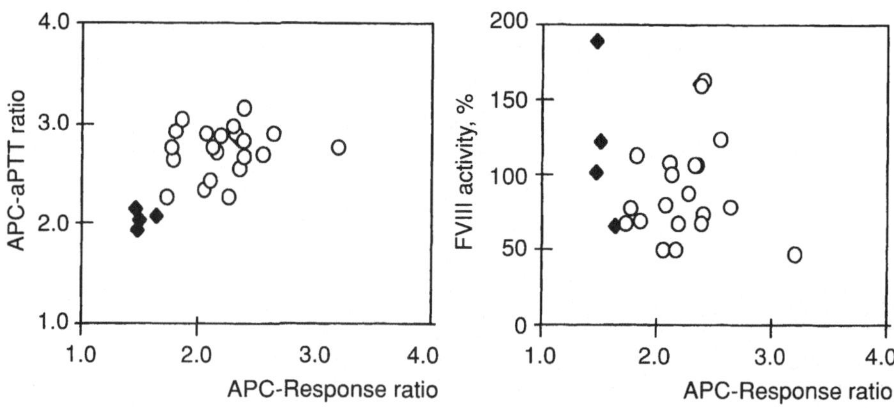

Abb. 5. Korrelation der APC-Response gegen die APC-aPTT (links) und der Faktor-VIII-Aktivität (chromogen), (rechts). ○ Faktor V homozygot normal ◆ Faktor V Arg506Glu Mutation heterozygot

normale Faktor-V-Aktivität gefunden. Einige Patienten dieser Gruppe wurden einer genetischen Analyse unterzogen und bei allen eine heterozygote Faktor-V-Leiden-Mutation festgestellt.

Bei der Untersuchung des Zusammenhangs zwischen der APC-Response und der F-VIII-Aktivität konnte von J-Peake und F. E. Preston, Sheffield, UK, gezeigt werden, daß bei Vorliegen eines heterozygoten Faktor-V-Leidens erniedrigte APC-Response unabhängig von der Faktor-VIII-Aktivität gefunden wird (Abb. 5). Für diese Versuche wurden 25 Personen ausgewählt, von denen 21 homozygot normal waren (d.h. keine Arg506Gln-Mutation aufwiesen), und 4 heterozygot waren. Bei

Tabelle 2. APC-Resonse and APC-aPTT in 5 Plasmen von Personen mit Lupus-Antikoagulation und 2 lyophilisierte Kontrollplasmen

	aPTT	APC-aPTT	APC-aPTT Ratio	APC-Resonse Ratio
Lupus 1	54,1	268,5	4,96	2,10
Lupus 2	40,1	67,6	**1,69**	2,34
Lupus 3	39,2	67,0	**1,71**	2,38
Lupus 4	40,2	67,6	**1,69**	2,42
Lupus 5	45,3	133,1	2,94	2,19
Normal	36,2	80,2	2,22	2,42
APC-Resistance	36,7	59,7	**1,63**	**1,80**

dieser Untersuchung konnte eine gute Korrelation beider Testsysteme zur Erfassung der APC-Response festgestellt werden.

Plasmen von Patienten mit Lupus-Antikoagulatien weisen oft APC-Resistenz im APC-aPTT-System auf. Während bei 5 Patientenplasmen im APC-aPTT-System teils normale, teils erniedrigte Ratios gefunden wurden, waren im chromogenen APC-Response-Test alle Ratios im Normalbereich (Tabelle 2). Einschränkend muß jedoch gesagt werden, daß das Vorliegen von APC-Resistenz im aPTT-Testsystem nur dann möglich ist, wenn die aPTT nicht verlängert ist [12]: diese Voraussetzung war bei den untersuchten Proben nicht in allen Fällen gegeben.

Zusammenfassung

Durch die hier vorgestellte Untersuchung sollte die Verwendbarkeit des neuen Immunochrom-APC-Response-Testkits im Vergleich mit, auf der aPTT-Bestimmung beruhenden, Tests zur Diagnose der APC-Resistenz überprüft werden. Immunochrom-APC-Response ist ein chromogener Test, der die durch APC-vermittelte Inaktivierung von Faktor VIIIa mißt. Er erfaßt spezifisch die Wirkung der APC-Cofaktoren, insbesonders des Faktor V. Es konnte eine sehr gute Korrelation zum APC-aPTT-Test in Plasmen gesunder Personen und in Plasmen nicht antikoagulierter Patienten mit Thromboseneigung gezeigt werden. Obwohl im Test die Plasmaprobe als Faktor-VIII-Quelle benützt wird, beeinflußt die Höhe der Faktor-VIII-Aktivität – sofern sie im Normalbereich liegt – das Testergebnis nicht. Es besteht keine Korrelation zur Faktor-V-Gerinnungsaktivität, jedoch eine gute Korrelation zur Faktor-V-Arg506Gln-Mutation (Faktor-V-Leiden).

Dieser Test ermöglicht das Screening der APC-Resistenz auch bei Patienten unter oraler Antikoagulation oder Heparintherapie, oder mit einem Mangel an Gerinnungsfaktoren (außer dem oben erwähnten extrem erniedrigten Faktor VIII).

Danksagung: Wir danken W.M. Halbmayer und I. Pabinger, Wien, für Plasmaproben von Patienten mit APC-Resistenz, Protein-C- und Protein-S-Mangel und M. Hasitz, Budapest, für Proben von Patienten mit einem Mangel an Faktor-V-Gerinnungsaktivität, sowie F.E. Preston und I. Peake für die Mitteilung ihrer Versuchsergebnisse.

Literatur

1. Dahlbäck B, Carlsson M, Sevensson PJ (1993) Familial thrombophilia due to a previously unrecognized mechanism characterized by poor anticoagulant response to activated Protein C: Prediction of a cofactor to activated Protein. Proc Natl Acad Sci USA 90:1004–1008
2. Dahlbäck B, Hildebrand B (1994) Inherited resistance to activated protein C is corrected by anticoagulant cofactor activity found to be a property of factor V. Proc Natl Acad Sci USA 91:1396–1400
3. Shen L, Dahlbäck B (1994) Factor V and protein S as synergistic cofactors to activated protein C in degradation of factor VIIIa. J Biol Chem 269:18735–18738
4. Griffin JH, Evatt BL, Wideman C, Fernandez JA (1993) Anticoagulant protein C pathway defective in majority of thrombophilic patients. Blood 82:1989–1993
5. Halbmayer W-M, Haushofer A, Schön R, Fischer M (1994) The prevalence of poor anticoagulant response to activated protein C (APC resistance) among patients suffering from stroke or venous thrombosis and among healthy subjects. Blood Coag Fibrinol 5:51–57
6. Koster T, Rosendaal FR, de Ronde H, Briet E, Vandenbroucke JP, Bertina RM (1993) Venous thrombosis due to poor anticoagulant response to activated protein C: Leiden Thrombophilia Study. Lancet 342:8886–8887
7. Svensson PJ, Dahlbäck B (1994) Resistance to activated Protein C as a basis for venous thrombosis. N Engl J Med 330:517–522
8. Bertina RM, Koeleman BPC, Koster T, Rosendaal FR, Dirven RJ, de Ronde H, Van der Velden PA, Reitsma PH (1994) Mutation in blood coagulation factor V associated with resistance to activated protein C. Nature 369:64–67
9. Beauchamp NJ, Daly ME, Hampton KK, Cooper PC, Preston FE, Peake IR (1994) High prevalence of a mutation in the factor V gene within the U.K. population: relationship to activated protein C resistance and familial thrombosis. Br J Haematol 88:219–222
10. Comp CP, Nixon RR, Cooper MR, Esmon CT (1984) Familial protein S deficiency is associated with recurrent thrombosis. J Clin Invest 74:2082–2088
11. Moritz B, Halbmayer W-M, Lang H, Fischer M (1994) Possible interaction of APC response on clotting protein S assays. Annals Hematol [Suppl II]: A112 (abstract)
12. Halbmayer W-M, Haushofer A, Schön R, Fischer M (1994) Influence of Lupus Anticoagulant on a commercially available kit for APC-Resistance. Thromb Haemo 724: 645–646

Rapid detection of point mutations in the protein C gene by temperature gradient gel electrophoresis

A. Hernández, M. Uhrberg, J. Enczmann, I. Witt, P. H. Reitsma, P. Wernet

Protein C is a precursor of a vitamin K-dependent serine protease that plays an important role in the regulation of blood coagulation [1]. The primary structure of protein C has been determined and the gene, which is localized on chromosome 2q 13- q14, consists of nine exons and eight introns spanning approximately 11.2 Kb [2, 3].

Protein C deficiency is an autosomally inherited disorder that is associated with a high risk of recurrent venous thrombosis [4]. Two types of protein C deficiency have been described. In type I, the plasma protein C concentration is decreased both funtionally and immunologically, and in type II, only the function is reduced and the antigen concentration appears to be normal [5]. Precise knowledge about the protein C gene and its genetic defects is important for the understanding of the anticoagulant function of this protein. For the study of patients and members of families with inherited protein C defect, different techniques have been used [5–9]. One of the most recently described method to adress this purpose is the temperature gradient gel electrophoresis (TGGE). This technique provides the ability to analyze DNA according to their thermal stability, which will be altered by minor changes in the sequence such as a deletion, insertion or point mutation. Here, this technique was employed successfully for the analysis of the exons I, II, III, VII, VIII and IX of the protein C gene in a group of samples with predefined mutations in this gene. Optimal theoretical and practical conditions for the TGGE were determined. Furthermore, the resolution power of this method was used in the screening of mutations in a group of samples with significantly decreased protein C levels.

Materials and Methods

Eleven DNA samples with sequence defined mutations in the exons I, II, III, VII, VIII and IX, were analyzed in order to establish the optimal theoretical and practical conditions for TGGE. Also, fourty samples from individuals with protein C levels ≤ 68 % were screened simultaneously in differents laboratories by TGGE (Düsseldorf, Germany) and direct sequencing (Freiburg, Germany and Leiden, The Netherlands) in order to detect mutations in the protein C gene.

The selection of amplification primers and the optimization of the conditions for TGGE analysis were performed using the MELT 87 and SQHTX computer

I. Scharrer/W. Schramm (Hrsg.)
25. Hämophilie-Symposion Hamburg 1994
© Springer-Verlag Berlin Heidelberg 1996

Table 1. Oligonucleotide Sequences for PCR Primers and Experimental Conditions

Exon	Primer Sequence (5′-3′)	Nucleotide Position+	Size of PCR Product (bp)	Annealing Temperature (°C)	Temperature Gradient (°C)	Electrophoresis Time (h)
I	GTGCTAGTGCCACTGTTTGT $(G/C)_{41}$ATCACCACCTAGCTCTCTTC	-1590 to -1571 -1371 to -1390	256	58	45 – 70	4
II	ACTGCCCGGAGCTCAGAAGT $(G/C)_{41}$ATGCCACCAGGGCCTTGTG	-50 to -31 130 to 111	216	63	45 – 70	4
III	TTAGGCCCCTCACCAAGGTG $(G/C)_{41}$ATCCTAATCGCTCCACTCG	1291 to 1310 1636 to 1617	382	58	45 – 70	4
IV + V	ACACCGGCTGCAGGAGCCTG $(G/C)_{41}$GCATCCACCTCTCCCCCTA	2921 to 2940 3238 to 3219	354	–	–	–
VI	$(G/C)_{41}$CGGCACCAGCACCAGCT CTCCCTAGAAACCCTCCTGA	3279 to 3295 3487 to 3468	230	–	–	–
VII	GACCAAGACAGGAGGGCAGT $(G/C)_{41}$TTGCGTCCATCTTTCCCTGA	6055 to 6074 6425 to 6406	406	65	50 – 80	5
VIII	CTAAGCCTATGCCCATATGA $(G/C)_{41}$AAGAAGCCTCTTGCTTAAC	7022 to 7041 7370 to 7351	385	58	50 – 80	7
IXa	TCAGGAAAGTGCCACTGGGGA $(G/C)_{41}$TCATGACCTCGCTGCACTA	8321 to 8341 8721 to 8702	441	58	50 – 80	5
IXb	AACCGCACCTTCGTCCTCAA $(G/C)_{41}$AGGCCGGTGTGCTTGTTAT	8652 to 8671 9053 to 9033	402	58	50 – 80	5

The sequence of the GC-clamp $(GC)_{41}$ is: CGCCCGCCGCGCCCCG CGCCCCGTCCCGCCGCCGGACGGCC.
+ Nucleotide position according to Foster et al. (2).

programs kindly provided by Dr. Lerman [10, 11]. This computer programs were also used for the analysis of the molecular alterations reported in the database of mutations in the protein C deficiency [12]. The addition of a high melting domain (GC clamp) to the 5' end of some PCR primers allows the detection of nucleotide variations in the highest melting domain [13]. The primer sequences for the amplification of the different exons of the protein C gene are shown in Table 1. TGGE was performed with a commercially available instrument (Diagen TGGE-System, Diagen, 4010 Hilden, Germany) as described by Rosenbaum et al. [11]. The samples were applied on a 5% polyacrylamide gel (acrylamide/bisacrylamide 30:0.8) prepared in 20 mM MOPS, 8 M urea and 2% glycerol. The visualization of the bands was obtained by silver staining [14].

For each exon analysis, three sample preparations were made: The mutated and the wildtype sample alone and the mixture of both, the latter of which promotes the heteroduplex formation of mutated and wildtype single strands even in case of a homozygeous mutation. In each case, PCR products were mixed with an equal amount of denaturation buffer, containing 8 M urea and 0.4 M MOPS and applied to a denaturation/renaturation cycle consisting of a 10 min incubation at 95 °C and subsequent cooling to 25 °C for 10 min. A total sample volume of 6.0 µl was applied to each slot.

The optimal temperature gradient for parallel TGGE was established according to the results obtained with the perpendicular TGGE as described [11]. The optimal resolution patterns of the samples on the parallel TGGE was defined by loading identical aliquots of the sample serially at different intervalls of time. Details of the TGGE methodology have been published elsewhere [15]. The nucleotide sequence of the samples were determined by direct sequencing as described [6, 16].

Results

The results of the theoretical calculations with the computer program SQHTX are shown in figure 1. Based on this calculations, theoretically all molecular alterations published in the protein C database in each exon of the protein C gene are predicted to be detectable by TGGE. Exon IX was divided into the two PCR fragments IXa and IXb in order to improve the SQHTX values. Although the first 32 base pairs of the 5' region of the exon IXb fragment are below the calculated threshold level, this region could be easily analysed in the 3' part of the overlapping exon IXa fragment. The experimental conditions for the detection of mutations in protein C gene are given in Table 1.

All eleven pre-defined mutations were clearly detected by TGGE. As expected only a single band was obtained in each control sample, indicating the homozygosity of the wildtype allele in the control samples. On the other hand, additional bands are visible in the gel for all samples with defined point mutations. The alternative TGGE patterns were detected both in the mixture of mutated and control sample and in the sample with the mutation alone indicating the hetero-

Ex1
256 bp
Ex2
216 bp
Ex3
382 bp
Ex4/5
354 bp
Ex6
230 bp
Ex7
406 bp
Ex8
385 bp
Ex9(A)
441 bp
Ex9(B)
437 bp

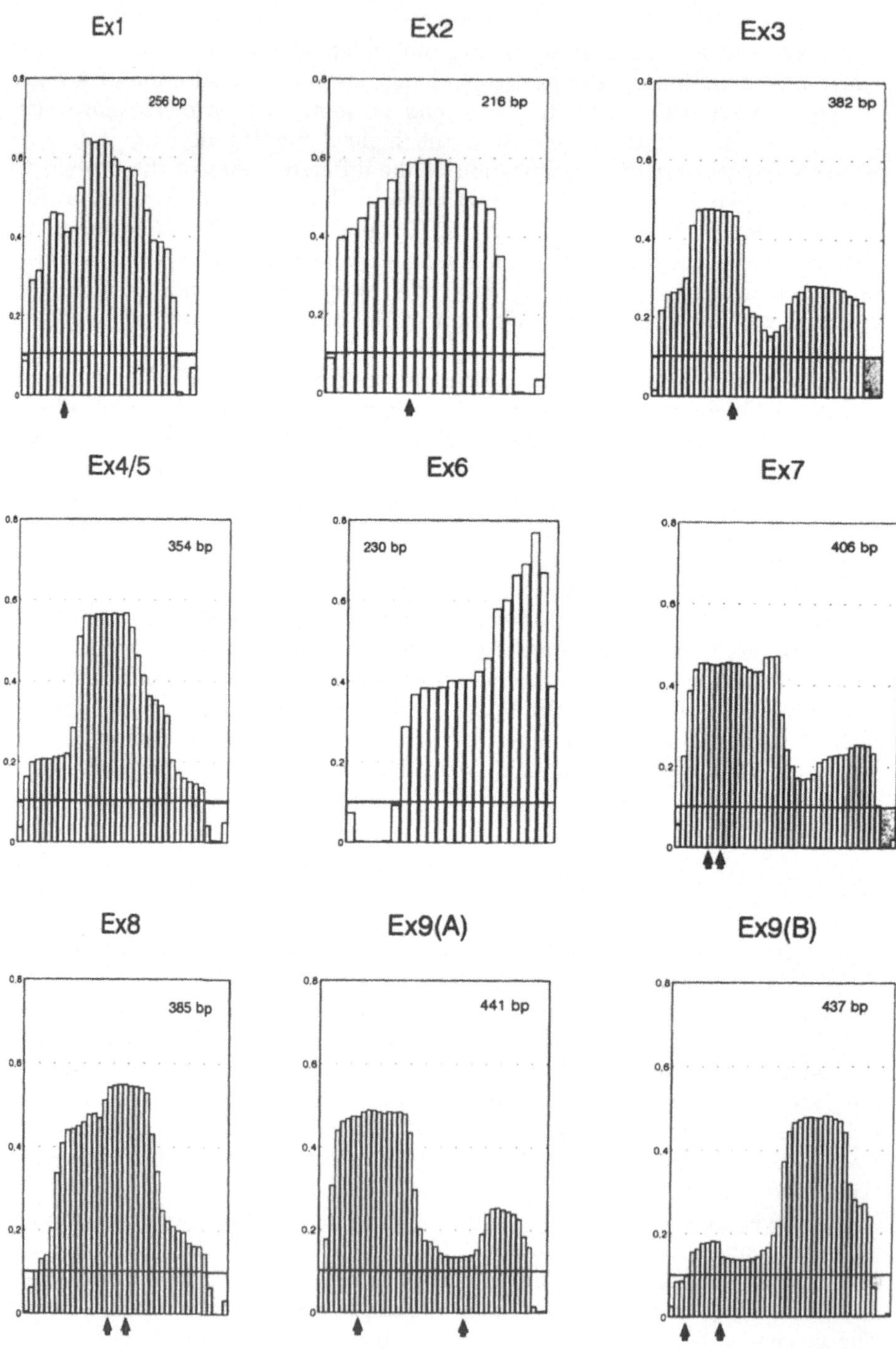

Fig. 1

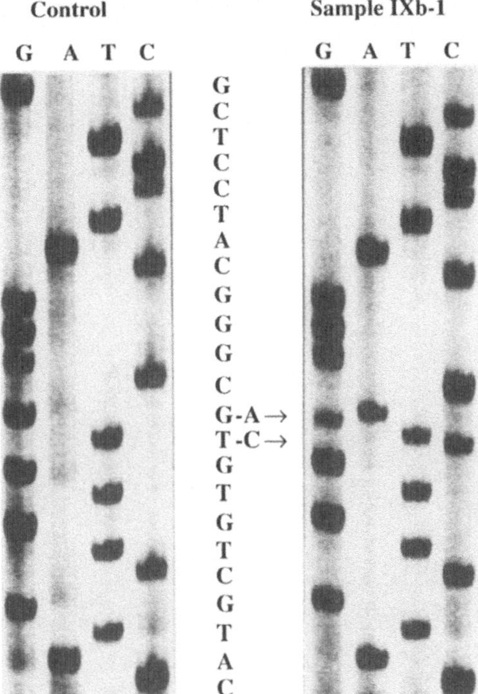

Fig. 2. Direct sequencing of single stranded PCR products of the sample IXb-1 and a control sample of exon IXb. The sequencing results show the wild type allele on the left side (Control) and the sample with the two mutated alleles (Sample IXb-1) on the right side. Arrows indicate the presence of the two different mutations: T→C (nucleotide position 8750) and G → A (nucleotide position 8751) in the nucleotide sequence of sample IXb-1

zygosity of the mutated allele in these samples, which forms heteroduplex double strands with the wildtype allele. However, in sample IXb-1 in exon IXb an unusual pattern was observed. The presence of 8 bands instead of the four predicted bands was detected in the mixture with the control sample. This indicates the presence of two different mutations on the two alleles of exon IXb. Indeed, consecutive sequence analysis revealed two different mutations within exon IXb of this sample (Fig. 2). In the exons I, VII and VIII a frequent polymorphism was also detected in some samples randomly selected as a wildtype control (data not shown). In order

Fig. 1. Theoretical detection of point mutations calculated with the computer program SQHTX. The values plotted at the y-axis are equivalent to migration differences between the wild type sample and a sample with a mismatch at a given base pair. On the x-axis, each bar represents 10 bases of the nucleotide sequence. The elecrophoretical migration differences of a given mutated fragment compared to the wildtype fragment will be clearly apparent in the gel above a threshold level of 0.1, leading to the identification of a mutated sample (18). The size of the PCR fragment of each exon is indicated on the top right. On the bottom, the intron/exon structure and the primer are indicated. The size of them corresponds to the bars above: Horizontal lines represent the intron sequence, black bars mark the primers. Arrows indicate the relative position of the point mutation that was identified in the samples

Exon IXa

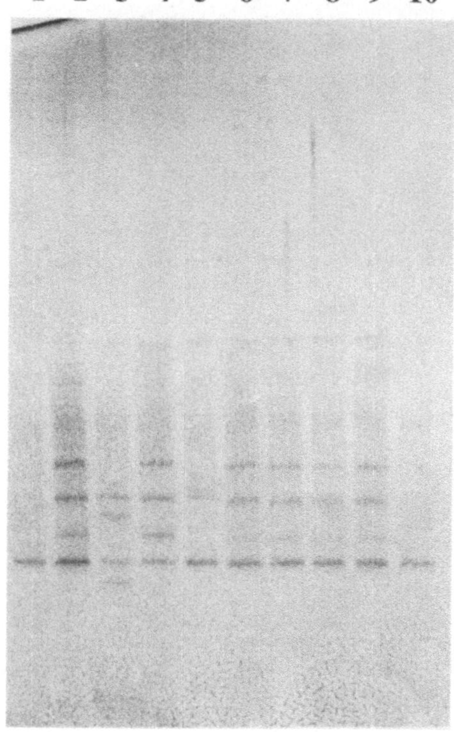

Fig. 3. TGGE pattern of the samples that were screened for mutations. Seven of them showed alternative TGGE patterns in the exon IXa. 1: negative control, 2: ^{230}Arg → Cys, 3: ^{225}Glu → Gly, 4: positive control (^{230}Arg → Cys), 5: nt 10635, ins TGGC, framershift, stop at 331; 6 – 9: ^{230}Arg → Cys; 10: ^{306}Arg → stop. In this sample only a single band was observed. TGGE analysis was repeated several times but no alternative TGGE patterns were detected

to differentiate between the published polymorphisms and a given mutation, a crossmatch test was performed: A sample with a particular polymorphism in the heterozygeous state was used as a control and mixed with the tested sample. In the case of a polymorphism in the test sample, no change in the TGGE pattern would be detected but in the presence of a mutation in the test sample, additional heteroduplex bands between the mutated and the polymorphic allele would appear. In the analysis of these exons, samples showing a polymorphic pattern were discarded as a control.

The screening of mutations in the protein C gene in an additional fourty samples by TGGE and the comparison with the sequence analysis revealed that in seven samples the TGGE pattern was different from normal individuals in the exon IXa (Fig. 3). In one case the presence of a mutation (C → T; ^{306}Arg-stop) was detected only by direct sequencing but not by TGGE. The reason for this discrepancy remained unclear.

Two frequent polymorphisms were detected in the exon I and exon VIII, with frequencies in the test panel of 65 % and 58 %, respectively.

Despite the theoretical applicability of TGGE for the analysis of the two amplified fragments of exons IV – V and VI (Fig. 1), these studies were hindered by the appearence of multiple nonspecific PCR products in these exons (data not shown).

Discussion

The main purpose of this study was to establish the TGGE technique as a simple and rapid screening method for the detection of mutations in the protein C gene. Here, eleven samples with the sequence defined mutations in the exons I, II, III, VII, VIII, and IX were analysed for the establishment of the optimal TGGE conditions. In all cases, distinct TGGE patterns were detected only in the exons with the predicted mutations. The alternative band patterns were easy to identify because of clear cut differences in the electrophoretic mobility of the mutated fragments compared to the wildtype fragment.

Sample IXb-1 shows eight instead of 4 expected bands in the mixture of the control and the mutated sample. Actually, the analysis of this sample by direct sequencing revealed an additional mutation in exon IXb. In this case, the TGGE result proves the localisation of the two different mutations in exon IXb on two different alleles. This result indicates that the TGGE is a useful tool for the rapid allelic localisation of multiple mutations within the same sample, a problem which can not be solved by the direct sequencing approach.

Since it was possible to detect a point mutation in exon 9 in an area where the computer program predicts a very low migration difference between wild-type and mutant fragment (Fig. 1, Ex9 B), the suitability of TGGE for the detection of any mutation in the exons I, II, III, VII, VIII, and IX of the protein C gene was documented here.

For each of the exons I, VII and VIII of the protein C gene, a frequent polymorphism had been described [12]. Here, these polymorphisms were detected by the TGGE in certain wildtype controls. Since nucleotide sequence polymorphism give rise to alternative heteroduplex patterns in the heterozygeous state, they could be misinterpreted as a mutation. Therefore, for all samples with an unusual TGGE pattern in the exons I, VII, and VIII, a crossmatch test employing a control sample with the appropriate polymorphism is recommended for a safe differentiation between these both molecular alterations.

However, the TGGE analysis of the exons IV, V and VI was not possible by TGGE for the following reasons: exons IV and V are not accessible to the TGGE or DGGE approach [8] due to a very high GC-content. Presently an attempt is made to solve this problem by the application of chemically clamped primers [17]. In the case of exon VI, multiple unspecific bands occured in the PCR amplification process. This was seen with different primer pairs, some of them which were published early [6, 8]. Therefore, the screening of these exons, which together harbour 20 % of the published mutations of the protein C gene [12], has to be performed by the direct sequencing method.

Following the establishment of the TGGE conditions, the resolution power of this method was applied for the screening of mutations in a group of samples with protein C deficiency and a comparison with the results of the sequence analysis was made. The high correspondence between the samples analysed by TGGE and direct sequencing confirms the usefulness of the TGGE method as a rapid screening test for the detection of any mutation in the analysed exons. In conclusion, here a rapid and effective screening strategy of the complete protein C gene is presented, which involves a prescreening step with TGGE and the consecutive characterisation of those samples with an unusual TGGE pattern by direct sequencing. Therefore, this strategy provides a powerful tool for the routine diagnostics of protein C deficiency.

References

1. Esmon CT (1983) Protein C: Biochemistry, physiology, and clinical implications. Blood 62:1155–1158
2. Foster DC, Yoshitake S, Davie EW (1985) The nucleotide sequence of the gene for human protein C. Proc Natl Acad Sci USA 82:4673–4677
3. Plutzky J, Hoskins JA, Long GL, Crabtree GR (1986) Evolution and organization of the human protein C gene. Proc Natl Acad Sci USA 83:546–550
4. Allaart CF, Poort SR, Rosendaal FR, Reitsma PH, Bertina RM, Briet E (1993) Increased risk of venous thrombosis in carriers of hereditary protein C deficincy defect. Lancet 341:134–138
5. Bertina RM, Broekmans AW, Krommenhoek-van Es C, van Wijngaarden A (1984) The use of functional and immunologic assay for plasma protein C in the study of the heterogeneity of congenital protein C deficiency. Thromb Haemostas 51:1–5
6. Reitsma PH, Poort SR, Allaart CF, Briet E, Bertina RM (1991) The spectrum of genetic defects in a panel of 40 Dutch families with symptomatic protein C deficiency type I: Heterogeneity and founder effects. Blood 78:890–894
7. Sagahara Y, Miura O, Yuen P, Aoki N, Protein C deficiency Hong Kong 1 and 2: Hereditary protein C deficiency caused by two mutant alleles, a 5-nucleotide deletion and a missense mutation. Blood 80:126–133
8. Gandrille S, Alhenc-Gelas M, Gaussem P, Aillaud MF, Dupuy E, Juhan-Vague I, Aiach M (1993) Five novel mutations located in exons III and IX of the protein C gene in patients presenting with defective protein C anticoagulant activity. Blood 82:159–168
9. Bernardi F, Patracchini P, Gemmati D, Boninsegna S, Guerra S, Legnani C, Ballerini G, Marchetti G (1992) Rapid detection of a protein C gene mutation present in the asymptomatic and not in the thrombosis-prone lineage. Brit J Haematol 81:277–282
10. Lerman LS, Silverstein K (1987) Computational simulation of DNA melting and its application to denaturing gradient gel electrophresis. Meth Enzymol 155:482–501
11. Rosenbaum V, Riesner D (1987) Temperature-gradient gel electrophoresis: Thermodynamic analysis of nucleic acids and proteins in purified form and in cellular extracts. Biophys Chem 26:235–246
12. Reitsma PH, Poort SR, Bernardi F, Grandille S, Long GL, Sala N, Cooper DN (1993) Protein C deficiency: A database of mutations. Thromb Haemostas 69:77–84
13. Myers RM, Fischer SG, Maniatis T, Lerman LS (1985) Modification or the melting properties of duplex DNA by attachment of GC-rich DNA sequence as determined by denaturing gradient gel electrophoresis. Nucleic Acids Res 13:3111–3129
14. Hinney A, Luckenbach C, Ritter H (1992) Temperature gradient gel electrophoresis: Rapid detection of alpha-1-antitrypsin deficiency carriers. Electrophoresis 13:279–282

15. Uhrberg M, Hinney A, Enczmann J, Wernet P (1994) Analysis of the HLA-DR locus by temperature gradient gel electrophoresis and its application for the rapid selection of unrelated bone marrow donors. Electrophoresis 15:1044–1050
16. Knipper AJ, Hinney A, Schuch B, Enczmann J, Uhrberg M, Wernet P Selection of unrelated bone marrow donors by PCR-SSP typing and subsequent non-radioactive sequence-based typien for HLA DR1/3/4/5, DQB1, and DPB1 alleles. Tissues Antigens, in press
17. Costes B, Girodon E, Ghanem N, Chassignol M, Thuong NT, Dupret D, Goossens M (1993) Psoralen-modified oligonucleotide primers improve detection of mutations by denaturing gradient gel electrophoresis and provide an alternative to GC-clamping. Human Molecular Genetics 4:393–397
18. Lerman LS, Silverstein K, Grinfeld E (1986) Searching for the gene defects by denaturing gradient gel electrophoresis. In: Cold Spring Harbor Symposia on Quantitative Biology, volume LI, (eds). Cold Spring Harbor Laboratory:285–297

Die Prävalenz der APC-Resistance bei Patienten mit Insulten, venösen Thrombosen und bei gesunden Probanden

W. M. Halbmayer, A. Haushofer, R. Schön, M. Fischer

Einleitung

Dahlbäck et al. [1] berichteten über das verminderte Ansprechen auf aktiviertes Protein C (APC) in einem aktivierten partiellen Thromboplastinzeit-Test (APTT) als Ursache familiärer Thrombophilie. Dieses Phänomen wurde als APC-Resistance (APC-R) bezeichnet und wird als Quotient (Ratio, RS) der APTT mit APC und der APTT ohne APC-Zusatz im Calciumchlorid angegeben. Als Ursache dieser APC-R wurde eine Punktmutation (Leiden) im Gen des Faktor V von Bertina et al. [2] beschrieben.

Die Untersuchung auf eine APC-R wurde bei 30 Patienten mit zerebralen arteriellen thromboembolischen Ereignissen (rezidivierender und/oder juveniler Insult), 40 Patienten mit venösen thromboembolischen Erkrankungen (tiefe Venenthrombose (V) und/oder Pulmonalembolie (PE)) und bei 50 gesunden Blutspendern mittels eines Testkits zur Bestimmung der APC-R (Coatest APC-Resistance, Chromogenix, Mölndal, Schweden) durchgeführt. Das Studienziel war die Erfassung der Prävalenz der APC-Resistance bei Patienten mit venösen Thrombosen und Zerebral-Insulten im Vergleich zu einem Normalkollektiv.

Alle Patienten und die Probanden wurden zusätzlich einem Screening auf Antithrombin III (AT III) Protein C (PC), Protein S (PS), Faktor XII (FXII) und auf Lupusantikoagulanz unterzogen.

Material und Methoden

Patienten/Probanden

Dreißig Patienten (18 Frauen, 12 Männer, Alter 46 ± 12,9 a (MW ± SD) nach zumindest einem Ereignis eines ischämischen arteriellen Insults (ST) im jüngeren Lebensalter oder mit rezidivierenden Insulten ohne erkennbare organische Ursache wie Vorhofflimmern, Herzklappenfehler, mechanische künstliche Herzklappen oder einer Artherosklerose der Carotiden und 40 Patienten (28 Frauen, 12 Männer, Alter 51,2 ± 16,7 a) mit tiefer Beinvenenthrombose (V mit oder ohne PE) wurden einer als „ST"-Insultgruppe beziehungsweise einer „V"-Gruppe zugeordnet. Die Plasmen von 50 gesunden Blutspendern (12 Frauen und 38 Männer, Alter 36,8 ± 10,5 a) der Blutspendezentrale des Wiener Roten Kreuzes dienten als Normalkontrollen.

I. Scharrer/W. Schramm (Hrsg.)
25. Hämophilie-Symposion Hamburg 1994
© Springer-Verlag Berlin Heidelberg 1996

APC-Resistance-Bestimmung

APC-R wurde am Sysmex CA 5000 entsprechend der von Dahlbäck [1] beschriebenen Testprinzipien unter Verwendung eines Testktis von Chromogenix (Coatest APC-Resistance, Chromogenix, Mölndal, Schweden), durchgeführt. In Übereinstimmung mit den ersten Angaben des Herstellers konnte ein laborspezifischer Rs Wert mit $\leq 2{,}16$ festgesetzt werden. Rs Werte unter 2,16 wurden als APC-Resistance gewertet, und der dadurch festgelegte Normalbereich fand eine gute Übereinstimmung mit den Ergebnissen einer multizentrischen Evaluierung der APC-Resistance, an der wir partizipierten [3].

Protein-S-Tests

An funktionellen Protein-S-Tests wurde der PS Aktivitätstest von Instrumentation Laboratory (PS_{IL}) nach der Methode von Preda et al. [4] (IL Test Protein S, Instrumentation Laboratory, Ascoli, Piceno, Italien) am Gerinnungsanalysator ACL 300 (Instrumentation Laboratory, Mailand, Italien) und Proben mit APC-R (Rs $\leq 2{,}16$) oder grenzwertiger APC-Resistance oder mit verminderten PS_{IL} ($\leq 67\%$) wurden mit einem weiteren funktionellen PS Test von Stago PS_{STA} nach der Methode von Wolf et al. [5] (Protein S Clottin-Test, Diagnositca Stago, Boehringer Mannheim, Mannheim, Deutschland) am KC-1 Gerinnungsanalysator (Ameldung, Lemgo, Deutschland) bestimmt. Diese Plasmen wurden auch auf totales und freies PS Antigen (Elektroimmunodiffusions-Kits, Immuno, Wien, Österreich) getestet.

Faktor-XII-Tests

FXII Aktivität (FXII:C) wurde mittels eines automatisierten Einstufen-Aktivitätstests und das FXII Antigen (FXII:Ag) mittels radialer Immunodiffusion nachgewiesen [6].

Lupusantikoagulanz-Diagnostik

Alle Proben wurden einem Screening mittels einer Ellagsäure aktivierten APTT ($APTT_{FSL}$; Actin-FSL, Baxter, Laevosan, Linz, Österreich) mit hoher Sensitivität auf Lupusantikoagulanz [7] am CA 5000 (TOA Medical Electronics, Kobe, Japan) Gerinnungsautomaten unterzogen.

Der „Dilute Russel Viper Venom Time Test" (dRVVT; Lupo Test, Gradipore, Pyrmont, Australien) und die Ratio des dRVVT und dem Lupusantikoagulanz-Bestätigungstest (Lucor, Gradipore, Pyrmont, Australien) wurden bei allen Plasmen mit verlängerter $APTT_{FSL}$ und/oder verminderten FXII:C am ACL 300 durchgeführt [8 – 11].

Andere Tests

Die Prothrombinzeit wurde am CA 5000 mittels Normotest-Reagenz (Nycomed, Oslo, Norwegen) bestimmt. AT III Aktivität und PC Aktivität wurden amidolytisch am Zentrifugalanalysator Cobas Fara (Hoffmann-La Roche, Basel, Schweiz) unter Verwendung käuflicher Reagenzien (Immunochrom AT III, Immuno AG Wien, Österreich und Berichrom-Protein C, Behringwerke, Marburg, Deutschland) gemessen.

Ergebnisse

In der „ST"-Gruppe konnte eine APC-R bei 6 Patienten (20 %), eine grenzwertige APC-R bei 2 Patienten, in der „V"-Gruppe konnte eine APC-R bei 7 Patienten (17,5 %), eine grenzwertige APC-R bei einem Patienten und bei den gesunden Probanden eine APC-R (2 %) festgestellt werden (Tabelle 1).

Tabelle 1. Die Prävalenz der APC-R und verminderten Prot S Aktivität (PS_{IL}) bei Patienten mit venösen Thrombosen (V), Insulten (ST) und gesunden Blutspendern (N)

	N	V	ST
APC-R	1/50 (2 %)	7/40 (17,5 %)	6/30 (20 %)
PS_{IL}	2/50 (4 %)	8/40 (20 %)	7/30 (23,3 %)

Die Prävalenz an APC-R war in der „ST" und „V"-Gruppe signifikant höher im Vergleich zur Prävalenz der APC-R in der Probanden-Gruppe (p < 0,003 und p < 0,02).

Vierundsechzig Prozent (9/14) aller Patienten mit einer APC-R (Rs ≤ 2,16) und 63 % (12/19) aller Patienten mit niedrigen und grenzwertigen Rs Werten (Rs ≤ 2,30) zeigten PS_{IL} Aktivitäten unter dem Normalbereich. Neunundfünfzig Prozent (10/17) aller Patienten mit verminderter PS_{IL} zeigten verminderte Rs Werte (Tabelle 2).

PS_{IL} und APC-R (als Rs Wert) korrelierten hochsignifikant beim Vergleich aller Patienten und Probanden sowie bei Patienten mit tiefen Venenthrombosen und Patienten mit Insulten (Tabelle 3). Bei Verwendung des Faktor V abhängigen funktionellen PS_{STA} Test von Stago konnten nur 47 % der funktionellen PS_{IL} Defekte bestätigt werden.

Daraus kann geschlossen werden, daß der auf einer Prothrombinzeit basierende PS_{IL} Test stärker und der auf Faktor V als Substrat basierende PS_{STA} Test etwas weniger stark durch die APC-R beeinflußt werden.

In der „ST"-Gruppe konnte ein AT III Mangel und zwei Faktor XII-Verminderungen, in der „V"-Gruppe ein PC Mangel und vier Faktor XII-Verminderungen und in der Probanden-Gruppe zwei Faktor XII-Verminderungen festgestellt werden.

In der „ST"-Gruppe konnte ein Patient mit einer APC-R und einem PS-Mangel Typ I und in der „V"-Gruppe ein Patient mit einer grenzwertigen APC-R und einem PS-Mangel Typ I festgestellt werden (Tabelle 2).

Tabelle 2. Geschlecht/Alter/Gruppe, Rs-Werte, Protein S Aktivität IL (PS_{IL}), Protein S Aktivität STA (PS_{STA}), totales Protein S Antigen (*tPS Ag*) und freies Protein S Antigen (*fPS Ag*) von Patienten und Probanden mit verminderter und grenzwertiger APC-R (Rs < = 2,30) und/oder verminderter PS_{IL} Aktivität (< = 67%). Patienten: *M* männlich, *F* weiblich/Alter (Jahre)/ Gruppe (*N* Normalkollektiv, *V* venöse Thrombose, *ST* Insult)

	APC-R (Rs) (2,2–3,2)	PS_{IL} (%) (67–155)	PS_{STA} (%) (65–140)	tPS Ag (%) (65–160)	fPS Ag (%) (60–140)
M/29/N	2,1*	60*	111	114	85
F/30/N	2,6	60*	72	75	74
F/32/N	2,2	103	119	118	92
M/50/N	2,2	124	99	96	102
F/19/V	1,8*	64*	66	68	82
M/69/V	2,1*	73	81	105	122
F/53/V	2,1*	62*	75	81	100
M/45/V	1,8*	51*	59*	116	59*
F/45/V	2,1*	55*	49*	106	102
F/26/V	2,1*	57*	60*	66	72
F/48/V	1,9*	57*	60*	109	103
F/26/V	2,3	49*	44*	44*	40*
F/55/V	2,6	35*	28*	113	95
F/53/V	2,2	93	86	94	107
M/39/ST	2,1*	111	87	87	95
M/46/ST	2,2*	48*	53*	103	51*
F/57/ST	1,3*	28*	78	90	85
M/24/ST	2,2*	85	87	80	87
F/25/ST	2,0*	48*	54*	50*	57*
F/62/ST	2,0*	70	85	94	101
M/47/ST	2,3	66*	85	83	69
M/53/ST	2,6	65*	91	94	71
M/57/ST	3,3	66*	66	67	68
F/51/ST	2,3	67*	81	98	103

(Normalbereich), * verminderter Wert.
Alle in Tabelle 2 gelisteten Patienten/Probanden hatten eine normale Protein C Aktivität (*amidolytischer Test*).

Tabelle 3. Statistische Signifikanz der Prävalenz der APC-R (Chi-Quadrat-Test mit Yates-Korrektur) und Korrelation zwischen der APC-R und der Protein S Aktivität IL (PS_{IL}) (Pearsons Korrelation) für die verschiedenen Gruppen („V" = venöse Thrombose, „ST" = Insult, „N" = normal Kol.).

Vergleich	„V" versus „N"		„ST" versus „N"	
Prävalenz der APC-R	p < 0,003		p < 0,02	

APC-R versus PS_{IL}	alle (n = 120)	„N" (n = 50)	„V" (n = 40)	„ST" (n = 30)
p <	0,0001	0,05	0,0001	0,0017
r =	0,5196	0,2796	0,6338	0,4477

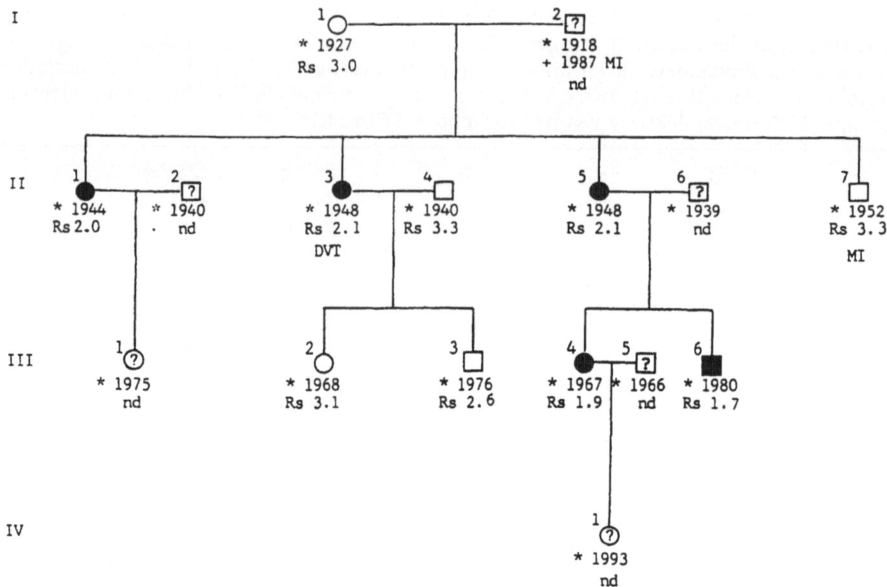

Abb. 1. Stammbaum einer Familie A mit APC-R. Männlich (□), weiblich (○), ausgemalte Symbole: APC-R (Rs ≤2,16), Geburtsjahr (*), verstorben (+), „deep venous thrombosis" (DVT), Myocardinfarkt (MI), nicht untersucht (?), nicht bestimmt/„not determined" (nd), Rs-Wert (Rs) = APC-Quotient

Bei zwei Patienten mit APC-R (V) konnte eine Familienuntersuchung durchgeführt werden. Bei der hier präsentierten Familie A (5 von 9 Familienmitgliedern wiesen eine APC-R auf) konnte auch die Mutation des Faktor V (F V Leiden) in Zusammenarbeit mit Herrn Prim. Doz. DDr. Hopmeier (KH-Rudolfstiftung, Zentrallabor) festgestellt werden (Abb. 1).

Diskussion

Die Ergebnisse dieser Untersuchung zeigten, daß die Prävalenz der APC-R signifikant höher ist unter Patienten mit Insulten (20 %) und Patienten mit tiefen Beinvenenthrombosen (17,5 %) im Vergleich zur Prävalenz der APC-R bei gesunden Blutspendern (2 %). Daten betreffs der APC-R bei Insulten wurden unseres Wissens nach noch von keiner anderen Arbeitsgruppe publiziert.

Wir konnten auch eine überraschend hohe Prävalenz an PS Aktivitätsverminderungen (PS$_{IL}$) mit korrelierender APC-R feststellen. Daher sind die verwendeten funktionellen PS Teste als durch die APC-R beeinflußt anzusehen.

Kürzlich konnten wir auch die Beeinflussung der für die Bestimmung der APC-R verwendeten APTT durch Lupusantikoagulanzien respektive Antiphospholipidantikörper nachweisen [12]. Als Folge dieser Interaktion kommt es zu pathologischen Ratios, und diese könnten als APC-R, wenn nicht gleichzeitig eine Lupusantikoagulanz-Diagnostik durchgeführt wird, fehlgedeutet werden.

Literatur

1. Dahlbäck B, Carlsson M, Svensson PJ (1993) Familial thrombophilia due to a previously unrecognized mechanism characterized by poor anticoagulant response to activated protein C: Prediction of a cofactor to activated protein C. Proc Natl Acad Sci USA 90:1004–1008
2. Bertina RM, Koeleman BPC, Koster T, Rosendaal FR, Dirven RJ, de Rande H, van der Velden PA, Tetsma PH (1994) Mutation in blood coagulation factor V associated with resistance to activated protein C. Nature 369:64–67
3. Rosén S, Johansson K, Lindberg K, and the APC-Resistance study group (1994) Multicenter evaluation on various coagulation instruments of a kit for activated protein C resistance. Thromb Haemost 72(2):255–260
4. Preda L, Tripodi A, Valsecchi C, Lombardi A, Finotto E, Mannucci PM (1990) A prothrombin time-based functional assay of protein S. Thrombos Res 60:19–32
5. Wolf M, Boyer-Neumann C, Martinoli JL, Amiral J, Meyer D, Larrieu MJ (1989) A new functional assay for human protein S using activated factor V as substrate. Thromb Haemostas 62:1144–1145
6. Halbmayer W-M, Haushofer A, Schön R, Mannhalter C, Strohmer E, Baumgarten K, Fischer M (1994) The prevalence of moderate and severe F XII (Hageman factor) deficiency among the normal population: Evaluation of the incidence of F XII deficiency among 300 healthy blood donors. Thromb Haemostas 71 (1):68–72
7. Halbmayer W-M, Haushofer A, Schratzberger W, Petera P, Duschet P, Fischer M (1993) Assessment of Lupus anticoagulants within the routine coagulation laboratory – Evaluation of 36 patients suffering from systemic lupus erythematosus. Med Klinik 88:417–422
8. Exner T, Papadopoulos G, Koutts J (1990) Use of a simplified dilute Russell's viper venom time (DRVVT) confirms heterogeneity among „lupus anticoagulants". Blood Coag Fibrinolysis 1:259–266
9. Triplett DA. Screening for the lupus anticoagulant (1989) Res Clin Lab 19:379–389
10. Thiagarajan P, Pengo V, Shapiro SS. The use of the dilute Russell viper venom time for the diagnosis of lupus anticoagulants (1986) Blood 68:869–874
11. Exner T, Triplett DA, Taberner D, Machin SJ (1991) Guidelines for testing and revised criteria for lupus anticoagulants. SSC Subcommittee for the standardization of lupus anticoagulants. Thromb Haemostas 65:320–322
12. Halbmayer W-M, Haushofer A, Schön R, Fischer M (1994) Influence of lupus anticoagulant on a commercially available kit for APC-Resistance. Thromb Haemostas 72(4):645–646

APC-Resistenz im Kindesalter

R. Schneppenheim, S. Krey, I. Aschka, F. Bergmann, U. Budde,
W. Eberl, S. Eckhof-Donovan, W. Kreuz, U. Nowak-Göttl,
H. Plendl, R. Schobess

Einleitung

1993 postulierten Dahlbäck et al. [1] die Existenz eines neuen Kofaktors für die
Inaktivierung von Faktor V und Faktor VIII durch aktiviertes Protein C (APC).
Patienten mit einer Resistenz gegenüber APC, d.h., mit einem Defekt dieses Kofaktors neigen zu thrombotischen und embolischen Ereignissen. Die Prävalenz
dieses autosomal dominant vererbten Defektes in Patientengruppen mit thromboembolischen Ereignissen ist mit 17 bis 60 % ausgesprochen hoch [2, 3, 4]. Damit ist
die APC-Resistenz (APCR) quantitativ die bisher wichtigste unabhängige Ursache
für die Thrombophilie. Thrombosen im Kindesalter sind ein seltenes Ereignis. In
den meisten Fällen läßt sich ein exogener auslösender Faktor eruieren, der oft den
Wunsch nach Kausalität befriedigt. Nur in wenigen Fällen fanden sich bisher endogene zusätzliche Risikofaktoren. Die Entdeckung der APCR bietet daher einen
neuen vielversprechenden Ansatz, Ursachenforschung zu betreiben und Risikogruppen zu definieren. Wir haben daher 2 Kollektive von Kindern und Jugendlichen mit und ohne Thrombosen auf die Prävalenz der APCR hin untersucht.

Methoden und untersuchte Personen

Der bisher übliche funktionelle Test zur Bestimmung der APC-Resistenz auf der
Basis einer aPTT-Bestimmung stellt hohe Ansprüche an die Qualität der Blutentnahme und der Weiterverarbeitung, insbesondere, wenn ein Versand in ein ent-
ferntes Labor erfolgen muß. Eine Antikoagulantien-Therapie ist ein zusätzliches
Hindernis für diese Art der Diagnostik. 1994 wurde durch Bertina et al. [5] eine
einzelne Mutation im Exon 10 des Faktor V-Gens (G1691A) als Ursache der APCR
erkannt. Bei über 80 % der Patienten mit APCR ließ sich die Mutation, die zu einem
Austausch der Aminosäure Arginin zu Glutamin im Codon 506 und damit an der
proteolytischen Inaktivierungsstelle des Faktor V führt nachweisen. Deren Identifizierung ist methodisch einfach, von Antikoagulantien unbeeinflußbar und weniger
fehleranfällig als der funktionelle Test, die Bestimmung der APCR im Plasma.

Hierauf basierend haben wir ein Untersuchungskonzept zur Identifizierung
von Patienten mit APCR entwickelt. Das methodische Vorgehen besteht aus der
Isolierung von Patienten-DNS aus EDTA-Vollblut, Amplifikation von Sequenzen
des Faktor V-Gens mittels Polymerase-Kettenreaktion und Identifizierung der

I. Scharrer/W. Schramm (Hrsg.)
25. Hämophilie-Symposion Hamburg 1994
© Springer-Verlag Berlin Heidelberg 1996

Mutation G1691A mittels Restriktionsenzym-Verdau und nachfolgender Elektrophorese [5]. Die Bestätigung des Defektes erfolgt durch direkte Sequenzierung.

Es wurden 117 „gerinnungsgesunden" anonymisierten Personen aus einem pädiatrischen Kollektiv (Altersmedian 7 Jahre) 30 unselektierte Kinder und Jugendliche mit Thrombosen gegenübergestellt (Altersmedian 6 Jahre). Aus letzterer Gruppe wurde außerdem eine selektierte Untergruppe aus 10 Patienten gebildet (Altersmedian 3 Jahre), die keinerlei äußeren Anlaß für ihr jeweiliges thrombotisches Ereignis boten. Insgesamt fanden sich tiefe Bein-/Beckenvenenthrombosen, intracardiale Thrombosen, Lungenembolien, Nierenvenenthrombosen, Pfortaderthrombosen, Nabelvenenthrombosen, Sinusvenenthrombosen, Priapismus und Katheter-assoziierte Thrombosen.

Ergebnisse und Diskussion

In Abbildung 1 sind die typischen Elektrophorese-Ergebnisse bei heterozygoten und homozygoten Patienten im Vergleich zum Normalbefund illustriert. In allen Fällen ließ sich ein eindeutiges Ergebnis erzielen. Im Kontroll-Kollektiv der 117 gerinnungsgesunden Kinder fanden sich 10 mit der Mutation G1691A (8,5 %). Dies ist eine überraschend hohe Prävalenz in einem „gerinnungsgesunden" Kollektiv. Die Prävalenz war in dem unselektierten Thrombose-Kollektiv mit 5 von 30 doppelt so hoch (17 %). Im selektierten Kollektiv ließ sich bei 4 von 10 Patienten (40 %) die APCR-Mutation nachweisen (Abb. 2).

Die molekulargenetische Untersuchung ist eine zuverlässige Methode für den Nachweis der mit der APCR korrelierten Mutation G1691A. Sie ist selbst aus „älteren" Blutproben relativ einfach zu bestimmen. Für die vorliegende Untersuchung fehlten jedoch in den meisten Fällen Daten zur koagulometrisch bestimmten APCR, so daß eine diesbezügliche Korrelation nicht untersucht werden konnte. Das gleiche gilt auch für unser anonymisiertes Normal-Kollektiv. Nur in Einzelfällen konnten wir komplette Daten erheben. Interessant erscheint in diesem

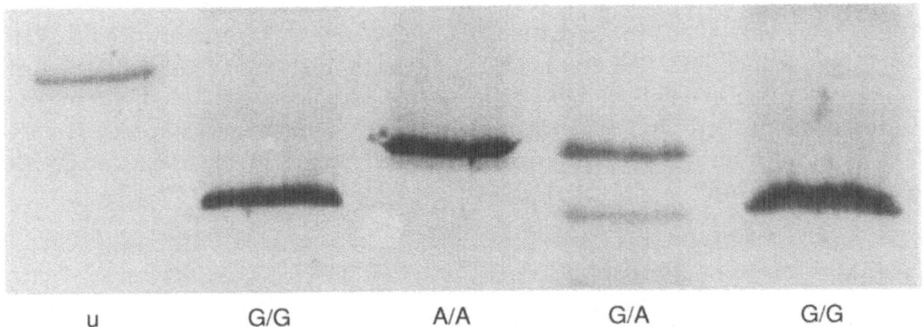

Abb. 1. Nachweis der Mutation G1691A im Faktor V-Gen nach PCR-Amplifikation des Exon 10, Restriktionsenzym-Verdau mit Mnl I und Polyacrylamid-Gelelektrophorese. *u* unverdautes PCR-Produkt, *GG* Homozygotie für den Wildtyp, *GA* Heterozygotie für die Mutation, *AA* Homozygotie für die Mutation

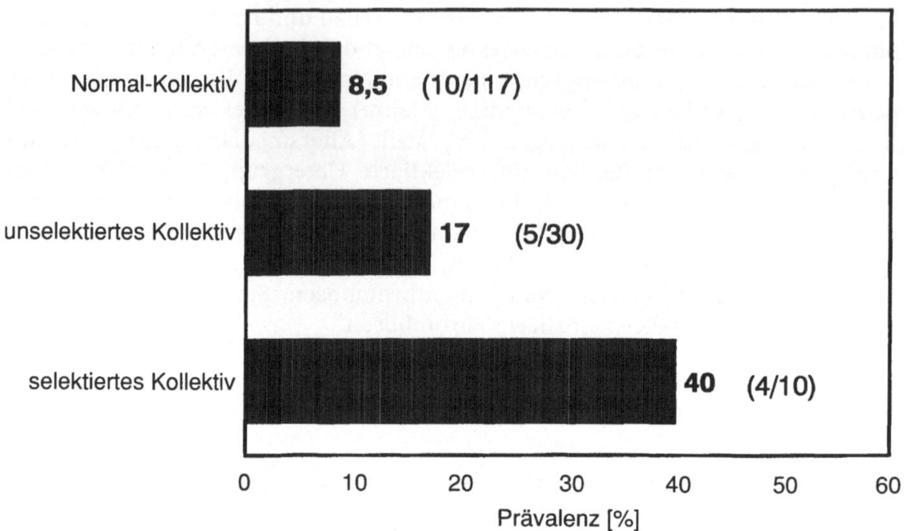

Abb. 2. Prävalenz der mit der APCR korrelierten Mutation G1691A in einem pädiatrischen Normalkollektiv, in einem unselektierten pädiatrischen Thrombose-Kollektiv und in einem selektierten pädiatrischen Thrombose-Kollektiv ohne erkennbare exogene auslösende Faktoren für das thrombotische Ereignis

Zusammenhang, daß bei einer unserer Patientinnen mit einer intracardialen Thrombose und Lungenembolie nach zentralem Venenkatheter zwar Heterozygotie für die Mutation G1691A, jedoch koagulometrisch keine APCR (APC-Ratio = 2,5) gefunden wurde. Beim Vater der Patientin, der ebenfalls heterozygot für die Mutation war, fand sich ein grenzwertiges Ergebnis (APC-Ratio = 2,1). Ein Thrombose-Ereignis hatte bei ihm bisher nicht stattgefunden. Eine Wertung dieser Befunde ist erst nach umfangreichen weiteren Erhebungen zur Korrelation zwischen APCR und der Mutation G1691A möglich.

Zusammenfassend lassen sich die bei Erwachsenen erhobenen Daten zur APCR-Prävalenz auch in pädiatrischen *selektierten* Thrombose-Kollektiven bestätigen. Jedoch läßt sich erst nach Erweiterung unserer vorläufigen Untersuchungen darüber urteilen, ob bei *unselektierten* pädiatrischen Patienten exogene Faktoren die größere Rolle spielen und zusätzliche endogene Faktoren, wie ein Mangel an Gerinnungs-Inhibitoren oder, wie hier untersucht, die APCR von geringer Bedeutung sind.

Literatur

1. Dahlbäck B, Carlsson M, Svensson PJ (1993) Familial thrombophilia due to a previously unrecognized mechanism characterized by poor anticoagulant response to activated protein C: prediction of a cofactor to activated protein C. Proc Natl Acad Sci USA 90:1004–1008
2. Koster T, Rosendal FR, de Ronde H, Briet E, Vandenbroucke JP, Bertina RM (1993) Venous thrombosis due to poor anticoagulant response to activated protein C. Lancet 342:1503–1506

3. Svensson PJ, Dahlbäck B (1994) Resistance to activated protein C as a basis for venous thrombosis [see comments]. N Engl J Med 330:517–522
4. Halbmayer WM, Haushofer A, Schon R, Fischer M (1994) The prevalence of poor anti-coagulant response to activated protein C (APC resistance) among patients suffering from stroke or venous thrombosis and among healthy subjects. Blood Coagual Fibrinolysis 5:51–57
5. Bertina RM, Koeleman BP, Koster T, Rosendaal FR, Dirven RJ, de Ronde H, van der Velden PA, Reitsma PH (1994) Mutation in blood coagulation factor V associated with resistance to activated protein C [see comments]. Nature 369:64–67

Korrelationen zwischen Antiphospholipid Antikörpern und APC-Resistenz

S. Ehrenforth, K. P. Radtke, E. Aygören-Pürsün,
M. von Depka Prondzinski, B. Zwinge, S. Siegert, I. Scharrer

Einleitung

Dahlbäck et al. [1] berichteten 1993 erstmals über die APC-Resistenz als eine neue Gerinnungsstörung, die im Rahmen von thromboembolischen Erkrankungen als wichtiger kausaler Faktor bewertet und dessen Prävalenz weit über der der bisher bekannten Thrombophiliemarker angegeben wurde (20–65%) [2–6]. Die APC-Resistenz beruht bei ca. 90% der betroffenen Patienten auf einer Punktmutation im F V-Gen (G1961A – Arg506Gln), die zu einer abnormal niedrigen antikoagulatorischen Reaktivität gegenüber aktiviertem Protein C (APC-Resistenz) und damit zu einer verminderten Inaktivierung von Faktor Vc [7, 18]. Neben der genetisch bedingten APC-Resistenz wurde jedoch postuliert, daß auch Antiphospholipid Antikörper (APA) zu einer verminderten antikoagulatorischen Reaktivität gegenüber APC führen können [8–9].

Antiphospholipid Antikörper stellen eine sehr heterogene Population dar, die gegen Komplexe negativ geladener Phospholipide und Phospholipid-bindender Proteine gerichtet sind. Von den bekannten Phospholipid-bindenden Plasmaproteinen kommt dem Protein C aufgrund seiner wichtigen antikoagulatorischen Wirkung eine besondere Bedeutung zu. Nach bisherigen Erkenntnissen können bspw. Lupus Antikoagulantien die Aktivierung von Protein C am endothelständigen Thrombin-Thrombomodulin-Komplex hemmen sowie die proteolytische Inaktivierung der Gerinnungsfaktoren Va und VIIIa durch Hemmung der PC-Aktivität, entweder direkt oder über seinen Cofaktor Protein S, vermindern. Zu diskutieren bleibt jedoch, ob Lupus Antikörper bspw. auch über Interaktionen mit APC-Oberflächenrezeptoren der Faktoren Va und VIIIa zu einer APC-Resistenz führen oder über eine Suppression von die Protein C-Aktivität erhöhenden, PS-unabhängigen Cofaktoren die Protein C vermittelte F Va- und F VIIIa-Inaktivierung hemmen können.

Zielstellung

Das Ziel der vorliegenden Untersuchung bestand darin, eventuelle Korrelationen zwischen Antiphospholipid Antikörpern – besonders Lupus Antikoagulantien – und APC-Resistenz bei unseren Patienten mit Thromboembolien, SLE, rezidivierenden Spontanaborten oder cerebralen Ischämien zu ermitteln.

I. Scharrer/W. Schramm (Hrsg.)
25. Hämophilie-Symposion Hamburg 1994
© Springer-Verlag Berlin Heidelberg 1996

Patienten und Methode

Insgesamt werteten wir die Daten von 300 Patienten aus, bei denen wir wiederholt Untersuchungen auf Antiphospholipid Antikörper durchführten und die antikoagulatorische Reaktivität gegenüber aktiviertem Protein C mehrfach bestimmten. Bei den Patienten handelt es sich um 178 Frauen und 122 Männer, deren Lebensalter zum Zeitpunkt der Erstuntersuchung zwischen 12 und 78 Jahren lag und im Median 40,4 Jahre betrug. Das Kollektiv umfaßt 48 Patienten mit bekannten Lupus Antikoagulantien, 26 Patienten mit isolierten anti-Cardiolipin Antikörpern (aCL) und 226 Patienten ohne Antiphospholipid Antikörper. Entsprechend der klinischen Symptomatik der Patienten ergibt sich folgende Verteilung: 180 Patienten mit thromboembolischen Erkrankungen, 85 Patienten mit SLE, 22 Patienten mit cerebralen Ischämien bzw. Apoplexen im Alter unter 45 Jahren sowie 13 Patientinnen mit rezidivierenden Spontanaborten.

Die Bestimmung der antikoagulatorischen Reaktivität gegenüber aktiviertem Protein C erfolgte mit dem auf einer aPTT-Messung basierenden „COATEST APC resistance" (Chromogenix/Schweden). Im Falle einer APC-Resistenz führt die Zugabe von APC zum Plasma nicht zu einer normalen antikoagulierenden Reaktion, gemessen über die Verlängerung der aPTT. Die Reaktivität gegenüber APC wird ausgedrückt über die Ratio zwischen der Gerinnungszeit (aPTT) in Anwesenheit bzw. Abwesenheit von aktiviertem Protein C. Von einer APC-Resistenz ist dann auszugehen, wenn die APC-Ratio wiederholt unter < 2 liegt. Die Bestimmung des FV Phenotyps erfolgte durch Mnlı Restriktionsanalyse von mittels PCR amplifizierten genomischen FV DNA Fragmenten [7].

Zum Nachweis bzw. Ausschluß von Lupus Antikoagulantien untersuchten wir wiederholt plättchenarmes Plasma mit verschiedenen Testmethoden. Um ein möglichst plättchenarmes Plasma zu erhalten, wurden alle Blutproben mit 4000 G bei 4 °C für 40 Minuten „scharf" zentrifugiert. Die Sreening-Untersuchung auf Lupus Antikoagulantien erfolgte mittels aPTT-Messung (Instrumentation Laboratory), PTT-Tausch-Test (Instrumentation Laboratory), DRVVT-Test nach Thiagarajan [10] (Ortho Diagnostik Systems), KCT-Test nach Exner [11] (Mallinckrodt) und Textarin-Zeit-Bestimmung [12] (Pentapharm LTD). Als Bestätigungstest verwenden wir den Plättchen Neutralisations Test Staclot® [13] (STAGO Diagnostica) sowie die Textarin-Ecarin Ratio [12] (Pentapharm LTD). Zur Titerkontrolle bei vorliegenden Lupus Antikörpern wird der Index für die zirkulierende Antikoagulantienaktivität (ICA) nach Rosner bestimmt [14]. Die Anti-Cardiolipin-Antikörpertiter (aCL; IgG, IgM) wurden mittels ELISA (Walker Diagnostics) bestimmt. Zur Unterbindung der die Testergebnisse verfälschenden Heparineffekte wird das spezifische Heparin-abbauende Hepzyme (Baxter) zugegeben. Die Diagnose „Lupus Antikörper positiv" wurde entsprechend den Kriterien des „SSC Subcommittee for the Standardization of Lupus Anticoagulants" [15] bei jenen Patienten gestellt, bei denen mindestens zwei Phospholipid-abhängige Gerinnungszeiten wiederholt verlängert waren, und mindestens ein Bestätigungs-Test pathologisch ausfiel.

Als Kontrollkollektiv wurden 80 gesunde Personen (40 Frauen, 40 Männer; medianes Alter 26,2 Jahre) bzgl. ihrer antikoagulatorischen Reaktivität gegenüber

APC sowie auf vorliegende APA untersucht. Eine verminderte APC-Ratio (<2) konnte bei 2 Personen festgestellt werden, wohingegen APA in keinem Fall nachweisbar waren.

Ergebnisse

Wie Abb. 1 zu entnehmen ist, wurde eine APC-Resistenz bei 28 der insgesamt 226 Patienten ohne Antiphospholipid Antikörper nachgewiesen, was einer Prävalenz von 12,3 % entspricht. Demgegenüber konnte bei 35,4 % der Patienten mit Lupus Antikoagulantien (17/48) eine verminderte APC-Ratio festgestellt werden. Nach Angaben des Herstellers sowie Untersuchungen von Halbmayer et al. [16] ist jedoch bei der Interpretation dieser Ergebnisse zu berücksichtigen, daß eine zuverlässige Beurteilung der APC-Ratio nur dann möglich ist, wenn die aPTT des Patientenplasmas nicht pathologisch verlängert ist. Während die aPTT bei 9 der insgesamt 17 LA-positiven Patienten z. T. deutlich verlängert war, lag bei 8 Patientinnen sowohl die IL-aPTT als auch die aPTT des APC-resistance-Kit wiederholt im Normbereich. Die mittlere APC-Ratio betrug bei diesen 8 Patientinnen 1,73 (range 1,38 – 1,93) und lag somit deutlich unter der in unserem weiblichen Normalkollektiv ermittelten APC-Ratio (mean 2,74). Bei 6 der 8 Patientinnen wurden die mit dem COATEST®-Assay (Chromogenix) bestimmte APC-Resistenz mit dem, von den initial vorliegenden Gerinnungszeiten unabhängigen, chromogenen APC-

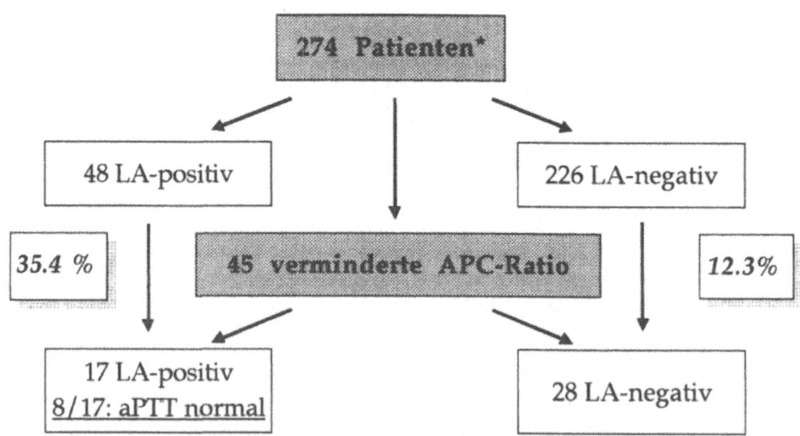

Abb. 1. Korrelationen zwischen Lupus Antikoagulantien und APC-Response
* zusätzlich wurden 26 Patienten mit isolierten anti-Cardiolipin-Antikörpern untersucht, die jedoch alle eine APC-Ratio im Normbereich zeigten

Tabelle 1. LA-positive Patienten mit normaler APTT und „erworbener APC-Resistenz"

Patient/Diagnose	aPTT (<42 sec)	KCT	ICA (<15)	DRVVT	Textarinzeit (<22 sec)	T/E ratio (<1.36)	Staclot	aCL	APC ratio (<2)
1 TBVT, LE	40	III	53	P	34,4	1,60	P	P	1,56
2 SLE/TBVT	40	I	57	P	35,6	1,64	P	P	1,38
3 SLE	38	III	65	P	18,5	1,15	P	P	1,93
4 SLE/rezidiv. Aborte	36	I	41	P	24,1	1,23	P	P	1,92
5 SLE/rezidiv. Apoplexe	41	II	33	N	34,9	1,87	P	P	1,89
6 SLE/TBVT	39	I	43	N	32,9	1,71	N	P	1,77
7 SLE/TBVT, LE	37	III	48	P	29,3	1,55	P	P	1,43
8 TBVT	40	N	12	P	26,1	1,49	N	P	1,74

Bei allen 8 Patientinnen wurden die Lupus Antikoagulantien, die APC-Resistenz sowie die normale aPTT durch wiederholte Untersuchungen bestätigt; in dieser Tabelle sind jedoch nur die letzten Untersuchungsergebnisse exemplarisch dargestellt.
TBVT: tiefe Beinvenenthrombose; LE: Lungenembolie; SLE: systemischer Lupus erythematodes.

Tabelle 2. Korrelation zwischen Lupus Antikoagulantien, thromboemolischen Erkrankungen und APC-Resistenz bei SLE Patienten

	SLE-Patienten	
	LA negativ n = 66	LA positiv n = 19
Thromboembolien Rezidivierende Aborte	5	14
APC-Resistenz bei *normaler aPTT*	–	*6* *42,8%*

response assay (Immuno) [17] bestätigt. Mittels Genanalyse konnte bei keiner der 8 Patientinnen mit Lupus Antikoagulantien und APC-Resistenz die charakteristische Mutation im FV-Gen (G1961A – Arg506Gln) nachgewiesen werden, so daß bei diesen Patientinnen der Verdacht auf eine erworbene APC-Resistenz bei gleichzeitiger Präsenz von Lupus Antikoagulantien besteht.

Alle 8 Patientinnen zeigten im Normbereich liegende Werte für folgende Thrombophilie-Marker: AT III, Plasminogen, Fibrinogen, F XII, Heparin Cofaktor II, Histidin-reiches Glykoprotein, Protein C Aktivität und Antigen, Protein S Antigen und freies Protein S sowie normale F V- und normale F VIII-Aktivitäten. Wahrscheinlich methodisch bedingt war die Protein S Aktivität bei zwei Patientinnen leicht vermindert.

Wie der Tabelle 1 zu entnehmen ist, kam es bei 5 der LA-positiven und APC-resistenten Patientinnen bereits zu thromboembolischen Ereignissen und bei je einer Patientin zu rezidivierenden TIAs bzw. Spontanaborten. Bei 6 der 8 Patientinnen liegt ein nach ARA-Kriterien gesicherter SLE vor. Korreliert man bei den von uns untersuchten 85 SLE Patienten die klinische Symptomatik mit der individuellen APC-Response, so läßt sich festhalten, daß bei 6, d.h. 42,8% der 14 LA-positiven Patienten mit thromboembolischen Ereignissen bzw. rezidivierenden Aborten eine APC-Resistenz bei normaler aPTT nachweisbar ist. Demgegenüber war bei den 66 LA-negativen SLE Patienten in keinem Fall eine verminderte APC-Ratio feststellbar.

Zur Bestimmung der Korrelation zwischen Anti-Cardiolipin-Antikörpern und APC-Response wurden 26 aCL-positive Patienten ohne nachweisbare LA-Aktivität und normaler aPTT auf ihren APC-Response untersucht. Bei allen Patienten lag die APC-Ratio jedoch im Normbereich, so daß bei diesen Patienten kein Anlaß für das Vorliegen einer durch Anti-Cardiolipin-Antikörper induzierten APC-Resistenz besteht.

Diskussion

Patienten mit Lupus Antikoagulantien haben eine erhöhte Inzidenz thromboembolischer Erkrankungen, wobei jedoch der zugrundeliegende Pathomechanismus noch ungeklärt ist. Es ist jedoch u.a. vorstellbar, daß Lupus Antikörper über Blockade der APC-Oberflächenrezeptoren der Faktor Va und VIIIa zu einer APC-Resistenz führen und so die PC vermittelte F Va- bzw. F VIIIa-Inaktivierung hemmen können. Diese Hypothese wird sowohl durch unsere Beobachtungen unterstützt, daß bei einigen unserer LA-positiven Patienten bei fehlender FV-Mutation eine erworbene APC-Resistenz nachweisbar ist, als auch durch vorangehende Untersuchungen von Hampton et al. [8] und Bokarewa et al. [9], welche ebenso eine Korrelation zwischen Lupus Antikoagulantien und APC-Resistenz feststellen konnten. So fanden bspw. Hampton et al. [8] bei 5 von 16 Patienten mit bekannten APA bei normaler aPTT eine APC-Resistenz.

Die vorgestellten Untersuchungsergebnisse sowie die Resultate von Hampton et al. [8] zeigen desweiteren, daß auch bei einer normalen aPTT hämostatisch wirksame Lupus Antikoagulantien vorliegen können. Es scheint durchaus möglich, daß in vorangegangenen Untersuchungen, bei denen zum Ausschluß von Lupus Antikoagulantien nur eine aPTT-Bestimmung durchgeführt wurde, die evtl. bei manchen der APC-resistenten Patienten gleichzeitig vorliegende Lupus Antikoagulantien nicht diagnostiziert wurden.

Zusammenfassend bleibt festzuhalten, daß Lupus Antikoagulantien zu einer erworbenen APC-Resistenz führen können und somit bei der causalen Interpretation einer verminderten APC-Ratio zu berücksichtigen sind. Dies gilt im besonderen für jene APC-resistenten Patienten, bei denen die charakteristische FV Mutation G1961A nicht nachweisbar ist. Desweiteren unterstützen die vorgestellten Daten die Forderung, daß zum eindeutigen Nachweis bzw. Ausschluß von Lupus Antikoagulantien stets mehrere Testverfahren parallel angewandt werden müssen.

Im Rahmen zukünftiger Untersuchungen muß die Hypothese überprüft werden, daß das bei den LA-positiven Patienten erhöhte Thromboembolierisiko u.a. auf eine durch Lupus Antikoagulantien induzierte APC-Resistenz zurückzuführen ist.

Literatur

1. Dahlbäck B, Carlsson M, Svensson PJ (1993) Familial thrombophilia due to a previously unrecognized mechanism characterized by poor anticoagulant response to activated protein C: prediction of a cofactor to activated protein C. Proc Natl Acad Sci 90: 1004–1008
2. Svensson PJ, Dahlbäck B (1994) Resistance to activated protein C as a basis for venous thrombosis. NEJM 330:517–522
3. Halbmayer WM, Haushofer A, Schön R, Fischer M (1994a) The prevalence of poor anticoagulant response to activated protein C (APC resistance) among patients suffering from stroke or venous thrombosis and among healthy subjects. Blood Coag Fibrinolysis 5:51–57
4. Melichart M, Hauser I, Kyrle A, Lechner K, Pabinger I (1994) Prevalence and clinical features of protein C cofactor deficiency in 150 patients with a history of venous thromboembolism. Ann Hematol 68 Sppl II:A 66
5. Griffin JH, Evatt B, Widermann C, Fernandez JA (1993) Anticoagulant protein C pathway defective in majority of thrombophilic patients. Blood 82:1989–1993
6. Koster T, Rosendal FR, de Ronde H et al. (1993) Venous thrombosis due to a poor anticoagulant response to activated protein C: Leiden Thrombophilia Study. Lancet 342: 1503–1506

7. Bertina RM, Koeleman BPC, Koster T et al. (1994) Mutation in blood coagulation factor V associated with resistance to activated protein C. Nature 369:64–67

8. Hampton KK, Path MRC, Preston FE, Greaves M (1994) Resistance to activated protein C. NEJM 331:130

9. Bokarewa MI, Blombäck M, Egberg N, Rosen S (1994) A new variant of interaction between phospholipid antibodies and the protein C system. Blood Coag Fibrinolysis 5:37–41

10. Thiagarajan P, Pengo V, Shapiro SS (1986) The use of the diluted Russel viper venom time for the diagnosis of lupus anticoagulants. Blood 68:869–874

11. Exner T, Rickard KA, Kronenberg H (1978) A sensitive test demonstrating lupus anticoagulant and its behavioural pattern. Br J Haematol 40:143–151

12. Triplett DA, Stocker KF, Unger GA, Barna LK (1993) The Textarin/Ecarin Ratio: A confirmatory Test for Lupus anticoagulants. Thromb Haemostas 80(6):925–931

13. Triplett DA, Brandt JT, Kaczor D, Schaeffer J (1983) Laboratory diagnosis of lupus inhibitors: A comparison of the tissue thromboplastin inhibition procedure with a new platelet neutralization procedure. Am J Clin Pathol 79,6:678–682

14. Rosner E, Pauzner R, Lusky A, Modan M, Many A (1987) Detection and quantitative evaluation of lupus circulating anticoagulant activity. Thromb Haemostas 57(2):144–147

15. Exner T, Triplett DA, Taberner D, Machin S (1991) Guidlines for testing and revised criteria for lupus anticoagulants SSC subcommittee for the standardization of lupus anticoagulants. Thromb Haemostas 65(3):320–322

16. Halbmayer WM, Haushofer A, Schön R, Fischer M (1994) Influence of lupus anticoagulant on a comercially available kit for APC resistance. Thromb Haemostas 72(4):645–646

17. Schwarz HP, Varadi K, Moritz B, Lang H, Bauer K, Preston E, Peake I, Rivard GE (1994) A chromogenic assay for activated protein C (APC) resistance. Blood 84 (Suppl 1):84a

18. Dahlbäck B (1994) Resistance to activated protein C. NEJM 331:130

Protein-C-Konzentrat zur Therapie von Protein-C-Mangelzuständen im Neugeborenenalter

T. Beeg, W. Kreuz, J. Joseph-Steiner, I. Scharrer, B. Kornhuber

Die häufigsten Ursachen eines schweren Protein-C-Mangels im Neugeborenen-alter stellen Infektionen mit endotoxinproduzierenden Bakterien dar. Typische Erreger sind Staphylokokken, Meningokokken, Streptokokken und Enterobakterien. Im Rahmen der Infektion mit endotoxinproduzierenden Keimen kommt es zu einer Aktivierung des Komplementsystems, des Monozytenmakrophagensystems und einer generalisierten Läsion von Endothelzellen. Hierdurch wird das Kontaktphasensystem aktiviert, das zur Aktivierung der endogenen plasmatischen Gerinnung, der exogenen Gerinnungskaskade und der Fibrinolyse über eine Aktivierung von Plasminogen zu Plasmin führt. Zusätzlich wird durch Aktivierung von Komplementfaktor 1 (C 1) zu C1-Esterase der klassische Weg des Komplementsystems ausgelöst.

Aus mehreren Untersuchungen ist bekannt, daß es in solchen Situationen zunächst zu einer Verringerung der antikoagulatorisch wirksamen Gerinnungsproteine ATIII, Protein C und Protein S kommt. Unterschreiten sie einen kritischen Wert, kommt es zu einer Verbrauchskoagulopathie und Purpura fulminans. In einer großen französischen Studie (L) konnte gezeigt werden, daß bezgl. der Mortalität bei Meningokokkensepsis der Purpura fulminans der größte prädiktive Wert zugeschrieben werden kann. Andere Autoren fanden, daß die Mortalität auf bis zu 80 % vorrausgesagt werden kann, wenn es im Rahmen eines septischen Schocks zu einer Verbrauchskoagulopathie, Purpura fulminans und einer Protein-C-Aktivitätsminderung auf kleiner 10 % gekommen ist.

Im folgenden werden 4 Patienten vorgestellt, die im Rahmen von Infektionen mit endotoxinproduzierenden Keimen eine Verbrauchskoagulopathie entwickelten und neben den konventionellen intensivmedizinischen Maßnahmen mit Protein-C-Konzentrat behandelt wurden.

Der homozygote Protein-C-Mangel geht mit einer nicht meßbaren Protein-C-Aktivität einher und manifestiert sich unter dem klassischen Bild einer neonatalen Purpura fulminans im Alter von 18 Std. bis 5 Tagen. Die makroskopischen und mikroskopischen Veränderungen ähneln denen, die im Rahmen einer erworbenen Purpura fulminans entstehen. Die Kinder versterben binnen Stunden nach Manifestation an generalisierten Mikro- und Makrothrombosierungen, falls nicht frühzeitig Protein C in Form von FFP oder PPSB appliziert wird. Überleben die Kinder die Initialphase der Erkrankung, so müssen sie dauerhaft antikoaguliert werden bzw. Protein C verabreicht bekommen. Weltweit leben nur 15 Kinder mit einem homozygoten Protein-C-Mangel. Zwei dieser Kinder befinden sich in

I. Scharrer/W. Schramm (Hrsg.)
25. Hämophilie-Symposion Hamburg 1994
© Springer-Verlag Berlin Heidelberg 1996

unserer permanenten Betreuung. Für die dauerhafte Behandlung dieser Kinder steht unserem Zentrum seit zwei Jahren ein monoklonal gereinigtes, virusinaktiviertes Protein-C-Hochkonzentrat zur Verfügung. Die Aspekte der Akut- und Langzeittherapie sollen nicht Inhalt dieser Präsentation sein.

Ein weiterer Protein-C-Mangelzustand, bei dem eine Therapie mit Protein-C-Konzentrat indiziert ist, stellt der neonatale, temporäre, angeborene Protein-C-Mangel dar. Hiervon betroffen sind insbesondere hypothrophe Frühgeborene, die aufgrund ihrer Unreife nicht in der Lage sind, ausreichend Faktoren des Vitamin K-Komplexes zu bilden. Kommt es zum spontanen Anstieg der Faktoren II, VII, IX und X persistiert die Protein-C-Aktivität auf niedrigem Niveau, und es entwickeln sich die gerinnungsphysiologischen Zeichen einer Verbrauchskoagulopathie, ohne daß sich hierfür eine andere auslösende Ursache finden läßt. Die Beschreibung dieses Krankheitsbildes basiert auf der Beobachtung einer konsanguinen Verbindung, aus der 3 Kinder hervorgingen. Zwei dieser Kinder verstarben an einer Purpura fulminans, beim dritten Kind wurde eine Protein-C-Aktivität von 6 % bestimmt. Trotz unauffälliger Klinik wurde dieses Kind daraufhin über 4 Wochen mit Protein-C-Konzentrat (Immuno, Wien) behandelt und konnte mit altersentsprechenden Protein-C-Werten in gutem Zustand nach Hause entlassen werden.

Patientengruppe I (endotoxin-induzierte Purpura fulminans):

1. Ein Frühgeborenes der 35. SSW einer drogenabhängigen Mutter wurde zum Entzug zwei Wochen intensivmedizinisch betreut. Anschließend wurde es zum Nahrungsaufbau am elften Lebenstag auf eine normale Säuglingsstation verlegt. Dort entwickelte es binnen Stunden Bradykardien, livide Verfärbung der Haut, katecholaminpflichtige Hypotonie, Niereninsuffizienz und Verbrauchskoagulopathie. Als auslösende Ursache konnte ein endotoxinproduzierender Enterobacter cloacae identifiziert werden. Zum Zeitpunkt des Auftretens der ersten Symptome zeigten sich folgende gerinnungsphysiologischen Parameter: AT III: 58 %; Leuko: 2700/µl, Plasminogen: 22 %; Thrombos: 26 000/µl, PAI I: > 80 U/ml; TPZ: 25 %; PTT: > 2 min; Protein C: 7 %, Protein S: 44 %; Fibrinogen 125 mg/dl; D-Dimere: 60 µg/ml.
Trotz Gabe von FFP, AT III, Ery-Konzentrat, Antibiotika, Diuretika und Katecholaminen kam zu einem Fortschreiten der Purpura fulminans. Deshalb entschlossen wir uns ein Protein-C-Konzentrat einzusetzen. Wenige Stunden nach der initialen Gabe kam es zu einer deutlichen Besserung des Allgemeinzustandes sowie zu einer makroskopisch sichtbaren Verbesserung der Mikrozirkulationen. Die Protein-C-Substitutionstherapie wurde von uns über drei Wochen durchgeführt, die Patientin konnte ohne bleibende Schäden nach Hause entlassen werden.

2. Bei dieser Patientin handelt es sich um ein hypothrophes Frühgeborenes der 35. SSW, das wegen eines ANS III.° und einer insulinpflichtigen postpartalen Hyperglykämie für drei Wochen intensivmedizinisch betreut wurde. Am 20. LT wurde sie zum Nahrungsaufbau auf eine normale Säuglingsstation verlegt. Am 23. LT entwickelte sie zeitgleich mit Patientin 1 dieselbe Symptomatik. Auch bei ihr konnte als auslösende Ursache ein Enterobacter cloacae ausführlicher

identifiziert werden. Die gerinnungsphysiologischen Untersuchungen ergaben den Befund einer Verbrauchskoagulopathie. Die Protein-C-Konzentration war auf 6 % herabgesetzt. Analog zu Patientin 1 kam es unter den konventionellen intensivmedizinischen Bemühungen zu einer Verschlechterung des Allgemeinzustandes. Nach Injektion von Protein-C-Konzentrat stabilisierte sich der Zustand, die Progredienz der Purpura fulminans konnte ebenfalls durchbrochen werden. Nach insgesamt dreiwöchiger Therapie konnte die Patientin mit einer Restitutio ad integrum entlassen werden.

3. Ein neun Monate alter männlicher Patient wurde unter dem klassischen Bild einer Meningokokkensepsis mit einer ausgeprägten Purpura fulminans in unsere Klinik eingewiesen. Die gerinnungsphysiologischen Untersuchungen ergaben die typische Konstellation einer Verbrauchskoagulopathie. Die Protein-C-Konzentration lag bei 1 %. Trotz aller intensivmedizinischer Bemühungen, der Applikation von Protein-C-Konzentrat und C1-Esteraseinhibitorkonzentrat verstarb der Patient im protrahierten Schock binnen Stunden.

4. Eine 16jährige Patientin wurde in einer peripheren Klinik aufgrund von Kopfschmerzen, Fieber und Petechien aufgenommen. Neben der einmaligen Gabe von Ofloxacin wurde sie antipyretisch behandelt. Nach wenigen Stunden entwickelte sie eine akute Niereninsuffizienz, was zur Verlegung in unsere Klinik führte. Sie wurde sofort elektiv intubiert und beatmet, die Verdachtsdiagnose einer Meningokokkensepsis durch direkten Erregernachweis gesichert. Neben der ausgeprägten Purpura fulminans und der Niereninsuffizienz, entwickelte sich jetzt rasch eine Herz-Kreislauf-Insuffizienz. Die hochdosierte Gabe von Schleifendiuretika, Volumen und Katecholaminen führte nicht zu einer Urinproduktion. Die gerinnungsphysiologischen Untersuchungen ergaben den Befund einer schweren Verbrauchskoagulopathie. Die Protein-C-Konzentration wurde auf 1 % C1-Esterase-Inhibitor mit 20 % bestimmt, PAI 1 war mit 1286 massiv erhöht. Der Quick wurde auf 16 %, die PTT auf > 120 s und das Fibrinogen mit 140 mg/dl bestimmt. Dies veranlaßte uns Protein-C-Konzentrat, C1-Esteraseinhibitor (Berinert) sowie tPA (Actilyse) zusätzlich zu verabreichen. Innerhalb von 30 min produzierte die Patientin wieder ausreichend Urin, die Durchblutung der Peripherie besserte sich spontan. Dies konnte sehr eindrucksvoll an den durch die Purpura entstandenen Mikrothrombosen dokumentiert werden, die teilweise wieder komplett reperfundiert wurden. Nach einer damit einhergehenden deutlichen Verbesserung des Allgemeinzustands über mehrere Stunden, entwickelte sie ein Kapillar-Leck-Syndrom. Trotz massiver Volumengaben wurde es zunehmend schwieriger ein intravasales Volumen aufrecht zu erhalten. Nach weiteren 12 h verstarb die Patientin schließlich an einem Herzversagen im protrahierten Schock.

Patienten Gruppe II (neonatal angeborener temporärer Protein-C-Mangel):

Patient 5: Die Beschreibung des in dieser Form noch nicht dargestellten Krankheitsbilds beruht auf der Beobachtung innerhalb einer konsanguinen türkischen Familie (Abb 1). Das erste Kind wurde 1987 in der Türkei nach unauffälliger Schwangerschaft spontan zu Hause entbunden. 5 h postpartum wurde das Kind plötzlich „blau" und verstarb auf dem Weg zur Klinik.

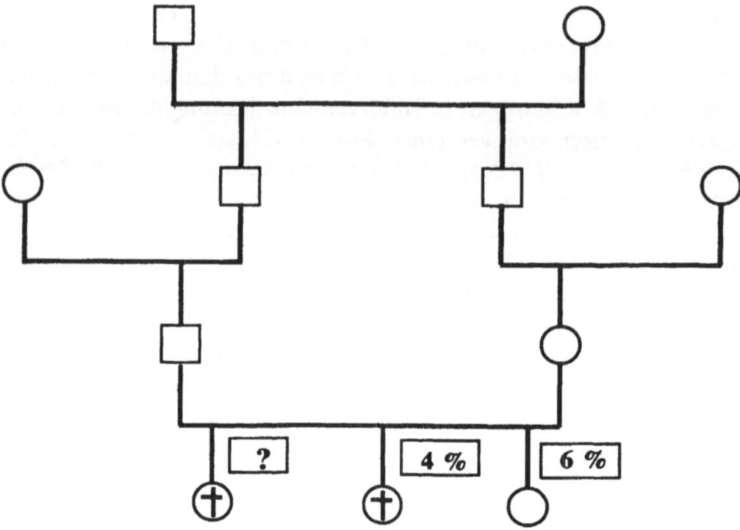

Abb. 1. Stammbaum

Im Juni 94 wurde die Mutter nach komplikationsloser Schwangerschaft in einer peripheren Klinik von Zwillingen via sectio entbunden. Im Alter von 6 h wurde der erste Zwilling durch nicht zu beeinflussende Krampfanfälle auffällig. Nach Verlegung in die Kinderklinik konnten ausgedehnte cerebrale Thrombosen diagnostiziert werden. Als auslösende Ursache konnte eine Protein-C-Aktivität von 4 % bestimmt werden. Die Ableitung eines EEGs zeigte mehrfach den Befund eines Null-Linien-EEGs. Aufgrund der erloschenen Hirnfunktion wurden die intensivmedizinischen Bemühungen auf ein Minimum beschränkt. Der Patient verstarb im Alter von 2 Tagen an Herzversagen.

Zeitgleich wurde die Protein-C-Aktivität des zweiten Zwillings mit 6 %, bei ansonsten unauffälligem Gerinnungsparametern, bestimmt. Er wurde umgehend mit Protein-C-Konzentrat behandelt. Nach einer Dauertherapie von 6 Wochen konnte er mit altersentsprechend normalen Protein-C-Werten nach Hause entlassen werden.

Patient 6: Nach unauffälliger Schwangerschaft wurde die Patientin in der 40. SSW via Sectio caesare bei silentem CTG entbuden. Als Risikofaktor bestand ein klinisch unauffälliger Gestationsdiabetes der Mutter. Nach initialem hypoglykämischen Krampfanfall stabilisierte sich der Zustand der Patientin innerhalb der ersten Lebenstage. Am 4. LT entwickelte sie innerhalb weniger Stunden ausgeprägte Mikrothrombosen im Bereich der Oberschenkel, die sich schmerzhaft, überwärmt und verhärtet zeigten. Die durchgeführten Untersuchungen ergaben als pathologische Parameter eine leichte Erhöhung des CRPs, eine Thrombozytopenie, positive D-Dimere sowie eine Protein-C-Aktivität von 11 %. Alle anderen untersuchten Gerinnungsparameter, Blutbild und klinisch chemische Untersuchungen erbrachten altersentsprechende Normalwerte. Nach Diagnosestellung eines Protein-C-Mangels substitutierten wir die Patientin mit Protein-C-Konzentrat. Unmittelbar nach der ersten Applikation konnte eine Besserung des Lokalbefunds bemerkt werden. Nach weiteren zwei Tagen kam es zu einer deutlichen Verkleinerung der thrombosierten Bezirke. Insgesamt wurde die Patientin für 14 Tage mit dem Protein-C-Konzentrat behandelt. Nach Therapieende konnte sie mit altersentsprechenden Normalwerten für Protein C entlassen werden.

Ergebnisse

Die häufigste Ursache eines schweren Protein-C-Mangels im Kindesalter stellen Infektionen dar, die eine Verbrauchskoagulopathie induzieren können. Mit der Möglichkeit der Applikation von Protein C in Form eines hochgereinigten Konzentrats steht dem Therapeuten ein weiteres Mittel zur Behandlung der oft tödlich verlaufenden schweren Verbrauchskoagulopathien zur Verfügung. In unserer Klinik wurden bis zum jetzigen Zeitpunkt 4 Kinder mit einer Verbrauchskoagulopathie induziert durch endotoxinproduzierende Bakterien behandelt. Bei 2 der Kinder, die eine Infektion mit enterotoxinbildenden Enterobacter cloacae äquirierten und eine Purpura fulminans entwickelten, konnte durch die Gabe des Protein-C-Konzentrat eine entscheidende Verbesserung des Krankheitsverlaufs erzielt werden. Makroskopisch äußerte sich dies in einer spontanen Verbesserung der Perfusion der durch die Purpura betroffenen Gebiete. Beide Patienten besaßen vor Applikation eine Protein-C-Konzentration von $> 5\%$. Die Parameter für die Schwere der Verbrauchskoagulopathie besserten sich innerhalb der ersten Stunden nach Therapiebeginn, nachdem mit den konventionellen Mitteln ein Stillstand der Purpura nicht erreicht werden konnte. Beide Patienten überlebten die Erkrankung mit einer restitution ad integrum. Lediglich bei einem Patienten kam es zu einer spontanen Amputation einer Fingerkuppe.

Der Verlauf der Meningokokkenmeningitis bei Patient konnte durch keinerlei therapeutische Maßnahmen beeinflußt werden. Zum Zeitpunkt des Therapiebeginns lag die Protein-C-Konzentration unter 1%, die Purpura fulminans hatte zu diesem Zeitpunkt schon exzessive Ausmaße angenommen.

Auch bei Patientin 4 war die Erkrankung zum Zeitpunkt der Diagnosestellung schon weit fortgeschritten. Die Protein-C-Konzentration lag bei $< 1\%$. Durch die intensive Behandlung mit gerinnungsaktiven Substanzen konnte zunächst eine makroskopisch sichtbare Verbesserung der Perfusion erreicht werden. Gleichzeitig konnte die Dosierung von Katecholaminen deutlich reduziert werden. Die primär anurische Patientin produzierte wieder in ausreichenden Mengen Urin. Dieser stabile Zustand konnte über 16 Stunden gehalten werden, ehe die Patientin die Zeichen eines Kappillarlecksyndroms zeigte. Damit einhergehend war es im weiteren Verlauf nicht möglich, ein ausreichendes zirkulierendes Blutvolumen aufrechtzuerhalten.

Der Einsatz von Protein-C-Konzentrat sollte nach unseren Erfahrungen auf temporäre Protein-C-Mangelzustände erweitert werden. In der von uns beschriebenen türkischen Familie handelt es sich offensichtlich um einen temporären, angeborenen Protein-C-Mangel. Nachdem die ersten beiden Kinder der Familie an einem Protein-C-Mangelzustand verstarben, konnte beim dritten Kind (Zwilling von Kind) ein starker Protein-C-Mangel, bei sonst altersentsprechenden Gerinnungsparametern und klinischem Wohlbefinden, diagnostiziert werden. Nach mehrwöchiger Therapie konnte das Kind mit normalen Protein-C-Werten nach Hause entlassen werden.

Ein weiteres Kind wurde nach postpartalen Anpassungsstörung durch die Symptome einer Purpura fulminans auffällig. Durch die ausschließliche Behandlung mit Protein-C-Konzentrat konnte dem Verlauf dieser Erkrankung innerhalb kürzester Zeit eine entscheidende Wende gegeben werden.

Zusammenfassung

Gerinnungsphysiologisch klinisch suspekte Befunde bei Neugeborenen sowie im Rahmen einer Verbrauchskoagulopathie sollten Anlaß sein, frühzeitig die Protein-C-Konzentration im Plasma zu bestimmen. Dies insbesondere vor dem Hintergrund der tendenziell hyperkoablen Situation im Neugeborenenalter. Protein C gehört zu den Gerinnungsfaktoren mit im Verhältnis zu adulten Werten relativ niedrigen Aktivität bei Neugeborenen. Eine wie auch immer geartete zusätzliche Verminderung der Aktivität führt deshalb schnell zu den klinischen Symptomen eines Protein-C-Mangels. Nach unseren Erfahrungen sollte deshalb eine Therapie mit Protein-C-Konzentrat bei Protein-C-Konzentrationen von $< 10\%$ erwogen werden.

Die durch Infektionen mit endotoxinproduzierenden Keimen erworbene Purpura fulminans sollte initial mit Protein-C-Konzentrat behandelt werden, weil bei allen Betroffenen mit Konzentrationen von unter 10% zu rechnen ist. Ist die Aktivität, wie bei den oben beschriebenen Patienten unter einen Wert von 1% gefallen, so ist mit einer infausten Prognose zu rechnen. Die infauste Prognose der Patienten mit einer Purpura fulminans sollte Anlaß sein, eine Therapie mit Protein-C-Konzentrat zu initiieren.

Literatur

1. Powars D, Larsen R, Johnson J, Hulbert T, Sun T, Patch MJ, Francis R, Chan L (1993) Epidemic meningococcaemia and purpura fulminans with induced protein C deficiency. Clin Infect Dis 17 2:245–261
2. Scully MF, Toh CH, Hoogendoorn H, Manuel RP, Nesheim ME, Solymoos S, Giles AR (1993) Activation of protein C and its distribution between its inhibitors, protein C inhibitor, alpha-1-antitrypsin and alpha-1-macroglobulin, in patients with disseminated intravascular coagulation. Thromb Haemost 69 5:448–453
3. Witt I, Venenthrombosen und hereditärer Protein-C-Mangel. DMW (1993) 118 (20): 766–767
4. Powards DR, Rogers ZR, Patch J, McGehee WG, Francis RB (1987) Purpura fulminans in meningococcemia: association with acquired deficiencies of Protein C and S. The New England Journal of Medicine 317(9):571–572
5. Polack B, Pouzol P, Amiral J, Kolodie L (1984) Protein C level at birth. Thromb Haemostas 52(2):188–190

6. Leclerc F, Hazelzet J, Jude B, Hofhuis W, Hue V, Marinot A, Van der Voort E (1992) Protein C and Protein S deficiency in severe infectious purpura of children. Intensive Care Med 18(4):202–205

7. Andrew M, Vegh P, Johnston M, Bowker J, Ofosu F, Mitchell L (1992) Maturation of the hemostatic system during chilhood. Blood 80(8):1998–2005

8. Auberger K (1992) Evaluation of a new protein C concentrate and comparison of protein C-assays in a child with congenital protein C deficiency. Annals of Hematology 64:146–151

9. Bertina RM, Broekmanns AW (1982) Protein C concentrats for therapeutic use. The Lancet december 11:1348

10. Comp Philip C, Esmon Charles T (1981) Generation of fibrinolytic activity by infusion of activated protein C into dogs. J Clin Invest 68:1221–1228

Hepatitis C

Diskussionsleitung:
M. ROGGENDORF (Essen)
L. GÜRTLER (München)

Neue virologische Asepkte der HCV-Infektion

B. Weber

Einleitung

Eine der wesentlichen Errungenschaften seit der Identifizierung des Hepatitis-C-Virus (HCV) Genoms ist die drastische Reduzierung der Inzidenz der Posttransfusions-Hepatitis durch ein systematisches Blutspenderscreening mit den anti-HCV-Enzymimmunoassays der ersten Generation. Mittlerweile liegen zuverlässige Daten über die weltweite Prävalenz und Durchseuchung von Risikogruppen vor. Besonders betroffen von der HCV-Infektion sind die Empfänger von Blutprodukten. Bei den erwachsenen Hämophilen, welche bis 1985 mit nichtvirusinaktivierten Faktor VIII-Präparaten behandelt wurden, liegt die Durchseuchungsrate über 80 % [1]. Bis zu 70 % der Hämophilen sind mit HIV koinfiziert. Es wird vermutet, daß die chronisch-aktive Hepatitis C aufgrund der erhöhten Zytokin-Spiegel die Progression der HIV-Infektion zum Vollbild AIDS verzögert [2]. Andererseits, kommt es bei HIV-/HCV-doppelinfizierten Patienten mit fortschreitender Immundefizienz zu einer cholestatischen Verlaufsform der Lebererkrankung [3].

Die Sequenzanalyse des Genoms von bisher 10 verschiedenen Laborstämmen hat gezeigt, daß HCV extrem variabel ist. Es liegen bereits gesicherte Daten zur Epidemiologie der HCV-Geno- und Subtypen vor. Die Bedeutung der HCV-Variabilität für den Verlauf und die Ansprechbarkeit auf die Interfertontherapie wird jedoch noch kontrovers diskutiert. Im Folgenden werden die neuesten Erkenntnisse zur Biologie und Variabilität des Erregers und die aktuellen Entwicklungen der molekularen und serologischen Diagnose der HCV-Infektion dargestellt.

HCV-Struktur, Genomaufbau und Prozessierung des Polyproteins

Dieses Jahr gelang erstmalig die immunelektronenmikrospische Darstellung des HCV [4]. Es handelt sich um ein kleines umhülltes Virus mit einem Durchmesser von 30–34 nm und einer Flavivirus-ähnlichen Morphologie. Das Nukleokapsid besitzt eine ikosahedrale Symetrie. Es wird angenommen, daß das „Envelope" (äußere Hülle) lipidhaltig ist, da HCV durch Chloroform oder Detergenzbehandlung inaktiviert wird.

Das Genom von HCV besteht aus einer Einzelstrang(ss)-RNA von positiver Polarität mit einer Länge von ungefähr 9500 Nukleotiden und enthält einen einzigen offenen Leserahmen (ORF). Am 5′-Ende der HCV-RNA befindet sich eine

I. Scharrer/W. Schramm (Hrsg.)
25. Hämophilie-Symposion Hamburg 1994
© Springer-Verlag Berlin Heidelberg 1996

aus 341 Nukleotiden bestehende nicht kodierende Region (NCR). Das ORF kodiert die Sequenz für ein Vorläufer-Polyprotein von knapp über 3000 Aminosäuren. Das Polyprotein wird durch z. T. bereits identifizierte virusspezifische Proteinasen in die reifen Nukleokapsid- und Envelope-Proteine sowie nichtstrukturelle Polypeptide (NS) 1–5 gespaltet [5]. Eine Zink-abhängige Metalloprotease spaltet die NS2-NS3-Verbindung. Eine Virus-kodierte Serin-Protease aus der NS3-Region hydrolisiert die Bindungen NS3-NS4 und NS4-NS5 [6]. Während die NC und E1-E2 als die putativen Nukleokapsid und Envelope-Glykoproteine bezeichnet werden, ist die Funktion der NS-Proteine z. T. noch nicht definiert. Aufgrund des Genomsaufbaus ist keine klare Zuordnung des HCV zu den Flavi- bzw. Pestiviren möglich. Es besteht allerdings eine größere Übereinstimmung auf der Basis der Nukleotid- und Aminosäure-Sequenz mit den Pestiviren.

Genetische Variabilität von HCV

Da das virale Replikationsenzym (RNA-abhängige RNA-Polymerase) keine Korrekturmechanismen besitzt ist die Mutationsrate wie bei den meisten RNA-Viren sehr hoch. Die Frequenz der Nukleotidsubstitutionen schwankt zwischen $1{,}4/10^3$–$1{,}9/10^3$ [7, 8]. Die Variabilität betrifft aber nicht gleichmäßig alle Genombereiche. So ist z. B. die 5′-NCR hoch konserviert, weil sich vermutlich für die Replikation und Transkription essentielle Signal- und Bindungsstellen befinden (Tabelle 1). Dagegen sind die E1 und E2-NS1-Bereiche hochvariabel [9]. Am häufigsten sind die Aminosäuresubstitutionen in einer kurzen Aminosäure-Sequenz im N-terminalen Bereich von E2/NS1 (Tabelle 1).

Tabelle 1. Variabilität der einzelnen HCV-Genombereiche. (Aus [5, 6, 50–53])

Genombereich	Putatives Protein oder Funktion	Abweichungen der Nukleinsäuresequenzen (Maximalwerte in %)
5′ nicht kodierende Region (NCR)		10
Nukleokapsid (NC)	Nukleokapsid	9
Envelope (E1)	Oberflächen-Glycoprotein	44
Envelope (E2-NS1)	Oberflächen-Glycoprotein (neutralisierende Epitope?)	38
Nichtstrukturelles Protein (NS2)	Metalloproteinase?	43
Nichtstrukturelles Protein (NS3)	Serin Proteinase, Nukleosidtriphosphatase, Helikase?	30
Nichtstrukturelles Protein (NS4)	?	35
Nichtstrukturelles Protein (NS5)	RNA-abhängige RNA-Polymerase?	28
3′ NCR		74

Basierend auf der Sequenzierung des NS5-Bereichs von HCV-Isolaten aus verschiedenen geographischen Lokalisationen, werden nach der Klassifizierung von Simmonds et al. [10], 6 HCV-Genotypen unterschieden. Innerhalb der Genotypen 1, 2, 3 werden zusätzlich verschiedene Subtypen (1a–c, 2a–c, 3a und 3b) beschrieben. Im NS5-Bereich weichen die Genotypen zwischen 48–62% und die Subtpyen zwischen 23–25% von einander ab [11]. Die Heterogentität der einzelnen Isolate innerhalb eines Subtyps ist relativ groß. Hier werden Abweichungen bis zu mehreren % beschrieben. Zur Zeit gibt es mehrere Nomenklaturen zur HCV-Klassifizierung [12–14]. Am meisten hat sich das System von Simmonds et al. durchgesetzt. In vereinzelten aktuellen Publikationen wird auch noch die Chiron-Einteilung [13] herangezogen, wobei hier einige Subtypen nicht klassifizierbar sind.

Epidemiologie und Methoden der Geno- und Subtypisierung

Es besteht ein großes Interesse nicht nur aus der Sicht des Virologen, sondern auch von der Seite des Klinikers her für die Geno- bzw. Serotypisierung der HCV-Isolate da ein Zusammenhang zwischen Genotyp und Prognose der Hepatitis C sowie Ansprechbarkeit auf die IFN-alpha-Therapie erwogen wird. Die geographische Verteilung der verschiedenen Genotypen ist sehr unterschiedlich (Abb. 1). Die Genotypen 1, 2 und 3 sind vor allem in Europa, Nordamerika und Australien vertreten [15]. Im mittleren Osten dominiert Genotyp 4 [16]. HCV Typen 5 und 6 sind jeweils auf Süfafrika und Hong Kong beschränkt [15–17]. In Deutschland zeigt Genotyp 1 die höchste Prävalenz. Während Typ 1 bei intravenös Drogenabhängigen (IVDA) und bei der sporadischen sowie Postransfusionshepatitis

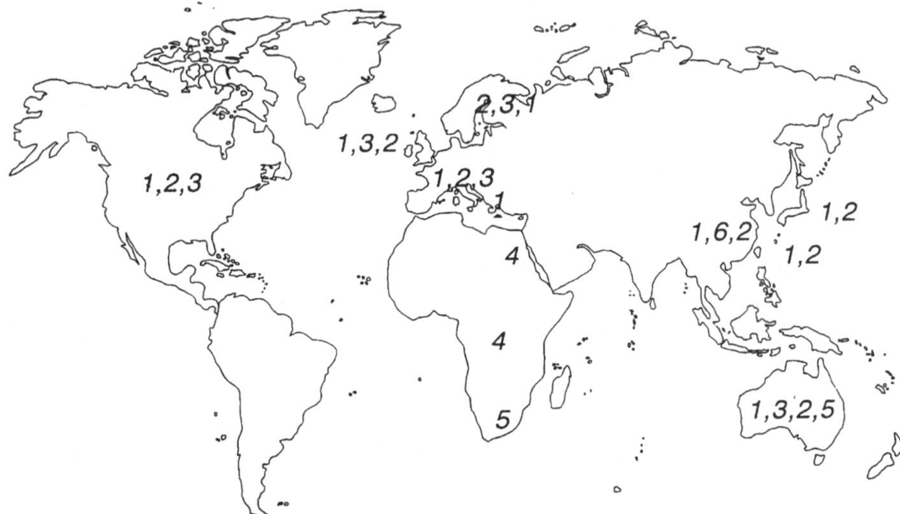

Abb. 1. Geographische Verteilung der HCV-Genotypen

Tabelle 2. Verteilung der HCV-Geno- und Subtypen bei den Hämophilie-Patienten der Frankfurter Univ.-Kliniken (n = 56). (Aus [19, 44])

HCV-Geno- bzw. Subtyp	N
1a	14 (25,0 %)
1b	17 (30,3 %)
2a	1 (1,7 %)
2b	3 (5,3 %)
3a	11 (19,1 %)
4/5	3 (5,3 %)
6	0
Mischinfektionen	7 (12,5 %)
	56

vorkommt, werden Infektionen mit Genotyp 3 fast ausschließlich bei den Drogen-abhängigen beobachtet [18]. Bei Hämophilen kommen Genotypen 1 und 3 mit fast gleicher Prävalenz vor [10, 19]. Die Prävalenz von Mischinfektionen mit zwei oder mehr verschiedenen Genotypen bzw. Subtypen bei Patienten mit chronischer Hepatitis C schwankt je nach eingesetzter Methode zur Typisierung zwischen 4 und 20 % [8, 20 – 23]. Bei dem Frankfurter Kollektiv von erwachsenen Hämophilen wurden Mischinfektionen bei 13 % der Patienten beobachtet [19]. Tabelle 2 zeigt die Verteilung der HCV-Geno- und Subtypen bei den Frankfurter Hämophilie-patienten.

Für die Genotypisierung von HCV-Isolaten steht neben der Sequenzierung, der PCR-Amplifikation mit anschließender Detektion über typenspezifische Primer die Serotypisierung zur Verfügung. Am breitesten durchgesetzt hat sich die Sequenzierung, weil sie eine klare Zuordnung insbesondere auf der Ebene der Subtypen, ermöglicht und neue Geno- bzw. Subtypen erkennt. Aufgrund des hohen Arbeits- und Kostenaufwands ist die Methode nicht zur Untersuchung größerer Patientenkollektive geeignet. Ein entscheidender Nachteil der Sequen-zierung ist, daß häufig Mischinfektionen mit mehreren Geno- bzw. Subtypen nicht erkannt werden. Einfacher und weniger kostenaufwendig ist die Typisierung der PCR amplifizierten cDNA mit typenspezifischen Sonden bzw. Primern. Hierzu gibt es bereits ein kommerzielles Testsystem. Leider ist eine Differenzierung zwischen einzelnen Subtypen nicht immer möglich und neue Varianten von HCV werden mit dem Inno-LIPA-Test (Innogenetics) nicht erkannt. Im Gegensatz zu den molekularbiologischen Methoden ist eine Serotypisierung über die Bindung typenspezifischer Antikörper an immundominante Peptide aus dem NS4-Bereich im ELISA bzw. RIBA-Testverfahren bei fehlender Virämie möglich [15].

HCV-Variabilität und Labordiagnose der Hepatitis C

Der Erregernachweis über die PCR oder alternative Amplifikationsverfahren wird kaum von der Virusstammvariabilität beeinflußt, da für die Diagnostik nur

Primerpaare aus dem hochkonservierten NS-5-Bereich eingesetzt werden. Dagegen spielt die Variabilität von HCV möglicherweise eine große Rolle für die serologische Diagnose der HCV-Infektion. In den Screening- und Zusatztests der 2. und 3. Generation werden aus der Aminosäuresequenz von Genotyp 1 abgeleitete Antigene eingesetzt. Seren von Patienten, welche mit abweichenden Genotypen infiziert sind, zeigen ein eingeschränktes Bandenmuster im Immunoblot, vor allem mit den Antigenen aus dem NS4-Bereich [24]. Bereits bei einer moderaten Immunsuppression wird eine deutliche Reduzierung der Intensität und Anzahl der HCV-spezifischen Banden im rekombinanten Immunoblot der 2. Generation (RIBA II) beobachtet [25].

HCV-Variabilität und Immunität

Sukzessive Episoden von Hepatitis C bei mehrfach transfundierten und mit nichtvirusinaktivierten Faktor-VIII-Präparaten substituierten Hämophiliepatienten deuten darauf hin, daß keine vollständige protektive Immunität gegen eine HCV-Reinfektion besteht. Um den Einfluß der HCV-Variabilität auf die Immunität zu untersuchen, wurden verschiedene Infektionsversuche mit homologen und heterologen Isolaten im Schimpansen durchgeführt. Im Schimpansenmodell konnte bei 5 Tieren mit einer bereits abgelaufenen HCV-Hepatitis gezeigt werden, daß keine Immunität gegen eine Reinfektion sowohl nach einem heterologen als auch homologen „Challenge" besteht [26]. Bei den Versuchstieren wurde kurze Zeit nach dem „Challenge" HCV-RNA im Serum und ein signifikanter Antikörpertiteranstieg in den Screening-Tests der 2. Generation und teilweise eine Serokonversion gegenüber dem c100-3-Antigen (ELISA der 1. Generation) beobachtet. Die Reinfektion ist meistens asymptomatisch, und im Gegensatz zur Primärinfektion wird nur ein geringer Anstieg der Transaminasen beobachtet [27]. Aus den Untersuchungen von Prince und Brotman [27] geht hervor, daß die Wahrscheinlichkeit einer Reinfektion nach homologen Challenge abhängig von der Infektionsdosis ist. Tabelle 3 gibt eine Übersicht über die experimentelle HCV-Reinfektion im Tiermodell.

Eine mögliche Erklärung, daß nur ein Teil der Tiere gegen einen homologen Challenge geschützt ist, stellt vermutlich die Selektion von Escape-Mutanten gegenüber neutralisierenden Antikörpern dar. Ausgehend von einer homogenen Viruspopulation nach der experimentellen Primärinfektion betragen Genom-

Tabelle 3. Homologe und heterologe experimentelle HCV-Reinfektionen beim Schimpansen. (Aus [26, 27])

	Homologes Challenge	Heterologes Challenge
HCV-RNA-Detektion	4/4 (100 %)	6/ 6 (100 %)
Serokonversion im HCV EIA 1. Generation	7/9 (77,7 %)	7/13 (53,8 %)
Hepatitis	4/9 (44,4 %)	3/12 (25 %)

Sequenzabweichungen 0,4% nach 4 Jahren und 1,8% nach 9 Jahren [8]. Hohe Mutationsraten wurden in der E2/NS1-Region, welche vermutlich neutralisierende Epitope enthält, beobachtet [9]. Es ist anzunehmen, daß Ausweichsmutanten für neutralisierende Antikörper gegen Glykoproteine der Virushülle im Verlauf einer persistierenden Infektion selektiert werden [8, 28, 29].

Shimizu et al. haben eine T-Zellinie etabliert, welche eine partielle Replikation von HCV-ermöglicht [30]. Die Infektiosität von HCV kann über Antikörper, welche HCV binden, neutralisiert werden. Über den Nachweis neutralisierender Antikörper gegen HCV in diesem Zellkultursystem konnte gezeigt werden, daß im Verlauf einer chronischen Infektion Escape-Mutanten selektierbar sind, welche anfänglich nicht neutralisiert werden. Im späteren Verlauf der Infektion kommt es zu einer effizienten Inhibition der Viruspenetration in die Zellen. Diese neutralisierenden Antikörper sind aber nicht mehr in der Lage, das Isolat aus der akuten Phase der Infektion zu neutralisieren. Unter diesem Aspekt wäre eine Reinfektion nach homologen Challenge auf das Fehlen neutralisierender Antikörper, welche mit dem Primärisolat reagieren, zurückzuführen.

Dagegen sind Schimpansen mit einer persistierenden Infektion gegen eine Superinfektion mit einem heterologen Stamm geschützt, so daß die virale Interferenz eine schützende Wirkung haben könnte [27].

Bei 3 Hämophilie-Kindern wurde eine Reinfektion mit heterologen Stämmen nach Transfusion beobachtet [31]. Die Reinfektion war mit einer Viruspersistenz und chronisch-persistierender bzw. aggressiver Hepatitis assoziiert. Bei zwei Kindern zeigte die Sequenzierung der hypervariablen E2/NS1-Region eine Abweichung von 34 bzw. 20% zwischen Primärisolat und dem reinfizierenden Virusstamm. Beim 3. Patient betrug die Divergenz zwischen Primär und Sekundärisolat nur 4,7% was evtl. darauf hindeutet, daß es sich hier um eine Reinfektion mit einer „Escape"-Mutante handelt.

Die Frequenz und Dynamik der Infektionen mit verschiedenen HCV-Genotypen wurde in einem Kollektiv von 29 HCV-infizierten Hämophilen, welche wiederholt nicht inaktivierten Gerinnungspräparaten ausgesetzt waren, untersucht [32]. Über einen Beobachtungszeitraum von 10 Jahren, wurden Geno- bzw. Serotypen-Änderungen erfaßt. Genotypen- und Subtypen-Änderungen lagen in neun bzw. drei Fällen vor. Bei vier Patienten kam es zu einer Veränderung des Genotyps in dem Zeitraum, wo diese ausschließlich mit Virus-inaktivierten Präparaten behandelt wurden, was in diesen Fällen eher auf eine Reaktivierung im Rahmen einer Mischinfektion eines bisher evtl. marginalen Genotyps zurückzuführen wäre. Eine Reinfektion ist eher unwahrscheinlich, da kein Infektionsrisiko mehr vorlag. Dennoch ist eine inapparente Übertragung nicht auszuschließen [20]. Nach Kao et al. [20] führt die Reaktivierung eines bisher unterdrückten Genotyps zur Exazerbation der chronischen Hepatitis C.

Für die Kontrolle der HCV-Replikation scheint die zelluläre Immunität eine wichtige Rolle zu spielen. Bei Patienten mit einer selbstlimitierenden Infektion wurde eine stärkere T-Zell vermittelte Immunantwort gegen strukturelle und nicht-strukturelle Proteine beobachtet als bei chronisch Infizierten [33]. Da die humorale Immunität nach einer abgelaufenen Primärinfektion nur unzureichend vor einer Reinfektion schützt, wird der Erfolg einer präventiven

Immunisierung von der Induktion einer protektiven zellulären Immunantwort abhängig sein.

HCV-Variabilität und Verlauf der HCV-Infektion

Die prognostische Aussagekraft der HCV-Geno- bzw. Subtypen für den Verlauf und die Ansprechbarkeit auf die Interferontherapie wird zur Zeit sehr kontrovers diskutiert. Es gibt zahlreiche Beobachtungen, welche einen statistisch signifikanten Zusammenhang zwischen der Effizienz der Interferon alpha-Therapie und dem HCV-Genotyp zeigen [34–36]. Chronische Infektionen mit dem HCV-Genotyp 1 sprechen schlechter auf die Interferontherapie an als Typ 2 und 3 Varianten [34–36]. Auf der anderen Seite zeigen Blutspender, welche mit Genotyp 3 infiziert sind, wesentlich häufiger eine gestörte Leberfunktion als solche Spender, die mit den Typen 1 bzw. 2 infiziert waren [24]. Im Vergleich zum Subtyp 1a zeigt 1b eine geringere Ansprechrate [37].

Dagegen wurden von Kobayashi et al. kein signifikanter Unterschied zwischen Respondern und Non-Respondern in Bezug auf die Genotypverteilung beobachtet [38]. Es bestand eine eindeutige Korrelation zwischen Virusbelastung und Ansprechrate auf die IFN-Therapie. Die häufig in Zusammenhang mit dem Genotyp 3 erwähnte günstige Prognose ist evtl. darauf zurückführen, daß diese Patienten (IVDA) meistens jünger sind, eine kürzere Infektionsdauer besteht und die Viruskonzentration geringer ist. In einer Studie von Magrin et al., in welcher die „branched-DNA-detection" zur Quantifizierung der viralen RNA eingesetzt wurde, konnte zwar kein Unterschied in dem Mittelwert der RNA-Konzentration zwischen Respondern und Non-Respondern beobachtet werden [39], allerdings war die RNA-Konzentration signifikant geringer bei den Patienten, welche über ein Jahr ohne Rückfall blieben.

Wahrscheinlich wird der Verlauf der HCV-Infektion von mehreren Faktoren beeinflußt. Neben der Infektionsdauer spielen Alter, Geschlecht und vor allem die Immunsuppression eine wesentliche Rolle. Bei HCV-infizierten Hämophilie-Patienten kam es zwei Jahre nach der HIV-Serokonversion zu einem signifikanten Anstieg der HCV-RNA-Konzentration im Serum. Bei HIV-Infizierten steigt die Konzentration der HCV-RNA wesentlich schneller an und erreicht deutlich höhere Werte als bei HIV-negativen Hämophilen [46].

RNA-Detektion und Quantifizierung

Zur Zeit ist der Erregernachweis ausschließlich über die Nukleinsäuredetektion möglich. Bis zum heutigen Zeitpunkt hat sich die PCR am weitesten durchgesetzt und wird in vielen Modifikationen in den einzelnen Labors durchgeführt. Aus Gründen der Sensitivität wurde anfänglich eine „nested"-PCR bevorzugt. Bei den heutzutage kommerziell erhältlichen Testsystemen mit vereinfachten Hybridisierungsverfahren mit ELISA-Format wird mit einer einfachen PCR fast die gleiche Sensitivität wie mit der nested-PCR, ohne das Risiko einer Kontamination durch

„carry over", erreicht. Die Auswertung des europäischen Ringversuchs von 1993 hat gezeigt, daß die Aussagekraft der „in house" PCRs schlecht ist. Über 30 % der Teilnehmer gaben falsch positive bzw. falsch negative Resultate an [41]. Obwohl mittlerweile in vielen Zentren kommerzielle Testkits eingesetzt werden und ein größerer Erfahrungsschatz vorliegt, wurden auch beim diesjährigen europäischen Ringversuch in einem Drittel der beteiligten Laboratorien falsch positive bzw. falsch negative Ergebnisse erzielt (unveröffentlichte Ergebnisse). Trotz des Einsatzes eines etablierten und relativ wenig störanfälligen kommerziellen Testkits (Amplicor, Roche) wurde eine hohe Diskrepanz zwischen den Ergebnissen der einzelnen Ringversuchteilnehmer beobachtet.

Die prinzipiellen Einsatzmöglichkeiten der HCV-RNA-Amplifizierung sind in folgender Übersicht dargestellt (Tabelle 4). Die quantitative Bestimmung der HCV-RNA wird als prognostischer Marker und Verlaufsparameter für die Interferontherapie der chronischen HCV-Infektion eingesetzt. Alternativ zur kompetitiven PCR (Amplicor, Roche) werden die „branched DNA detection" (Quantiplex, Chiron) und demnächst die „nucleic acid sequence based amplification" (NASBA, Organon) als kommerzielle Testkits zur Quantifizierung der HCV-RNA angeboten. Während mit der PCR und der NASBA-Technik die viralen Zielsequenzen amplifiziert werden, stellt die bDNA eine Signalamplifikationstechnik im Sinne eines extrem sensitiven Hybridisierungsverfahren dar. Mit den drei Methoden ist eine Quantifizierung über $3-4 \log_{10}$-Stufen (dynamic range) möglich. Die bDNA ist vermutlich nur als Verlaufsparameter und nicht für die frühe Diagnose der HCV-Infektion geeignet, da die untere Nachweisgrenze der bDNA um 1 bis 2 Zehnerpotenzen über der der PCR und NASBA liegt. Ein gemeinsamer Nachteil dieser drei quantitativen Nachweismethoden ist der relativ hohe Kostenaufwand (150–240 DM/Bestimmung). Wesentliche Voraussetzungen für eine reproduzierbare Quantifizierung sind eine standardisierte Probengewinnung, Transport und Aufbereitung im Labor. Werden die Blutproben über längere Zeiträume bei Raumtemperatur aufbewahrt, nimmt der HCV-RNA-Titer ab [42]. Um eine maximale Ausbeute zu gewährleisten, sollte das Blut bei 4 °C aufbewahrt und spätestens nach 2 Stunden abzentrifugiert werden. Das Plasma bzw. Serum kann über längere Zeiträume bei –70 °C gelagert werden.

Tabelle 4. Einsatzmöglichkeiten der HCV-RNA-Detektion

- frühe Diagnose der HCV-Infektion vor der Serokonversion (diagnostisches Fenster),
- Diagnose der HCV-Infektion bei Immunsupprimierten,
- Diagnose der vertikalen HCV-Infektion,
- Bestätigungstest eines wiederholt positiven EIAs als Alternative oder Ergänzung zum Immunoblot,
- Bestimmung der Infektiosität/Viruspersistenz,
- Infektionssicherheit von Blutprodukten,
- prognostischer Marker (quantitativ),
- Verlausmarker der Interferon alpha-Therapie (quantitativ),
- Genotypisierung.

HCV-Antikörpertests: Screening EIAs und Zusatztests

Durch die Einführung der HCV-EIAs der 2. Generation konnte die Sensitivität und Spezifität des Antikörpernachweises empfindlich verbessert werden. Nach wie vor bereiten die Antikörpertests Schwierigkeiten bei der frühen Diagnose der akuten HCV-Infektion, da eine Serokonversion im Mittel erst sechs Wochen nach Krankheitsbeginn vorliegt (diagnostisches „Fenster"). Bei Immunsupprimierten kommt es sogar im Rahmen einer chronischen HCV-Infektion zu falsch negativen Ergebnissen [25]. Bei den Tests der 2. Generation werden rekombinante Proteine aus dem Nukleokapsid und ein bis drei Antigene aus dem NS3- und NS4-Bereich eingesetzt. Die Austestung von kommerziellen Serokonversionspanels hat gezeigt, daß es in Punkto Sensitivität Unterschiede zwischen den einzelnen Testkits gibt [43]. In den Tests der 3. Generation werden neben den o. g. Antigenen zusätzlich Polypeptide aus dem NS5-Bereich eingesetzt. Im Vergleich zu den Tests der 2. Generation scheint dies aber nicht zu einer verbesserten Sensitivität zu führen [44].

Als Zusatztests für wiederholt reaktive Proben werden kommerziell erhältliche Immunoblots mit rekombinanten Antigenen (RIBA) bzw. Western blots und das Matrix System (Abbott) angeboten. Im Gegensatz zu einem eigentlichen Bestätigungstest, wie z. B. dem HIV-Western blot, werden hier die gleichen oder nur z. T. (synthetisch vs. rekombinant) abgewandelten Antigene eingesetzt. Deshalb ist die zusätzliche diagnostische Aussagekraft dieser relativ teuren und zum Teil arbeitsintensiven Tests sehr limitiert. Im allgemeinen werden Proben, welche ein mehrfaches über dem cut-off positiv sind (Index-Wert > 3), im RIBA bestätigt [45, 46]. Außerdem besteht eine starke Korrelation zwischen positivem PCR-Ergebnis und eindeutig reaktivem Bandenprofil [6]. Die Zusatztests sind nicht als Verlaufsmarker für die Interferontherapie geeignet. Mit den Tests der 2. Generation zeigt sich zwar eine Tendenz zur Reduzierung der Anzahl und Intensität der reaktiven Banden bei den Respondern [47]; allerdings sind die Verläufe bei den einzelnen Patienten sehr variabel, so daß hier keine zuverlässige Aussage für den individuellen Fall möglich ist.

Mittlerweile sind verschiedene rekombinante Immunoblots, welche zum Teil stark abweichende Ergebnisse liefern [44], kommerziell verfügbar. Die „Bestätigungstests" der 3. Generation sind sensitiver als die der 2. Generation; insgesamt ist der Anteil an fraglich reaktiven Ergebnissen reduziert. Für die serologische Diagnose der HCV-Infektion und des Screening von Blutspendern sollten die Zusatztests nur eingesetzt werden, wenn ein grenzwertiges Ergebnis im HCV-EIA vorliegt.

Über den Nachweis von IgM-Antikörpern gegen das putative „core"-Protein wird das diagnostische Fenster nicht verkleinert. Zaijer et al. [48] haben gezeigt, daß bei HCV-Serokonversionen in 3 Fällen keine HCV-spezifische IgM-Antikörper nachweisbar sind. Bei den übrigen 5 Patienten wurde das IgM erst zwei Wochen nach dem Auftreten von HCV-IgG nachgewiesen. Die Bestimmung von HCV-IgM ermöglicht auch keine Aussage über den Aktivitätsgrad der HCV-Infektion. Bei Immunsupprimierten mit einer chronischen HCV-Infektion ist die IgM-Seroprävalenz signifikant niedriger als bei Immunkompetenten [49].

Ausblick

Zur Optimierung der Therapie der chronischen Virushepatitis wird es neben der Entwicklung und Evaluierung von neuen Substanzen von entscheidender Bedeutung sein, die Bedeutung prognostischer Marker und Verlaufsparameter eingehender zu untersuchen. Für die HCV-Typisierung sollten kommerzielle Verfahren entwickelt bzw. verbessert werden, um eine einfache und schnelle Typisierung von Patientenisolaten durchführen zu können. Als Verlaufsparameter für die Interferontherapie wird die Quantifizierung der PCR eine wesentliche Rolle spielen. Zur Studie der Pathogenese der Hepatitis C ist die Entwicklung von Zellkulturmodellen, welche eine permissive Replikation von HCV ermöglichen, notwendig.

Literatur

1. Weber B, Rabenau H, Berger A, Scheuermann EH, Staszewski S, Kreuz W, Scharrer I, Schoeppe W, Doerr HW (1995) Seroprevalence of HCV; HAV, HBV, HDV, HCMV and HIV in high risk groups/Frankfurt a. M., Germany. Zentralbl Bakt (Im Druck)
2. Rommel R, Trauner A, Gürtler L, Schramm W (1994) Koinzidenz der HCV- und HIV-Infektion bei Hämophilen: Einfluß auf die Manifestation von AIDS. In: Scharrer I, Schramm W (Hrsg) 24. Hämophilie-Symposion, Hamburg 1993, Springer Verlag Berlin Heidelberg New York, s 79–85
3. Rockstroh JK, Spengler U, Hammerstein U, Dumoulin FL, Oldenburg J, Brackmann HH, Sauerbruch T (1994) Verlauf der Virushepatitis bei HIV-infizierten Hämophilen. In. Scharrer I, Schramm W: 24. Hämophilie-Symposion, Hamburg 1993, Springer Verlag Berlin Heidelberg New York, s 75–78
4. Kaito M, Watanabe S, Tsukiyama-Kohara K, Yamaguchi K, Kobayashi Y, Konishi M, Yokoi M, Ishida S, Suzuki S, Kohara M (1994) Hepatitis C virus particle detection by immuno-electro microscopic study. J Gen Virol 75:1755–1760
5. Hijikata M, Mizushima H, Akagi T, Mori S, Kakiuchi N, Kato N, Tanaka T, Kimura K, Shimotohno K (1993) Two distinct proteinase activities required for the processing of a putative nonstructural precursor protein of hepatitis C virus. J Virol 67:4665–4675
6. Eckart MR, Selby M, Masiarz F, Lee C, Berger K, Crawford K, Kuo C, Kuo G, Houghton M, Choo QL (1993) The hepatitis C virus encodes a serine protease involved in processing of the putative nonstructural proteins from the viral polyprotein precursor. Biochem Biophys Res Commun 192:399–406
7. Ogata NR, Alter HJ, Miller RH, Purcell RH (1991) Nucleotide sequence and mutation rate of the H strain of hepatitis C virus. Proc Natl Acad Sci USA 88:3392–3396
8. Okamoto H, Kojima M, Okada S-I, Yoshizawa H, Iizuka H, Tanaka T, Muchmore EE, Ito Y, Mishiro S (1992) Genetic drift of hepatitis C virus during an 8.2 year infection in a chimpanzee: variability and stability. Virology 190:894–899
9. Cuthbert JA (1994) Hepatitis C: Progress and problems. Clin Microbiol Rev 7:505–532
10. Simmonds P (1994) Variability of hepatitis C genome. In: Resink HW (Editor) Hepatitis C Virus, Karger, Basel p 12–35
11. Simmonds P, Rose KA, Graham S, Chan SW, McOmish F, Dow BC, Follett EAC, Yap PL, Mardsen H (1993) Mapping of serotype-specific, immunodominant epitopes in the NS-4 region of hepatitis C virus (HCV) – use of type-specific peptides to serologically differentiate infections with HCV type 1, type 2, and type 3. J Clin Micrbiol 31:1493–1503
12. Enomoto N, Takada A, Nakao T, Date T (1990) There are two major types of hepatitis C virus in Japan. Biochem Biophys Res Commun 170:1021–1025

13. Houghton M, Weiner A, Han J, Kuo G, Choo QL (1991) Molecular biology of the hepatitis C viruses: Implications for diagnosis, development and control of viral disease. Hepatology 14:381–388

14. Mori S, Kato N, Yagyu A, Tanaka T, Ikeda Y, Petchclai B, Chiewslip P, Kurimura T, Shimotohno K (1992) A new type of hepatitis C virus in patients in Thailand: Biochem Biophys Res Commun 183:334–342

15. Simmonds P, Smith DB, McOmish F, Yap PL, Kolberg J, Urdea MS, Holmes EC (1994) Identification of genotypes of hepatitis C virus by sequence comparisons in the core, E and NS-5 regions. J Gen Virol 75:1953–1061

16. Bukh J, Purcell RH, Miller RH (1993) At least 12 genotypes of hepatitis C virus predicted by sequence analysis of the putative E1 gene isolates collected worldwide. Proc Natl Acad Sci USA 90:8234–8238

17. Cha TA, Beall E, Irvine B, Kolberg J, Chien D, Kuo G, Urdea MA (1992) At least five related, but distinct hepatitis C viral genotyes exist. Proc Natl Acad Sci USA 89:7144–7148

18. Viazov S, Zibert A, Widell A, Cavacchini A, Schreier E, Roggendorf M (1994) HCV genotyping by DNA enzyme immunoassay: Highly sensitive and rapid method of HCV genotyping. J Virol Meth 48:81–92

19. Von Depka Prondziski M, Berger A, Ehrenforth S, Scharrer I, Weber B (1994) Chronische Hepatitis bei HBV-, HCV-, HIV-infizierte und koinfizierte Patienten mit angeborener Hämophilie A oder B. In: Scharrer I, Schramm W: 24. Hämophilie-Symposion, Hamburg 1993, Springer Verlag Berlin Heidelberg 86–96

20. Kao JH, Chen PJ, Lai M-Y, Yang PM, Sheu JC, Wang TH, Chen D-S (1994) Mixed infections of hepatitis C virus as a factor in acute exacerbation of chronic type C hepatitis. J Infect Dis 170:1128–1133

21. Hino K, Sainokami S, Shimoda K et al. (1994) Genotype and titers of hepatitis C virus predicting response to interferon in patients with chronic hepatitis C. J Med Virol 42:299–305

22. Li JS, Tong SP, Vitviski L, Lepot D, Trepo C (1991) Evidence of two major genotypes of hepatitis C in France and close relatedness of the predominant one with the prototype virus. J Hepatl 13:S33–37

23. Wang Y, Okamoto H, Tsuda F, Nagayma R, Tao Q, Mishiro S (1993) Prevalence, genotypes and an isolate (HC-C2) of hepatitis C virus in chinese patients with liver disease. J Med Virol 40:254–260

24. McOmish F, Yap PL, Dow BC et al. (1994) Geographical distribution of hepatitis C virus genotypes in blood donors: an international collaborative survey. J Clin Microbiol 32:884–892

25. Lok ASF, Chien D, Choo QL, Chan TK, Chiu EKW, Cheng IKP, Houghton M, Kuo G (1993) Antibody response to core, envelope and nonstructural hepatitis C virus antigens: comparison of immunocompetent and immunosuppressed patients. Hepatology 18:497–502

26. Farci P, Alter HJ, Govindarajan S et al. (1992) Lack of protective immunity againsat reinfection with hepatitis C virus. Science 258:135–140

27. Prince AM, Brotman B (1994) The biology of hepatitis C virus infection. In: Resink HW (Editor) Hepatitis C Virus, Karger, Basel, p 195–207

28. Abe K, Inchauspe G, Fujisawa K (1992) Genomic characterisation and mutation rate of hepatitis C virus isolated from a patient who contracted hepatitis during an epidemic on non-A, non-B hepatitis in Japan. J Gen Virol 73:2725–2729

29. Weiner AJ, Geysen HM, Christopherson C, Hall JE, Mason TJ, Saracco G, Bonino F, Crawford K, Marlon CD, Crawford KA et al. (1992) Evidence for immune selection of hepatitis C virus (HCV) putative envelope glycoprotein variants: potential role in chronic HCV infections. Proc Natl Acad Sci USA 89:3468–3472

30. Shimizu YK, Hijikata M, Iwamoto A, Alter HJ, Purcell RH, Yoshikura H (1994) Neutralizing antibodies against hepatitis C virus and the emergence of neutralization excape mutant viruses. J Virol 68:1494–1500

31. Lai ME, Mazoleni AP, Argiolu F, De Virgilis S, Balestrieri A, Purcell RH, Cao A, Farci P (1994) Hepatitis C virus in multiple episodes of acute hepatitis in polytransfused thalassaemic children. Lancet 343:388–390

32. Jarvis LM, Watson HG, McOmish F, Peutherer JF, Ludlam CA, Simmonds P (1994) Frequent reinfection and reactivation of hepatitis C virus genotypes in multitransfused hemophiliacs. J Infect Dis 170:1018–1022

33. Ferrari C, Valli A, Galati L et al. (1994) T-cell response to structural and nonstructural hepatitis C virus antigens in persistent and self-limited hepatitis C virus infections. Hepatology 19:286–295

34. Kanai K, Kako M, Okamoto H (1992) HCV genotypes in chronic hepatitis C and response to interferon. Lancet 339:1543

35. Takada N, Takase S, Enomoto N, Takada A, Date T (1992) Clinical backgrounds of the patients having different types of hepatitis C virus genomes. J Hepatol 14:35–40

36. Yoshioka K, Kakumu S, Wakita T, Ishikawa T, Itoh Y, Takayanagi M, Higashi Y, Shibata M, Morishima T (1992) Detection of hepatitis C virus by polymerase chain reaction and response to interferon-alpha therapy: relationship to genotypes of hepatitis C virus. Hepatology 16:293–299

37. Pozzato G, Moretti M, Franzin F, Croce LS, Tiribelli C, Masayu T, Kaneko S, Unoura M, Kobayashi K (1991) Severity of liver disease with different hepatitis C viral clones. Lancet 338:509

38. Kobayashi Y, Watanabe S, Konishi M, Yokoi M, Kakehashi R, Kaito M, Kondo M, Hayashi Y, Jomori T, Suzuki S (1993) Quantitation and typing of serum hepatitis C virus RNA in patients with chronic hepatitis C treated with interferon-β. Hepatology 18:1319–1325

39. Magrin S, Craxi A, Fabiano C et al. (1994) Hepatitis C viremia in chronic liver disease: Relationship to interferon-α or corticosteroid treatment. Hepatology 19:273–279

40. Eyster ME, Fried MW, Di Besceglie AM, Goedert JJ (1994) Increasing hepatitis C virus RNA levels in hemophiliacs: relationship to human immunodeficiency virus infection and liver disease. Blood 84:1020–1023

41. Zaaijer HL, Cuypers HTM, Reesink HW, Winkel IN, Gerken G, Lelie PN (1993) Reliability of polymerase chain reaction for detection of hepatitis C virus. Lancet 341:722–724

42. Davis GL, Lau JYN, Urdea MS, Neuwald PD, Wilber JC, Lindsay K, Perrillo RP, Albrecht J (1994) Quantitative detection of hepatitis C virus RNA with a solid-phase signal amplification method: Definition of optimal conditions for specimen collection and clinical application in interferon-treated patients. Hepatology 19:1337–1341

43. Couroucé AM, Janot C (1994) Development of screening and confirmation tests for antibodies to hepatitis C virus. In: Resink HW (Editor) Hepatitis C Virus, Karger, Basel, p 36–48

44. Berger A, Weber B, Rabenau H, Doerr HW (1995) Bewertung von anti-HCV EIAs and Zusatztests im Vergleich zur PCR. Lab Med 19:260–264

45. Doornum GJJ, Hooykaas C, Cuypers MT, van der Liden MMD, Coutinho RA (1991) Prevalence of hepatitis C virus infection among heterosexuals with multiple partners. J Med Virol 35:22–27

46. Schlipköter U, Gladziwa U, Cholmakow K, Weise A, Rasshofer R, Lorbeer B, Luz N, Deinhardt F, Roggendorf M (1992) Prevalence of hepatitis C virus infections in dialysis patients and their contact using a second generation enzyme-linked immunosorbent assay. Med Microbiol Immunol 181:173–180

47. Puoti M, Zonaro A, Ravaggi A, Marin MG, Castelnuovo F, Cariani E (1992) Hepatitis C virus RNA and antibody response in the clinical course of acute hepatitis C virus infection. Hepatology 16:877–881

48. Zaaijer HL, Mimms LT, Cuypers HTM, Reesink HW, van der Poel CL, Taskar S, Lelie PN (1993) Variability of IgM response in hepatitis C virus infection. J Med Virol 40:184–187

49. Birkenbach A, Weber B, Rabenau H, von Depka M, Scharrer I, Doerr HW (1994) Hepatitis-C-Virus IgM ist kein geeigneter Marker für eine aktive HCV-Infektion. Frühjahrstagung der Gesellschaft für Virologie, Frankfurt 23.–26. März 1994, P152

50. Bréchot C, Kremsdorf D (1993) Genetic variation of the hepatitis C virus (HCV) genome: random events or a clinically relevant issue? J Hepatol 17:265–268
51. Bukh J, Purcell RH, Miller RH (1992) Sequence analysis of the 5′ noncoding region of hepatitis C virus. Proc Natl Acad Sci USA 89:4942–4946
52. Simmonds P, McOmish F, Yap PL, Chan SW, Lin CK, Dusheiko G, Saeed AA, Holmes EC (1993) Sequence variability in the 5′ non coding region of hepatitis C virus: identification of a new virus type and restrictions on sequence deiversity. J Gen Virol 74:661–668
53. Suzich JA, Tamura JK, Palmerhill F, Warrener P, Grakoui A, Rice M, Feinstone SM, Collett MS (1993) Hepatitis C virus NS3 protein polynucleotide-stimulated nucleoside triphosphatase and comparison with the related pestivirus and flavivirus enzymes. J Virol 67:6152–6158

Verlauf und therapeutische Ansätze der Hepatitis C

S. Zeuzem

Klinischer Verlauf

Die Inkubationszeit der transfusionsbedingten Hepatitis C-Virusinfektion liegt zwischen 5 und 12 Wochen mit Extremwerten von 2–26 Wochen. Die akute Phase der Erkrankung ist häufig durch einen milden, oft sogar inapparenten und anikterischen Krankheitsverlauf gekennzeichnet. Fulminante Verläufe sind zumindest in westlichen Ländern ausgesprochen selten [1]. Die akute Hepatitis C weist eine hohe Chronifizierungsrate auf (50–80 %). Diese Angaben beziehen sich auf den persistierenden Nachweis HCV-spezifischer RNA und sind nicht gleichbedeutend mit chronischer Hepatitis. Histologische Untersuchungen bei Patienten mit persistierend normwertigen Transaminasen allerdings ergaben, daß in fast allen Fällen entzündliche Veränderungen in den Portalfeldern nachweisbar waren [2]. Verschiedene Studien zeigen eine Korrelation zwischen der Aktivität der entzündlichen Veränderungen mit dem Ausmaß der Virämie [2, 3]. Die Häufigkeit eines „gesunden" HCV-Trägerstatus, d. h. Nachweis einer HCV-Virämie ohne Erhöhung leberspezifischer Enzyme und Vorliegen einer unauffälligen Leberhistologie wird kontrovers diskutiert und bedarf prospektiver Langzeituntersuchungen. Möglicherweise stellen entsprechende Konstellationen nur ein frühes Stadium einer langsam progredienten HCV-Infektion oder einer schubweise verlaufenden Erkrankung dar. Andererseits besteht die Möglichkeit, daß diese Patienten bei sehr niedriger HCV-Virämie weder histologisch nachweisbare entzündliche Veränderungen noch eine Progredienz haben.

Klinisch sind die Symptome der chronischen Hepatitis C häufig uncharakteristisch und mild (Müdigkeit, rechtsseitige Oberbauchbeschwerden). Biochemisch charakteristisch sind fluktuierende Transaminasenerhöhungen im chronischen Verlauf. Die charakteristischen histologischen Befunde der chronischen Hepatitis C sind:

- vakuoläre Verfettung zahlreicher Hepatozyten,
- lymphozytäre und plasmazelluläre Infiltrate,
- Gallengangsdestruktionen,
- hyaline Einzelzellnekrosen, Councilmanbodies,
- hyaline Zytoplasmaeinschlüsse (mallory-bodies),
- filigrane Faserzüge mit kleinherdigen Hyalinisierungen,
- epitheloidzellige Granulome, Leberzellballonierung.

I. Scharrer/W. Schramm (Hrsg.)
25. Hämophilie-Symposion Hamburg 1994
© Springer-Verlag Berlin Heidelberg 1996

Morphologisch kann die Differentialdiagnose zum exogen-toxischen Parenchymschaden, zur Autoimmunhepatitis und chronisch-destruktiven nicht eitrigen Cholangitis (PBC) schwierig sein.

Langfristig entwickeln etwa 20–30 % der Patienten mit chronischer Hepatitis C eine Leberzirrhose [4]. Das Risiko der Patienten, ein hepatozelluläres Karzinom zu entwickeln, ist erhöht. Die Prävalenz der anti-HCV Antikörper bei Patienten mit hepatozellulärem Karzinom liegt mit deutlichen geographischen Schwankungen zwischen 13–76 %. Hohe Prävalenzraten (55–76 %) sind insbesondere in Italien, Spanien und Japan beschrieben worden. Eine Kombination von serologischem Nachweis einer Hepatitis B- und C-Infektion beinhaltet offenbar eine deutliche Steigerung des Risikos zur Entwicklung eines Leberzellkarzinoms im Vergleich zu einer alleinigen Hepatitis C-Virusinfektion.

Gesicherten Einfluß auf den klinischen Verlauf haben verschiedene Wirtsfaktoren (Alter, Rasse, Geschlecht, Immunstatus, genetische Einflüsse) sowie Kofaktoren wie z. B. Infektionen mit weiteren hepatotropen Erregern, Alkoholkonsum und Einnahme hepatotoxischer Medikamente. Der Einfluß auch viraler Faktoren (HCV-Genotyp, infizierende Virusdosis) auf den klinischen Verlauf wird diskutiert.

Aufgrund von Sequenzvergleichen können heute weltweit mindestens 6 HCV-Genotypen (Typ 1–6) unterschieden werden, die Nukleotidsequenzunterschiede von über 30 % in den Hüllproteinen aufweisen. Innerhalb verschiedener Gruppen können zum Teil weitere Subtypen definiert werden (Subtypen a, b, c). Die Homologie der Subtypen liegt zwischen 80–90 % [5, 6]. Abbildung 1 zeigt die Prävalenz der HCV-Genotypen im Rhein-Main-Gebiet. Geringe Sequenzunterschiede zwischen Isolaten (< 5 %) können nicht weiter definiert werden und entsprechen der Quasispezies-Natur des HCV. Verschiedene Studien mit zum Teil kleinen Fallzahlen fanden eine höhere Prävalenz des Genotyps HCV-1b bei Patienten mit zirrhotischem Leberumbau, während andere Autoren diese Assoziation nicht bestätigen konnten [7, 8]. Die Studie von Yamada et al. mit einem umfangreichen Untersuchungskollektiv von 251 Patienten konnte keine Assoziation zwischen HCV-Genotypen und dem klinischen und histologischen Bild der Erkrankung finden. Ferner konnte in dieser Studie auch kein Zusammenhang zwischen Krankheitsstadium und der HCV-RNA Konzentration im Serum dokumentiert werden [9]. Zu beachten bleibt, daß die regionalen Unterschiede der HCV-Genotypenverteilung eine Verallgemeinerung dieser Daten auf andere Regionen erschwert. Ferner müssen in entsprechenden Untersuchungen neben HCV-Genotyp und Virämie weitere Einflüsse auf den natürlichen Krankheitsverlauf (z. B. nutritiv-toxische Einflüsse) berücksichtigt werden.

Eine Studie an über 500 Patienten mit einer Posttransfusionshepatitis Non-A, non-B/C zeigte über einen Beobachtungszeitraum von 18–21 Jahren keine erhöhte Mortalität gegenüber transfundierten, jedoch nicht HCV-infizierten Personen auf. Eine auf Lebererkrankungen spezifizierte Mortalitätsanalyse ergab bei den HCV-Infizierten gegenüber der Kontrollgruppe nur eine geringe Zunahme [10]. Das Durchschnittsalter bei der HCV-Infektion lag in dieser Studie jedoch mit 48 Jahren hoch und erlaubt keine Rückschlüsse auf längere klinische Verläufe bei Patienten mit einer HCV-Infektion im Alter von unter 40 Jahren. Unterschiedliche

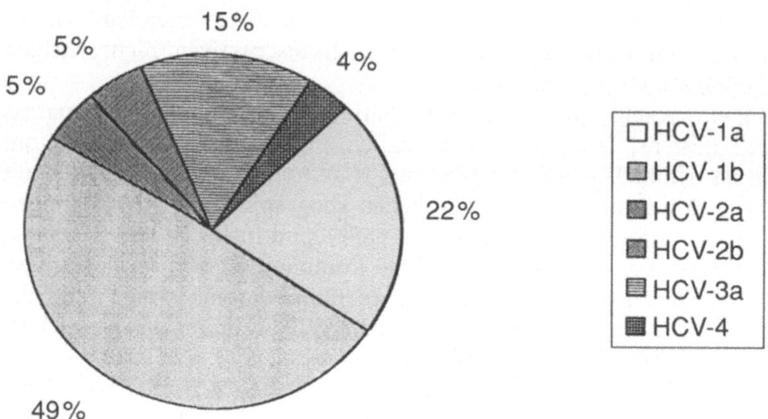

Abb. 1. Prävalenz der HCV-Genotypen/Subtypen im Rhein-Main-Gebiet

klinische Verläufe in Abhängigkeit des Transmissionswegs werden diskutiert, sind aber keinesfalls gesichert.

Chronische Infektionen mit dem Hepatitis B- und C-Virus sind insbesondere in bestimmten Risikogruppen nicht selten. HBV- und HCV-Koinfektionen können zu einem schweren Verlauf der chronischen Hepatitis führen [11]. In anderen Fällen kann eine HCV-Infektion bei gleichzeitiger Hepatitis B zur Hemmung der HBV-Replikation führen, zum Teil mit Serokonversion und Verlust von HBsAg [12].

Chronische Hepatitis C-Infektionen bei HIV-positiven Patienten verlaufen häufig mild und scheinen den Verlauf der HIV-Infektion nicht zu verschlechtern [13]; vereinzelt sind allerdings auch besonders progrediente Verläufe berichtet worden [14]. Medikamente für die Behandlung von AIDS können bei Vorliegen einer chronischen Hepatitis C verstärkt hepatotoxisch wirken. In der HCV-Diagnostik sollte bei HIV-infizierten Patienten der Nachweis von HCV-RNA mittels RT-PCR erfolgen, serologische Antikörpertests unterschätzen die Prävalenz insbesondere in fortgeschritteneren AIDS-Stadien.

Assoziationen von Hepatitis C-Virusinfektionen mit anderen Krankheiten

Eine chronische Infektion mit dem Hepatitis C-Virus kann mit verschiedenen extrahepatischen Manifestationen und Syndromen assoziiert sein. Bei diesen Patienten können HCV-RNA im Serum und in der Regel entzündliche Leberveränderungen histologisch nachgewiesen werden. Gut charakterisierte HCV-assoziierte Syndrome umfassen die gemischte Kryoglobulinämie [15], die membranoproliferative Glomerulonephritis [16] und die Porphyria cutanea tarda [17]. Weniger gut charakterisiert sind extrahepatische Manifestationen einer chronischen HCV-Infektion, wie z.B. kutane Effloreszenzen, Sjögren-Syndrom und Polyarteritis nodosa. Bei akuter Hepatitis C sind Fälle transienter aplastischer Anämie und Agranulozytosen beschrieben.

Patienten mit HCV-assoziierter Kryoglobulinämie, deren chronische Hepatitis auf eine α-Interferontherapie anspricht, weisen ebenfalls eine deutliche Besserung der extrahepatischen Manifestationen auf. Absetzen einer α-Interferontherapie führt zu einem Wiederauftreten der hepatischen entzündlichen Aktivität sowie der extrahepatischen Symptome und Manifestationen [18]. In der Zukunft muß für Patienten mit HCV-assoziierter Kryoglobulinämie, die auf α-Interferon ansprechen, die Möglichkeit einer (evtl. niedrig dosierten) α-Interferon-Dauertherapie evaluiert werden. Die therapeutischen Erfahrungen unterstreichen die Annahme, daß die chronische Hepatitis C-Infektion bei bestimmten Formen der Kryoglobulinämie von kausaler Bedeutung ist. Inwieweit tatsächlich auch HCV-assoziierte Glomerulonephritiden unabhängig von einer Kryoglobulinämie auftreten, scheint nicht endgültig geklärt. Unter einer Therapie mit α-Interferon kann es parallel zur Verminderung der Virusreplikation zu einer deutlichen Verbesserung der Nierenfunktion kommen [16].

Therapie der chronischen Hepatitis C

Zur Therapie der chronischen Hepatitis C wurden verschiedene Strategien evaluiert: antivirale Substanzen, Immunsuppressiva, Ursodesoxycholsäure und andere. In der klinischen Praxis hat sich nur die Behandlung mit α-Interferon bewährt. Möglicherweise stellen in der Zukunft allerdings Kombinationstherapien (z.B. α-Interferon + Ribavirin) eine Optimierung der Therapie dar.

α-Interferone weisen nach Bindung an spezifische Rezeptoren ein breites Spektrum immunmodulatorischer, antiviraler und antiproliferativer Effekte auf [19]. Bereits geringe Mengen von α-Interferon induzieren die Expression der 2′,5′-Oligoadenylatsynthetase. Dieses Enzym katalysiert die Veresterung einzelner Adenylate zu Oligoadenylat, das nach Bindung RNasen aktivieren kann. Die 2′,5′-Oligoadenylatsynthetase wird in Gegenwart doppelsträngiger RNA aktiviert, doppelsträngige RNA tritt in der Zelle bei viraler Replikation entweder als Zwischen- oder Endprodukt auf. Die 2′,5′-Oligoadenylatsynthetase-induzierte Aktivierung der RNasen führt zumindest relativ zu einem stärkeren Abbau viraler RNA [19]. α-Interferon induziert weiterhin die Bildung von Proteinkinasen, die nach Aktivierung durch doppelsträngige RNA die zelluläre Proteinsynthese reversibel blockiert. Weiterhin induziert α-Interferon die Synthese von Mx-Proteinen, die verschiedene Viren auf der Transkriptionsebene hemmen. Die Hemmung der Replikation der HCV-RNA durch α-Interferon konnte in vitro in primären Schimpansen-Hepatozytenkulturen nachgewiesen werden.

Patienten mit akuter Hepatitis C weisen nur geringe α-Interferon-Serumspiegel auf. In den peripheren mononukleären Zellen dieser Patienten sind nur geringe Mengen 2′,5′-Oligoadenylatsynthetase und MxA-Protein nachweisbar, d.h. das Hepatitis C-Virus führt in vivo nur zu einer schwachen α-Interferoninduktion [20]. Im Rahmen der immunmodulierenden Eigenschaften der Interferone kommt es zur verstärkten Expression von Histokompatibilitätsantigenen (MHC) der Klasse I und II auf der Zelloberfläche, die für die Einleitung einer Immunantwort von großer Bedeutung sind. α-Interferon induziert hauptsächlich die Expression von MHC Klasse-I Molekülen. Gleichzeitig wird ein indirekter Einfluß auf die Synthese anderer Zytokine und die Aktivität von Makrophagen und natürlichen Killerzellen sowie die Reifung zytotoxischer T-Zellen beobachtet. Diese Zellen sind bei der Elimination von Viren und virusinfizierten Zellen von Bedeutung. Antiproliferative Eigenschaften der Interferone werden über Beeinflussung der Genexpression, z. B. von Protoonkogenen vermittelt [19].

Die Indikation zur Therapie einer chronischen Hepatitis C wird bei einer Erhöhung der Serumtransaminasen, Nachweis von anti-HCV Antikörpern und HCV-RNA mittels RT-PCR gestellt. Kontraindikationen für eine α-Interferonbehandlung stellen eine fortgeschrittene Leberzirrhose, ausgeprägte Thrombo- und Leukopenie, Depressionen, Schwangerschaft sowie eine HIV-Infektion im Stadium AIDS dar. Zu beachten ist ferner, daß bestehende Autoimmunerkrankungen, insbesondere Schilddrüsenerkrankungen, unter α-Interferon exazerbieren können. Die Durchführung einer Leberbiopsie vor Therapiebeginn wird zum einen aus differentialdiagnostischen Gründen empfohlen, zum anderen, weil die histologische Aktivität und das Stadium der Lebererkrankung mit klinisch-chemischen Befunden nicht immer korrelieren. Das Risiko der Leberbiopsie (z. B. bei Patienten mit Gerinnungsstörungen) muß jedoch immer individual abgewogen werden.

Als Standardtherapie wird heute eine α-Interferonbehandlung mit 3 bis 6 Millionen Einheiten subkutan dreimal pro Woche bzw. jeden zweiten Tag für 6 bis 12 Monate empfohlen. Niedrigere α-Interferondosen (z. B. 3×1 Mio IE/Woche) zeigen schlechtere Behandlungserfolge, der Therapieerfolg wird durch höhere Dosen nicht verbessert. In einzelnen Studien wurden positive Erfahrungen mit einem eskalierenden Dosisregime beschrieben. Die initialen Ansprechraten einer α-Interferontherapie liegen bei etwa 50 %, nach Absetzen der Therapie kommt es bei der Hälfte der Patienten zu einem Rückfall mit Wiederanstieg der Transaminasen und Nachweis von HCV-RNA (Übersicht bei Ref. [21]). Die Ansprechraten der α-Interferonbehandlung bei Kindern liegen in derselben Größenordnung. Die Transaminasenverläufe korrelieren nicht unbedingt mit der HCV-RNA-Konzentration im Serum [22, 23]. Der Langzeiterfolg einer α-Interferonbehandlung, der auch histologisch belegt werden kann, liegt insgesamt bei 15 – 25 %. Die Besserung der histologischen Entzündungszeichen zeigt sich hauptsächlich in einem Rückgang der Mottenfraßnekrosen, der lobulären Infiltration mit Entzündungszellen und, weniger deutlich, im Rückgang der portalen Entzündung. Das Ausmaß der Fibrose bleibt unverändert. Demgegenüber haben Patienten mit chronischer Hepatitis C ohne Behandlung nahezu keine Chance, daß sich die Krankheit spontan bessert oder ausheilt. Interferon-Antikörper können eine seltene Ursache für ein Therapieversagen nach anfänglichem Behandlungserfolg sein. In diesen Fällen kann der Einsatz lymphoblastoider α-Interferone indiziert sein.

Die Beurteilung des Behandlungserfolgs ist in der Regel zwei bis drei Monate nach Therapiebeginn möglich. Weiterbehandelt werden sollten die Patienten mit Normalisierung der Transaminasen und nicht mehr nachweisbarer HCV-RNA im

Serum. Eine Behandlungsdauer von über 6 Monaten bei Patienten mit einem kompletten Ansprechen auf die α-Interferontherapie, scheint die Rückfallrate nach Absetzen zu vermindern [24]. Typische Nebenwirkungen des α-Interferons sind grippeähnliche Symptome, wie z. B. Kopf- und Gliederschmerzen und erhöhte Temperatur, die durch Gabe von Paracetamol gemildert werden können. Weiterhin sind unter der Behandlung ein Abfall der Leuko- und Thrombozyten, Haarausfall, gastrointestinale Symptome, wie z. B. Appetitlosigkeit, sowie Depressionen, Konzentrationsstörungen und verstärkte Reizbarkeit zu beobachten. Ferner sind unter α-Interferon Tinnitus und Hörverluste, Sehverlust und Retinopathien sowie vermehrt bakterielle Infekte (Granulozytopenie) beschrieben.

Therapieversager stellen ein schwieriges klinisches Problem dar. Eine Re-Therapie mit α-Interferon, evtl. unter Verwendung eines anderen α-Interferon-Subtyps und/oder einer höheren Dosis kann erwogen werden. Einige Studien zeigen, daß Patienten, die unter der Erstbehandlung keine Normalisierung der Transaminasen aufwiesen, auf eine erneute α-Interferontherapie ansprechen, andere Studien allerdings zeigen ähnliche Verläufe bei der Re-Therapie wie bei der Erstbehandlung. Medikamentöse Alternativen zu α-Interferon für Therapieversager bestehen zur Zeit nicht. Bei Patienten mit progredienter chronischer Hepatitis C und dekompensierter Leberzirrhose kann eine Lebertransplantation erwogen werden.

Da eine Hepatitis C in über 60 % der Fälle einen chronischen Verlauf nimmt, wird der Einsatz von α-Interferon in der akuten Phase diskutiert. In ersten Studien zeigte sich ein Ansprechen der α-Interferonbehandlung mit Normalisierung der Transaminasen bei mehr als 70 % der Fälle. In der Vergleichsgruppe ohne α-Interferontherapie normalisierten sich hingegen nur in etwa 40 % der Fälle die Transaminasen. Nach Absetzen der α-Interferontherapie kam es bei Patienten mit akuter Hepatitis C allerdings nicht selten zu einem Wiederanstieg der Transaminasen. In diesen Fällen soll es jedoch zu einem milderen Verlauf mit histologisch geringerer entzündlicher Aktivität als bei nicht behandelten Patienten kommen [25, 26]. Die Bedeutung der α-Interferontherapie bei akuter Hepatitis C ist im Langzeitverlauf insgesamt nicht gesichert.

Bei Patienten mit bereits fortgeschrittener, nicht erfolgreich therapierter oder nicht therapierbarer chronischer Hepatitis kommt der Früherkennung des HCC eine besondere Bedeutung zu. Alle Patienten mit chronischer Hepatitis C sollten regelmäßig sonographisch kontrolliert werden. Bei Verdacht auf ein hepatozelluläres Karzinom sollte mittels Computertomographie und Angiographie die Ausdehnung, mittels Feinnadelpunktion die Diagnose histologisch gesichert werden. Therapeutische Optionen umfassen die chirurgische Resektion, lokale Chemotherapie, die Tumorembolisation sowie sonographisch gesteuerte Alkoholinjektionen. Die Prognose für eine Lebertransplantation wird insgesamt zurückhaltend eingestuft.

Prädikatoren eines Therapieerfolgs mit α-Interferon

Verschiedene prognostische Faktoren bezüglich des Erfolgs einer α-Interferontherapie bei chronischer Hepatitis C sind bekannt (Tabelle 1). Prognostisch

Tabelle 1. Prädiktoren der λ-Interferontherapie bei Patienten mit chronischer Hepatitis C

Lebensalter (< 50 Jahre)	+
kurze Krankheitsdauer	+
HCV-Genotypen 2 und 3 (nach Simmonds)	+
niedrige Hepatitis C Virämie	+
geringere Heterogenität in der hypervariablen Region (HVR1)	+
zirrhotischer Leberumbau	−
erhöhte γ-Glutamyl-Transferase	−
erhöhtes Ferritin/Lebereisen	−
erhöhtes Körpergewicht	−

günstig sind ein jüngeres Lebensalter des Patienten (unter 50 Jahren), eine möglichst kurze Krankheitsdauer sowie nur mäßig erhöhte Transaminasen. Negative Prädiktoren einer α-Interferonbehandlung sind ein zirrhotischer Leberumbau, erhöhte Lebereisenkonzentration und Serumferritin sowie eine Erhöhung der Gamma-Glutamyl-Transpeptidase (γGT). In Bezug auf den klinischen Verlauf sind die genannten Faktoren keine voneinander unabhängigen Parameter. Auch ein erhöhtes Körpergewicht stellt einen negativen Therapieprädiktor dar. Inwieweit eine Dosisanpassung an das Gewicht oder die Körperoberfläche erfolgen soll, verbleibt zur Zeit allerdings ungeklärt. Der Transmissionsweg scheint ohne Einfluß auf die Ansprechraten zu sein.

Eine hohe HCV-Virämie vor Behandlung stellt einen weiteren prognostisch ungünstigen Parameter der α-Interferontherapie dar [3, 27]. Eine niedrige Hepatitis C-Virämie ist ein günstiger Prädiktor sowohl für das Ansprechen auf α-Interferon als auch für den langfristigen Therapieerfolg nach Absetzen der Behandlung. Wahrscheinlich unabhängig von der Virämie beeinflussen auch die HCV-Genotypen/Subtypen den Therapieerfolg. Infektionen mit dem Subtypen HCV-1b zeigen deutlich schlechtere Ansprechraten als Patienten, die mit den HCV-Genotypen 2 und 3 oder dem Subtypen 1a (Klassifikation nach Simmonds) infiziert sind [28, 29]. Das Ausmaß der Heterogenität in der hypervariablen Region (HVR1) im E2-kodierten Genomabschnitt stellt einen weiteren virusbedingten Prädiktor des Ansprechens auf eine α-Interferontherapie dar [30].

Bei Patienten mit einem Wiederanstieg der Transaminasen und einem Wiederauftreten der HCV-RNA nach Beendigung der α-Interferontherapie kam es möglicherweise unter der Therapie nur zu einer Suppression des HCV unter die Nachweisgrenze der RT-PCR und nicht zu einer Viruseradikation. Die Nachweisgrenze der RT-PCR für HCV-RNA liegt bei 1000–10000 Genomäquivalenten pro ml Serum [31]. Nach Absetzen des α-Interferons vermag das Virus verbessert zu replizieren, Transaminasen und Virämie steigen wieder an. Ein negatives HCV-RNA Ergebnis im Serum schließt zudem eine zelluläre Persistenz des HCV in Hepatozyten, Lymphozyten u. a. nicht aus. Ein negatives HCV-RNA Ergebnis in Serum und/oder Leber unter α-Interferon ist somit kein Prädiktor eines langfristigen Therapieerfolgs [32].

Literatur

1. Liang TJ, Jeffers L, Reddy PK, Silva MO, Cheinquer H, Fondor A, Madia MD et al. (1993) Fulminant or subfulminant non-A, non-B viral hepatitis: the role of hepatitis C and E viruses. Gastroenterology 104:556–562
2. Naito M, Hayashi N, Hagiwara H, Hiramatsu N, Kasahara A, Fusamoto H, Kamada T (1993) Serum hepatitis C virus RNA quantity and histological features of hepatitis C virus carriers with persistently normal ALT levels. Hepatology 19:871–875
3. Lau JYN, Davis GL, Kniffen J, Qian KP, Urdea MS, Chan CS, Mizokami M, Neuwald PD, Wilber JC (1993) Significance of serum hepatitis C virus RNA levels in chronic hepatitis C. Lancet 341:1501–1504
4. Di Bisceglie AM, Goodman ZD, Ishak KG, Hoofnagle JH, Melpolder JJ, Alter HJ (1991) Long-term clinical and histopathological follow-up of chronic posttransfusion hepatitis. Hepatology 14:969–974
5. Simmonds P, McOmish F, Yap PL, Chan SW, Lin CK, Dusheiko G, Saeed AA, Holmes EC (1993) Sequence variability in the 5' non-coding region of hepatitis C virus: identification of a new virus type and restrictions on sequence diversity. J Gen Virol 74:661–668
6. Bukh J, Purcell RH, Miller RH (1994) Sequence analysis of the core gene of 14 hepatitis C virus genotypes. Proc Natl Acad Sci USA 91:8239–8243
7. Pozzato G, Moretti M, Franzin F, Croce LS, Tiribelli C, Masuyu T, Kaneko S, Unoura M, Kobayashi K (1991) Severity of liver disease with different hepatitis C viral clones. Lancet 338:509
8. Takada N, Takase S, Enomoto N, Takada A, Date T (1992) Clinical backgrounds of the patients having different types of hepatitis C virus genomes. J Hepatol 14:35–40
9. Yamada M, Kakumu S, Yoshioka K, Higashi Y, Tanaka K, Ishikawa T, Takayanagi M (1994) Hepatitis C virus genotypes are not responsible for development of serious liver disease. Dig Dis Sci 39:234–239
10. Seeff LB, Buskell-Bales Z, Wright EC, Durako SJ, Alter HJ, Iber FL, Hollinger FB, Gitnick G, Knodell RG, Perrillo RP, Stevens CE, Hollingsworth CG, and the National Heart, Lung, and Blood Institute Study Group (1992) Long-term mortality after transfusion-associated non-A, non-B hepatitis. N Engl J Med 327:1906–1911
11. Fong TL, Di Bisceglie AM, Waggoner JG, Banks SM, Hoofnagle JH (1991) The significance of antibody to hepatitis C virus in patient with chronic hepatitis B. Hepatology 14:64–67
12. Sheen IS, Liaw YF, Chu CM, Pao CC (1992) Role of hepatitis C virus infection in spontaneous hepatitis B surface antigen clearance during chronic hepatitis B virus infection. J Infect Dis 165:831–834
13. Quan CM, Krajden M, Grigoriew GA, Salit IE (1993) Hepatitis C virus infection in patients infected with the human immunodeficiency virus. Clin Infect Dis 17:117–119
14. Martin P, Di Bisceglie AM, Kassianides C, Lisker-Melman M, Hoofnagle JH (1989) Rapidly progressive non-A non-B hepatitis in patients with human immunodeficiency virus infection. Gastroenterology 97:1559–1561
15. Agnello V, Chung RT, Kaplan LM (1992) A role for hepatitis C virus infection in type II cryoglobulinemia. N Engl J Med 327:1490–1495
16. Johnson RJ, Gretch DR, Yamabe H, Hart J, Bacchi CE, Hartwell P, Couser WG, Corey L, Wener MH, Alpers CE, Willson R (1993) Membranoproliferative glomerulonephritis associated with hepatitis C virus infection. N Engl J Med 328:465–470
17. Fargion S, Piperno A, Cappellini MD, Sampietro M, Fracanzani AL, Romano R, Caldarelli R, Marcelli R, Vecchi L, Fiorelli G (1992) Hepatitis C virus and porphyria cutanea tarda: evidence of a strong association. Hepatology 16:1322–1326
18. Misiani R, Bellavita P, Fenili D, Vicari O, Marchesi D, Sironi PL, Zilio P, Vernocchi A, Massazza M, Vendramin G, Tanzi E, Zanetti A (1994) Interferon alfa-2a therapy in cryoglobulinemia associated with hepatitis C virus. N Engl J Med 330:751–756
19. Kirchner H, Kruse A, Neustock P, Rink L (1993) Cytokine und Interferone. Spektrum Akademischer Verlag, Heidelberg Berlin Oxford

20. Jakschies D, Zachoval R, Müller R, Manns M, Nolte KU, Hochkeppel HK, Horisberger MA, Deicher H, von Wussow P (1994) Strong transient expression of the type I interferon-induced MxA protein in hepatitis A but not in acute hepatitis B and C. Hepatology 19:857–865
21. Alscher DM, Bode JC (1992) Therapie der akuten und chronischen Virushepatitis C (Non-A-non-B) mit Interferon-Alpha. Med Klinik 87:532–539
22. Lau JYN, Mizokami M, Ohno T, Diamond DA, Kniffen J, Davis GL (1993) Discrepancy between biochemical and virological responses to interferon-α in chronic hepatitis C. Lancet 342:1208–1209
23. Rüster B, Zeuzem S, Roth WK (1995) Quantification of hepatitis C virus RNA by competitive reverse transcription and polymerase chain reaction using a modified HCV-RNA transcript. Anal Biochem 224:597–600
24. Reichard O, Foberg U, Frydén A, Mattsson L, Norkrans G, Sönnerborg A, Wejstal R, Yun ZB, Weiland O (1994) High sustained response rate and clearance of viremia in chronic hepatitis C after treatment with interferon-α2b for 60 weeks. Hepatology 280:280–285
25. Lampertico P, Rumi M, Romeo R, Craxì A, Soffredini R, Biassoni D, Colombo M (1994) A multicenter randomized controlled trial of recombinant interferon-α2b in patients with acute transfusion-associated hepatitis C. Hepatology 19:19–22
26. Viladomiu L, Genescà J, Esteban JI, Allende H, Gonzàlez A, López-Talavera JC, Esteban R, Guardia J (1992) Interferon-α in acute posttransfusion hepatitis C: a randomized, controlled trial. Hepatology 15:767–769
27. Magrin S, Craxi A, Fabiano C, Simonetti RG, Fiorentino G, Marino L, Diquattro O, Di Marco V, Loiacono O, Volpes R, Almasio P, Urdea MS, Neuwald P, Sanchez-Pescador R, Detmer J, Wilber JC, Pagliaro L (1994) Hepatitis C viremia in chronic liver disease: relationship to interferon-alpha or corticosteroid treatment. Hepatology 19:273–279
28. Chemello L, Alberti A, Rose K, Simmonds P (1994) Hepatitis C serotype and response to interferon therapy. N Engl J Med 330:143
29. Tsubota A, Chayama K, Ikeda K, Yasuji A, Koida I, Saitoh S, Hashimoto M, Iwasaki S, Kobayashi M, Hiromitsu K (1994) Factors predictive of response to interferon-α therapy in hepatitis C virus infection. Hepatology 19:1088–1094
30. Okada S, Akahane Y, Suzuki H, Okamoto H, Mishiro S (1992) The degree of variability in the amino terminal region of the E2/NS1 protein of hepatitis C virus correlates with responsiveness to interferon therapy in viremic patients. Hepatology 16:619–624
31. Zeuzem S, Rüster B, Roth WK (1994) Clinical evaluation of a new polymerase chain reaction assay (Amplicor™ HCV) for detection of hepatitis C virus. Z Gastroenterol 32:342–347
32. Balart LA, Perrillo R, Roddenberry J, Regenstein F, Shim KS, Shieh YSC, Taylor B, Dash S, Gerber MA (1993) Hepatitis C RNA in liver of chronic hepatitis C patients before and after interferon alfa treatment. Gastroenterology 104:1472–1477

Das Auftreten unterschiedlicher HCV Genotypen in Deutschland und deren Einfluß auf die Erfolgschance der Therapie mit Interferon-α

H.-H. FEUCHT, A. HOYER, B. ZÖLLNER, M. SCHRÖTER, R. LAUFS

Einleitung

Das Hepatitis C Virus (HCV) ist ein etwa 9300 Basen langes plus-Strang RNA Virus, das mit den Flavi- und Pestiviren zur Familie der Flaviviridae gehört. Eine Infektion erfolgt in erster Linie über eine parenterale Übertragung. Nachdem spätestens seit dem 01.11.92 nach BGA Vorschrift Blut und Blutprodukte auf das Vorhandensein von Antikörpern gegen das Hepatitis C Virus hin untersucht werden müssen [1], liegt das Risiko eine HCV Infektion mittels Bluttransfusion zu erwerben bei 1:10 000 bis 1:100 000. Bei unserer Untersuchung der Infektionsrisiken bei 4659 HCV-Infizierten im Raum Hamburg stellten die intravenös Drogenabhängigen mit 23,4 % (1090/4659) die größte bekannte Risikogruppe dar [2].

Die weltweit isolierten Hepatitis C Viren können hinsichtlich ihrer Nukleotidsequenz sechs Genotypen zugeordnet werden [3]. Wir haben die Verteilung der unterschiedlichen HCV Genotypen bei 107 unserer Hamburger Patienten untersucht. Weiterhin haben wir bei 43 Patienten, die mit Interferon-α behandelt wurden, untersucht, ob ein Zusammenhang zwischen dem Ansprechen auf die Interferon-α Therapie und dem HCV Genotyp besteht.

Methoden

HCV-Genotypisierung

HCV RNA wurde aus 150 µl Patientenplasma mit der Guanidinium Thiocyanat-Phenol-Chloroform Methode extrahiert und in komplementäre DNA (c-DNA) mittels reverser Transkriptase umgeschrieben [4]. Ein Bereich des HCV Genoms, der die genetische Information für die virale RNA-Polymerase trägt, wurde mit Hilfe der Polymerase Ketten Reaktion (PCR) vervielfältigt. Die spezifischen Amplifikate wurden nach Ligation mit dem Vektor SK-Bluescript (Stratagene, La Jolla, USA) in E. coli kloniert. Von mindestens drei verschiedenen Klonen je Patient wurde die Nukleotidsequenz mittels der „dideoxy chain termination"-Methode nach Sanger bestimmt. Nach Sequenzvergleich mit den beschriebenen HCV Genotypen konnte jedem Isolat ein HCV Genotyp zugeordnet werden.

I. Scharrer/W. Schramm (Hrsg.)
25. Hämophilie-Symposion Hamburg 1994
© Springer-Verlag Berlin Heidelberg 1996

Patienten

Dreiundvierzig Patienten wurden über einen Zeitraum von 24 bis 28 Wochen mit 3 Millionen Einheiten Interferon-α i.m. dreimal wöchentlich behandelt. Vor, während und nach Beendigung der Therapie wurden bei allen Patienten die Glutamat-Pyruvat-Transaminase (GPT) bestimmt und mittels PCR das Serum auf das Vorhandensein des Hepatitis C Virus hin untersucht.

Die Patienten waren zwischen 25 und 69 Jahre alt, der Mittelwert betrug 44 Jahre. Siebenundzwanzig (62,8%) der Patienten waren Männer, 16 (27,2%) waren Frauen.

Ergebnisse

Genotypisierung

Sechsundvierzig (43,0%) der 107 untersuchten Patienten waren mit dem HCV Subtyp 1a infiziert, 47 (43,9%) mit dem Subtyp 1b (Abb. 1). Bei sechs Patienten (5,6%) lag eine Infektion mit dem HCV Subtyp 3a vor. Alle diese sechs Patienten waren intravenös Drogenabhängige. Acht Patienten (7,5%) aus Ägypten hatten eine Infektion mit dem HCV Subtyp 4a.

Ansprechen auf Interferon-α Therapie

Einen langfristigen Therapieerfolg zeigten sieben (16,3%) der 43 mit Interferon-α behandelten Patienten (Abb. 2a–d). Drei der Patienten waren mit dem Subtyp 1a infiziert, vier mit dem Subtyp 1b (Tabelle 1).

Keinen langfristigen Therapieerfolg wiesen 36 (83,7%) Patienten auf. Dreizehn dieser Patienten waren mit dem Subtyp 1a und 23 Patienten mit dem Subtyp 1b infiziert.

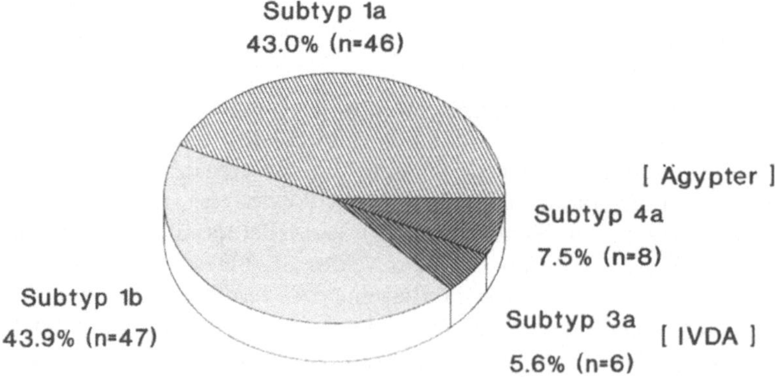

Abb. 1. Verteilung der HCV Genotypen bei 107 infizierten Hamburger Patienten

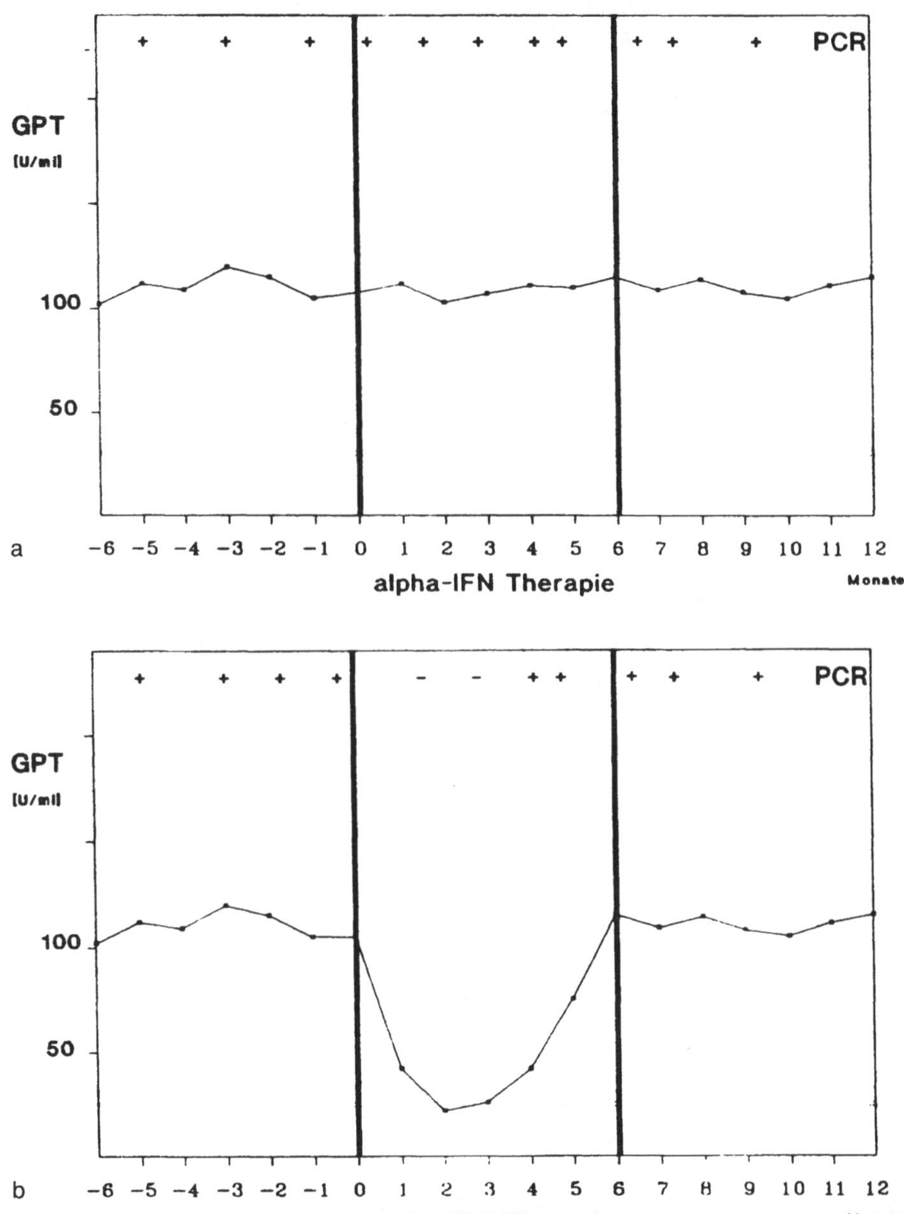

Abb. 2a–d. **a** Therapieversager 23,2% (10/43) („no response") **b** Unvollständiger Therapie-erfolg 32,6% (14/43) („partial response"), **c** Vorübergehender Therapieerfolg 27,9% (12/43) („transient response"), **d** Langfristiger Therapieerfolg 16,3% (7/43) („sustained complete response")

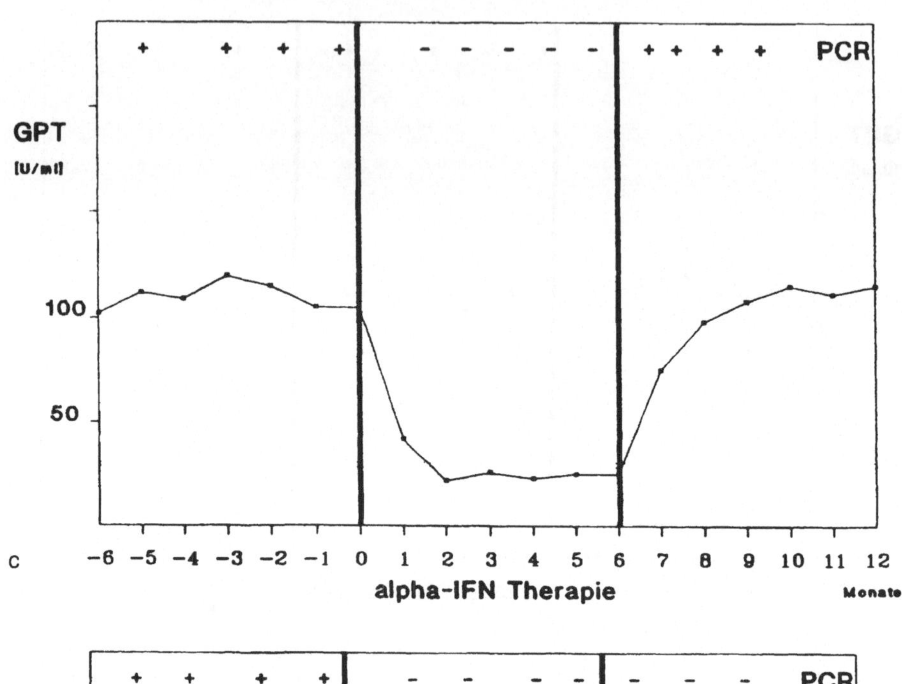

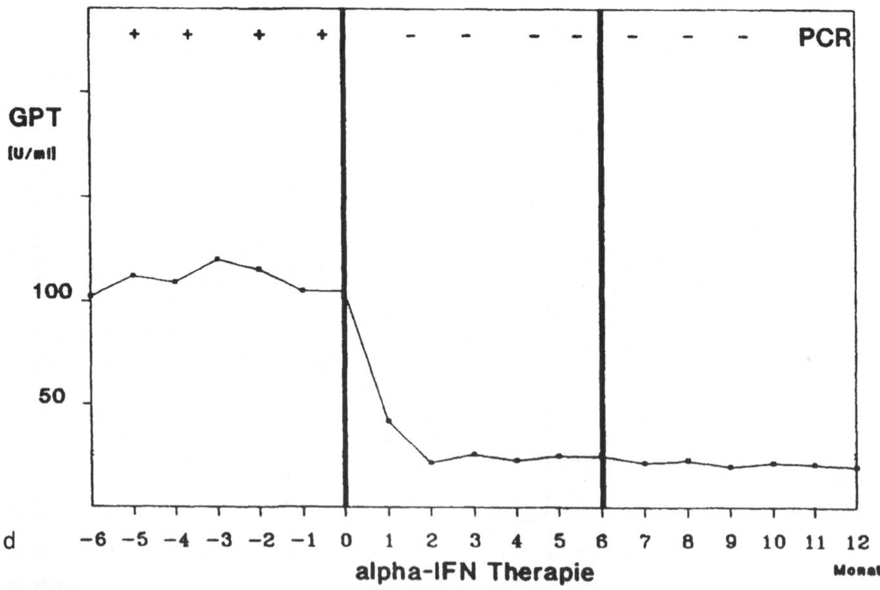

Abb. 2 (Fortsetzung)

Tabelle 1. Unterschiedliche Erfolgsraten bei 43 HCV infizierten Patienten unter Interferon-α Therapie. Sechzehn Patienten sind mit dem Subtyp 1a und 27 Patienten mit dem Subtyp 1b infiziert

HCV Subtyp n=43	SCR	TR	PR	NR
1a	3 (18,7%)	4 (25,0%)	5 (31,2%)	4 (25,0%)
1b	4 (14,8%)	8 (29,6%)	9 (33,3%)	6 (22,2%)

SCR „sustained complete response",
TR „transient response",
PR „partial response",
NR „no response".

Das mittlere Lebensalter betrug bei den Patienten mit einem langfristigen Therapieerfolg 33 Jahre, bei den Patienten ohne langfristigen Therapieerfolg 44 Jahre.

Diskussion

Der vorherrschende Genotyp, bei den von uns untersuchten HCV infizierten Patienten, war der HCV Typ 1 in 93 (86,9%) von 107 Fällen. Dieser HCV Genotyp 1 ist auch in anderen westeuropäischen Ländern und in den USA der häufigste Erreger einer HCV Infektion [5, 6]. Den Subtyp 3a finden wir ausschließlich in einer Gruppe von intravenös drogenabhängigen Patienten. Da es sich dabei um junge Menschen handelt, müssen wir davon ausgehen, daß sich dieser Subtyp bei unseren Patienten weiter ausbreiten wird.

Den HCV Subtyp 4a fanden wir ausschließlich bei acht Patienten, die ihre HCV-Infektion in Ägypten erwarben. Dieser Subtyp 4a ist in den afrikanischen Ländern endemisch [7].

Einen langfristigen Therapieerfolg unter Interferon-α ist nur bei sieben (16,3%) von 43 Patienten zu beobachten. Diese Patienten zeigen über einen Zeitraum von mindestens 6 Monaten nach Beendigung der Therapie Transaminasen im Normalbereich und keine mittels HCV-PCR nachweisbare Virämie. Hinsichtlich des Therapieerfolges sind keine Unterschiede erkennbar, ganz gleich ob eine HCV Infektion mit dem Subtyp 1a oder 1b vorliegt.

Prognostisch günstige Faktoren für einen langfristigen Therapieerfolg sind bei unseren Patienten ein niedriges Lebensalter und damit häufig verknüpft eine kurze Infektionsdauer. Insgesamt kann gesagt werden, daß die Erfolgsrate mit zunehmendem Lebensalter abnimmt. Es gibt zur Zeit keine blutchemischen, histologischen oder virologisch-serologischen Marker, die eine Vorhersage gestatten würden, ob und zu welchem Zeitpunkt bei der chronischen Hepatitis C eine Zirrhose eintreten wird. Es erscheint deshalb sinnvoll, einen Therapieversuch mit Interferon-α möglichst frühzeitig zu erwägen.

Literatur

1. Sicherheit von Blutprodukten humanen Ursprungs: Testung auf Hepatitis-C (HCV)-Antikörpern. Bundesgesundheitsblatt 6 (1992):321–322
2. Laufs R, Polywka S, Feucht HH, Ebeling M, Iske L, Friedrich K, Oehler G et al. (1994) Was bedeutet der Befund „HCV-Antikörper positiv"? Deutsches Ärzteblatt 91 5:238–240
3. Simonds P, Holmes EC, Cha TA, Chan SW, McOmish F, Irvine B, Beall E et al. (1993) Classification of hepatitis C virus into six major genotypes and a series of subtypes by phylogenetic analysis of the NS-5 region. Journal of General Virology 74:2391–2399
4. Chomczynski P, Sacci N (1987) Single step method of RNA isolation by acid guanidium thiocyanate-phenol-chloroform extraction. Analytical Biochemistry 162:156–159
5. Viazov S, Zibert A, Ramakrishnan K, Widell A, Cavicchini A, Schreier E, Roggendorf M (1994) Typing of hepatitis C virus isolates by DNA enzyme immunoassay. Journal of Virological Methods 48:81–92
6. Simmonds P, Smith DB, McOmish F, Yap PL, Kolberg J, Urdea MS, Holmes EC (1994) Identification of genotypes of hepatitis C virus sequence comparison in the core, E1 and NS-5 regions. Journal of General Virology 75:1053–1061
7. McOmish F, Yap PL, Dow BC, Follet EAC, Seed C, Keller AJ, Cobain TJ et al. (1994) Geographical distribution of hepatitis C virus genotypes in blood donors: an international collaborative survey. Journal of Clinical Microbiology 32 (4):884–892

Neue Aspekte in der Diagnostik der HCV-Infektion bei Hämophilen

M. Jonas, R. Kaiser, P. Simmonds, M. Lechmann, U. Spengler,
J. Oldenburg, H. H. Brackmann, B. Kochan, A. Schneider,
K. E. Schneweis, B. Matz

Einleitung

Hepatitis C Virus gilt mittlerweile als die häufigste Ursache einer transfusionsbedingten Non-A-Non-B-Hepatitis, bei der ein chronischer Verlauf in bis zu 50 %
der Fälle beschrieben wird, und das Risiko an hepatozellulärem Karzinom zu
erkranken bei 13–20 % liegt. Mit der Verfügbarkeit von HCV-Ak-Testen der 2.
Generation ist zwar die Feststellung einer HCV-Infektion von hoher Zuverlässigkeit, jedoch bleibt die Frage bestehen, ob diese Infektion ausgeheilt ist, oder in
einen chronischen Verlauf übergegangen ist. Das von uns betreute Patienten-
Kollektiv besteht aus 800 Hämophilen (65 % HCV-Ak positiv), die regelmäßig im
Bonner Hämophilie-Zentrum behandelt werden und aus nicht-hämophilen, anti-
HCV-Antikörper-positiven Patienten der „Leberambulanz" der Medizinischen
Universitätsklinik.

Aus diesem Kollektiv wurden in die hier vorgestellten Untersuchungen 200
HCV-Antikörper positive Hämophile (davon 100 HIV-koinfiziert) und 36 nicht-
hämophile Patienten eingeschlossen.

Material und Methoden

HCV typenspezifischer Peptid-ELISA

Wir klassifizierten die Seren mittels eines für HCV typenspezifischen Peptid-ELI-
SAs aus dem 511-Bereich des NS4-Gens des Hepatitis-C-Virus entsprechend der
HCV-Einteilung nach Chan und Simmonds (Simmonds et al. 1993).

PCR

Zum Nachweis der Virämie untersuchten wir die Seren mittels nested PCR aus der
5′-nichtkodierenden Region (5′-NCR) des Genoms. Wir isolierten HCV-RNA
mittels Guanidinium-Thiozyanat-Phenol-Chloroform Extraktion. (Chomczynski
und Sacchi, 1987). Als äußere Primer für die erste PCR wurden die Primer 1CH
und 2CH, für die zweite PCR die inneren Primer 4CH und 1TS benutzt (Imberti
et al. 1991)

I. Scharrer/W. Schramm (Hrsg.)
25. Hämophilie-Symposion Hamburg 1994
© Springer-Verlag Berlin Heidelberg 1996

Primer:
1CH [GATGCACGGTCTACGAGACCTC]
2CH [AACTACTGTCTTCACGCAGAA]
4CH [GCGACCCAACACTACTCGGCT]
1TS [ATGGCGTTAGTATGAGTG]

Anti-HCV-IgM-Antikörper

Die Untersuchung aller Seren auf Antikörper der IgM Klasse gegen das mutmaß-
liche core-Protein von HCV wurde mit dem Abbott HCV-IgM EIA [A-EIA; Abbott
Diagnostics Division, Wiesbaden-Delkenheim] durchgeführt.

T-Zell-Proliferationsstudien

Wir untersuchten die Proliferation (ermittelt durch 3H-Thymidin-Einbau) von
peripheren T-Lymphozyten einzelner Patienten nach Stimulation mit 5 rekombinanten HCV Proteinen (Core: AS 1-115, NS2/3: AS 1007-1534, NS4: AS 1616-1863,
NS5-12: AS 2005-2267, NS5-4: AS 2621-2868). Zusätzlich stimulierten wir mit 15
überlappenden Peptiden aus der putativen core-Region (AS 1 bis AS 172) und 12
überlappenden Peptiden aus dem E1-Bereich (AS 198 bis AS 342 and AS 342 und
AS 348 bis AS 392) (Abb. 1; M. Lechmann et al. 1993).

Semiquantitative HCV-Antikörper-Bestimmung

Die Antikörperantwort auf Antigene aus dem Core-, NS3- und NS4-Bereich wurde
mittels der Matrix-Analyse [HCV-Matrix; Abbott Diagnostics Division, Wiesba-
den-Delkenheim] semiquantitativ bestimmt.

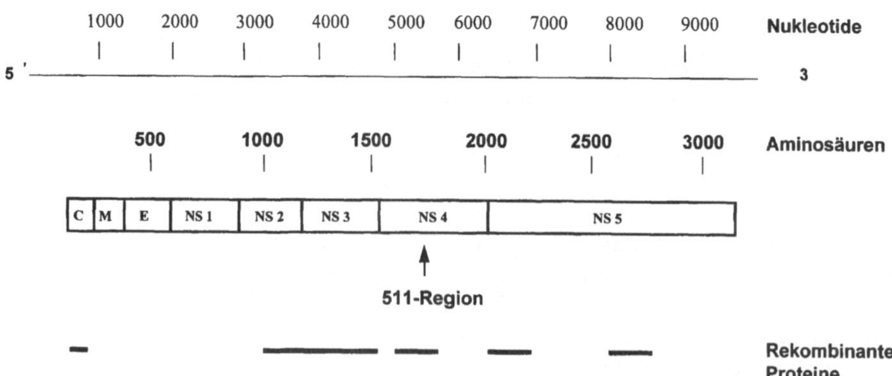

Abb. 1. HCV-Genom in der Übersicht

Ergebnisse

Im Peptid-ELISA fanden wir besonders bei den hämophilen Patienten Mehrfachreaktionen, was auf eine Stimulation des Immunsystems durch verschiedene Virustypen deutet.

Die Seren von 118 (59 %) Hämophilen [70 (70 %) HIV-koinfiziert und 48 (48 %) nicht HIV-koinfiziert] und 22 (61 %) Seren von nichthämophilen Patienten reagierten zum Zeitpunkt der Blutabnahme positiv in der PCR-Analyse, was auf Virämie schließen läßt (Tabellen 1–3). 20 (10 %) der Hämophilen [8 (8 %) der HIV-positiven und 12 (12 %) der HIV-negativen] und 5 (14 %) der nicht an Hämo-

Tabelle 1. HIV-positive Hämophile

Typ	Gesamt	(PCR+)	IgM+	(PCR+)
1	58	(40)	5	(3)
2	3	(3)	0	
3	3	(1)	0	
1 + 2	4	(2)	0	
1 + 3	1	(1)	1	(1)
NT	31	(23)	2	(2)
Gesamt	100	(70)	8	(6)

Tabelle 2. HIV-negative Hämophile

Typ	Gesamt	(PCR+)	IgM+	(PCR+)
1	53	(24)	10	(5)
3	6	(2)	0	
1 + 2	22	(15)	1	(1)
1 + 2 + 3	4	(2)	0	
1 + 3	8	(4)	1	(1)
NTS	6	(1)	0	
Gesamt	100	(48)	12	(7)

Tabelle 3. Nichthämophile Patienten

Typ	Gesamt	(PCR+)	IgM+	(PCR+)
1	21	(16)	5	(5)
2	1	(1)	0	
3	4	(2)	0	
1 + 2	1	(1)	0	
NT	8	(2)	0	(0)
Gesamt	36	22	5	(5)

philie erkrankten Patienten reagierten positiv im anti-HCV-IgM Test. Auffällig ist jedoch, daß ein positives Ergebnis in der PCR-Analyse nicht mit positiven IgM-Tests korrelierte. Umgekehrt waren auch Seren nicht virämisch – oder unter der Nachweisgrenze der PCR – jedoch positiv im IgM-Test.

Bis auf eine andere Verteilung der Reaktivitäten im HCV-spezifischen Peptid-ELISA und einer häufigeren Mehrfachreaktion unterscheiden sich die Hämophilen bezüglich HCV-relevanter Parameter nicht von der anderen Patientengruppe. Die Anzahl PCR-positiver Patienten ist nicht signifikant unterschiedlich in den beiden Gruppen (Tabelle 4). Es zeigte sich außerdem, daß keiner der genannten Tests als alleiniger Parameter zur Beurteilung des Status, des Verlaufs und der Prognose der HCV-Infektion dienen kann.

Um festzustellen, ob sich Unterschiede im Verlauf der HCV-Infektion zwischen Hämophilen und nicht-Hämophilen zeigen, wiederholten wir neben den PCR-Untersuchungen den Test auf Anti-HCV-IgM, die semiquantitative Bestimmung der Antikörperantwort mittels Matrix mit den Seren von 14 Hämophilen (12 Typ A, 1 Typ B, 1 VWJ) und 14 nicht-hämophilen Patienten nach einem Jahr und beobachteten zusätzlich den Verlauf der Serum-Transaminasenaktivitäten über den Zeitraum.

Die Ergebnisse dieser Untersuchungen sind in Tabelle 5 zusammengefaßt, wobei 6 Patienten (2 Hämophile und 4 nichthämophile) 1994 nicht mehr in den

Tabelle 4. Vergleich von Hämophilen und Nicht-Hämophilen bzgl. HCV-Typ und PCR-Ergebnis

Typ	Hämophile	(PCR+)	Nichthämophile	(PCT+)
1	111	(64)	21	(16)
2	3	(3)	1	(1)
3	9	(3)	4	(2)
1 + 2	26	(17)	1	(1)
1 + 2 + 3	4	(2)		
1 + 3	9	(5)		
NR	34	(24)	8	(2)

Tabelle 5. Vergleich von Hämophilen und Nicht-Hämophilen im Verlauf der HCV-Infektion

	1993		1994	
	Hämophile (n = 14)	Nicht-Hämophile (n = 14)	Hämophile (n = 12)	Nicht-Hämophile (n = 10)
PCR pos.	8	8	9	7
IgM pos. (PCR pos.)	3 (2)	3 (3)	2 (1)	3 (2)
Matrix pos.	14	14	12	8

Zentren betreut wurden. 1993 reagierten sowohl 8 Hämophile als auch 8 nicht-Hämophile positiv in der PCR-Analyse; 1994 zeigten 9 respektive 7 Virämie. Auch in den anti-HCV-IgM-Tests zeigte sich bei jeweils 3 positiven Patienten in beiden Gruppen kein Unterschied in der Antikörperantwort. Es fällt wiederum auf, daß sowohl 1993 als auch 1994 nicht in jedem anti-HCV-IgM reaktiven Serum auch Virämie nachzuweisen war. Im Matrix-Test reagierten 1993 alle Patienten positiv; 1994 waren die Reaktivitäten von 2 nicht-hämophilen Patienten unter die Nachweisgrenze gefallen.

Anhand zweier ausgewählter Fälle zeigen Abb. 2 und 3, wie wichtig eine engmaschige Verlaufskontrolle der Patienten mittels der genannten Teste ist. In Abbildung 2 und 3 sind der Verlauf der Serumtransaminasenaktivitäten, die Ergebnisse von PCR und anti-HCV-IgM sowie die Resultate der semiquantitativen Antikörpermessung und des T-Zell-Assays dargestellt.

Bei Patientin A handelt es sich um eine 21jährige Hämophile (Typ VWJ) mit Antikörpern gegen HCV-Typ 1 und 2. Die Leberbiopsie zeigte eine chronisch persistierende Hepatitis. Die Patientin wird seit Dezember 1993 mit Interferon alpha behandelt.

Abbildung 1 zeigt, daß die Serumtransaminasenaktivitäten schwanken und daß sowohl Virämie (positive PCR) als auch anti-HCV-IgM wechseln. Die im März 1993 durchgeführten T-Zell-Proliferationsstudien sowie die retrospektiv durchgeführte semiquantitative Antikörperbestimmung zeigten deutliche Reaktivitäten. Die Matrix-Analyse vom Mai 1994 zeigt gleiche Werte wie 1993. Unter der Interferontherapie normalisierten sich die Serumtransaminasenaktivitäten, auch Virämie und anti-HCV-IgM waren nicht mehr nachzuweisen.

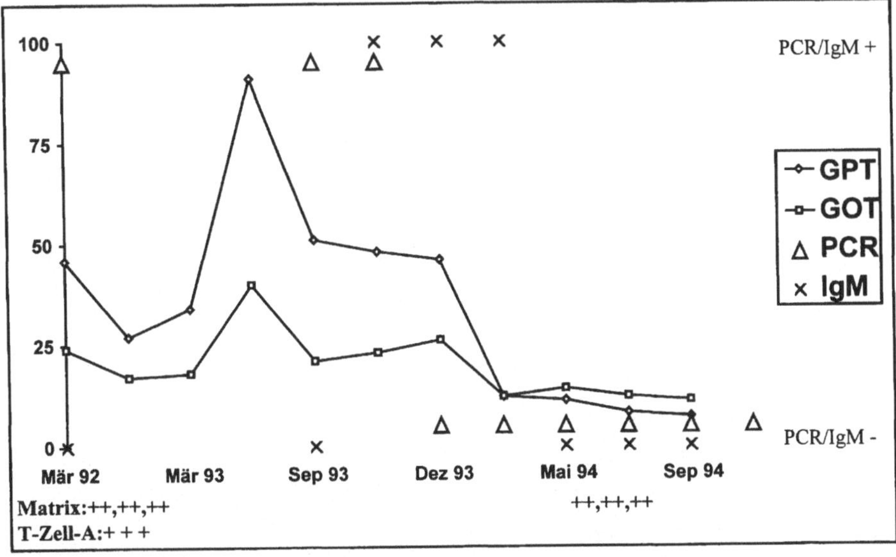

Abb. 2. Pat. A, 21 a, w, VWJ-Syndrom, HCV-Typ 1 und 2, Interferon seit 12/93, CPH

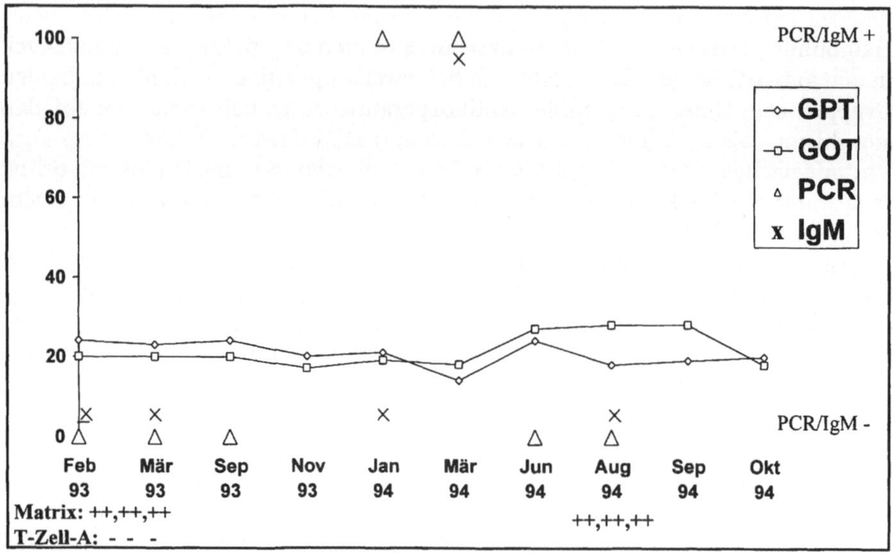

Abb. 3. Pat. B; 44 a, m, Hämophilie A, HCV-Typ 1

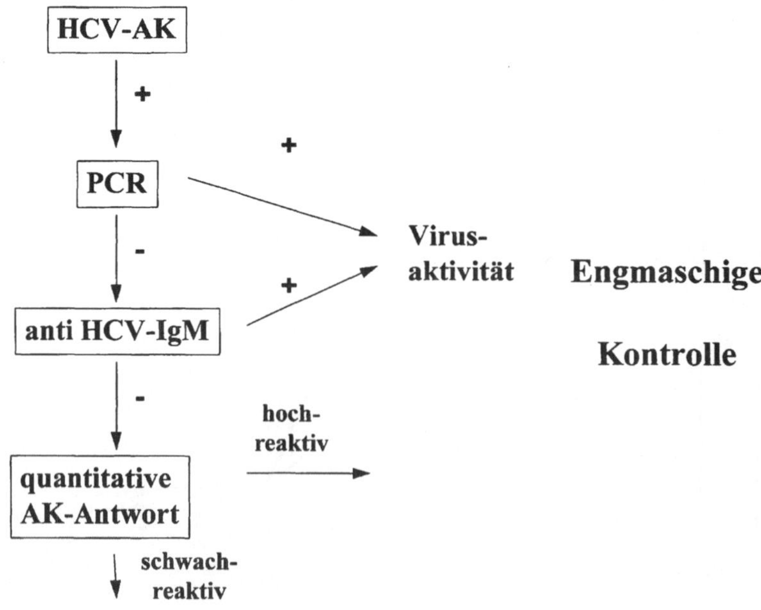

Wiedervorstellung nach längerer Zeit

Abb. 4. Vorgeschlagene Vorgehensweise in der virologischen HCV-Diagnostik

Bei Patient B handelt es sich um einen 44jährigen Hämophilen (Typ A) dessen Seren im Peptid-ELISA nur mit Typ 1 Antigenen reagierten. Er zeigt über den beobachteten Zeitraum keine erhöhten Transaminasenaktivitäten. Die 1993 durchgeführten PCR-Analysen und die anti-HCV-IgM Bestimmungen fielen negativ aus. Im März 1993 zeigten seine T-Zellen keine meßbare Reaktivitäten gegenüber HCV. Im Januar 1994 konnten wir Virämie nachweisen und im März 1994 zusätzlich auch anti-HCV-IgM Antikörper. Wir testeten retrospektiv das Serum vom März 1993 mittels Matrix-Analyse und konnten hohe Reaktivitäten nachweisen, die nahezu unverändert auch im August 1994 vorhanden waren (Abb. 4).

Diskussion

Die Ergebnisse zeigen, das keine Untersuchung allein eine Beurteilung des Status, des Verlaufs oder der Prognose der HCV-Infektion zuläßt. Vielmehr müssen die Befunde durch andere Parameter ergänzt werden, sowie im Verlauf beobachtet werden.

Wir führen daher die Diagnostik der HCV-Infektion nach folgendem Schema durch: Bei positivem HCV-Ak Suchtest werden sukzessive verschiedene virologische Parameter geprüft, die mehr oder weniger eindeutig Aufschluß über die Virusaktivität geben. Zuerst wird das Serum mittels PCR auf Virämie untersucht. Ist das Ergebnis der PCR-Analyse negativ, so wird auf anti-HCV-IgM untersucht. Fällt auch der IgM-Test negativ aus, so führen wir eine semiquantitative Bestimmung der Antikörperantwort mittels Matrix-Analyse durch. Weitere Untersuchungen müssen zeigen, ob hohe Reaktivität gegenüber einzelnen Virusantigenen auf eine aktuelle Stimulation des humoralen Systems durch HCV hindeutet.

Bei positivem Ergebnis in einem der Tests (PCR, IgM, Matrix) wiederholen wir die Untersuchungen nach wenigen Monaten. Die Untersuchungen bei Patient B zeigten lediglich eine Auffälligkeit in der Analyse mittels Matrix-Test. Eine retrospektive Kontrolle der zur Verfügung stehenden älteren Seren deckten eine Virämie mit positivem anti-HCV-IgM Ergebnis auf. Jedoch muß hierbei betont werden, daß anti-HCV-IgM Antikörper bei weitem nicht bei jeder Virämie nachzuweisen sind und Patientin B wie Patient A eher die Ausnahme darstellen. Fallen alle Tests negativ aus, so empfehlen wir eine Nachuntersuchung der Patienten nach längerer Zeit.

Literatur

Chomczynski P, Sacchi N (1987) Single-step method of RNA isolation by acid guanidinium thiocyanate-phenol-chloroform extraction. Annal Biochem 162:156–159

Imberti L, Cariani E, Bettinardi A, Zonaro A, Albertini A, Primi D (1991) An immunoassay for specific amplified HCV sequences. J Virol Methods 34:233–243

Lechmann M, Giers G, Ihlenfeld HG, Jung G, Matz B, Kaiser R, Sauerbruch T, Spengler U (1993) T-Lymphocyte response to peptides of HCV Core and E1 Proteins. Hepatology 18, No 4, Pt 2

Simmonds P, Rose KA, Graham S, Chan SW, McOmish F, Dow BC, Follett EAC, Yap PL, Marsden H (1993) Mapping of serotype-specific, immunodominant epitopes in the NS-4 region of Hepatitis C Virus (HCV): Use of type-specific septides so serologically differentiate infections with HCV types 1, 2 and 3. J Clin Microbiol:1493–1503

Chronische Hepatitis C, HCV-Virämie und HCV-Genotyp bei HIV-seropositiven und HIV-seronegativen Hämophilen

M. von Depka Prondzinski, A. Berger, I. Scharrer, B. Weber

Unter Blut- und Blutproduktempfängern muß von einer hohen Prävalenz an HCV-Antikörper ausgegangen werden. Dies gilt insbesondere bei Vorliegen einer chronisch viralen Hepatitis [1–12]. Man nimmt an, daß ein hoher Prozentsatz aller Patienten mit nachweisbaren Antikörpern gegen HCV an einer chronischen Hepatitis und infolge dessen an einer Leberzirrhose erkranken [13–16]. Auch das hepatozelluläre Karzinom scheint bei HCV-seropositiven Patienten häufiger vorzukommen [17–22].

Es ist unklar, inwiefern Interaktionen zwischen HCV und anderen Viren unter Hämophilen den Verlauf der HCV-Infektion modifizieren. Insbesondere der HIV-Koinfektion kommt bei dieser Fragestellung wegen der hohen Durchseuchung von erwachsenen Hämophilen mit HIV eine herausragende Bedeutung zu [26–28]. Verschiedene Arbeitsgruppen vermuten, HIV könne bei HCV-Infizierten zu einer beschleunigten und häufigeren Entwicklung eines Leberversagens führen [23, 24], speziell bei Durchführung einer antiretroviralen Therapie. Verschiedene Arbeitsgruppen fanden beispielsweise bei HIV-Infizierten mit positiver HCV-Virämie überwiegend höherer HCV-RNA-Titer als bei Patienten ohne HIV-Infektion [25, 29]. Zugleich wird vermutet, daß der HCV-Genotyp seinerseits den Verlauf eines Leberversagens bzw. das Ansprechen einer Interferontherapie entscheidend beeinflußt.

Ziel

Gegenstand dieser Studie ist daher die Evaluierung des Verlaufes einer chronischen Hepatitis C einerseits und seine Beeinflußung durch eine zugleich bestehende HIV-Infektion bei HCV-RNA positiven Hämophilen andererseits.

Dazu wurden in dieser retrospektiven, einen Zeitraum von 14 Jahren umfassenden Untersuchung klinische und Laborparameter von Patienten mit Gerinnungsstörung je nach HCV- und HIV-Antikörperstatus bzw. je nach Vorkommen einer HCV-Virämie ausgewertet. HBs-Ag-positive Patienten wurden aus der Untersuchung ausgeschlossen. Die Transaminasenwerte beider Gruppen wurden mehrfach jährlich zwischen den Jahren 1980 und 1994 erhoben und serologische Bestimmungen durchgeführt (anti-HBV-, anti-HCV-, anti-HIV-Antikörper, HBsAG, HCV-RNA-Bestimmungen, HCV-Typisierung).

I. Scharrer/W. Schramm (Hrsg.)
25. Hämophilie-Symposion Hamburg 1994
© Springer-Verlag Berlin Heidelberg 1996

Um Differenzen zwischen den Gruppen A und B erfassen zu können, wurden die Transaminasenbestimmungen in Abhängigkeit vom Vorliegen einer HCV-Virämie, vom HIV-Antikörperstatus und je nach HCV-Genotyp getrennt betrachtet.

Patienten

Insgesamt 170 Patienten mit angeborener Hämophilie A oder B bzw. mit schwerem Von-Willebrand-Syndrom, die regelmäßig am Frankfurter Hämophilie-Zentrum betreut wurden, konnten für die Untersuchungen herangezogen werden. Der weit überwiegende Anteil der Patienten litt an einer Hämophilie A, bei den beiden weiblichen Patientinnen besteht ein schweres Willebrand-Syndrom. Weitere klinische Parameter des Gesamtkollektivs zeigen Tabellen 1 und 2.

Methodik

Serologische Untersuchungen

Für den Nachweis von anti-HBs-IgG, anti-HBc-IgG, anti-HBc-IgM- und anti-HIV-1/2-IgG-Antikörper wurden ELISA-Testkits (Fa. Abbott; Wellcozyme HIV recombinant, Murex, Dartford, England und Enzygnost HIV 1 + 2, Behringwerke, Marburg) verwendet. Zugleich wurden bei HIV-1/2-Antikörper getesteten Seren wiederholt Western-blot-Untersuchungen (New LAV blot I, New LAV blot II, Pasteur Diagnostica, Freiburg) vorgenommen. Für HCV-Antikörper-Bestimmungen kam ein ELISA-Test der 2. Generation (Fa. Abbott) zur Anwendung.

HCV-RNA-PCR-Messungen

Bei anti-HCV-Antikörper positiven Patienten wurde versucht, HCV-RNA mithilfe der reversen PCR-Methode zu amplifizieren. Dazu wurde bei zwei getrennten Proben nach

Tabelle 1. Klinische Parameter des Gesamtkollektivs

Gesamtzahl	170
Hämophilie A	145 (85 %)
Hämophilie B	21 (12 %)
schweres VWS	4 (2 %)
Mittleres Alter	38 Jahre (16–77)
Geschlecht	m = 168 f = 2

Tabelle 2. Klinische Daten der HIV-positiven Patienten

Gesamtzahl	34
Mittleres Alter	37 Jahre (24–62)
Infektionszeitpunkt	alle vor Januar 1984
Asymptomatisch	10
ARC	15
Aids	9

RNAase-Inhibitorvorbehandlung unter Mitführung positiver und negativer Kontrollen (WHO-Standardseren) RNA extrahiert. Der erste Zyklus erfolgte mittels Primer der NS5-Region unter Verwendung von Taq-DNA-Polymerase. Nachfolgende Zyklen wurden mit Primern aus inneren Strukturen durchgeführt. Abschließend diente ein Southern-blot ähnliches Verfahren mit markierter DNA-Sequenz der Erhöhung der Spezifität.

HCV-Genotypisierung

Die HCV-Genotypisierung wurde mittels eines typspezifischen Detektionssystems der durch PCR amplifizierten 5′ Non-coding-Region (Inno-LIPA, Innogenetics, Zwijnaarde, Belgien) vorgenommen. Virale RNA wurde aus Serum extrahiert und mithilfe reverser Transkriptase zu cDNA transkribiert. Anschließend wurde die cDNA mit Primern amplifiziert, die komplementär zu den konservierten Abschnitten der 5′ Non-coding-Region der jeweiligen HCV-Typen sind. Während der Amplifikation wurden biotinilyrte Primer in die amplifizierten DNA-Fragmente inkorporiert. Spezifische, immobilisierte Oligonuklidproben wurden als Parallel-Linien auf Membranstreifen mit dem amplifizierten Material hybridisiert. Im Anschluß an die Hybridisierung wurde Streptavidin-markierte alkalische Phosphatase hinzugesetzt, die an das biotinilyrte Hybrid bindet. Die nachfolgende Inkubation mit NBT/BCIP Chromogen führt zu violett-braunen Präzipitaten. Die Reaktivität des amplifizierten Materials mit einer oder mehreren Linien des Membranstreifens erlaubt die Spezifizierung des HCV-Genotyps.

Ergebnisse

Insgesamt 170 Patienten waren für die Studie heranziehbar. 41/170 Patienten mußten aus unterschiedlichen Gründen ausgeschlossen werden. 3/170 waren HBsAG positiv. Bei 38/170 waren HCV-Antikörperteste bzw. HCV-RNA-Bestimmungen noch nicht durchgeführt. Von den übrigen 129 Patienten lagen alle notwendigen serologischen Daten vor. 99/129 (77 %) Patienten waren HIV-Antikörper negativ, nur 30/129 (23 %) waren wegen des frühen Einsatzes virusinaktivierten Faktors (ab dem Jahre 1983) HIV-Antikörper positiv.

Der Großteil der Patienten (92/129; 79 %) ist HCV-Antikörper positiv, von denen 90 % (83/92) meßbare HCV-RNA-Titer aufweisen. Unter den 83 Patienten mit nachweisbarer HCV-RNA sind nahezu alle HIV-seropositive Patienten (29/30; 97 %). Lediglich bei einem Patienten mit HIV-Infektion war keine HCV-RNA amplifizierbar. Alle HIV-seropositiven Patienten waren jedoch HCV-Antikörper positiv (100 %).

Bei insgesamt 74 Patienten konnte bislang der HCV-Genotyp bestimmt werden. Die Prävalenzen der HCV-Genotypen bzw. -Subtypen zeigen die Tabellen 3 und 4.

Am häufigsten konnten der HCV-Genotyp 1 detektiert werden (Tabelle 3). Auch in der überwiegenden Zahl der Fälle mit Mischinfektionen ist Genotyp 1 nachweisbar (9/11 Patienten). Infektionen mit mehreren HCV-Genotypen fanden sich zumeist bei Patienten mit HIV-Infektion. 7/11 Patienten (64 %) mit HCV-Mischinfektion sind HIV-seropositiv gegenüber 4/11 (36 %) HIV-seronegativen Patienten.

Mithilfe des von uns verwendeten Detektionssystem für HCV-Genotypen ist methodenbedingt eine Differenzierung der Genotypen 4 und 5 nicht sicher mög-

Tabelle 3. Prävalenz der HCV-Genotypen (n = 74). M = Mischinfektionen mehrerer Genotypen

Genotyp	Anzahl (n)	[%]
1	38	51
2	7	10
3	15	20
4[a]	3	4
5[a] und 6	0	0
M	11	15

[a] durch Sequenzierung bestimmt.

Tabelle 4. Prävalenz der HCV-Subtypen ohne Mischinfektionen (n = 53)

Subtyp	Anzahl (n)	[%]
1a	13	24
1b	21	40
2a	1	2
2b	3	6
3a	15	28
3b	0	0

lich. In den drei Fällen, in denen durch den Inno-LIPA-Test der Typ 4 oder 5 gefunden wurde, konnte durch Sequenzierung des Virusgenoms aus den betreffenden Serumproben jeweils der Genotyp 4 nachgewiesen werden.

Hauptvertreter bei Infektionen mit HCV-Genotyp 1 ist der Subtyp 1b (Tabelle 4). Unter den Infektionen mit Genotyp 3 konnten wir keine durch Subtyp 3b verursachte Virämie feststellen. Infektionen mit HCV-Typ 3a waren nach HCV-Typ 1b am häufigsten (28 %). Weitere Subtypisierung (z. B. Typ 1c) sind bedingt durch das Testprinzip nicht möglich.

7 von 170 Patienten (4 %) litten an einer Leberzirrhose. 1/7 Patienten ist HCV-Antikörper negativ. 2/7 sind mit dem Genotyp 3a infiziert. 2/7 Patienten sind HIV-seropositiv. Einer dieser Patienten weist Zeichen einer HCV-Mischinfektion auf, der andere ist mit dem Genotyp 1b infiziert. Der Anteil an HIV-Antikörper positiven Patienten unter den Patienten mit Leberzirrhose entspricht etwa der Prävalenz an HIV-seropositiven Patienten innerhalb des Gesamtkollektivs (s. o.).

Relevante Differenzen zwischen den Transaminasenspiegeln (sGPT, sGOT, sγGT) HIV-seropositiver bzw. HIV-seronegativer Patienten während der Jahre 1980 bis 1994 (Abb. 1 und 2) konnten nicht nachgewiesen werden.

Wir berechneten die mittleren Transaminasenspiegel der Patienten über den Zeitraum 1980 bis 1994 je nach HCV-Genotyp mit Ausnahme der Subtypen 2a und 2b, da dies angesichts der niedrigen Fallzahlen nicht sinnvoll ist (Tabelle 5). Die höchsten sGPT und sGOT-Werte fanden sich bei Patienten mit Mischinfektion, wohingegen der höchste mittlere Wert für sγGT bei Patienten mit HCV-Genotyp 1a-Infektion vorkam (Abb. 3).

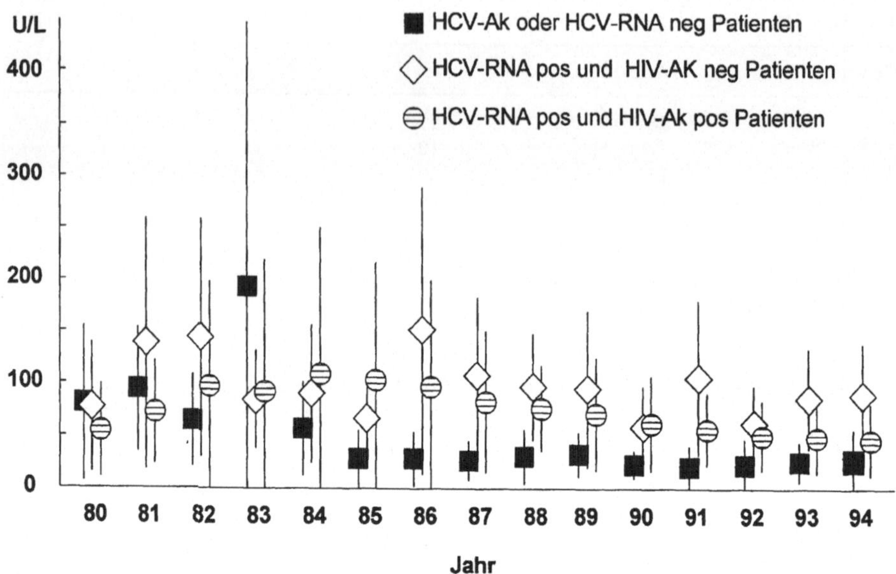

Abb. 1. Serum-GPT-Spiegel

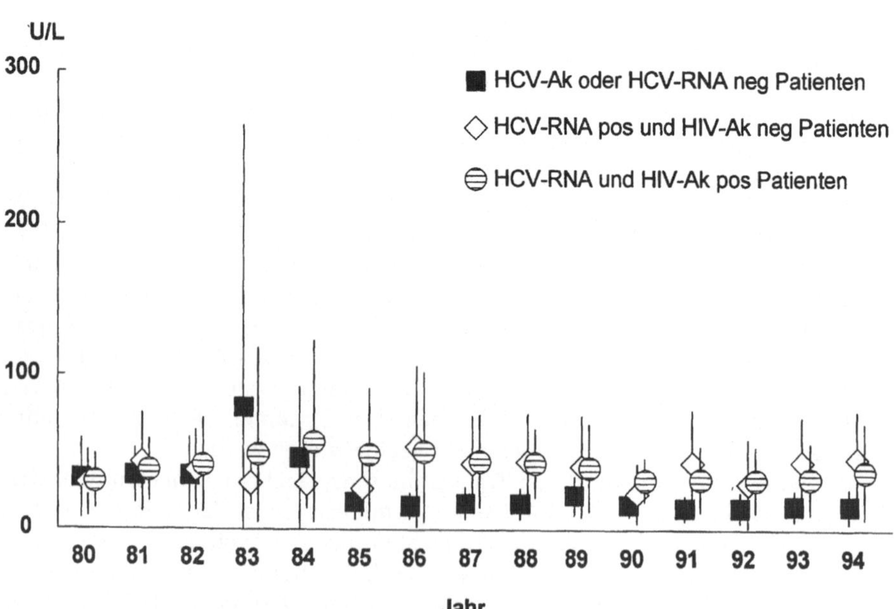

Abb. 2. Serum-GOT-Spiegel

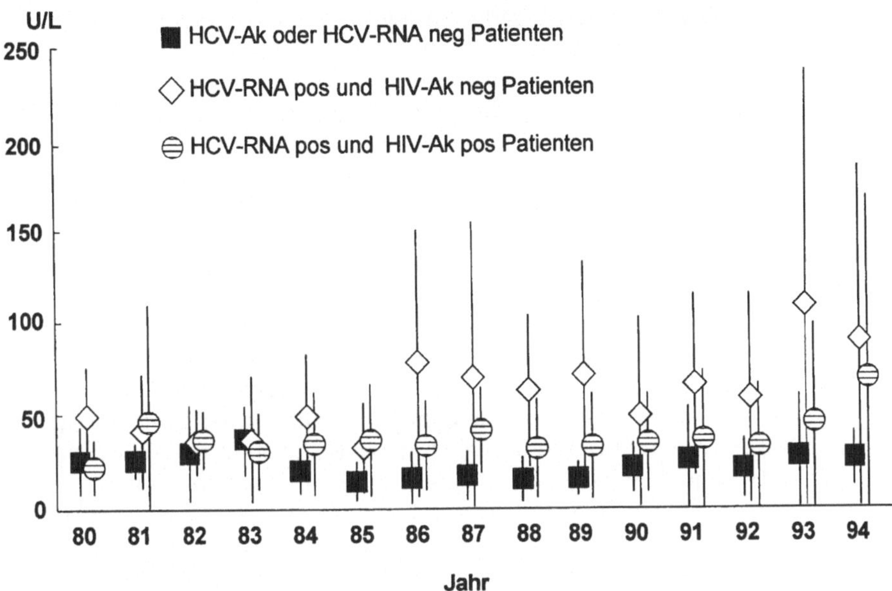

Abb. 3. Serum-γGT-Spiegel

Tabelle 5. Mittelwerte der Transaminasen zwischen 1980–1994 je HCV-Subtyp

Subtyp	Anzahl	sGPT[a]	sGOT[a]	sγGT[a]
M	11	111 ± 68	53 ± 32	38 ± 8
1a	13	88 ± 49	50 ± 13	66 ± 27
1b	21	59 ± 36	29 ± 14	27 ± 15
3a	15	56 ± 32	28 ± 19	52 ± 61

[a] Mittelwerte ± Standardabweichung.

Diskussion

In unserem Kollektiv ist eine klinisch relevante Differenz der Transaminasen-
werte in den letzten 14 Jahren zwischen HCV-RNA-positiven und HIV-AK-
negativen Patienten gegenüber HCV-RNA-positiven und HIV-AK-positiven
Patienten nicht nachweisbar. Beide Gruppen zeigen insbesondere in den letzten
Jahren im Mittel höhere Werte gegenüber HCV-RNA- und HIV-AK-negativen
Patienten, aber keine wesentlichen Unterschiede untereinander. Offenbar ist der
HIV-AK-Status bzgl. der Transaminasenwerte weniger bedeutsam als die Ampli-
fizierbarkeit von HCV-RNA und damit eine zumindest temporär bestehende
HCV-Virämie.

Der am häufigsten vorkommende Genotyp unter unseren Patienten ist der Typ 1 (51%, Tabelle 3), gefolgt von einem relativ hohen Anteil an Infektionen mit Genotyp 3 (20%) und mit Mischinfektionen (15%). Der relativ hohe Anteil an Mischinfektionen ist bei Patienten, die mit großen Mengen nicht virusinaktivierter Blutpräparate vor allem in den 70er Jahren substituiert wurden, zu erwarten. In der Frankfurter Kohorte weisen diejenigen Patienten mit Mischinfektionen im Mittel die höchsten Transaminasenwerte auf (Tabelle 5), gefolgt von den Patienten mit Genotyp 1a-Infektionen.

Yoskioka et al. [30] fanden ein vom HCV-Genotyp abhängiges Ansprechen auf eine Interferontherapie, während nach Untersuchungen von McOmish et al. [31] der Genotype 1, insbesondere HCV-Subtyp 1a, mit einem schwereren Verlauf der chronischen Hepatitis assoziiert ist. Daten über eine Assoziation schwerer Hepatitis-Verlaufsformen mit bestimmten HCV-Genotypen bei gleichzeitig bestehender HIV-Infektion liegen bislang nicht vor. Infolge der geringen Zahl an Leberzirrhosen ist eine Aussage bezüglich einer Korrelation der Prävalenz von Leberzirrhosen und dem HCV-Genotyp aus unseren Daten nicht möglich.

Aus unseren Untersuchungen läßt sich nicht sicher ableiten, daß bei konkomittierender HIV-Infektion mit einem schnelleren oder auch schwererem Verlauf einer HCV-bedingten chronischen Hepatitis zu rechnen ist. Es scheint weniger die Tatsache einer HCV-HIV-Koinfektion, als vielmehr das Vorliegen einer HCV-Virämie für den Progress der chronischen Hepatitis entscheidend zu sein, insofern sich die Transaminasenspiegel HCV-virämischer Patienten nicht in Abhängigkeit von der begleitenden HIV-Infektion unterscheiden. Ungeklärt bleibt weiterhin, inwieweit der HCV-Genotyp bei HIV-Koinfektion die Entwicklung des Leberversagens bzw. der Leberzirrhose spezifisch beeinflußt. Weitere Studien sind zur Klärung dieser Zusammenhänge notwendig und werden zukünftig auch die HCV- sowie die HIV-Virustiter berücksichtigen müssen.

Literatur

1. Grob PJ, Joller Jemelka HJ (1990) Hepatitis-C-Virus (HCV), Anit-HCV und Non-A-Non-B Hepatitis. Schweiz Med Wochenschr 120:117–124
2. Roggendorf M, Deinhardt F, Rasshofer R, Eberle J, Hopf U, Möller B, Zachoval R, Pape G, Schramm W, Rommel F (1989) Antibodies to hepatitis C virus (anti-HCV). Lancet 2:324–325
3. Esteban JI, Gonzales A, Hernandez JM et al. (1990) Evaluation of antibodies to hepatitis C virus in a study of transfusion-associated hepatitis. N Engl J Med 323:1107–1112
4. Ludlam CA, Chapman D, Cohen BJ, Litton PA (1989) Antibodies to hepatitis C virus in haemophilia. Lancet 2:560
5. Hatzakis A, Polychronaki H, Miriagou V et al. (1992) Antibody responses to hepatitis C virus by second-generation immunoassays in a cohort of patients with bleeding disorders. Vox Sang 63:204–209
6. Pistello M, Ceccherini-Nelli L, Cecconi N et al. (1991) Hepatitis C virus seroprevalence in Italian haemophiliacs injected with virus-inactivated concentrates: five year follow-up and correlation with antibodies to other viruses. J Med Virol 33:43–46
7. Watson HG, Ludlam CA, Rebus S, Zhang LQ, Peutherer JF, Simmonds P (1992) Use of several second generation serological assays to determine the true prevalence of hepatitis C virus infection in haemophiliacs treated with non-virus inactivated factor VIII and IX concentrates. Br J Haematol 80:514–518

8. Maisonneuve P, Laurian Y, Guerois C, Verroust F, Ferrer Le Coeur F, Courouce AM, Noel L (1991) Antibody to hepatitis C (anti C 100-3) in French hemophiliacs. Nouv Rev Fr Hematol 33:263–266

9. Brettler DB, Alter HJ, Dienstag JL, Forsberg AD, Levine PH (1990) Prevalence of hepatitis C virus antibody in a cohort of hemophilia patients. Blood 76:254–256

10. Polywka S, Laufs R (1991) Hepatitis C virus antibodies among different groups at risk and patients with suspected non-A, non-B hepatitis. Infektion 19:81–84

11. Esteban JI, Esteban R, Viladomiu L, Lopez-Talavera JC, Gonzalez A, Hernandez JM, Roget M, Vargas V, Genesca J, Buti M et al. (1989) Hepatitis C virus antibodies among risk groups in Spain. Lancet 2:294–297

12. Van der Poel CL, Reesink HW, Lelie PN, Leentvar-Kuypers A, Choo QL, Kuo G (1989) Antihepatitis C antibodies and Non-A, Non-B post-transfusion hepatitis in the Netherlands. Lancet 2:297–298

13. Sansonno D, Dammacco F (1989) Antibodies to hepatitis C virus in Non-A, Non-B posttransfusion and cryptogenetic chronic liver disease. Lancet 2:798–799

14. Makris M, Preston FE, Triger DR, Underwood JC, Choo QL, Kuo G, Houghton M (1990) Hepatitis C antibody and chronic liver disease in haemophilia. Lancet 335:1117–1119

15. Hay CRM, Preston FE, Triger DR, Underwood JCE (1985) Progressive liver disease in haemophilia: an understated problem? Lancet 1:1495–1497

16. Dienstag JL (1983) Non-A, non-B hepatitis. I. Recognition, epidemiology, and clinical features. Gastroenterology 85:439–462

17. Simonetti RG, Cottone M, Craxi A, Pagliaro L, Rapicetta M, Chionne P, Costantino A (1989) Prevalence of antibodies to hepatitis C virus in hepatocellular carcinoma. Lancet 2:1338

18. Colombo M, Kuo G, Choo QL, Donato MF, Del Ninno E, Tommasini MA, Dioguardi N et al. (1989) Prevalence of antibodies to hepatitis C virus in Italien patients with hepatocellular carcinoma. Lancet 2:1006–1008

19. Bruix J, Barrera JM, Calvet X, Ercilla G, Costa J, Sanchez-Tapias JM, Ventura M, Bru C, Castillo R, Rodes J (1989) Prevalence of antibodies to hepatitis C virus in Spanish patients with hepatocellular carcinoma and hepatic cirrhosis. Lancet 2:1004–1006

20. Yu MC, Tong MJ, Coursaget P (1990) Prevalence of hepatitis B and C viral markers in black and white patients with hepatocellular carcinoma in the United States. J Natl Cancer Inst 82:1038–1041

21. Chiaramonte M et al. (1990) Antibody to hepatitis in hepatocellular carcinoma. Lancet 335:301–302

22. Noel L, Guerois C, Maisonneuve P, Verroust F, Laurian Y (1989) Antibodies to hepatitis C virus in haemophilia. Lancet 2:560

23. Eyster ME, Diamondstone LS, Lien JM, Ehmann WC, Quan S, Goedert JJ (1993) Natural history of hepatitis C virus infection in multitransfused hemophiliacs: effect of coinfection with human immunodeficiency virus. J Acquir Immune Defic Syndr 6:602–610

24. Martin P, Di Bisceglie AM, Kassianides C, Lisker-Melman M et al. (1989) Rapidly progressive non-A, non-B hepatitis in patients with human immunodeficiency virus infection. Gastroenterology 97:1559–1561

25. Eyster ME, Fried MW, Di Bisceglie AM, Goedert JJ (1994) Increasing hepatitis C virus RNA levels in hemophiliacs: relationship to human immunodeficiency virus infection and liver disease. Multicenter Hemophilia Cohort Study. Blood 84:1020–1023

26. Troisi CL, Hollinger FB, Hoots WK, Contant C, Gill J, Ragni M, Parmley R, Sexauer C, Gomperts E et al. (1993) A multicenter study of viral hepatitis in a United States hemophilic population. Blood 81:412–418

27. Eyster ME, Diamondstone LS, Goedert JJ (1992) Hepatic AIDS in persons with hemophilia coinfected with hepatitis C virus (HCV) and human immunodeficiency virus (HIV). The Multicenter Hemophilia Cohort Study. Int Conf AIDS 1992 Juli 19–24 8: B164

28. Schulman S, Grillner L (1990) Antibodies against hepatitis C in a population of Swedish haemophiliacs and heterosexual partners. Scand J Infect Dis 22:393–397

29. Watson HG, Zhang LQ, Simmonds P, Ludlam CA (1992) Hepatitis C virus load increases with time after HIV infection. Int Conf AIDS 1992 July 19–24 8:B195
30. Yoshioka K, Kakumu S, Wakita T, Ishikawa T, Itoh Y, Takayanagi M, Higashi Y, Shibata M, Morishima T (1992) Detection of hepatitis C virus by polymerase chain reaction and response to interferon-alpha therapy: relationship to genotypes of hepatitis C virus. Hepatology 16:293–299
31. McOmish F, chan SW, Dow DB, Gillon J, Frame WD, Crawford RJ, Yap PL et al. (1993) Detection of three hepatitis C virus in blood donors: investigation of type-specific differences in serologic reactivity and rate of alanine transferase abnormalities. Transfusion 33:7–13

Erhebungen zur Anti HAV-, Anti HBc-, Anti HCV- und Anti HIV-Prävalenz bei Kindern mit Hämophilie und Von-Willebrand-Syndrom aus den Hämophilie-Zentren in Sachsen und Sachsen-Anhalt

J. WENDISCH, V. AUMANN, H. LENK, R. SCHOBESS, K. HOFMANN, D. JOACHIM, P. EXADAKTYLOS, T. REISS, U. MITTLER, G. WEISSBACH

Einleitung

Die Übertragung von HIV, Hepatitis B- (HBV) und Hepatitis C-Viren (HCV) ist ein bekanntes Risiko bei der Behandlung mit Plasmapräparaten. Aber auch die Transmission nicht lipidumhüllter Hepatitis A- (HAV) und Parvo B 19 -Viren hat in den letzten Jahren zunehmend Beachtung gefunden.

In der ehemaligen DDR erfolgte bis 1990 die Hämophiliebehandlung fast ausschließlich mit Kryopräzipitat und Fraktion PPSB aus eigenem Plasmaaufkommen. Die Präparate wurden von den nationalen Transfusionsinstituten im small-pool Verfahren hergestellt und nicht virusinaktiviert. Das Risiko der Virusübertragung mußte in Kauf genommen werden. Ab Mai 1990 standen dann kommerziell hergestellte virusinaktivierte Plasmapräparate zur Verfügung.

Bisher gibt es aus den neuen Bundesländern nur sporadische Mitteilungen zum Nachweis von Virusmarkern für Hepatitis A, B und C. Um die Prävalenz dieser Infektionen bei Patienten mit Hämophilie A und B, sowie mit Von-Willebrand-Syndrom zu erfassen, werteten wir die Ergebnisse der virusserologischen Untersuchungen aus den Hämophiliezentren von zwei neuen Bundesländern aus.

Patienten

In den Behandlungszentren wurden Seren von 172 polytransfundierten pädiatrischen und jugendlichen Patienten im Alter von 0 bis 21 Jahren untersucht. Die Verteilung der Gerinnungsstörungen im Klientel ist in Tabelle 1 dargestellt. Patienten wurden nur dann in die Untersuchungen einbezogen, wenn sie mit Plasmapräparaten behandelt worden waren. Zum Zeitpunkt unserer Auswertung erfolgte bei 93 Patienten eine kontinuierliche Substitutionsbehandlung mit virusinaktivierten Plasmapräparaten. Alle waren mindestens 100 mal, die meisten mehr als 200 mal mit Plasmapräparten behandelt worden. Bis 1990 hatten davon 72 eine Vorbehandlung mit nicht virusinaktiviertem Kryopräzipitat oder PPSB-Präparaten erhalten. 79 Patienten wurden nach Bedarf substituiert.

I. Scharrer/W. Schramm (Hrsg.)
25. Hämophilie-Symposion Hamburg 1994
© Springer-Verlag Berlin Heidelberg 1996

Tabelle 1. Anteile der Gerinnungsstörung im Patientenkollektiv

Erkrankung	Patientenzahl	
Hämophilie A (HA)	127	
schwere Form[a]		68
Hämophilie B (HB)	25	
schwere Form[a]		18
Von-Willebrand-Syndrom (VWS)	20	
Typ III		5
gesamt	172	91

[a] Restaktivität der Gerinnungsfaktoren < 1 %.

Methoden

Serologische Untersuchungen und die Bestimmung der Aminotransferasen wurden in unserem Krankengut alle 3 bis 6 Monate durchgeführt. Bei der Auswertung der Daten berücksichtigten wir die jeweils aktuellen Befunde.

Die serologischen Routineuntersuchungen von HIV 1/2-, HAV IgM/IgG-, HBs-, HBc-, HBe- und HCV IgG-Antikörpern erfolgten mit kommerziell verfügbaren ELISA-Testkits der Firmen Behring, Murex, Sorin und Ortho. Bei positiven Anti HCV-Befunden wurde der Recombinant Immuniblot Assay (RIBA, Fa. Ortho) durchgeführt. Zur HBV-DNA- und HCV-RNA-Bestimmungen verwendeten wir Standardmethoden der Firmen Murex und Roche. In Einzelfällen wurde nach einer Leberpunktion (Menghini-Technik) die histologische Untersuchung des Lebergewebes vorgenommen.

Ergebnisse

Bei keinem unserer 172 Patienten konnten HIV 1/2-Antikörper nachgewiesen werden.

Nach den serologischen Markern bestand achtmal Kontakt zu HAV, 21 mal zu HBV und 39 mal zu HCV. 51 von 172 der Untersuchten waren positiv für mindestens einen Serummarker von Hepatitis A, B oder C. 24 Patienten tragen Residuen einer HBV/HCV-Koinfektion (Tabelle 2).

Bei 31 von 39 Anti HCV positiven Patienten erfolgten PCR-Untersuchungen zum Nachweis von HCV-RNA. In 17 Fällen war das Untersuchungsergebnis positiv (Tabelle 3). Bei 6 dieser Patienten wurde der chronische Verlauf der Infektion durch eine histologische Untersuchung des Lebergewebes bestätigt.

Das Vorhandensein von HBV-DNA wurde bei 8 von 31 Anti HBc positiven Patienten geprüft. Dreimal wurden positive Befunde ermittelt (Tabelle 4).

13 Patienten wiesen eine Erhöhung der Aminotransferasen auf. Erhöhte ALAT-Werte wurden nur bei einem Kind mit HBV-Infektion registriert. Alle anderen

Tabelle 2. Ergebnisse der serologischen Untersuchungen bei 172 Patienten mit angeborenen Gerinnungsstörungen

positive serologische Marker	Patientenzahl	
Anti HIV 1/2	0	
Hepatitismarker	51	
Anti HAV	8	
Anti HBc	31	
Anti HCV	39	
Doppelinfektionen		24
(HBV/HCV)		

Tabelle 3. Ergebnisse der HCV PCR bei 39 Anti HCV positiven Patienten

HCV RNA	Patientenzahl
Nicht untersucht	8
Negativ	17
Positiv	14

Tabelle 4. Nachweis von HBV DNA bei 31 Anti HBc positiven Patienten

HBV DNA	Patientenzahl
Nicht untersucht	23
Negativ	5
Positiv	3

erhöhten Enzymwerte betreffen Patienten mit positivem Anti HCV-Befund und HCV-RNA-Nachweis in der PCR (Abb. 1).

Kinder, die bisher ausschließlich mit virusinaktivierte Präparaten substituiert werden, weisen keine Serokonversion für Anti HBc oder Anti HCV auf (Tabelle 5).

Diskussion

Die besondere epidemiologische Situation in der ehemaligen DDR erklärt das Fehlen von HIV-Infektionen in unserem Krankengut.

Neuinfektionen mit HAV wurden bei 8 (4,6%) aller Patienten festgestellt. Sieben dieser Patienten erhielten zum Zeitpunkt des erstmaligen Anti HAV-Nachweises solvent/detergent virusinaktivierte Präparate unterschiedlicher Provenienz. Der Beweis einer Virusübertragung durch Plasmapräparate konnte nicht erbracht werden.

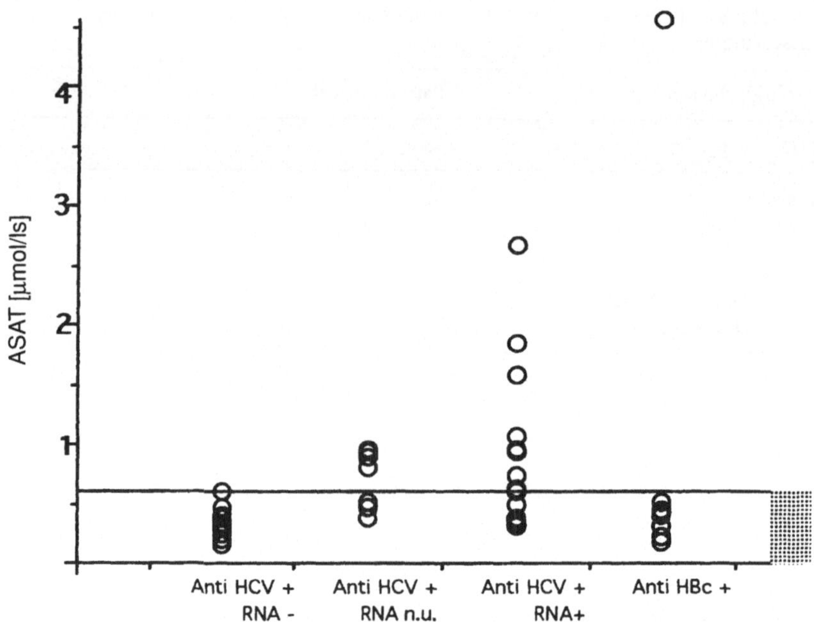

Abb. 1. Darstellung der ALAT-Werte in Abhängigkeit von den Markern für HBV- und HCV-Infektionen (■ Referenzbereich, n. u. = nicht untersucht)

Tabelle 5. Serokonversion für Anti HBc und Anti HCV in Abhängigkeit von den verwendeten Plasmapräparaten

verwendete Plasmapräparate	Patienten	Anti HCV positiv	Anti HBc positiv
anfangs nicht virusinaktiviert später virusinaktiviert	72	39 (54%)	31 (43%)
nur virusinaktiviert	21	0	0

Alle ausschließlich mit virusinaktivierten Präparaten behandelten Patienten erhielten 1990 eine Immunisierung gegen HBV. Sie sind alle positiv für Anti HBs. Dies ist auf eine erfolgreiche Vaccination gegen Hepatitis B zurückzuführen. Weitere HBV- und HCV-Marker wurden nicht nachgewiesen. Das spricht für die relative Sicherheit der verwendeten Plasmaprodukte. Da nicht alle Patienten bereits im April 1990 serologisch untersucht werden konnten, ist bei einigen eine Infektion nach 1990 nicht mit letzter Sicherheit auszuschließen [7].

Serologische Marker für eine HBV- bzw. ein HCV Infektion wurden nur bei Patienten gefunden, die bis 1990 mit nicht virusinaktiviertem Kryopräzipitat oder PPSB-Präparaten substituiert worden waren. Demnach haben von 72 regelmäßig substituierten Patienten 39 (54%) Kontakt zu HCV gehabt. Die Prävalenz in unseren Behandlungszentren ist im Vergleich zu anderen Zentren in den Altbundesländern und Westeuropa, in denen das Vorkommen von HCV-Infektionen mit 60 bis 90 % angegeben wird, als relativ niedrig anzusehen [1–4, 7–10]. Bereits 1990 wurde bei einer repräsentativen Untersuchung von hämophilen Kindern aus Ostdeutschland für die Übertragung von HCV-Infektionen eine Prävalenz von nur 43 % gefunden [12].

Bei 31 (43 %) von 72 Patienten konnte ein Kontakt mit HBV nachgewiesen werden. Auch dies entspricht einer geringeren Prävalenz als in anderen westeuropäischen Zentren [1, 4].

Als Ursache für die niedrigen Prävalenzen bei HBV- und HCV-Infektionen in den hier aufgeführten Behandlungszentren sind die Anwendung von im Kleinpool-Verfahren hergestellten Plasmaprodukten und die bis 1990 wahrscheinlich geringere kumulative Menge an verabreichten Plasmafraktionen anzunehmen. Möglicherweise waren auch epidemiologische Gegebenheiten bedeutsam.

Sowohl bei Hepatitis B als auch bei Hepatitis C stellen chronische Verläufe der Erkrankung ein erhebliches Risiko für den betroffenen Patienten dar [6]. In unserem Patientengut ergab sich bei 3 Patienten durch einen HBV-DNA Nachweis der Anhalt für eine chronische HBV-Infektion. Die Aminotransferasen waren allerdings nur in einem Fall erhöhte. Da mittlerweile alle gefährdeten Patienten gegen das Hepatitis B Virus immunisiert wurden, wird diese Virushepatitis in der Zukunft bei Patienten mit angeborenen Gerinnungsstörungen kaum noch Bedeutung haben.

Anders stellt sich die Situation bei der Hepatitis C dar. Bei 14 (36 %) von 39 Anti HCV positiven Patienten wurde HCV RNA nachgewiesen. Weitere vier Patienten haben chronisch erhöhte Aminotransferasen bei noch fehlender PCR-Untersuchung. Damit ist eine chronische HCV-Infektion bei 18 (46 %) Patienten aus unserem Klientel sehr wahrscheinlich.

Bei einem hohen Anteil der Patienten mit chronischer HCV-Infektion ist mit Komplikationen wie Leberzirrhose und hepatozellulärem Karzinom zu rechnen [5, 11]. Die Behandlung und Betreuung dieser Patienten wird in den nächsten Jahren zunehmend an Bedeutung gewinnen. Die Autoren halten es deshalb für sinnvoll, ein nationales Hepatitis C-Register zur Erfassung aller Patientendaten zu erstellen. Es sollte außerdem die Möglichkeit spezieller Untersuchungen in Referenzlabors geprüft werden.

Literatur

1. Depka Prodzinski M, Berger A, Ehrenforth S et al. (1993) Chronische Hepatitis bei HBV-, HCV-, HIV-infizierten und koinfizierten Patienten mit angeborener Hämophilie A oder B. 24. Hämophilie-Symposium Hamburg, Springer Verlag B HD NY: S 86–95
2. Brackmann HH, Oldenburg J, Eis-Hübinger AM et al. (1994) Hepatitis A virus infection among the hemophilia population at the Bonn Hemophilia Centr. Vox Sang (67 (suppl 1): 3–8
3. Gerritzen A, Brackmann HH, Loo B et al. (1990) Epidemiologische Daten zur HCV-Infektion bei Patienten des Bonner Hämophilie-Zentrums. 21. Hämophilie-Symposium Hamburg, Springer Verlag HD B NY: 137–140

4. Karafoulidou A, Gialeraki A, Yannitsiotis et al. (1994) Hepatitis A, B and C serologic profile in greek haemophiliacs. XXI. International Congress of the World Federation of Hemophilia Mexico City, April 24–29

5. Makris M, Preston FR, Triger DR et al. (1990) Hepatitis C antibody, chronic liver desease in haemophilia. Lancet 335:1117–1119

6. Makris M (1994) Liver disease in Hemophilia. XXI. International Congress of the World Federation of Hemophilia Mexico City, April 24–29

7. Morfini M, Mannucci PM, Ciavarella N et al. (1994) Prevalence of infection with the hepatitis C virus among Italian hemophiliacs before and after the introduction of virally inactivated clotting factor concentrates: A retrospective evaluation. Vox Sang 67:178–182

8. Noel L, Guerois C, Maisonneuve P et al. (1989) Antibody to hepatitis C virus in hemophilia. Lancet 2:560

9. Roggendorf M, Deinhardt F, Rasshofer R et al. (1989) Antibodies to hepatitis C virus. Lancet ii:324–325

10. Rumi MG, Colombo M, Gringeri A et al. (1990) High prevalence of antibody to hepatitis C virus in multitransfused hemophiliacs with normal transaminase levels. Ann Intern Med 112:379–380

11. Telfer P, Sabin C, Devereux H et al. (1994) The progression of HCV-associated liver disease in a cohort of hemophilic patients. Br J Haemotol 87:555–561

12. Wendisch J, Weißbach G, Schramm W (1990) Anti Hepatitis C-Nachweis bei Kindern und Jugendlichen mit Hämophilie A, Hämophilie B und von Willebrand Syndrom aus dem Gebiet der ehemaligen DDR. 21. Hämophilie-Symposium Hamburg. Springer Verlag B HD NY:141–142

Freie Vorträge

Diskussionsleitung:
R. ZIMMERMANN (Heidelberg)
H. POLLMANN (Münster)

Neue Ergebnisse zur Mutationscharakterisierung bei Hämophilie A und B

F. H. HERRMANN, W. SCHRÖDER, K. WULFF, M. WEHNERT

Einleitung

Die Charakterisierung der zur Hämophilie führenden Mutationen in den zugrundeliegenden Genen (Faktor VIII-Gen, Faktor IX-Gen) ermöglicht in den betroffenen Familien eine Konduktorinnen- und Pränataldiagnostik mit praktisch 100 %iger Aussagesicherheit, indem direkt die Weitergabe (Segregation) des durch die Mutation veränderten Gens in der entsprechenden Familie verfolgt werden kann (direkte genomische Diagnostik). Neue Ergebnisse zur Charakterisierung von Mutationen bei Hämophilie A und B Patienten werden summarisch vorgestellt.

Material und Methoden

Hämophilie A

In die vorliegende Studie wurden Hämophilie A Patienten einbezogen, die seit 1986 zur genomischen Diagnostik an das Institut für Humangenetik von genetischen Beratungsstellen, Hämophiliezentren und anderen klinischen Einrichtungen – vor allem der neuen Bundesländer – überwiesen worden sind.

Southern Analyse: DNA wurde aus peripherem Blut nach einer Standardmethode („Aussalzmethode") isoliert. 10 ug DNA wurden mit dem Restriktionsenzym Bcl I (Boehringer) nach Vorschrift des Herstellers vollständig verdaut, in einem 0,7 %igen Agarosegel aufgetrennt und auf Hybond C (Amersham) transferiert.

Als Sonde für das Gen A wurde ein 0,9 kb EcoRI/Sst I-Fragment, präpariert aus dem Plasmid p482.6 (ACCT Nr. 57203), eingesetzt.

Hämophilie B

DNA von 68 nichtverwandten Hämophilie-B-Patienten aus Argentinien, aus Kuba, aus Deutschland, der Schweiz, der Tschechischen Republik und aus Ungarn wurde in die Studie einbezogen. Von allen Patienten wurden die Exonbereiche, die Exon-

I. Scharrer/W. Schramm (Hrsg.)
25. Hämophilie-Symposion Hamburg 1994
© Springer-Verlag Berlin Heidelberg 1996

Intron-Übergänge sowie die Promotorregion mit Hilfe der „Polymerase chain reaction" (PCR) amplifiziert, die PCR-Produkte über Centricon-Konzentratoren (Firma Amicon) gereinigt und zur Sequenzierung eingesetzt. Die Primerpaare, die zur PCR bzw. teilweise auch als Sequenzierungsprimer eingesetzt wurden, sind bei Wulff et al. (1995a) zusammengestellt.

Die Sequenzierungsreaktion ist mit fluoreszenzmarkierten Terminatoren mit dem „Dye Terminator Cycle Sequencing Kit" der Firma Applied Biosystems mit dem „Sequencer ABI 373 A" durchgeführt worden.

Zur Haplotyp-Analyse wurden die drei intragenen Dipolymorphismen Xmn I im Intron C, Taq I im Intron D und Mnl I im Exon f sowie der intergene Polymorphismus Hha I, der 8 kb strangabwärts von Exon h lokalisiert wurde (Reiss et al. 1990), genutzt.

Die Heteroduplex-Analysen in Hydrolink MDE-Gelen als Matrix (ATBiochem.) wurden nach Nagamine et al. (1989) durchgeführt.

Ergebnisse und Diskussion

Faktor VIII-Gen Inversion bei schwerer Hämophilie A

Intensive Bemühungen verschiedener Arbeitsgruppen zur Charakterisierung des Molekulardefektes von Hämophilie A führten vor allem zur Aufklärung der Basisdefekte bei milden und moderaten Formen. Nur bei ca. 50 % der Patienten mit schwerer Hämophilie A konnte durch die Analyse der codierenden Regionen einschließlich des putativen Promotors, der Splice sites und der Polyadenylation/Cleavage Region eine Mutation (Higuchi et al. 1991, Diamond et al. 1992) gefunden werden.

Naylor und Mitarbeiter (1993) wiesen durch Untersuchung der mRNA bei schweren Hämophilien mit unaufgeklärter Mutation nach, daß die Kontinuität der mRNA zwischen dem Exon 22 und dem Exon 23 gestört war und damit die Ursache für den Defekt des FVIII-Gens in Intron 22 zu suchen ist. Lakich und Mitarbeiter postulierten 1993 Inversionen mit einem Bruchpunkt im Intron 22 als häufige Ursache für eine schwere Hämophilie A.

Das Intron 22 ist mit 32 kb das größte Intron im Faktor VIII-Gen (Abb. 1a). Es enthält ein CpG Island, das als bidirektionaler Promotor für die beiden im Faktor VIII assoziierten Gene A und B dient (Levinson et al. 1990, 1992). Zwei zusätzliche Kopien des Gens A liegen ca. 500 kb upstream (distal) außerhalb des Faktor-VIII-Gens (Freije und Schlessinger, 1992). Die Transkriptionsrichtung des intronlosen Gens A im Intron 22 ist derjenigen des Faktor VIII-Gens entgegengesetzt. Die beiden extragenen Kopien des Gens A sowie des Gens B haben die gleiche Leserichtung wie das Faktor VIII-Gen.

Durch eine homologe Paarung zwischen einer der extragenen Kopien des Gens A und dem im Intron 22 lokalisierten Gen A desselben Chromosoms kann infolge eines einzigen Crossing over Ereignisses eine Inversion entstehen (intrachromosomale Rekombination, Abb. 1b; Lakich et al. 1993). Durch diese Inversion wird das Faktor VIII-Gen in zwei Teile geteilt, wobei der Promotor und die Exons 1–22

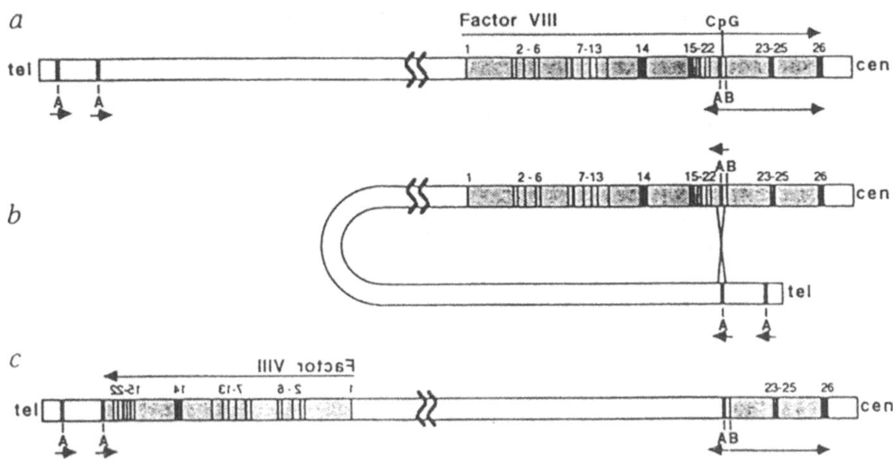

Abb. 1. Modell der Inversion im Faktor III Gen (aus Lakich et al. 1993). **a.** Region von Xq28 mit dem Faktor VIII Gen und den drei Kopien des Gens A, zwei upstream des Faktor VIII Gens, eine in Intron 22. Die Pfeile kennzeichnen die Transkriptionsrichtungen des Faktor VIII Gens und der Gene A und B. **b.** Rekombination zwischen der Intron 22-Kopie des Gens A und einer der beiden außerhalb des Gens liegenden Kopien. Ein einfaches Crossing over zwischen diesen identischen Regionen würde eine Inversion zur Folge haben. **c.** Infolge des Crossing overs werden die Exons 1–22 von den Exons 23–26 getrennt und in entgegengesetzter Leserichtung eingebaut

von den Exons 23–26 getrennt werden und eine entgegengesetzte Orientierung erhalten (Abb. 1c).

In der Southern Analyse läßt sich diese Inversion durch Veränderung der Länge von solchen Restriktionsfragmenten nachweisen, welche einen der beiden Bruchpunkte enthalten. Um solche Abweichungen nachweisen zu können, muß die DNA mit Restriktionsenzymen gespalten werden, deren Erkennungsstellen außerhalb der homologen Region liegen. Diese Bedingung wird z. B. von der Restriktase Bcl I erfüllt. Nach Spaltung mit diesem Enzym und Hybridisierung mit einer Gen A-spezifischen Sonde erhält man ein Southern-Muster mit drei Banden (Abb. 2): Der Wildtyp ist gekennzeichnet durch ein Fragment von 21.5 kb Länge, welches die Intron 22-Kopie des Gens A enthält, ein 16 kb-Fragment (distale Kopie des Gens A) und ein 14 kb-Fragment (proximale Kopie von Gen A).

Hinsichtlich des aberranten Southern-Musters lassen sich verschiedene Typen unterscheiden. Der häufigste Typ (Typ I, distaler Typ), ist durch Veränderungen des 21,5 kb- und des 16-kb Fragments gekennzeichnet. Anstelle dieser beiden Fragmente treten ein 20 kb sowie ein 17,5 kb langes Fragment. Beim Typ II (proximaler Typ) erscheinen wiederum das Fragment für die Intron 22-Kopie sowie das Fragment für die proximale Kopie des Gens A verändert (Fragmentlängen 20 kb, 15,5 kb). Insgesamt bleibt bei beiden aberranten Typen die Summe der Fragmente konstant, was die Hypothese einer Inversion bedingt durch eine homologe Rekombination unterstützt. Bei einem selten auftretenden Typ (Typ III), der

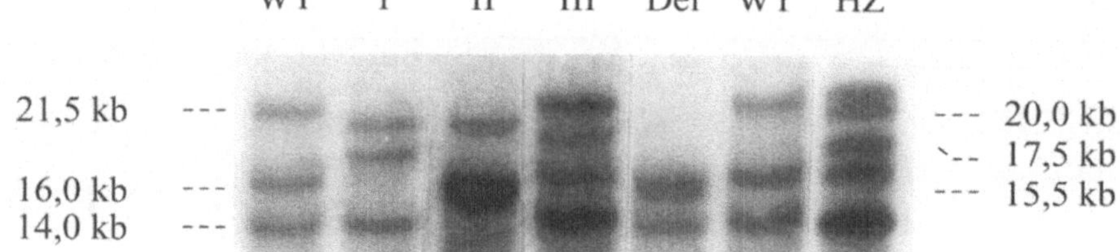

Abb. 2. Inversionsnachweis durch Southern Analyse bei Patienten mit schwerer Hämophilie A. Nach Spaltung der genomischen DNA mit der Restriktase Bell und Hybridisierung mit einer Gen A-spezifischen Sonde erhält man bei Patienten mit heterozygoten Anlageträgerinnen ein vom Normaltyp abweichendes Bandenmuster

neben den Fragmenten für die distale und proximale Kopie des Gens A und einem verkürzten Fragment für die Intron 22-Kopie des Gens A ein viertes Fragment aufweist (Abb. 2), wird eine zusätzliche dritte extragene Kopie des Gens A diskutiert (Rossiter et al. 1994).

Unter 137 Patienten mit schwerer Hämophilie A konnten wir bei 49 (36 %) eine Inversion Typ I nachweisen, bei drei Patienten eine Inversion Typ II und in vier Fällen eine Inversion Typ III. In früheren Untersuchungen (Wehnert et al. 1989, Herrmann et al. 1991) hatten wir bei vier Patienten eine Deletion nachgewiesen, die das Intron 22 vollständig oder partiell betraf. Eine Auswertung des diesbezüglichen Schrifttums ergab einen Anteil von Deletionen mit Intron 22-Beteiligung um 31 %. Als Ursache für diesen „Deletions-hot spot" diskutierten wir bereits damals eine Begünstigung von Rekombinationsereignissen infolge der homologen Sequenzen in der Nähe des Faktor-VIII-Gens (Hermann et al. 1991). Bei allen vier Patienten konnte die Deletion beim Inversionsscreening bestätigt werden (Abb. 2).

Bei einem weiteren Patienten war aus vorangegangenen Untersuchungen eine Deletion beider extragener Kopien des Gens A festgestellt worden. Im Inversionsscreening fehlten beide Fragmente der extragenen Kopien. Das Fragment für die Intron 22-Kopie war wie bei den Inversionstypen I und II von 21,5 kb auf 20 kb verkürzt, so daß hier eine Deletion infolge eines inkorrekten Rearrangementes nach einem Crossing over Ereignis anzunehmen ist. Insgesamt konnten wir

Tabelle 1. Inversionsscreening Hämophilie A

Inversionstyp	Inversionspatienten/Anzahl untersuchter Patienten	%
Typ I	49/137	35,8
Typ II	3/137	2,2
Typ III	4/137	2,9
Deletionen	5/137	3,6
Inversionen	61/137	44,5

durch die Southern Analyse bei 61 (44,5%) der untersuchten 137 Patienten mit schwerer Hämophilie A ein das Intron 22 betreffendes Rearrangement nachweisen (Tabelle 1).

Mit Ausnahme der beiden Patienten mit der vollständigen Deletion des Gens A sind die aberranten Bandenmuster auch bei den Anlageträgerinnen dieser Familien nachzuweisen. Damit steht für etwa die Hälfte der Familien mit schwerer Hämophilie A ein direkter Marker für die Konduktorinnen- und pränatale Diagnostik zur Verfügung, der eine Aussage mit praktisch 100 %iger Sicherheit erlaubt.

Neue Faktor-IX-Genmutationen bei Hämophilie B Patienten

Durch intensive Analyse der Mutationen im Faktor-IX-Gen bei Hämophilie B Patienten wurden verschiedene Mutationstypen bestimmt.

- große Gen-Deletionen und Genrearrangements im Kilobasen (kb) Bereich,
- kurze Deletionen und Additionen (bis zu 30 Basenpaare),
- Punktmutationen.

Diese mutativen Veränderungen betreffen mit Ausnahme der Poly-A Region alle Regionen des Faktor-IX-Gens (s. Giannelli et al. 1994).

In unserem Patientengut verschiedener ethnischer Herkunft konnten wir keine großen strukturellen Genmutationen beschreiben, die durch Southern blotting nachweisbar waren (Wulff et al. 1994). Durch Sequenzierung der codierenden Regionen, der angrenzenden Intronbereiche und der Promotorregion wurden die mutativen Veränderungen im Faktor-IX-Gen von 58 Patienten aufgeklärt (Tabelle 2; Wulff et al. 1995a, b), die sich auf folgende Mutationstypen verteilen:

39 missense Mutationen
 8 nonsense Mutationen
 1 donor splice site Mutation
 1 acceptor splice site Mutation
 9 kleine Deletionen

Unter den 58 Genmutationen wurden 44 verschiedene Mutationen bestimmt, von diesen sind *25 Mutationen erstmals beschrieben* (in Tabelle 2 mit * gekennzeichnet) worden.

Die übrigen Mutationen sind bereits früher bei Hämophilie B Patienten (vergl. Giannelli et al. 1993) nachgewiesen worden. So wurde z.B. die Mutation C-T (nt 31008) des Codons 296 bisher 63mal in verschiedenen Populationen beschrieben. Demgegenüber wurde die Mutation C-A des gleichen Nukleotides erstmals in unserem Patienten 2722 nachgewiesen.

In nicht verwandten *Patienten mit identischen Mutationen* haben wir die Haplotypen des Faktor-IX-Gens analysiert, indem wir extragene und intragene Polymorphismen untersucht haben (Wulff et al. 1995, Tabelle 3). In Patienten mit identischen Mutationen wurde der gleiche Haplotyp bestimmt. Daraus kann abgeleitet werden, daß offensichtlich Patienten mit identischen Mutationen und Haplotyp den gleichen Ursprung haben.

Tabelle 2. Mutationen im Faktor IX Gen nachgewiesen bei Hämophilie B Patienten aus Argentinien (A), Deutschland (G), Kuba (Cu), der Schweiz (S), der Tschechischen Republik (C) und Ungarn (H) (* Neue Faktor IX Mutationen)

Patienten	Klinischer Verlauf	Aminosäure-austausch	Nukleotid-änderung	Codon Nr.	Exon Nr.
2252(G)	schwer	Arg-Leu	G-T (6365)	−4	b
2270(G)	schwer	Arg-Leu	G-T (6365)	−4	b
2269(G)	schwer	Frameshift stop codon 1	ΔAA(6370−71)	−2	b
2705(G)	schwer	ΔArg*, ΔGlu	ΔGAGAGA(6420-25)	16, 17	b
2232(A)	mittelschwer	Glu-Val*	A-T (6434)	20	b
3149(A)	schwer	Phe-Ser	T-C (6449)	25	b
2133(H)		Arg-stop	C-T (6460)	29	b
2225(A)	schwer	Arg-stop	C-T (6460)	29	b
2230(A)	schwer	Arg-stop	C-T (6460)	29	b
2237(A)	mittelschwer	Arg-stop	C-T (6460)	29	b
3168(G)	schwer Inhibitor	Arg-stop	C-T (6460)	29	b
2254(G)	schwer	Glu-stop*	G-T (6463)	30	b
2309(Cu)		Acceptor splice	G-C (6677)	−	−
2249(G)	mittelschwer	Tyr-Cys*	A-G (6697)	45	c
2257(G)	schwer	Tyr-Cys	A-G (10458)	69	d
2332(S)	schwer	Cys-Phe*	G-T (10470)	73	d
2265(G)	mild	Ile-Thr	T-C (17684)	90	e
2067(G)	schwer	Gly-Asp*	G-A (16693)	93	e
2243(G)	mild	Gly-Glu*	G-A (17756)	114	e
2268(G)	mild	Gly-Glu*	G-A (17756)	114	e
2228(A)	mild	Gln-His	G-T (17778)	121	e
2235(A)	mild	Gln-His	G-T (17778)	121	e
2367(A)		Gln-His	G-T (17778)	121	e
2276(G)	schwer	Cys-Try*	T-G (20376)	132	e
856(G)	mittelschwer	Arg-Cys	C-T (20413)	145	f
2253(G)	mild	Arg-His	G-A (20414)	145	f
2130(H)		Arg-Gln	G-A (20519)	180	f
2132(H)		Arg-Gln	G-A (20519)	180	f
2280(S)		Val-Asp*	T-A (20522)	181	f
2352(G)	schwer	Gln-Gln* Donor splice	G-A (20565)	195	f
2308(Cu)		Gly-Glu	G-A (30073)	207	g
2274(G)	mild	Ala-Thr*	G-A (30107)	219	g
2128(C)		Asn-Asp	G-A (30830)	237	h
2244(G)	schwer	ΔGlu*	ΔGAG (30839−41)	240	h
2259(G)	schwer	ΔGlu*	ΔGAG (30839−41)	240	h
2260(G)	schwer	ΔGlu*	ΔGAG (30839−41)	240	h
2267(G)	schwer	ΔGlu*	ΔGAG (30839−41)	240	h
952(G)	schwer	Arg-Gly*	C-G (30863)	248	h
2273(G)	mittelschwer	Arg-Gln	G-A (30864)	248	h
3146(G)	schwer	Arg-stop	C-T (30875)	252	h
2131(H)		Frameshift* stop codon 279	ΔC (30892)	257	h
3147(G)	schwer	Leu-Gln*	T-A (30945)	275	h

Tabelle 2 (Fortsetzung)

Patienten	Klinischer Verlauf	Aminosäure- austausch	Nukleotid- änderung	Codon Nr.	Exon Nr.
2266(G)	schwer	Frameshift* stop codon 308	ΔA (30968)	283	h
2234(A)	mild	Pro-His*	C-A (30981)	287	h
2121(C)	mittelschwer	Frameshift* stop codon308	ΔA (31007)	296	h
2256(G)	mittelschwer	Thr-Met	C-T (31008)	296	h
2722(G)	mild	Thr-Lys*	C-A (31008)	296	h
2223(A)	schwer	Trp-Cys*	G-T (31051)	310	h
830(G)	mittelschwer	Lys-Glu*	A-G (31067)	316	h
2236(A)	mittelschwer	Arg-Gly	C-G (31118)	333	h
2245(G)	schwer	Ile-Phe	A-T (31151)	344	h
2261(G)	schwer	Ile-Phe	A-T (31151)	344	h
2120(C)		Tyr-stop*	T-A (31156)	345	h
965(G)	schwer	Cys-Ser	G-C (31170)	350	h
2248(G)	schwer	Cys-Ser*	T-A (31202)	361	h
2227(A)	mittelschwer	Trp-Arg*	T-A (31274)	385	h
2251(G)	schwer	Gly-Ser	G-A (31277)	386	h
2229(A)	mild	Arg-Trp*	C-T (31328)	403	h

Die meisten Patienten mit identischen Mutationen haben auch den gleichen klinischen Phänotyp (Tabelle 2). Eine Ausnahme stellt der Patient 2237 aus Argentinien dar. Dieser Patient mit der Transition C-T in Nukleotide 6460 weist eine moderate Hämophilie B auf, während weitere drei Patienten mit der identischen Mutation eine schwere Verlaufsform zeigen (Patienten 2225, 2230, 3168, beim Patienten Nr. 2133 ist der Schweregrad nicht bekannt). Diese phänotypischen Variationen wurden auch bei anderen Hämophilie B Patienten mit dem gleichen Mutationstyp beschrieben (Giannelli et al. 1994, Gostout et al. 1993).

In 9 Patienten wurden kleine *Deletionen* bestimmt (Tabelle 4), fünf von diesen waren in frame Mutationen: In Patient 2705 waren 6 Nukleotide deletiert, die für Arginin und Glutaminsäure codieren. In 4 Patienten (Nr, 2244, 2259, 2260, 2267) war das Codon 240 für Glutaminsäure deletiert. Frameshift Mutationen wurden bei den Patienten 2121, 2131 und 2266 bestimmt. Durch die Deletion eines Nukleotides wird eine Rasterverschiebung verursacht, die downstream zu einem Stopcodon führt.

Von den 8 *nonsense Mutationen* (Tabelle 5) wurden zwei das erste Mal beschrieben. Die nonsense Mutation in Codon 29 (C-T 6460) wurde bei 5 Hämophilie Patienten aus Argentinien, Ungarn und Deutschland beschrieben. Die Haplotypanalyse ergab (Tabelle 3) für die argentinischen Patienten den gleichen Haplotyp, so daß derselbe Ursprung angenommen werden kann.

Bisher wurde diese spezifische nonsense Mutation weltweit 28mal beschrieben (Giannelli et al. 1994). Der Patient Nr. 3168, betreut von PD Dr. Lenk, Leipziger Hämophilie Zentrum, entwickelte einen Antikörper gegen Faktor IX. Damit sind

Tabelle 3. Haplotyp-Analyse in Hämophilie B Patienten mit identischen Mutationen im Faktor IX Gen

Aminosäure-änderung	PCR Marker				
	Patient NR.	XmnI/ Intron C	TaqI/ Intron D	MnI/ Exon f	HhaI/8kb von Exon h
Arg-4 zu	2252	+	+	+	–
Leu	2270	+	+	+	
	2133	–	–	+	–
Arg 29 zu	2225	–	–	+	–
stop	2230	–	–		–
	2237	–	–		–
Gly 114 zu	2243	–	–	–	–
Glu	2268	–	–	–	–
Gln 121 zu	2228	+	+		–
His	2235	+	+	–	–
	2367	+	+	–	–
Arg 180 zu	2130	–	–	–	+
Gln	2132	–	–	–	+
	2244	–	–	–	+
ΔGlu 240	2259	–	–	–	+
	2260	–	–	–	+
	2267	–	–	–	+

Tabelle 4. Charakterisierte Deletionen im Faktor IX Gen

Patient	Schweregrad	Aminosäure-veränderungen	Nukleotid-deletionen	Codon Nr.	Exon Nr.
2269(G)	schwer	Frameshift	AA(6370–71)	–2	b
2705(G)	schwer	Arg, Glu	GAGAGA(6420–25)	–16, –17	b
224(G)	schwer	Glu	GAG(30839–41)	240	h
2259(G)	schwer	Glu	GAG(30839–41)	240	h
2260(G)	schwer	Glu	GAG(30839–41)	240	h
2267(G)	schwer	Glu	GAG(30839–41)	240	h
2131(H)		Frameshift stop codon 279	C(30892)	257	h
2266(G)	schwer	Frameshift stop codon 308	A(30968)	283	h
2121(C)	moderat	Frameshift stop codon 308	A(31007)	296	h

Tabelle 5. Charakterisierte nonsense Mutationen im Faktor IX-Gen (I = Inhibitor)

Patient	Schweregrad	Aminosäure-veränderungen	Nukelotid-deletionen	Codon Nr.	Exon Nr.
2254(G)	schwer	Glu → Stop	G → T(6463)	30	b
3146(G)	schwer	Arg → Stop	C → T(30875)	252	h
2120(C)		Tyr → Stop	T → A(31156)	345	h
2133(H)		Arg → Stop	C → T(6460)	29	b
2225(A)	schwer	Arg → Stop	C → T(6460)	29	b
2230(A)	schwer	Arg → Stop	C → T(6460)	29	b
2237(A)	moderat	Arg → Stop	C → T(6460)	29	b
3168(A)	schwer	Arg → Stop I	C → T(6460)	29	b

unter den 28 Patienten mit der o.g. nonsense Mutation bisher drei Inhibitor-Patienten bekannt.

Molekulardefekt bei Anti-Faktor IX Antikörper-Patienten (Inhibitor-Patienten)

Wertet man die Zusammenstellung der Hämophilie B Mutationen (Thompson 1990, Giannelli et al. 1994) unter dem Gesichtspunkt der Molekulardefekte bei Inhibitor-Patienten aus, so ergibt sich das in Tabelle 6 zusammengestellte Bild:

52% der Hämophilie B Patienten mit großen Faktor IX Genrearrangements entwickelten Antikörper. Betrachtet man Hämophilie B Patienten mit Punktmutationen im Faktor IX Gen, so zeigt sich, daß nur 1,2% dieser Patienten Inhibitor-Patienten darstellen.

Von den 846 Hämophilie B Patienten mit missense Mutation sind nur bei einem Patienten Anti-Faktor IX Antikörper beschrieben worden. (1/846). Unter den Patienten mit nonsense Mutation (160) und Frameshift-Mutation (63) entwickeln offensichtlich auch nur relativ wenige Antikörper (6/160 nonsense Mutation, 5/63 Frameshift-Mutation).

Tabelle 6. Mutationstypen bei Hämophilie B Inhibitor-Patienten (zusammengestellt aus Angaben von Giannelli et al. 1994)

Mutationstyp	Anzahl der Inhibitor-Patienten/ Gesamtzahl der Patienten mit diesem Mutationstyp			
Makro-Gendeletionen	15/29		52%	
vollständige		10/15		67%
partielle		5/14		35%
Punktmutationen	14/1142		1,2%	
missense		1/846		
nonsense		6/160		
Frameshift		5/63		
acceptor splice		2/19		
donor splice		0/32		
promotor		0/22		

In der Tabelle 7 sind die Inhibitor-Patienten mit Punktmutationen näher charakterisiert. Danach liegen bei dem überwiegenden Teil der Inhibitor-Patienten Frameshift- und nonsense Mutationen des Faktor IX Gens vor. Bei einem Inhibitor-Patienten wurde eine Acceptor splice Mutation nachgewiesen. Bisher ist nur bei einem Hämophilie B Patienten mit einer missense Mutation (Chen et al. 1991) Antikörperbildung beschrieben worden. Bei einem weiteren Hämophilie B Patienten wurde ein doppelter Basenpaaraustausch beschrieben, wobei der erste Basenaustausch zu einer Aminosäuresubstitution (A-G 31214, Ser 365Gly) führt, der benachbarte zweite Basenaustausch (T-C 31213) stellt eine silent Mutation (GAT-GAC, Asp-364) dar (Ludwig et al. 1992).

Aus diesen Befunden kann geschlußfolgert werden, daß sich Anti-Faktor IX Antikörper offensichtlich nur dann entwickeln, wenn die zugrundeliegende Faktor IX-Gen Mutation einen großen strukturellen oder funktionellen Defekt der codierten Information bedingt. Offensichtlich werden bei missense Mutationen in der Regel keine Anti-Faktor IX-Antikörper gebildet.

Interessant und unbeantwortet ist die Frage, warum bei identischen Mutationen einige Patienten einen Antikörper entwickeln und andere nicht (vgl. Tabelle 7: Nonsense-Mutationen: nt 6460, 3/28, nt 20561 1/6, nt 30863 2/27).

Heteroduplex-Analyse und genomische Diagnostik

Die DNA-Sequenzierung der Exonbereiche des Faktor IX Gen ist aufwendig und langwierig. Ein selektives Vorscreening auf das Vorhandensein von Mutationen im Faktor IX Gen kann mit Hilfe der Heteroduplex-Methode durchgeführt

Tabelle 7. Mutationen bei Hämophilie B Inhibitor-Patienten (zusammengestellt nach Giannelli et al. 1994)

Aminosäure-änderung	Nukleotid		Codon	Inhibitor-Pat./ Patientenzahl
	Mutation	Nr.		
Frameshift	Δ	6392	6	1/1
Frameshift	Δ10	6401–10	9	1/1
Frameshift	Δ5	6402–6	9	1/1
Frameshift	Δ2	6680–1	39	1/1
Frameshift	Δ8	30950–7	277	1/1
Arg → STOP	C → T	6460	29	3/28
Gln → STOP	C → T	20551	191	1/2
	G → A	–793		
Typ → STOP	G → A	20561	194	1/6
Arg → STOP	C → T	30863	248	2/27
Acceptor splice (h)	G → A	30821		1/4
Doppelmut. silent	TA → CG	31213–14	265	1/1
Ser → Gly				
missense Mut. Gln → Lys	C → A	20551	191	1/1

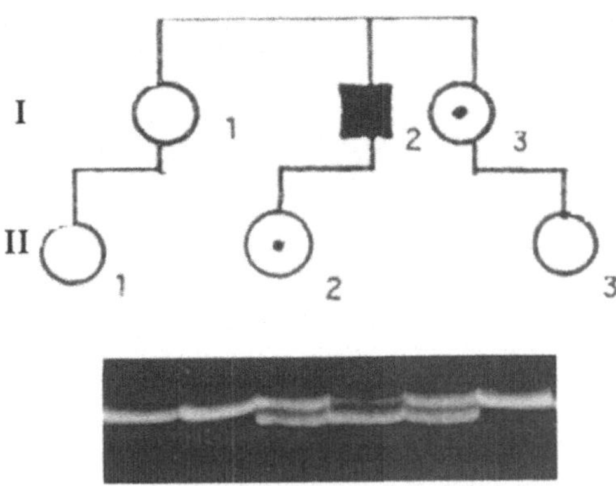

Abb. 3. Anwendung der Heteroduplex-Analyse für die genomische Diagnostik. Die Heteroduplex-Banden in PCR-Produkten des Exon 5 gehen auf eine Mutation in diesem Exon zurück. Mit dem Nachweis des Heteroduplexes bei den verschiedenen Familienmitgliedern kann die Weitergabe der Mutation innerhalb der Risikofamilien aufgezeigt werden

werden. Beim Nachweis von Heteroduplices, die entstehen, wenn sich der DNA-Bereich der Kontrolle von dem des Hämophilen unterscheidet, ist die Region erkannt, in der eine Mutation vorliegt; durch anschließende DNA-Sequenzierung des entsprechenden Genabschnittes kann dann die Mutation aufgeklärt werden. Da mit der Heteroduplex-Analyse das Vorliegen einer Mutation nachgewiesen wird, kann diese Methode zur direkten genomischen Diagnostik eingesetzt werden (Abb. 3), wobei die Weitergabe der Mutation direkt über den Nachweis von Heteroduplices aufgezeigt wird. Auszuschließen ist bei der diagnostischen Anwendung dieser Methode das Vorliegen eines Polymorphismus im Exon, der auch zur Heteroduplex-Bildung führt. Im Faktor IX beruht beispielsweise ein Mnl I-Polymorphismus im Exon f auf G-A Transition im Nukleotid 20431.

Danksagung

Wir danken allen Kolleginnen und Kollegen aus den Hämophiliezentren, genetischen Beratungsstellen und aus den klinischen Einrichtungen der BRD für die gute Zusammenarbeit im Rahmen der genomischen Diagnostik von Hämophilie A und B. Desweiteren danken wir unseren Kooperationspartnern aus Argentinien (Dr. A. Blanco), aus der Schweiz, (Dr. K. Peter-Salonen), aus Ungarn (Dr. I. Petri) und aus der Tschechischen Republik (Dr. Z. Vorlova) für die Bereitstellung von Blut/DNA-Proben von Hämophilie B-Patienten.

Der Immuno-AG Wien danken wir für die Förderung der Kooperation zwischen Greifswald und Buenos Aires.

Literatur

Chen S-H, Zhang, M, Lovrien EW, Ronald Scott C, Thompson AR (1991) CG dinucleotide transitions in the factor IX gene account for about half of the point mutations in hemophilia B patients: a Seattle serien. Hum Genet 87:177–182

Diamond C, Kogan S, Levinson B, Gitschier J (1992) Amino acid substitution in conserved domains of factor VIII and related proteins: Study of patients with mild and moderately severe hemophilia. Hum Mutation 1:248–257

Freije D, Schlessinger D (1992) A 1.6-Mb contig of yeast artifical chromosomes around the human factor VIII gene reveals three regions homologous to probes for DXS115 locus and two for the DXYS64 locus. Am J Hum Genet 51:66–80

Giannelli F, Green PM, High KA, Sommer S, Poon M-C, Ludwig M, Schwaab R, Reitsma PH, Goossens M, Yoshioka A, Brownlee GG (1993) Haemophilia B: database of point mutations and short additions and deletions-fourth edition. Nucleic Acids Research 13:3075–3087

Giannelli F, Green PM, Sommer SS, Lillicrap DP, Ludwig M, Schwaab R, Reitsma PH, Goossens M, Yoshioka A, Brownlee GG (1994) Haemophilia B: database of point mutations and short additions and deletions fifth edition, 1994. Nucleic Acids Research 22:3534–3546

Gostout B, Vielhabe E, Ketterling RP et al. (1993) Germline mutations in the factor IX gene: a comparison of the pattern in Caucasians and non-Caucasians. Hum Mole Genet 2:293–298

Herrmann FH, Wehnert M, Schröder W (1991) Molekulargenetik und genomische Diagnostik der Hämophilie A. In Landbeck et al. 21. Hämophilie-Symposium Hamburg 1990, 322–336

Higuchi M, Kazazian HH, Kasch L, Warren TC, McGinniss MJ, Phillips JA, Kasper C, Janco R, Antonarakis SE (1991) Molecular characterization of severe haemophilia A suggests that about half the mutations are not within the coding regions and splice junctions of the factor VIII gene. Proc Natl Acad Sci USA 88:7405–7409

Lakich D, Kazazian HH Jr, Antonarakis SE, Gitschier J (1993) Inversions disruptin the factor VIII gene are a common cause of severe haemophilia A. Nature genetics 5:236–241

Levinson B, Kenwrick S, Lakich D, Hammonds G, Gitschier J (1990) A transcribed gene in an intron of the human factor VIII gene. Genomics 7:1–11

Levinson B, Kenwrick S, Gamel P, Fisher K, Gitschier J (1992) Evidence for a third transcript from the human factor VIII gene. Genomics 14:585–589

Ludwig BM, Sabharwal AK, Brackmann HH, Olek K, Smith KJ, Birktoft JJ, Bajaj SP (1992) Hemophilia B caused by five different nondeletion mutations in the protease domain of factor IX. Blood 29:1225–1232

Nagamine CM, Chan K, Lau Y-FC (1989) A PCR artifact-Generation of Heteroduplexes. Am J Hum Genet 45:337–339

Naylor JA, Green PM, Rizza CR, Giannelli F (1993) Analysis of factor VIII mRNA reveals defects in every one of 28 haemophilia A patients. Hum Molec Genet 2:11–17

Reiss J, Neufeldt U, Wieland K, Zoll B (1990) Diagnosis of haemophilia B using the polymerase chain reaction. Blut 60:31–36

Rossiter JP, Young M, Kimberland ML, Hutter P, Ketterling RP, Gitschier J, Horst J, Morris MA, Schaid DJ, De Moerloose P, Sommer SS, Kazazian HH Jr, Antonarakis SE (1994) Factor VIII gene inversions causing severe hemophilia A originate almost exclusively in male germ cells. Hum Molec Genet 3:1035–1039

Thomson AR (1990) Molecular biology of the hemophilias. Prog Hemost Thromb 10:175–214

Wehnert M, Herrmann FH, Wulff K (1989) Partial deletions of factor VIII gene as molecular diagnostic marker in hemophilia A. Dis Markers:113–117

Wulff K, Wehnert M, Schröder W, Herrmann FH (1994) Mutationen im Strukturgen des Faktor IX. In Scharrer et al. 24. Hämophilie-Symposium Hamburg 1993:130–133

Wulff K, Schröder W, Wehnert M, Herrmann FH (1995a) Novel mutations of the factor IX gene in haemophilia B. Human Mutation 6 in press

Wulff K, Schröder W, Blanco A, Wehnert M, Herrmann FH (1995b) Factor IX structural gene mutations in haemophilia B patients from Argentina. Rev Iberoam Tromb y Hemostasia in press

Die Bedeutung der Faktor-VIII-Genmutation für das Risiko einer Antifaktor-VIII-Antikörperbildung

J. Oldenburg, H-H. Brackmann, J. Seehafer, A. Möller-Taube,
W. Effenberger, K. Olek, R. Schwaab

Die Hämophilie A ist die häufigste schwere Gerinnungsstörung, welche durch ein fehlendes oder in seiner Funktion beeinträchtigtes Faktor-VIII-Protein verursacht wird (Vehar et al. 1989). Die hierfür verantwortlichen Mutationen im Faktor-VIII-Gen sind außerordentlich vielfältig (Tuddenham et al. 1994). Die Gerinnungsstörung ist inzwischen mit hochgereinigten aus Plasma oder genetisch hergestellten Gerinnungskonzentraten gut therapierbar. Das Auftreten von Antifaktor-VIII-Antikörpern bei etwa 5–30 % der Hämophilie-A-Patienten stellt allerdings eine schwerwiegende Komplikation dieser Therapie dar (Scharrer et al. 1993). Die Hemmkörper neutralisieren den zugeführten Faktor VIII, so daß dieser hämostaseologisch unwirksam wird. Die Pathogenese der Hemmkörperbildung ist weitgehend unbekannt, auch wenn frühere Studien versucht haben, die Bedeutung möglicher Einflußfaktoren (s. unten) zu untersuchen. So wurde die Bedeutung des HLA-Systems für die Hemmkörperbildung von Frommel et al. (1977) und Lippert et al. (1990) untersucht. Andere Arbeitsgruppen untersuchten Einflußfaktoren, welche durch die Behandlung des Patienten bestimmt werden, wie z. B. Alter bei Therapiebeginn, Intervalle und Dosierung der Faktor-VIII-Substitutionen und Art des angewendeten Konzentrats (Ehrenforth et al. 1992; McMillan et al. 1988; Review Aledort 1994). Ein eindeutiger Zusammenhang einer dieser Variablen und der Hemmkörperbildung wurde allerdings nicht gefunden.

Einflußfaktoren auf die Hemmkörperbildung

- *Genetisch determiniert:*
  –Mutation im Faktor-VIII-Gen,
  –Immunsystem (HLA-System).

- *Behandlungsabhängig:*
  – Alter bei Therapiebeginn,
  – Substitutionsintervalle und -Dosierungen,
  – Expositionstage,
  – Produkt.

- *Unbekannte Faktoren:*
  – Vorgeburtliche Phase.

I. Scharrer/W. Schramm (Hrsg.)
25. Hämophilie-Symposion Hamburg 1994
© Springer-Verlag Berlin Heidelberg 1996

Eine Korrelation von Genotyp und Hemmkörperrisiko war bis 1991 nicht möglich, da mit den zunächst verfügbaren Methoden nur etwa 10 % aller pathogenen Mutationen, überwiegend große Deletionen und Stop-Mutationen, identifiziert werden konnten. Dennoch schätzte Millar et al. (1990), daß Patienten mit großen Deletionen ein etwa 6fach höheres Hemmkörperrisiko hätten.

Seit 1991 wurden zunehmend Screeningmethoden für das Faktor-VIII-Gen verfügbar, welche die Charakterisierung von etwa 50 % der pathogenen Mutationen ermöglichten (Michaelides et al. 1995). Den Schlüssel zu den anderen 50 % der Mutationen fand Lakich et al. (1993), als sie bei Hämophilie-A-Patienten eine Intron-22-Inversion nachweisen konnte. Einige Arbeitsgruppen versuchten anschließend diesen Mutationstyp mit dem Hemmkörperrisiko zu korrelieren, kamen allerdings zu unterschiedlichen Ergebnissen (Goodeve et al. 1994; Ljung et al. 1994; Tizzano et al. 1994; Millar et al. 1994).

In dieser Studie wird erstmals anhand eines großen und gut charakterisierten Patientenkollektivs eine Korrelation zwischen den verschiedenen Mutationstypen (Stop- und Missense-Mutationen, große und kleine Deletionen, Intron-22-Inversionen) und dem Risiko einer Hemmkörperbildung untersucht. Der Genotyp dieser Patienten wurde mit den entsprechenden molekularbiologischen Methoden analysiert. Der Hemmkörperstatus ist verläßlich dokumentiert, da alle Patienten über 100 Faktor-VIII-Substitutionen erhalten haben und somit eine spätere Hemmkörperentwicklung unwahrscheinlich ist.

Zur Bestätigung unserer Ergebnisse berücksichtigten wir auch die von anderen Arbeitsgruppen gefundenen Mutationen, sofern der Hemmkörperstatus angegeben war (Haemophilia A database 1994: Tuddenham et al. 1994).

Ergebnisse

Insgesamt konnten die Daten von 425 Patienten mit schwerer Hämophilie A (133 Patienten aus dem Bonner Zentrum und 292 Patienten von anderen Arbeitsgruppen), bei denen sowohl die pathogene Mutation, als auch der Hemmkörperstatus bekannt war, berücksichtigt werden. Die Ergebnisse sind in Tabelle 1 dargestellt. Etwa ein Drittel der Patienten mit Stop-Mutationen, großen Deletionen und Intron-22-Inversionen wiesen einen Hemmkörper auf. Dagegen hatten nur etwa 5 % der Patienten mit Missense-Mutationen oder kleinen Deletionen einen Hemmkörper entwickelt. Diese Ergebnisse werden durch die Patienten aus der Database (Tuddenham et al. 1994) und die verschiedenen Intron-22-Mutationsstudien bestätigt (Goodeve et al. 1994; Ljung et al. 1994; Tizzano et al. 1994).

Diskussion

Tabelle 1 zeigt, daß das Risiko einer Hemmkörperbildung bei Hämophilie-A-Patienten entscheidend vom Typ der pathogenen Mutation bestimmt wird. So haben Patienten mit großen Deletionen, Stop-Mutationen oder Inversionen ein hohes Risiko für eine Hemmkörperbildung (zwischen 28 und 36 %). Im Gegensatz dazu

Tabelle 1. Mutationstypen und Hemmkörperinzidenz bei Patienten mit Hämophilie A schwerer Verlaufsform. Es wurden nur Mutationen von Patienten mit bekanntem Hemmkörperstatus berücksichtigt. Die gleiche Mutation wurde mehrfach berücksichtigt, wenn eine Verwandtschaft zwischen verschiedenen Patienten ausgeschlossen war. *()* Anzahl der Hemmkörperpatienten. *%* Anteil der Hemmkörperpatienten in Prozent

	Punkt-Mutationen		Deletionen		Intron-22 Inversion
	Stop-	Missense-	groß	klein	
Patienten (Bonn)	20 (5) 25,0%	30 (2) 6,7%	13 (4) 30,8%	11 (1) 9,1%	59 (17) 28,8%
Patienten (Database 1994)	53 (21) 38,9%	39 (1) 2,6%	59 (22) 37,3%	16 (1) 6,25%	125 (35)[a] 28%
Patienten (gesamt)	73 (26) 35,6%	69 (3) 4,3%	72 (26) 36,1%	27 (2) 7,4%	184 (52) 28,3%

[a] Die Daten der Intron-22-Inversionen sind aus mehreren Studien zusammengefaßt: Goodeve et al. 1994; Ljung et al. 1994; Tizzano et al. 1994; eigene Ergebnisse.

haben Patienten mit Missense-Mutationen oder kleinen Deletioen eine 5- bis 7fach geringere Hemmkörperinzidenz.

Eine mögliche Erklärung hierfür könnte die im Blut zirkulierende Menge von Faktor-VIII-Protein sein. Große Deletionen, Stop-Mutationen und Intron-22-Inversionen stellen schwere molekulare Defekte der Faktor-VIII-DNA dar, so daß wahrscheinlich überhaupt kein Faktor-VIII-Protein mehr gebildet wird. Missense-Mutationen und kleinere Deletionen, die wahrscheinlich weniger schwere Fehler der Faktor-VIII-DNA darstellen, kann möglicherweise noch ein – wenn auch weitgehend funktionsloses – Faktor-VIII-Protein gebildet werden, welches offensichtlich ausreicht, um in diesen Patienten eine Immuntoleranz zu erzeugen. Für Patienten ohne jegliche Faktor-VIII-Proteinbildung bedeutet der therapeutisch zugeführte Faktor VIII ein körperfremdes Protein, welches eine Immunantwort in Form der Antifaktor-VIII-Alloantikörperbildung hervorruft. Diese Hypothese wird auch durch die klinische Beobachtung gestützt, daß Patienten in der Regel nach etwa 10–20 Expositionstagen einen Hemmkörper bilden. Bei Patienten mit über 100 Expositionen ist eine Hemmkörperentwicklung ein sehr seltenes Ereignis (Aledort 1994).

Bei den kleinen Deletionen ist die geringe Hemmkörperinzidenz überraschend, da der größte Teil dieser Deletionen zu Frameshift-Mutationen führt, welche ebenfalls einen schweren molekularen Defekt der DNA darstellen. Möglicherweise wird das betroffene Exon beim mRNA Prozessing nicht mit abgelesen, so daß noch ein Teil des Faktor-VIII-Proteins synthetisiert.

Geht man davon aus, daß die Hemmkörperbildung bei Hämophilie-A-Patienten pathogenetisch die Immunantwort auf ein körperfremdes Protein ist, überrascht es, daß die Hemmkörperinzidenz maximal nur etwa 36% beträgt. Bei Infektionskrankheiten mit einem ähnlichen Pathomechanismus, wie z. B. bei der

Hepatitis A bilden nahezu 100% der betroffenen Patienten Alloantikörper (Zuckermann 1990). Damit ist offensichtlich, daß bei der Hemmkörperbildung noch andere Mechanismen von Bedeutung sind.

Einige Arbeitsgruppen haben zur Erfassung immunologischer Einflußfaktoren das HLA-System untersucht. Frommel et al. (1990) beschrieben zunächst bei der Untersuchung von verwandten Hämophilen eine genetische Prädisposition über das HLA-System, konnten diese Ergebnisse aber in einer späteren Untersuchung nicht mehr bestätigen (Frommel et al. 1981). Eine serologische Untersuchung der HLA-Klasse-II-Antigene zeigte ebenfalls keine Korrelation zur Hemmkörperbildung (Mayr et al. 1984). Lippert et al. (1990) untersuchte diese Region mit Restriktionslängenfragmentpolymorphismen und fand eine Assoziation von bestimmtem DNA-Fragmenten mit dem Hemmkörperstatus. Zusammenfassend läßt sich feststellen, daß bisher keine der Arbeitsgruppen einen signifikanten Zusammenhang zwischen den Antigenen des HLA-Systems und der Hemmkörperbildung zeigen konnte.

Des weiteren könnten Faktoren einen Einfluß auf die Hemmkörperbildung haben, welche die vorgeburtliche Phase des Hämophilen betreffen. Es ist durchaus vorstellbar, daß es während der Schwangerschaft aufgrund von (Mikro)läsionen in der Plazenta zu einem Kontakt von mütterlichem Faktor VIII mit dem fetalen Immunsystem kommt. In Abhängigkeit von der Menge des Faktor VIII und des Gestationsalters zum Zeitpunkt dieses Kontaktes, kann dies entweder den Beginn einer Immunantwort mit den Folgen einer Hemmkörperentwicklung bedeuten oder aber zu einer Immuntoleranz führen.

Ein Vergleich mit der Hämophilie B zeigt, daß Patienten mit einer Hämophilie A ein etwa 6mal höheres Risiko für einen Hemmkörper haben (Gianelli et al. 1983). Die Gründe hierfür können verschieden sein. Zunächst unterscheidet sich das Mutationstypprofil wesentlich von der Hämophilie A. Vielleicht besitzt das Faktor-IX-Protein auch eine – im Vergleich zum Faktor-VIII-Protein – geringere Antigenität, bedingt durch die geringere Größe oder auch aufgrund gemeinsamer Strukturen mit anderen Vitamin-K-abhängigen Faktoren. Ein anderer Grund könnte sein, daß das Faktor-IX-Protein aufgrund der geringeren Größe eine höhere Wahrscheinlichkeit hat, die Plazentaschranke zu einem frühen Zeitpunkt der Schwangerschaft zu passieren und damit eine Immuntoleranz zu induzieren.

Für die in Tabelle 1 dargestellten Daten (425 Hämophile, davon 109 mit Hemmkörper) ergibt sich eine Gesamthemmkörperinzidenz für die Hämophilie A schwere Verlaufsform von 25,3%. Obwohl bei den hier dargestellten Daten aufgrund der verschiedenen zur Mutationssuche angewandten Methoden einige Mutationstypen unter- oder überrepräsentiert sind, und daher die Aussagekraft eingeschränkt ist, entspricht die so ermittelte Gesamthemmkörperinzidenz den Ergebnissen kürzlich publizierter prospektiver Studien (Review s. Neutzling u. Scharrer 1993). So lag die Hemmkörperinzidenz in den klinischen Studien mit den gentechnisch hergestellten Faktor-VIII-Konzentraten bei 26% (Recombinate, Bray et al. 1994) bzw. 24% (Kogenate, Lusher et al. 1993).

Die Erforschung weiterer Einflußfaktoren auf die Hemmkörperbildung wird zu einem besseren Verständnis der Pathogenese beitragen und helfen, zukünftig

frühzeitige therapeutische Maßnahmen zur Verhinderung einer Hemmkörperbildung zu entwickeln.

Zusammenfassung

Die Bildung von Antifaktor-VIII-Antikörpern ist die heutzutage schwerwiegendste
Komplikation der Substitutionstherpapie mit Faktor-VIII-Konzentraten und tritt
bei etwa 20–30 % der Patienten mit einer schweren Hämophilie A auf. Die Ursachen dieser Hemmkörperbildung sind weitgehend unbekannt.

In dieser Studie haben wir das Risiko einer Hemmkörperbildung in Abhän-
gigkeit von den verschiedenen, im Faktor-VIII-Gen am häufigsten auftretenden
Mutationstypen (Stop- und Missense-Mutationen, große und kleine Deletionen,
Intron-22-Inversionen) untersucht. Insgesamt wurden 425 Patienten mit schwerer
Hämophilie A und bekanntem Hemmkörperstatus einbezogen. Die Ergebnisse
zeigen ein 6- bis 7mal höheres Hemmkörperrisiko bei Patienten mit Stop-Mutationen, großen Deletionen oder Intron-22-Inversionen, als bei Patienten mit
Missense-Mutationen oder kleinen Deletionen. Eine mögliche Erklärung hierfür
könnte sein, daß bei den erstgenannten Mutationstypen, im Gegensatz zu
Missense-Mutationen und kleinen Deletionen, kein Faktor-VIII-Protein synthetisiert wird und damit der therapeutisch zugeführte Faktor VIII als Fremdprotein
eine Immunantwort induziert.

Die Kenntnis eines hohen Hemmkörperrisikos bei bestimmten Mutationstypen sollte zukünftig bei der genetischen Beratung von Hämophilie-A-Familien
Berücksichtigung finden. Darüber hinaus kann dieses Wissen dazu beitragen, für
Neugeborene mit bekanntem Genotyp Therapieprotokolle zur Verhinderung
einer Hemmkörperbildung zu entwickeln.

Literatur

Aledort L (1994) Inhibitors in hemophilia patients: current status and management. Am J
     Hematol 47:208–217
Bray G, Comperts ED, Courter S, Gruppo R, Gordon EM, Manco-Johnson M, Shapiro A,
     Scheibel E, White G III, Lee M (1994) Recombinate[R] Study Group: A multicenter study of
     recombinant factor VIII (Recombinate): safety, efficacy and inhibitor risk in previously
     untreated patients with hemophilia A. Blood 83:2428–2435
Ehrenforth S, Kreuz W, Scharrer I, Linde R, Funk M, Gungor T, Krackhardt B, Kornhuber B
     (1992) Incidence of development of factor VIII and factor IX inhibitors in haemophiliacs.
     Lancet 339:594–598
Frommel D, Muller JY, Prou-Wartelle O, Allain JP (1977) Possible linkage between the major
     histocompatibility complex and the immune response to factor VIII in classical hemo-
     philia. Vox Sang 33:270–272
Frommel D, Allain JP, Saint-Paul E, Bosser C, Noel B, Mannucci PM, Pannicucci F, Blombäck M,
     Prou-Wartelle O, Muller JY (1981) HLA antigens and factor VIII antibody in classic hemo-
     philia. Thromb Haemostas 46:687–689
Giannelli F, Choo KH, Rees DJG, Boyd Y, Rizza CR, Borwnlee GG (1983) Gene deletions in
     patients with haemophilia B and anti-factor IX antibodies. Nature 303:181–182

Goodeve AC, Preston FE, Peake IR (1994) Factor VIII gene rearrangements in patients with severe haemophilia A. Lancet 343:329–330

Lakich S, Kazazian HH Jr, Antonarakis SE, Gitschier J (1993) Inversions disrupting the factor VIII gene as a common cause of severe hemophilia. Nature Genetics 5:236–241

Lippert LE, Fisher JMcA, Schook LB (1990) Relationship of major histocompatibility complex class II genes to inhibitor antibody formation in hemophilia A. Thromb Haemostas 64:564–568

Ljung RCR (1994) Intron 22 inversions and haemophilia. Lancet 343:791

Lusher JM, Arkin S, Abildgaard CF, Schwartz RS (1993) Kogenate previously untreated patient study group: recombinant factor VIII for the treatment of previously untreated patients with hemophilia A. Safety, efficacy, and the development of inhibitors. N Engl J Med 328:453–459

Mayr WR, Lechner K, Niessner H, Pabinger-Fasching I (1984) HLA-DR and factor VIII antibodies in hemophilia A. Thromb Haemostas 51:293 (letter)

McMillan CW, Shapiro SS, Whitehurst D, Hoyer LW, Rao AV, Lazerson J (1988) Hemophilia Study Group: The natural history of factor VIII:C inhibitors in patients with hemophilia A: a national cooperative study. II. Observations on the initial development of factor VIII:C inhibitors. Blood 71:344–348

Michaelides K, Schwaab R, Lalloz MRA, Schmidt W, Tuddenham EGD (1995) Mutational analysis: New mutations. PCR II $M A practical approach (eds: Taylor, McPherson, Hames): Chap 13, pp 255–288, IRL Press, Oxford.

Millar DS, Steinbrecher RA, Wieland K, Grundy CB, Martinowitz U, Krawczak M, Zoll B, Whitmore D, Stephenson J, Mibashan RS, Kakkar VV, Cooper DN (1990) The molecular genetic analysis of haemophilia A; characterization of six partial deletions in the factor VIII gene. Hum Genet 86:219–227

Naylor J, Brinke A, Hassock S, Green PM, Giannelli F (1993) Characteristic mRNA abnormality found in half the patients with severe haemophilia A is due to large DNA inversions. Hum Mol Genet 2:1773–1778

Principles and Practice of clinical virology (1990) 2nd. (eds: Zuckerman AJ, Banatvala JE, Pattison JR) pp 148, John Wiley & Sons, Chichester

Scharrer I, Neutzling O (1993) Incidence of inhibitors in haemophiliacs. A review of the literature. Blood Coag Fibrinol 4:753–758

Tizzano EF, Altisent C, Tusell J, Domenech M, Baiget M (1994) Intron 22 inversions and haemophilia. Lancet 343:792

Tuddenham EGD, Schwaab R, Seehafer J, Millar DS, Gitschier J, Higuchi M, Bidichandani S, Connor JM, Hoyer LW, Yoshioka A, Peake IR, Olek K, Kazazian HH, Lavergne J-M, Giannelli F, Antonarakis SE, Cooper DN (1994) Haemophilia A: database of nucleotide substitutions, deletions, insertions and rearrangements of the factor VIII gene, second edition. Nucleic Acids Res 22:3511–3533

Vehar GA, Lawn RM, Tuddenham EGD, Wood W (1988) Factor VIII and factor V: biochemistry and pathophysiology. In: Scriver CR, Beaudet AL, Slyms, Valle D (eds) The metabolic basis of inherited disease. 6th Edition. New York; McGraw-Hill:2155–2170

Epidemiologie der Hemmkörperhämophilie

W. Kreuz, C. escuriola-Ettingshausen, I. Martinez-Saguer,
S. Ehrenforth, S. Becker, E. Lenz, B. Kornhuber

Die Entwicklung von F-VIII-Hemmkörpern stellt eine der schwerwiegendsten
Komplikationen in der Behandlung von Hämophilie-A-Patienten dar. Wir verglichen 13 publizierte Studien zur F-VIII-Hemmkörperentwicklung [1, 4 – 9, 13 – 15,
17, 18].

Frühere Inhibitor-Studien [4, 9, 11, 13, 14] berücksichtigten vorwiegend die
Inhibotorprävalenz. Die Prävalenz gibt lediglich die aktuelle Anzahl der Hemmkörperpatienten zu einem bestimmten Zeitpunkt an, wohingegen die Inzidenz die
Anzahl aller neuen Inhibitor-Patienten in einem bestimmten Zeitraum berücksichtigt. Demzufolge wird mit alleiniger Berechnung der Prävalenz das Risiko
einer Hemmkörperentwicklung unterschätzt, weil Patienten, die erfolgreich
therapiert werden, Patienten, die versterben oder aus anderen Gründen aus der
Studie ausscheiden, nicht berücksichtigt werden.

Erst neuere prospektive PUP-Studien, die die Inhibitorinzidez berücksichtigen, sind aufgrund ähnlicher Studienprotokolle und -populationen untereinander weitgehend vergleichbar: Unabhängig vom Schweregrad der Hämophilie
A konnte in 7 prospektiven Studien eine Hemmkörperinzidenz zwischen 18,4
und 28 % beobachtet werden. Bei alleiniger Berücksichtigung der Patienten mit
schwerer Hämophilie A (F VIII < 2 %) lagen die Inzidenzen höher.

Bereits nach 9 bis 36 Expositionstagen (im Median) im Alter von 0,8 bis 3,3
Jahren (im Median) traten F-VIII-Hemmkörper auf.

Ältere Studien zur Hemmkörperentwicklung

Die Inhibitorprävalenzen 5 älterer Studien lagen zwischen 7 und 18 % (s. Tabelle 1).
Die niedrigen Prävalenzraten sowie die große Spannweite können durch folgende
Aspekte erklärt werden.

Prävalenz

Wie bereits erwähnt, gibt die Prävalenz nur die Anzahl der Inhibitor-Patienten zu
einem bestimmten Zeitpunkt an, so daß Patienten, die erfolgreich therapiert
werden, Patienten, die versterben (die Sterblichkeit ist bei Hemmkörperpatienten
signifikant höher als bei Hämophiliepatienten ohne Hemmkörper!) oder Patien-

I. Scharrer/W. Schramm (Hrsg.)
25. Hämophilie-Symposion Hamburg 1994
© Springer-Verlag Berlin Heidelberg 1996

Tabelle 1. Inhibitorprävalenz – Ergebnisse von 5 Studien zwischen 1960 und 1991

	Studien-zeitraum	(n)	F VIII <1%	Alter (Jahre)	Hemm-körper-patienten	Prävalenz [%]
Gill et al.	1975–79	1522	1218	0,1 – >60	216	14,2
Schwarzinger et al.	1960–86	62	n.a.	–	13	17,5
McMillan et al.	1975–79	1306	n.a.	2–64	31	–
Rasi, Ikkala	1960–89	139	139	0,7–60	25	18
Sultan et al.	1991	2870	1665	0,1–60	201	7

ten, die aus anderen Gründen aus der Studie ausscheiden, nicht erfaßt werden, und somit das Risiko einer Hemmkörperentwicklung mit alleiniger Angabe der Prävalenz unterschätzt wird. Lediglich in der Altersgruppe der jungen Hemmkörperpatienten korrelieren Prävalenz und Inzidenz gut. Mit zunehmendem Alter der Patienten und höherem „drop out" aus den genannten Gründen fällt die Prävalenz, wohingegen die Inzidenz konstant bleibt oder sich erhöhen kann [8].

Patientenpopulation

Ein weiterer wichtiger Faktor, der Prävalenz und Inzidenz beeinflussen kann, ist die Auswahl der Studienpatienten. Die Frankfurter Studie [8] konnte 1992 zeigen, daß PUPs („previously untreated patients") mit schwerer und mittelschwerer Hämophilie A, positiver Hemmkörperfamilienanamnese und F-VIII-Exposition im Kindesalter einem signifikant höheren Risiko der F-VIII-Hemmkörperentwicklung unterliegen [8] als häufig substituierte erwachsene Patienten [9].

Bei der Analyse der Patientenpopulation der 5 älteren Studien fällt jedoch auf, daß neben PUPs auch eine große Anzahl bereits häufig F VIII-exponierter Kinder und Erwachsener (Alter 0,1 bis über 60 Jahre) in die Studien aufgenommen wurden. In einige Studien wurden sogar Patienten mit Inhibitoranamnese oder meßbarem Inhibitor bei Studieneintritt eingeschlossen [1, 13]. Die Gesamtzahl der Patienten reichte in den verschiedenen Studien von 62 bis zu 2870. Verschiedene Faktorenpräparate unterschiedlichen Reinheitsgrades sowie Plasma wurden verabreicht. Die Anzahl der Patienten, die bereits verschiedene F-VIII-Konzentrate erhalten hatten, war meist nicht zu erruieren.

Angaben zur Frequenz der Inhibitoruntersuchungen waren nur vereinzelt oder überhaupt nicht vorhanden.

Ebenso lückenhaft war in einigen Studien die Dokumentation der F-VIII-Restaktivität der Studienpatienten [9, 14], so daß eine Auswertung unter Berücksichtigung des Schweregrades der Hämophilie nicht möglich war bzw. bei einem möglichen Einschluß vieler Patienten mit einer F-VIII-Restaktivität größer 5% niedrige Prävalenz- und auch Inzidenzraten zu erwarten wären. Wie bereits erwähnt, sind Kinder mit schwerer und mittelschwerer Hämophilie A Risikopatienten bezüglich einer Hemmkörperentwicklung.

Studiendesign

Zu niedrigen Prävalenzraten kann auch eine retrospektive Erfassung der Studiendaten führen. Besonders dann, wenn die Zeitintervalle zwischen den Hemmkörperuntersuchungen zu groß gewählt werden, können Patienten mit niedrigen, transitorischen Hemmkörpern und unauffälliger Klinik übersehen werden. Außerdem sind präzise Angaben zum Erstauftreten des Hemmkörpers und zu den Hemmkörperpatienten, wie etwa Alter bei Entwicklung des Hemmkörpers, Anzahl der Expositionen und Menge des verabreichten Präparats bis zur Hemmkörperentwicklung retrospektiv nur schwierig zu erfassen.

Ein direkter Vergleich der Ergebnisse dieser 5 recht unterschiedlich konzipierten Studien ist also nur teilweise möglich, und wenn überhaupt, zurückhaltend zu bewerten.

Inhibitorinzidenz bei PUP-Studien

Aufgrund der Ergebnisse und Kenntnisse aus diesen früheren Hemmkörperstudien wurden weitere Studien als prospektive PUP-Studien konzipiert:

Im folgenden werden 8 PUP-Studien [5–8, 15, 17, 18] bezüglich der Hemmkörperentwicklung analysiert (s. Tabelle 2). Aufgrund des ähnlichen Studienaufbaus sind diese Studien besser untereinander vergleichbar.

Studiendesign und Patientenkollektive

Im Vergleich zu den früheren Studien [4, 9, 11, 13, 14] wurden die Patientengruppen und auch der Studienaufbau der einzelnen Studien genauer dokumentiert und beschrieben:

Tabelle 2. Studiendesign von 8 PUP-Studien

		Studien-zeitraum	(n)	F VIII Restaktivität			PUPs	Alter (Jahre)
				<2%	2–5%	>5%		
Lusher et al.,	1991	1986–89	38	25	13	–	19 + 19[b]	0,1–4
Ehrenforth et al.,	1992	1976–91	63	27	19	17	63	1,1–20,1
Addiego et al.,	1992[a]	1987–90	53	n.a.	30	n.a.	43 + 10[b]	0,1–8
Ljung et al.,	1992	1970–90	81	77	4	–	n.a.	n.a.
Addiego et al.,	1993	1975–85	89	89	–	–	89	0–5
Bray et al.,	1992	since 1990	72	72	–	–	72	0,1–4,5
Lusher et al.,	1993	since 1989	101	63	17	21	101	0–60
De Biasi et al.,	1994	1975–92	64	48	16	–	64	2,4–18,1

[a] retrospektiv.
[b] minimal vorbehandelt.

Alle Studien, außer der von Addiego et al. [7] wurden prospektiv durchgeführt. Dokumentiert wurden in der Regel Alter bei Studieneintritt, Methode und Frequenz der Hemmkörperuntersuchungen, Alter bei Erstexposition und Anzahl der Expositionen bis zur Hemmkörperentwicklung. Verabreicht wurden F-VIII-Konzentrate unterschiedlichen Reinheitsgrades (sehr niedrig, niedrig, mittel und hoch) [6–8, 17]. In 4 Studien [2, 5, 7, 18] kam jeweils nur ein Präparat zur Anwendung.

Uneinheitlich war die Definition von hoch- bzw. niedrigtitrigen Hemmkörpern (High bzw. Low respondern): In 4 Studien [5, 10, 15, 17] wurde von einem hochtitrigen Hemmkörper ab 10 BE (Bethesda-Einheiten) gesprochen, wohingegen die übrigen Studienprotokolle bereits ab Titerwerten von über 5 BE von einem High responder sprachen. Einige Studienprotokolle gaben keine untere Titergrenze zur Definition eines niedrigtitrigen Hemmkörpers an [6, 7, 11, 17].

In allen Studien wurden nur PUPs oder minimal vorbehandelte Patienten, d. h. Patienten, die Erythrozytenkonzentrate oder geringe Mengen anderer Blutprodukte vor der F-VIII-Erstexposition erhielten, eingeschlossen. Lediglich Ljung et al. [17] machten keine genaueren Angaben zur eventuellen Vorbehandlung ihrer Patienten.

Fast alle Patienten waren Kinder oder junge Erwachsene (Alter 0,1 bis 20,1 Jahre) und litten zum größten Teil an einer schweren oder mittelschweren Hämophilie A. Einheitlich in allen PUP-Studien war die Durchführung einer Inhibitorbestimmung vor Erstexposition mit einem F-VIII-Präparat sowie das Analyseverfahren nach der modifizierten Bethesdamethode. Diskrepant war die Häufigkeit der Inhibitorkontrolluntersuchungen (Tabelle 3): Addiego et al. [7] führten nur einmal pro Jahr Inhibitorkontrollen durch; die Frankfurter Gruppe vor jeder 20. Exposition [8]. Werden Hemmkörperuntersuchungen sehr selten durchgeführt, also die Intervalle zu groß gewählt, können niedrigtitrige, transitorische Hemmkörper übersehen werden, vor allem bei Patienten mit unauffälliger Klinik.

Tabelle 3. Häufigkeit und Methode der Hemmkörperuntersuchung und verabreichtes Faktor-VIII-Präparat

		Hemmkörperuntersuchung vor Erstsubstitution	Häufigkeit der Hemmkörperuntersuchung	Methode	Präparat
Lusher et al.	1991	+	alle 6 Monate	Bethesda	Monoclate
Ehrenforth et al.	1992	+	jeden 20. ED	Bethesda	verschiedene
Addiego et al.	1992	+	alle 3 Monate	Bethesda	Hemofil M
Ljung et al.	1992	+	1–3/Jahre	Bethesda	verschiedene
Bray et al.	1992	+	alle 3 Monate	Bethesda	Recombinate
Lusher et al.	1992	+	alle 3 Monate	Bethesda	Kogenate
Addiego et al.	1993	+	1/Jahr	Bethesda	verschiedene[a]
De Biasi et al.	1994	+	1–2/Jahre	Bethesda	verschiedene

[a] niedrigen Reinheitsgrades.

Die Studiendauer bewegte sich zwischen 3 [7] und 15 Jahren [8]. Der individuelle Beobachtungszeitraum war häufig nicht zu erruieren, ist jedoch bei kurzen Studienlaufzeiten entsprechend klein einzuschätzen. Wird der Patient während des kurzen Beobachtungszeitraumes zudem nur selten mit F VIII exponiert, so besteht nach Studienende noch immer ein erhöhtes Risiko einer Hemmkörperentwicklung. Die Inzidenz kann also bei kurz gewählten Beobachtungszeiträumen entsprechend niedrig ausfallen und ist nicht repräsentativ.

Ergebnisse

Die Inhibitorinzidenz für Hämophilie-A-Patienten unabhängig vom Schweregrad der Hämophilie bewegte sich bei 7 PUP-Studien zwischen 18,4 und 28 %.

Addiego et al. [7] beschrieben eine Inzidenz von nur 9,5 %. Allerdings litten von den 53 Patienten 30 an einer mittelschweren Hämophilie A, die mit einem geringeren Risiko einer Hemmkörperentwicklung einhergeht. Die Restaktivität der übrigen 23 Patienten wurde nicht angegeben. Des weiteren war die Studienlaufzeit zu kurz gewählt, so daß bei längerer Beobachtungszeit eine höhere Inzidenz zu erwarten gewesen wäre.

Inhibitorinzidenz abhängig vom Schweregrad der Hämophilie

Bei Patienten mit schwerer Hämophilie A (F VIII < 2 %) war die Inhibitorinzidenz signifikant höher (21 bis 52 %) als bei Patienten mit mittelschwerer Hämophilie A (5,3 bis 12,5 %). Selten wurde eine Hemmkörperentwicklung bei Patienten mit milder Hämophilie beobachtet. Wertet man die Patienten mit mittelschwerer und schwerer Hämophilie zusammen aus, so resultiert eine Inhibitorinzidenz zwischen 21 und 33 % (Tabelle 4).

In 5 von 8 Studien wurden mehr hochtitrige als niedrigtitrige Hemmkörper beobachtet [5 – 8]. Ljung et al. [17], Lusher und die Kogenate-Study-Group

Tabelle 4. Hemmkörperentwicklung. Inzidenz abhängig vom Schweregrad der Hämophilie

			Schweregrad der Hämophilie [%]		
		Gesamt [%]	< 2 %	2 – 5 %	< 5 %
Lusher et al.	1991	18,4	n. a.	n. a.	*n. a.*
Ehrenforth et al.	1992	24	52	5,3	*33*
Addiego et al.	1992	9,5		9,5	*9,5*
Ljung et al.	1992	21	21	–	*21*
Addiego et al.	1993	28	28	–	*28*
Lusher et al.	1993	19,2	27,2	11,8	*23,8*
Bray et al.	1994	26,4	26,4	–	*26,4*
De Biasi et al.	1994	20,3	22,9	12,5	*20,3*

Tabelle 5. Hemmkörperentwicklung – Anzahl der Hemmkörperpatienten – High und low responder

		Hemmkörperpatienten	High responder	Low responder
Lusher et al.	1991	7/38	6[a]	1[a]
Ehrenforth et al.	1992	15/63	12	3
Addiego et al.	1992	5/53	2	3
Ljung et al.,	1992	17/81	6[a]	5[a] + 6[b]
Addiego et al.	1993	25/89	20	5
Lusher et al.	1993	19/99	12[a]	4[a] + 3[b]
Bray et al.	1994	19/72	7[a]	10[a] + 22[b]
De Biasi et al.	1994	13/64	11	2

High Responder > 5 BE außer
[a] > 10 BE;
[b] transiente Hemmkörper.

[5] sowie Bray und die Recombinate-Study-Group [19] konnten niedrig-titrige, transitorische Inhibitoren messen, die wieder spontan verschwanden (Tabelle 5).

Zeitpunkt der Inhibitorentwicklung

Die meisten Hemmkörper traten bereits nach wenigen Expositionstagen (ED) auf: Im Median nach 9 bis 15 EDs, bei De Biasi et al. [6] erst nach 36 EDs (Median). Die Spannweite reichte von zwei bis 195 EDs (Tabelle 6).
Das Alter der Patienten bei Inhibitorentwicklung lag im Median zwischen 0,8 und 3,3 Jahren (Range 0,5 bis 12,9 Jahre, Tabelle 7).

Das Alter der Inhibitorpatienten bei Erstexposition wurde nur in wenigen Studien dokumetiert: in der Frankfurter Studie [8] 0,9 Jahre, Lusher et al. [5] 0,8 Jahre und Bray et al. [19] 0,6 Jahre.

Tabelle 6. Expositionstage (ED) bis zur Hemmkörperentwicklung (im Median)

		Expositionstage	
		Median	Range
Lusher et al.	1991	15	(6–47)
Ehrenforth et al.	1992	11	(4–195)
Ljung et al.	1992	n.a.	
Addiego et al.	1993	11	(2–30)
Lusher et al.	1993	9	(3–41)
Bray et al.	1994	10	(3–45)
De Biasi et al.	1994	36	(8–177)

Tabelle 7. Alter bei Erstexposition und bei Hemmkörperentwicklung und individueller Beobachtungszeitraum

		Alter bei Erstexposition (Jahre)		Alter bei Hemmkörperentwicklung (Jahre)		Individ. Beobachtungszeitraum (Jahre)	
		Medien	(Range)	Medien	(Range)	Medien	(Range)
Lusher et al.	1991		n.a.		n.a.		n.a.
Ehrenforth et al.	1992	0,9	(0,1–4)	2,0	(0,8–5,2)	8	(0,1–15,3)
Addiego et al.	1992	n.a.		n.a.		n.a.	
Ljung et al.	1992		n.a.		n.a.		n.a.
Addiego et al.	1993	n.a.		1,7	(0,5–5,2)	8,2[a]	
Lusher et al.	1993	0,8	(0,3–2,1)	1,25	(0,8–3,2)	2,7	(0,3–4,8)
Bray et al.	1994	0,6	(0,1–1,4)	0,8	(0,6–2,1)	2,1	(0,2–3,2)
De Biasi et al.	1994	n.a.		3,3	(1,4–12,9)	8,5	(0,8–15,5)

[a] Mittelwert.

Ebenso unvollständig war die Dokumentation des individuellen Beobachtungszeitraumes der Patienten: Ehrenforth et al. [8] 0,1–15,3 Jahre, De Biasi et al. [6] 0,8–15,5 Jahre, Lusher et al. [5] 0,3–4,8 Jahre und Bray et al. [19] 0,2–3,2 Jahre.

Im Median wurden alle Patienten über einen Zeitraum von 2,1 bis 8,5 Jahre beobachtet (bzw. 8,2 Jahre im Mittel [7]).

Kumulatives Risiko der Inhibitorentwicklung

Das kumulative Risiko der Inhibitorentwicklung wurde nur in drei Studien berücksichtigt: Es lag bei 32,6 % im Alter von 6 Jahren in der Frankfurter Studie [8], bei 25 % im Alter von 451 Tagen in der Kogenate-Studie [5] und bei 19,9 % im Alter von 6 Jahren in der Studie von De Biasi [6].

Lusher et al. [5] verglichen das kumulative Risiko der Inhibitorentwicklung abhängig von der Zeit nach erster F-VIII-Exposition für Hämophilie-A-Patienten mit einer Restaktivität kleiner 5 % der rekombinanten F-VIII-Studie [5] mit den Ergebnissen der Frankfuter Studiengruppe [8], die mit überwiegend Plasma-derived-F-VIII-Konzentraten verschiedenen Reinheitsgrades behandelt wurden. Die Darstellung erfolgte graphisch in einem Kaplan-Meyer-Plot (Abb. 1). In Abbildung 2 haben wir die Studienergebnisse von Bray et al. [2] und Addiego et al. [7] in Form weiterer Kaplan-Meyer-Plots hinzugefügt. Anhand der Abbildungen kann man erkennen, daß in allen Studien eine ähnliche Tendenz der Inhibitorentwicklung zu beobachten ist.

Schlußfolgerung

Mit den gewonnenen Erfahrungen und Erkenntnissen zur Hemmkörperentwicklung sollten multizentrische, standardisierte, prospektive PUP-Studien durch-

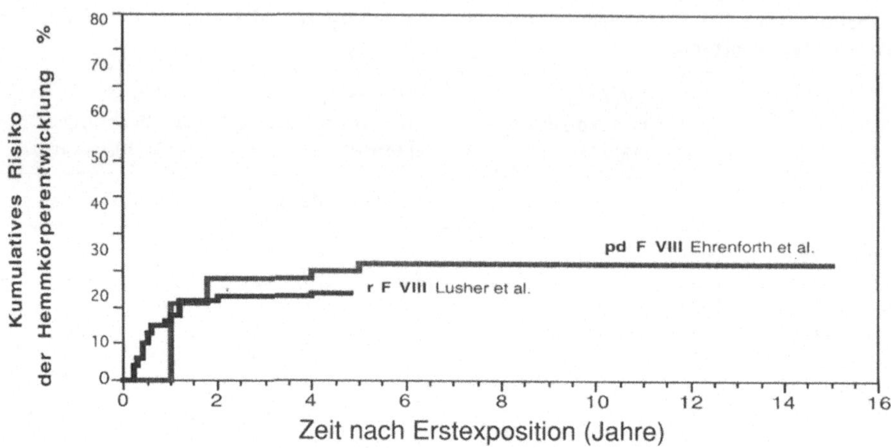

Abb. 1. Kumulatives Risiko der Hemmkörperentwicklung. *pd* F VIII plasma derived F VIII; r F VIII recombinant F VIII

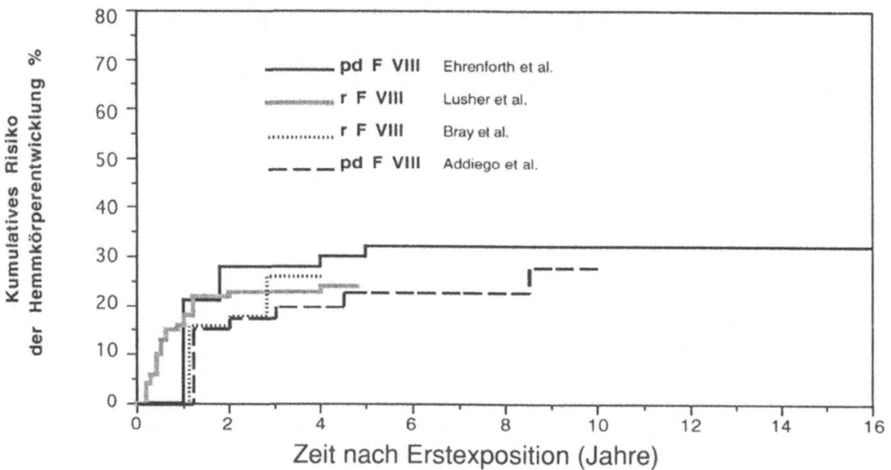

Abb. 2. Kumulatives Risiko der Hemmkörperentwicklung. *pd* F VIII plasma derived F VIII; r F VIII recombinant F VIII

geführt werden, um weitere Aspekte, die die Hemmkörperentwicklung beeinflussen können, wie z.B. die genentische Disposition, Präparateabhängigkeit, Therapieregime usw. zu beleuchten. Aufgrund der Beobachtung, daß eine Hemmkörperentwicklung bereits nach wenigen F-VIII-Expositionen (Mediane 9–36 Expositionen, Range 3–195 Expositionen) auftritt, sind engmaschige Hemmkörperkontrolluntersuchungen gerade zu Anfang der Therapie (bis zur 200. Exposition) und später weniger häufig zu empfehlen.

Die ständige Kommission „Pädiatrische Hämostaseologie im Kindes- und Jugendalter" der Gesellschaft für Thrombose- und Hämostaseforschung (GTH) führt seit Mitte 1993 eine prospektive, multizentrische Studie zur Inhibitorinzidenz bei erstbehandelten Hämophilen durch [20]. Beabsichtigt ist eine Studiendauer von 10 Jahren und eine Rekrutierungszeit von 5 Jahren. Dokumentiert werden Diagnose Hämophilie A oder B, Schweregrad der Hämophilie, Art und Dosierung des Faktorenpräparates, Therapieregime, Anzahl und Zeitpunkt der Expositionen, Alter bei Erstexpositon, Familienanmnese (betreffend Hämophilie und Hemmkörper) und molekulargenetische Untersuchungen. Die verschiedenen Aspekte sollen mit der Hemmkörperentwicklung korreliert werden.

Die Patienten werden regelmäßig überwacht. Inhibitoruntersuchungszeitpunkte sind besonders zu Beginn der Therapie engmaschig gewählt:

- vor Erstsubstitution,
- innerhalb der ersten 20 Expositionstage jeden 3.–4.-Expositionstag,
- dann bis zum 200. Expositionstag alle 10 Expositionstage,
- ab dem 200. Expositionstag alle 3 Monate,
- zusätzlich bei klinischem Verdacht auf einen Hemmkörper und bei selten substituierten Patienten alle 3 Monate.

Die Ergebnisse der GTH-Studie und ähnliche, wie die von Aledort [16] werden hoffentlich weitere, wichtge Erkenntnisse zur Hemmkörperentwicklung liefern.

Literatur

1. Gill FM (1984) The natural history of factor VIII inhibitors in patients with hemophilia A. Prog Clin Biol Res 150:19–29
2. Bray GL for the Recombinate Study Group (1992) Clinical experience with recombinant Factor VIII (Recombinate) in previously untreated patients (PUPs) with hemophilia A. Abstract No. 159, XX International Congress of the World Federation of Hemophilia, Athens, Abstractbook, 83
3. Lusher JM, Arkin S, Abildgaard CF, Mannucci PM, Schwartz RS and the Kogenate Study Group (1992) Recombinant (r) Factor (Kogenate) in previously untreated subjects with Hemophilia A – A three year study. Abstract No. 159, XX International Congress of the World Federation of Hemophilia, Athens, Abstractbook, 94
4. Rasi V, Ikkala E (1990) Haemophiliacs with factor VIII inhibitors in Finland: prevalence, incidence and outcome. Br J Haematol 76:369–371
5. Lusher JM, Arkin S, Abildgaard CF, Schwartz RS and the Kogenate previously untreated patient Study Group (1993) Recombinant Factor VIII for the treatment of previously untreated patients with Hemophilia A. N Engl J Med 328:453–439
6. De Biasi R, Rocino A, Papa ML, Salerno E, Mastrullo L, De Blasi D (1994) Incidence of Factor VIII inhibitor development in Hemophilia A patients treated with less pure plasma derived concentrates. Thromb Haemost 71:544–547
7. Addiego J, Kasper C, Abildgaard C, Hilgartner M, Lusher J, Glader B, Aledort L (1993) Frequency of inhibitor development in haemophiliacs treated with low purity factor VIII. Lancet 342:462–464
8. Ehrenforth S, Kreuz W, Scharrer I, Linde R, Funk M, Güngör T, Krackhardt B, Kornhuber B (1992) Incidence of development of factor VIII and factor IX inhibitors in haemophiliacs. Lancet 339:594–98
9. McMillan CW, Shapiro SS, Whitehurst D, Hoyer LW, Rao V, Lazerson J and the Hemophilia Study Group (1988) The Natural History of Factor VIII:C Inhibitors in patients with hemophilia A. A national cooperative study. Observations on the initial development of factor VIII:C inhibitors. Blood 71:344–348

10. Lusher JM, Salzman PM and the Monoclate Study Group (1990) Viral safety and inhibitor development associated with factor VIII:C ultra-purified from plasma in haemophiliacs previously unexposed to factor VIII:C concentrate. Semin Haematol 27:1–7

11. Addiego J, Kasper C, Abildgaard C, Hilgartner M, Lusher M, Glader B, Aledort L (1992) Inhibitors in factor VIII deficient hemophilia: Comparison of frequency based upon treatment. Abstract No 913 ASH Anaheim Blood 80 (Suppl 1):231a

12. Lusher JM, Arkin S, Kreuz W, Mannucci PM, Pearce J and the Kogenate Study Group (1991) Inhibitor (I) development in previously untreated hemophiliacs receiving rF VIII (Kogenate) – is there an increased incidence? Abstract No 217 ASH Denver, Blood 78 (Suppl 1):57a

13. Sultan Y and the French Hemophilia Study Group (1992) Prevalence of inhibitors in a population of 3435 hemophilia patients in France. Thromb Haemost 67:600–602

14. Schwarzinger I, Pabinger I, Korninger C, Haschke F, Kundi M, Niessner H, Lechner K (1987) Incidence of inhibitors in patients with severe and moderate hemophilia A. Treated with factor VIII concentrates. Am J Hematol 24:241–245

15. Bray GL, Liu-Maruya S, Courter S, High K, Gomperts E and the Recombinate Study Group (1992) Experience with recombinant factor VIII (Recombinate) in previously untreated patients (PUPs) with severe hemophilia A. Abstract No 908 ASH Anaheim Blood 80 (Suppl 1):229a

16. Aledort L (1992) Proposal for a standardized protocol for PUP studies to screen for inhibitor formation (SSC on F VIII and IX of the International Society of Thrombosis and Haemostasis) Munich

17. Ljung R, Petrini P, Lindgren A, Tengborn L, Nilsson I (1992) Factor VIII and factor IX inhibitors in haemophiliacs. Lancet 339:1550

18. Lusher JM (1991) Viral safety and inhibitor development associated with monoclonal antibody-purified F VIII C. Ann Hematol 63:138–141

19. Bray G, Lee M, Buckwalter C, Lynes M, Courter S, Gomperts E for the Recombinate Study Group (1994) Use of recombinant factor VIII (Recombinate) in previously untreated patients with hemophilia A. Abstract No 107 XXI Int Congr of the World Federation of Hemophilia, Mexico City, Abstract book

20. Kreuz W, Martinez-Saguer I et al. (1994) Inhibitorinzidenz bei erstbehandelten Hämophilen. Aus: Scharrer I: Erstes deutsches Kogenate Symposium. Klinische Erfahrungen und Sicherheitsaspekte. Pabst, Lengerich, S 126–133

Immuntoleranztherapie der Hämophilie A – Ergebnisse und Empfehlungen

H. LENK, H. H. BRACKMANN, I. SCHARRER, W. KREUZ

Einleitung

Der Nachweis eines Hemmkörpers bedeutet einen extremen Einschnitt im Verlauf der Betreuung eines Hämophilen. Wenn es nicht gelingt, den Hemmkörper wieder zu eliminieren, besteht ein erhöhtes Risiko für lebensbedrohliche Blutungen und chronische Gelenkveränderungen.

Die als Immuntoleranztherapie (ITT) bezeichnete Eliminaton von Hemmkörpern bei Hämophilen wurde in Deutschland entwickelt und hier wurden bisher auch die weitaus meisten Patienten behandelt. Deshalb hat man sich unter den Hämophiliebehandlern auf eine spezielle Registrierung der Patienten und der durchgeführten Behandlung geeinigt. Darüber hinaus sind von diesen Behandlern Empfehlungen für das Vorgehen bei einer ITT erarbeitet worden.

Tabelle 1. Immuntoleranztherapie der Hämophilie A Stand 10/94

Behandler	Hämophiliezentrum	Patienten
Brackmann	Bonn	55
Auerswald	Bremen	11
Lenk	Leipzig	10
Scharrer	Frankfurt	5
Auberger	München	4
Zimmermann	Heidelberg	2
Anders	Rostock	2
Wolf	Dresden	2
Hempelmann	Berlin	2
Schramm	München	1
Joachim	Görlitz	1
Schimpf	Heidelberg	1
Möbius	Cottbus	1
Wendisch	Dresden	1
Weisser	Neckargemünd	1
Eberl	Braunschweig	1
Aumann	Magdeburg	1

I. Scharrer/W. Schramm (Hrsg.)
25. Hämophilie-Symposion Hamburg 1994
© Springer-Verlag Berlin Heidelberg 1996

Tabelle 2. Therapieergebnisse Stand 10/94 (101 gemeldete Patienten)

1. Therapie beendet Recovery und HWZ normal	n = 64 (63 %)
2. Therapie beendet geringer Resttiter oder Recovery und HWZ nicht normal	n = 5 (5 %)
3. Therapie beendet Abbruch wegen mangelndes Erfolgs oder auf Wunsch des Patienten oder Tod unter Therapie	n = 10 (10 %)
4. Therapie nicht beendet Hemmkörper < 1 BE 5 × Dauer < 1 Jahr 4 × Dauer 1 – 2 Jahre	n = 15 (15 %)
5. Therapie nicht beendet Hemmkörper > 1 BE 5 × Dauer > 2 Jahre	n = 7 (7 %)

Therapieergebnisse

Für eine Zusammenfassung der Therapieergebnisse bei der Hemmkörperelimination wurde ein Fragebogen entwickelt und bisher bei 101 Patienten aus 17 deutschen Behandlungszentren (Tabelle 1) ausgewertet.

Bei der Beurteilung der Behandlungsergebnisse der ITT (Tabelle 2) wird klar, daß man nicht allein zwischen „erfolgreich" und „nicht erfolgreich" unterscheiden kann. Auch die Umwandlung eines „high responders" in einen Patienten mit einem Hemmkörpertiter ≤ 1 BE bzw. mit nicht vollständig normalisierter Recovery oder HWZ unter Therapie mit F VIII oder IX ist ein wesentlicher Therapieerfolg. Unter den 79 Patienten, bei denen die Therapie beendet ist (Gruppe 1 – 3, Tabelle 2), war sie somit nur 10mal erfolglos, bei 69 (87 %) konnte ein Erfolg oder Teilerfolg erzielt werden.

Empfehlungen für die Durchführung der Immuntoleranztherapie

Ausgehend von den Ergebnissen und den umfangreichen Erfahrungen der Eliminationstherapie, die meist nach den in Bonn entwickelten Prinzipien erfolgte, wurde versucht, präzisierte Empfehlungen für das heutige Vorgehen hinsichtlich Therapiebeginn, Dosierung, Dauer, Überwachung und Therapieende abzuleiten.

1. Bestimmungsmethode

Der Hemmkörper-Titer wird in Bethesda-Einheiten (BE) angegeben. Eine BE ist als diejenige Inhibitoraktivität definiert, die 50 % des vorhandenen Faktors VIII nach 2 h Inkubation bei 37 °C inaktiviert.

High responder: höchster registrierter Hk-Titer > 5 BE
Low responder: höchster registrierter Hk-Titer ≤ 5 BE

2. Behandlung von Blutungen vor Beginn der ITT (Hk-Titer > 5 BE)

Therapie der Wahl: aktiv. Prothrombinkomplexkonzentrat (Feiba) Dosierung:
50 – 100 E/kg KG 2 ×/die
   bei Komplikationen oder Therapieversagen:

a) Hyate C: 100 E/kg 2 ×/die (wenn Kreuzreaktion nicht über 30 %)
b) rFVIIa: 90 µg/kg alle 3 Stunden

3. Zeitpunkt des Beginns der Immuntoleranztherapie

So früh wie möglich nach Entdeckung des Hemmkörpers und nach Abklärung
von:

– Venenverhältnissen
– Compliance
– ausreichendem Verständnis, Einsicht und Akzeptanz der Eltern
– evtl. Information der Krankenkasse

4. Dosierung der ITT mit Faktor VIII (Behandlungsschema)

a) Low-Responder (≤ 5 BE):
   – Mindestens 50 E F VIII/kg KG 1 ×/Tag, je nach Klinik (Blutungsanamnese)
     und Laborbefund.
   – Bei Anstieg des Hemmkörpertiters unter der Therapie höhere Dosierungen
     wählen (z. B. 100 E/kg 1 ×/Tag).
   – Bei Anstieg des Hemmkörpertiters > 5 BE siehe unter High-Responder.
b) High-Responder (> 5 BE):
Dosierung: 100 – 150 E F VIII/kg 2 ×/Tag

Mögliche Zusatztherapie mit Feiba, abhänig von der Klinik (Blutungsanamnese,
Blutungsfrequenz unter ITT).
   Dosierung: 50 E Feiba/kg 2 ×/Tag

5. Verwendung von Kathetersystemen (Broviac, Port)

– Therapie durch Venenpunktion hat Vorrang, da Komplikationsrate bei allen
  Kathetersystemen erhöht
– Wahl des Kathetersystems entsprechend eigener Erfahrung
– Intensive Betreuung durch Behandlungszentrum

6. Blutungsbehandlung während der ITT

Bei leichteren Blutungen:
Nach Möglichkeit nur Maßnahmen wie Ruhigstellung, Kühlung etc.
Bei therapiebedürftigen Blutungen: Feiba
Dosierung: 40–100 E/kg 2 ×/die
              (bei Dosierungen > 200 E/kg – Cave!: DIC)

Bei ITT mit gleichzeitiger Anwendung von Feiba: Dosiserhöhung oder zusätzliche Einzelgabe.
Alternativ: Hyate C, rFVIIa (siehe Punkt 2)

7. Verlauf des Hemmkörper-Titers unter ITT

Boosterung des Hk-Titers	nach 6–14 Tagen
höchster Anstieg	nach 3–4 Wochen
Zeitraum bis Abfall < 2 BE	ca. 7 Monate
Zeitraum von < 2 BE bis Eradikation	≥ 7 Monate

Kürzere Verläufe aber auch Verzögerungen bei Infektionen, Blutungen, mangelnder Compliance oder ohne erkennbare Ursache sind möglich.

8. Bedeutung von Recovery und Halbwertszeit für die Therapieplanung

8a) Verlauf der Recovery

Messung der Recovery 30 Minuten nach Substitutionsende einer ITT-Dosis. Nach Absinken des Hemmkörper-Titers auf etwa 5 Bethesda-Einheiten ist nach 30 Minuten ein geringer Faktor VIII-Anstieg zu messen.

8b) Verlauf der Halbwertszeit

Die Normalisierung der F VIII-Halbwertszeit ist entscheidend für die Eradikation:
1. Schritt: Bei Hk-Abfall unter 1 BE – nach 12 h geringe F VIII-Aktivität meßbar
2. Schritt: Normalisierung der F VIII-HWZ nach 12 h. Erst jetzt Therapieabbau und Kontrolle über 24 h (30′, 2, 8, 24 h).
3. Therapieende: Normalisierung der F VIII-HWZ bei Gabe von 50 E F VIII/kg KG Kontrolle: 10′, 30′, 2, 8, 24 h (vorher 2 Tage keine Therapie mit F VIII)

9. Kriterien zur Beendigung der Therapie

Bleibt die 12-Stunden-Recovery im Abstand von 6–8 Wochen normal, langsame Reduzierung um etwa 10% der Ausgangsdosis.

Bei unverändert normaler 12-Stunden-Recovery in Abständen von 2–4 Wochen weiterhin Dosisreduktion um ca. 10 %.
Nach Unterschreiten von 50 % der Ausgangsdosierung Substitution 1 × täglich.

10. *Kriterien zum Abruch der Therapie*

Wenn nach einem Jahr kontinuierlicher Behandlung

1. Keine Normalisierung der 12-h-HWZ erfolgt ist und
2. ein weiteres Absinken des Hk-Titers nicht mehr beobachtet wird,
3. keine besonderen Blutungsprobleme bestehen oder zu erwarten sind.

- Reduzierung zunächst auf 1 × 100 E F VIII/kg Kg
- weitere Reduzierung nach klinischem Verlauf

Komplexe perioperative Thromboembolieprophylaxe bei Patienten mit Hämophilie A und B sowie VWS

C. HEINRICHS

Während bis zur zweiten Hälfte der 50er Jahre trotz Einsatz von Frischblut und Frischplasma auch kleine chirurgische Eingriffe bei Hämophiliepatienten noch sehr gefährlich waren, und die Appendektomie zu dieser Zeit noch mit einer Mortalität von nahezu 30 % belastet war, haben sich seit der Herstellungsmöglichkeit für Faktor-VIII und IX-Konzentrate in den folgenden Jahrzehnten auch die Operationserfahrungen kontinuierlich weiterentwickelt [1, 6, 13, 19, 26]. Die Verfügbarkeit optimierter Faktor-VIII- und -IX-Hochkonzentrate erschloß späterhin Operationsmöglichkeiten, die die Grunddiagnose der Hämophilie bei der Entscheidung zur Operation nahezu außer acht lassen konnten [7, 8, 10, 21]. Die Lebenserwartung dieser Patientengruppe käme heutzutage der der Normalbevölkerung sehr nahe, wenn die Aids-Katastrophe der 80er Jahre nicht das Leben einer großen Anzahl Hämophiler vorzeitig beendigt hätte [22].

Erstmalig in der Geschichte der Hämophiliebehandlung haben wir uns jetzt auch mit der veränderten Altersstruktur der zu behandelnden, nicht-HIV-infizierten Hämophiliepatienten auseinanderzusetzten, die eine zusätzliche Adaptierung der Therapiekonzepte erforderlich macht. Zu den bislang nur wenig beachteten Krankheitsbildern dürften u.a. die Koronarsklerose, Tumorkrankheiten, Diabetes mellitus und das perioperative Thromboembolierisiko zählen, Krankheitsbilder, die auch in der übrigen Bevölkerung epidemiologisch von Bedeutung sind und erst jetzt nach wesentlicher Erhöhung der Lebenserwartung auch für Hämophiliepatienten relevant werden [3, 4, 15, 17, 27]. Aufgrund dessen waren erste Berichte über tödliche Lungenembolien in der perioperativen hochdosigen Substitutionsphase nicht nur bei Patienten mit Hämophilie B [11, 14, 16, 5, 20], sondern auch bei Patienten mit Hämophilie A [23, 24] für uns Veranlassung, seit etwa 15 Jahren auch diese Patientengruppe in die komplexe Thromboemboliprophylaxe (kTEP) einzubeziehen.

Material und Methode

Patienten

Zur Auswertung kamen 115 Operationen der Jahre 1976–1994 bei Hämophiliepatienten, inklusive gynäkologisch/geburtshilflich zu behandelnder Patientinnen mit VWS

I. Scharrer/W. Schramm (Hrsg.)
25. Hämophilie-Symposion Hamburg 1994
© Springer-Verlag Berlin Heidelberg 1996

oder als substitutionspflichtige Konduktorin. Die Patienten wiesen folgende Verteilung auf:

- 95 Patienten mit Hämophilie A,
- 3 Patienten mit Hämophilie B,
- 7 Patienten mit VWS,
- 10 Patientinnen mit VWS bzw. als substitutionspflichtige Konduktorin.

Entwicklungsabhängige Substitutionsmöglichkeiten

Der untersuchte Zeitabschnitt sollte in Abhängigkeit von den verfügbaren Substitutionsmöglichkeiten in folgenden 2 Teilabschnitten betrachtet werden:

1. *1976–1990: 65 Operationen*

Es ist der Zeitabschnitt, in dem überwiegend mit im Kleinpoolverfahren hergestellten Kryopräzipitaten therapiert wurde. Es handelte sich hierbei um aus zwei Spenderplasmen hergestellte anfänglich tiefgefrorene, später lyophilisierte Präparate mit einem Faktor-VIII-Gehalt von 170 ± 20 E/gelöst in 250 ml pro Flasche. Ab 1986 standen zusätzlich in begrenztem Umfange die sog. Faktor-VIII-Konzentrate zur Verfügung, die aus rd. 30 Spenderplasmen hergestellt wurden und über einen Faktor-VIII-Gehalt von ca. 800 E pro Flasche verfügten. Sowohl die Kryopräzipitate als auch die genannten Faktor-VIII-Konzentrate wurden in den Bezirksblutspendeeinrichtungen hergestellt. Diese Präparate wurden aus, den damaligen Möglichkeiten entsprechend, überwachten Spenderplasmen erstellt. Eine Virusinaktivierung existierte nicht. Nur in Ausnahmefällen standen zu planbaren großchirurgischen Eingriffen kommerziell hergestellte, anfänglich als „Hepatitissicher", später als „Hitze-sterilisiert" bezeichnete HS-Faktor-VIII-Konzentrate zur Verfügung.

Mit allen 3 Präparationen wurde erfolgreich operiert. Auch mit den Kryopräzipitaten waren operative Eingriffe möglich [6], sofern man sich um ein zügiges Therapiekonzept bemühte und langzeitige Vorsubstitutionen durch verzögerte Indikationsstellung vermied. Durch längerfristige Substitutionen war infolge des hohen Fibrinogengehaltes und anderer Eiweißverunreinigungen der Präparate mit vielfältigen Komplikationen [6] zu rechnen. Dennoch waren Operationen, wie z.B. Appendektomie, Cholezystektomie, Strumaresektion, Ausräumung subduraler Hämatome durchführbar. So konnte u.a. zwei Kinder mit subduralen Hämatomen so erfolgreich operiert werden, daß sie noch in demselben Jahr ihren Klassenabschluß erlangten. Hingegen verstarb 1972 ein Patient mit schwerer Hämophilie bei rezidivierenden heftigen Blutungen aus einem Magenulkus, da er sich erst verzögert, nach vierwöchiger Vorsubstitution bei erneutem akuten Blutungsrezidiv zu einem operativen Eingriff entschließen konnte (Abb. 1).

Unter Substitution mit HS-Faktor-VIII-Präparaten wurden großchirurgische Eingriffe durchgeführt, wie z.B. die Ausräumung von drei kindskopfgroßen Pseudotumoren [9, 26] im Iliopsoasbereich mit sekundärer Osteolyse des Os

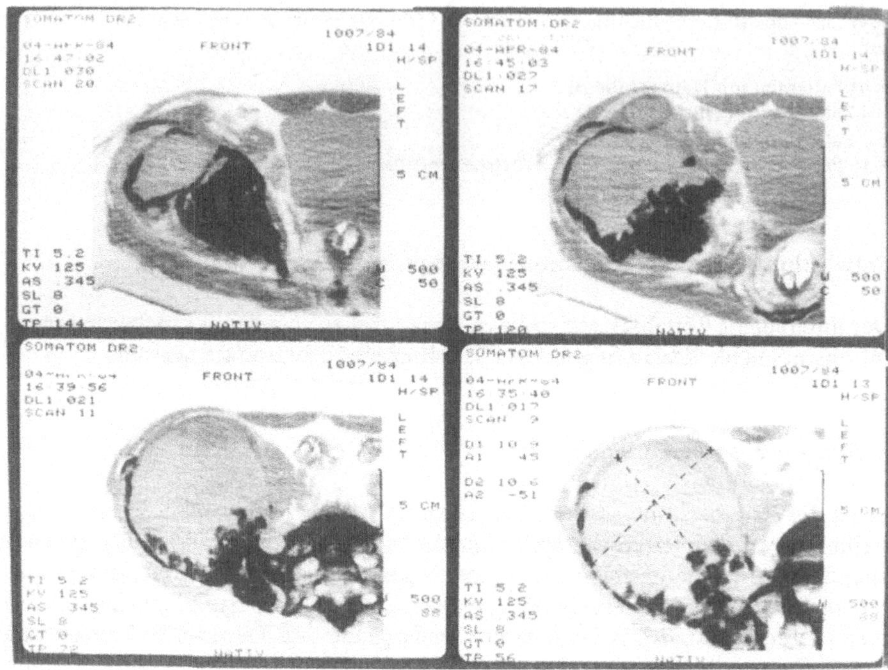

Abb. 1. CT-Befund eines kindskopfgroßen Pseudotumors mit Destruktion der Becken-schaufel

ilium. Nach diesen osteoplastischen Rekonstruktionsoperationen war volle Geh- und Arbeitsfähigkeit erlangt worden.

2. *1991–1994: 50 Operationen*

Dieser zweite Zeitabschnitt ist gekennzeichnet durch die optimale Verfügbarkeit qualitative und quantitativ hochwirksamer, industriell hergestellter virusin- aktivierter Faktor-VIII- und -IX-Konzentrate. Die Entscheidung zur Operation in dieser Periode ist demzufolge ausschließlich von der medizinischen Indika- tionsstellung geprägt. Unter diesen optimalen Voraussetzungen waren eine Reihe großchirurgischer Eingriffe möglich, wie z.B. Hüftgelenkendoprothese, künstlicher Kniegelenkersatz, endoskopische Cholezystektomie.

Operationsprofil

Die fachgebietsbezogene Analyse der 115 erfaßten Operationen läßt erkennen, daß nahezu alle chirurgischen Fachdisziplinen wirksam geworden sind (s. Abb. 2).

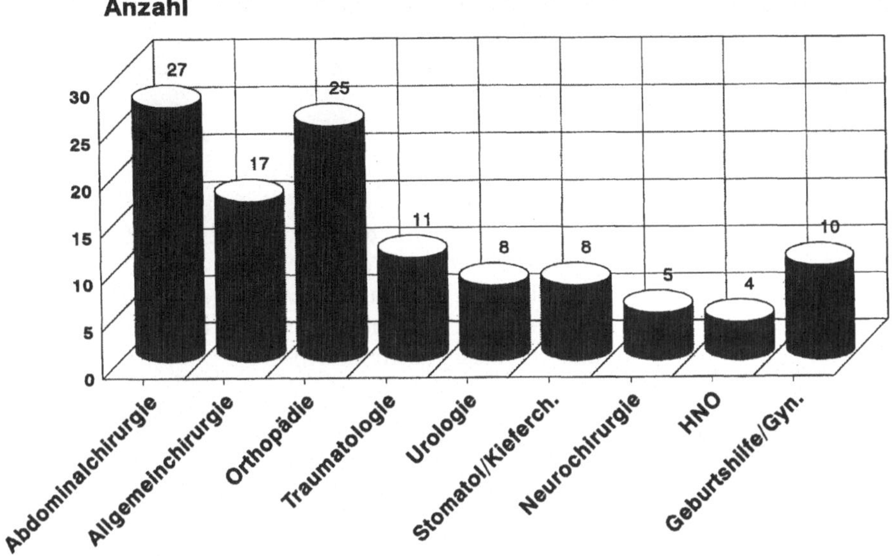

Abb. 2. Fachgebietsbezogene Darstellung der Operationen bei Hämophiliepatienten der Jahre 1976–1994

Operationsbeispiele der einzelnen Fachgebiete sollen die Vielfalt der Operationsindikationen veranschaulichen:

Urologie:	3 Prostataresektionen, 2 Nephrolithektomien, 1 Nephrektomie bei Nierenkarzinom;
Abdominalchirurgie:	6 Appendektomien, 7 Herniotomien, 6 Cholezystektomien, 1 Cholezystektomie mit Leberkeilresektion, 1 Magenresektion (Billorth II), 1 Sigma-Resektion bei Karzinom, 3 endoskopische Cholezystektomien (*Minimal-invasive Chirurgie/MIC*, s. Tabelle 1);
Allgemeinchirurgie:	4 subtotale Strumaresektionen, 1 Resektion eines monströsen Shuntaneurysmas, 1 Mastektomie, 1 großer Muskelabszeß;
Orthopädie:	2 Kniegelenkendoprothesen, 1 Hüftgelenkendoprothese, 1 gelenknahe Keilresektion bei Genu valgum, 4 Arthroskopien (mit Synovektomie);

Neurochirurgie:	4 Trepanationen bei subduralen Hämatomen, 1 Laminektomie bei Intraspinalblutung mit Conus-Cauda-Syndrom im Stadium der terminalen Niereninsuffizienz [6];
Traumatologie:	3 Verkehrsunfälle – Jochbeinfraktur, – offene Nasenbein- und Kieferfraktur, – Polytrauma mit doppelter Unterkieferfraktur und Orbitaltrümmerfraktur; 1 Polytrauma mit Multiorganversagen, 1 Polytrauma mit Unterarmfraktur und Oberschenkelmassivblutung (Leitersturz).

Tabelle 1. MIC: endoskopische Cholezystektomie

Patient	F VIII-Restaktivität	stationäre Behandlungsdauer	Substitutionsbedarf
73 kg KGW R7E9/35 J.	< 1 %	7 Tage	23.000 E Octavi SD plus [R]
93 kg KGW E4A5/40 J.	< 1 %	8 Tage	39.000 E Beriate HS [R]
81 kg KGW F7R6/68 J.	12 %	9 Tage	7500 E Haemate HS [R]

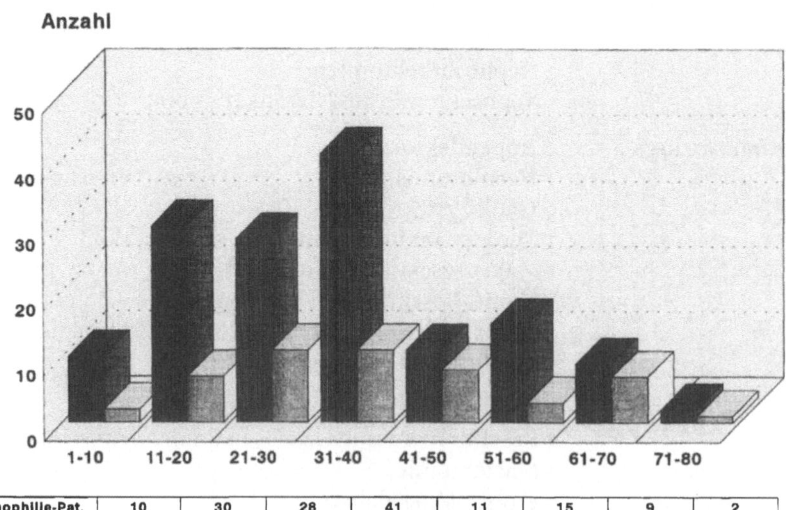

Hämophilie-Pat.	10	30	28	41	11	15	9	2
Operationen	2	7	11	11	8	3	7	1

Abb. 3. Altersverteilung der Operationen bei Hämophiliepatienten in Relation zur Behandlung aller Hämophiliepatienten

Die Operationshäufigkeit der Hämophiliepatienten nimmt erwartungsgemäß mit zunehmendem Alter deutlich zu (s. Abb. 3). In der Altersverteilung der Hämophiliepatienten ist aber gleichzeitig auch die bereits erläuterte verbesserte Lebenserwartung der jüngeren Jahrgänge sehr deutlich erkennbar, die durch kontinuierliche Verbesserung der Substitutionspräparate, insbesondere der vergangenen 20 Jahre, bedingt ist.

Unter den operierten Hämophiliepatienten waren 2 Spättodesfälle bei Patienten mit schwerer Hämophilie B zu beklagen:

Bei einem 21jährigen Patienten war 1976 im Stadium der terminalen Niereninsuffizienz aufgetretenem akuten Conus-cauda-Syndrom und entsprechendem kompletten Querschnittsbild eine Spinalblutung ausgeräumt worden (Laminektomie). Nach 6monatiger physiotherapeutischer Rehabilitation war die Querschnittssymptomatik soweit zurückgebildet, daß der Patient stundenweise als technischer Zeichner tätig sein konnte. Postoperativ wurde dieser Patient 12 Jahre im chronischen Hämodialyse-Programm geführt. Er verstarb an einer Sepsis.

Der zweite Patient (67 Jahre) verstarb zwei Wochen nach erfolgreich durchgeführter Sigmaresektion bei Karzinom an den Folgen eines akuten Herzinfarkts.

Konzept der komplexen Thromboembolieprophylaxe (kTEP)

Nach Ausgleich des Hämostasedefekts durch eine effektive und gezielte Hämosubstitution besteht auch für Hämophiliepatienten das gleiche potentielle Thromboembolierisiko wie es aus zahlreichen Studien für nahezu alle chirurgischen Fächer bekannt ist [27].

Als Indikation zur kTEP gelten folgende groborientierende Richtlinien, denen auch die Indikationskriterien der Europäischen Konsensuskonferenz 1991 [12, 25] zur Prävention der venösen Thromboembolie zugrunde gelegt sind:

1. mittelgroße/große allgemeinchirurgische, orthopädische, traumatologische oder urologische Operationen (Narkosedauer ≥ 30 min);
2. Alter ≥ 30 Jahre;
3. längere Immobilisation bei gleichzeitiger Substitutionspflicht;
4. Tumoroperation;
5. postoperative/posttraumatische Sepsis;
6. gleichzeitige Kombination mit anderen Risikofaktoren, wie z. B.
   kardiopulmonale Dekompensation,
   Thromboembolische Vorerkrankungen,
   Adipositas
   Thrombophiliefaktoren: AT III-, PC/S-Defizit u. a.

Die Maßnahmen der kTEP werden dem individuellen Thromboembolierisiko adaptiert und umfassen im wesentlichen folgende Vorgehensweise:

- Prä- und postoperative physiotherapeutische Konditionierung,
- Antithrombosestrümpfe/Kompressionsstrümpfe,
- Heparinprophylaxe.

Angewandtes Konzept
zur perioperativ aufeinander abgestimmten Hämosubstitution (HSB) und medikamentösen Thromboembolieprophylaxe (mTEP)

- HSB und mTEP werden in jeder Phase individuell, labor- und risikoadaptiert geführt.
- Die HSB erfolgt ausnahmslos mit dem Faktoren-Präparat, auf das der Patient eingestellt ist. Eine planbare Operation rechtfertigt keinen Präparatewechsel; Ausnahme: akute Notfalloperation.
- Bei planbaren Operationen beginnt die HSB bereits am Vorabend:
  Zielstellung: – effektive Beseitigung des Faktor-VIII- bzw. Faktor-IX-Defizits,
                  – Ausgleich des Äqilibriums über Nacht als Voraussetzung einer optimierten perioperativen Hämostase.
- *HSB-Ablauf:*   – Initialdosierung: 2000 E im 1(–2)Stundenabstand, bis zum Erreichen des erforderlichen Zielwerts,
                  – anschließende Substitutionspause für ca. 6 h;
                  – unmittelbar präoperative Überprüfung des Faktor-VIII- (bzw. Faktor-IX-)Spiegels und bedarfsgerechte Nachsubstitution;
                  – intra- und postoperative laboradaptierte Bedarfssubstitution;
                  – die Chargennummer jedes einzelnen injizierten Präparats ist im Krankenblatt und den patienteneigenen Unterlagen zu dokumentieren (lt. Richtlinie der BÄK), [1].
- *mTEP:*   – Bei schwerer Hämophilie (Restaktivität < 2 %) wird ab 3. Injektion des Faktorenkonzentrats mit der mTEP als Dauerinfusion mit unfraktioniertem Heparin (UFH) begonnen.
            – bei leichter Hämophilie wird die mTEP eingeleitet, wenn 60 % des Zielwerts erreicht sind.

  Dosierung: bei normgewichtigem Hämophiliepatienten:

präoperativ:	500 (–750) E/h,
intra- und 6 h postoperativ:	300 (–400) E/h.

  Danach erfolgt im 6 h-Abstand postoperativ in Ahängigkeit von Art und Umfang des operativen Eingriffs und der aktuellen Laborparameter die Erhöhung der Heparinisierung um 200 E/h.

Nach diesem Prinzip der kTEP wurden alle 115 Operationen bei Hämophiliepatienten durchgeführt. In keinem Falle kam es in der prä-, intra- oder postoperativen Phase zu Blutungskomplikationen oder Thromboembolieereignissen. Die stationäre Behandlungsdauer dieser Patienten lag im Bereich anderer nicht-hämophiler Patienten (s. Tabelle 1). Die stationäre Behandlungsdauer für orthopädische Operationen betrug z. B. für:

- Hüftgelenkendoprothese (50jähriger Patient):   15 Tage,
- Kniegelenkendoprothese (31- und 35jährige Patienten):   21 Tage,
- Genu valgum-Korrektur (43jähriger Patient):   15 Tage.

Nachdem in zunehmendem Maße auch Erfahrungen mit niedermolekularen Heparinen in der perioperativen Thromboembolieprophylaxe gewonnen werden konnten, bietet sich auch diese Medikamentengruppe als eine sehr rationelle Variante zur Thromboembolieprophylaxe an. Erste gemachte Erfahrungen stimmen besonders deshalb optimistisch, da die Patienten bei planbaren Operationen während der Substitutionsphase unter NM-Heparinen weiterhin mobilisiert bleiben können.

Zusammenfassung

Die in den letzten zwei Jahrzehnten kontinuierlich erfolgte Optimierung der Gerinnungsfaktorenkonzentrate zur gezielten Substitution der Hämophilie haben zu einer wesentlichen Erhöhung der Lebenserwartung dieser Patientengruppen beigetragen, so daß in zunehmendem Maße auch Erkrankungen bzw. potentielle Erkrankungsrisiken auch für diese Patientengruppe wirksam werden, wie sie in der übrigen Bevölkerung ebenfalls epidemiologisch von Bedeutung sind. Aufgrund dieser Tatsache müssen derartige potentielle Risiken auch unter bestimmten Umständen eine angemessene, kalkulierbare Berücksichtigung erhalten. Ein bewährtes Beispiel hierfür ist die risikoadaptierte Thromboembolieprophylaxe mit Heparin bei Hämophiliepatienten in der perioperativen Phase mittel-/großchirurgischer Eingriffe, die eine weitestgehende Normalisierung des Hämostasepotentials erforderlich machen und somit gleichzeitig auch ein potentielles Thromboembolierisiko beinhalten. Erste günstige Erfahrungen mit der Anwendung von LMW-Heparinen zur Thromboembolieprophylaxe bei operativen Eingriffen auf substitutierter Hämophiliepatienten lassen vermuten, daß auch hierdurch eine weitere rationelle Maßnahme mit größerer Sicherheit für den Patienten zu erwarten ist.

Literatur

1. BÄK (15.10.1993) Bei Verabreichung von Blut und Blutprodukten besteht auch ärztliche Dokumentationspflicht der Chargennummer. Berufsordnung der deutschen Ärzte, § 11, Abs. 1
2. Bergentz SE (1978) Chirurgie bei Hämophilen. Zentralbl Chir 103:1377–1384
3. Federici AB, Manucci PM, Fogato E, Ghidoni P, Matturi L (1993) Autopsy findings in three patients with von Willebrand disease type IIb and III: presence of atherosclerotic lesions without occlusive arterial thrombi. Thromb Haemost 70:758–761
4. Fressinaud E, Sakariassen KS, Rothschild C, Baumgartner HR, Meyer D (1992) har ratedependent impairment of thrombosis growth on collagen in nonanticoagulated blood from patients with von Willebrand disease and hemophilia A. Blood 80:988–994
5. Hampton KK, Preston FE, Lowe GD, Walker ID, Sampson B (1993) Reduced coagulation activation following infusion of a highly purified factor IX concentrate compared to a prothrombin complex concentrate. Br J Haematol 84:279–284
6. Heinrichs Ch, Feldmann H, Hansen Ch (1979) Potentielles Risiko bei Operation und postoperativer Substitution Hämophiler. Ein Erfahrungsbericht über drei neurochirurgische Eingriffe. Dt Gesundh-Wesen 34:1180–1185
7. Kasper CK, Boylen AL, Ewing NP, Luck JV, Shelby LD (1985) Hematologic management of hemophilia A for surgery. JAMA 253:1279–1283
8. Kitchens CS (1985) Surgery in hemophilia and related disorders. A prospective study of 100 consecutive procedures. Medicine 65:34–45
9. Magallon M, Monteagudo J, Altisent C, Ibanez A, Rodriguez A, Riba J, Tusell J, Martin-Villar J (1994) Hemophilic pseudotumor: multicenter experience over a 25-year period. Am J ematol 45:103–108

10. Mallen JK, Paulson RL (1993) Electie laparoscopic cholecystectomy in a patient with hemophilia (letter). J Clin Gastroenterol 16:260–261
11. Manucci PM, Bauer KA, Gringeri A, Barzegar S, Santiagostino E, Tradati FC, Rosenberg RD (1991) No activation of the common pathway of the coagulation cascade after a highly purified factor IX concentrate. Br J Haematol 79:606–611
12. Nicolaides AN for the European Consensus Statement, 1–5 November 1991 (1992) Prevention of venous thromboembolism. International Angiology 11:151–159
13. Nilsson IM, Hedner U, Ahlberg Å, Larsson A, Bergentz SE (1977) Surgery of hemophiliacs – 20 years' experience. World J Surg 1:55–68
14. Ohga S, Saito M, Matsukazi A, Kai T, Ueda K (1993) Dissemiated intravascular coagulation in a patient with haemophilia B during factor IX replacement therapy. Br J Haematol 84:343–345
15. Ritchie B, Woodman RC, Poon MC (1992) Deep venous thrombosis in hemophilia A. Am J Med 93:699–700
16. Roberts HR, Eberst ME (1993) Current management of hemophilia B. Hematol Oncol Clin North Am 7:1268–1280
17. Rosendaal FR (1992) Factor VIII and coronary heart disease. Eur J Epidemiol 8 [Suppl 1]:71–75
18. Salzmann EW, Hirsh (1993) The epidemiology, pathogenesis and natural history of venous thrombosis. In: Colman W, Hirs J, Marder VJ, Salzman EW (ed) Hemostasis and Thrombosis, Basic Principles and Clinical Preactice. 3rd edn Lippincott, Philadelphia, pp 1274–1296
19. Salzmann G, Schramm W, Feifel G (1977) Der Hämophile als chirurgischer Patient. Münchener Med Wochenschr 119:677–684
20. Santagostino E, Manucci PM, Gringeri A, Tagariello G, Baudo F, Bauer KA, Rosenberg RD (1994) Markers of hypercoagulability in patients with hemophilia B given repeated, large doses of factor IX concentrates during and after surgery. Thromb Hamost 71:737–740
21. Scharfman WB, Rauch AE, Ferraris V, Burkart PT (1993) Treatment of a patients with factor IX deficiency (hemophilia B) with coronary bypass surgery (letter). J Thorac Cardiovasc Surg 105:765–766
22. Schramm W, Schulte-Hillen J (1994) Todesursachen und AIDS-Erkrankungen Hämophiler in der Bundesrepublik Deutschland (Umfrageergebnisse September 1993). In: Scharrer I, Schramm W (ed) 24. Hämophilie-Symposium Hamburg 1993. Springer, Berlin Heidelberg New York Tokyo, pp 3–8
23. Sultan Y (1989) Diskussionsbeitrag, IV. Hämophilie-Symposium, 22.–25.11.1989, Dresden
24. Syrbe G (1988, 1994) Persönliche Mitteilung
25. THRIFT Thromboembolic Risk Factors Consensus Group (1992) Risk of and prophylaxis for venous thromboembolism in hospital patients. Br Med J 305:567–574
26. Witzel L, Becker F, Fuchs HF, Mockwitz J (1973) Pseudotumoren der Knochen bei Hämophilie. Dtsch Med Wochenschr 98:206–209
27. Woolson ST (1994) The resolution of deep venous thrombosis that occurs after total joint arthroplasty. A study of thrombi treated with anticoagulant and observed by repeat venous ultrasound scans. Clin Orthop 299:86–91

Thrombinbildung und Inaktivierung –
Unterschied zwischen Heparin und Hirudin

S. Gallistl, W. Muntean, W. Zenz

Einleitung

Heparin und Hirudin beeinflussen den Gerinnungsablauf auf unterschiedliche
Weise: Heparin benötigt Antithrombin III, um effektiv die Gerinnung zu hemmen
[1, 2]. Heparin plus Antithrombin III inaktivieren nicht nur Thrombin, sondern
auch andere Gerinnungsfaktoren, wie zum Beispiel Faktor Xa [3, 4]. Hirudin ist
Cofaktor-unabhängig und bildet einen praktisch unlöslichen nicht kovalenten
Komplex mit Thrombin [5]. Heparin und Hirudin beeinflussen das Gerinnungssystem zusätzlich durch Hemmung der Thrombin abhängigen Feedback Aktivierung von Faktor V und Faktor VIII [6, 7]. Die Bedeutung dieser Mechanismen
für die Wirkungsweisen von Heparin und Hirudin ist nicht restlos geklärt. Die
direkte Inaktivierung von Thrombin durch Antithrombin III oder Hirudin kann
durch die Messung von Thrombin-Antithrombin-III-Komplex (TAT) und Throm-
bin-Hirudin-Komplex (THC) bestimmt werden. Wir haben daher TAT, THC,
Prothrombinfragmente 1 + 2 (F 1 + 2) und freies Thrombin in plättchenarmem
Zitratplasma nach intrinsischer Aktivierung mit oder ohne Zusatz von Heparin
oder Hirudin gemessen.

Material und Methoden

Plättchenarmes Zitratplasma wurde in Gegenwart von unfraktioniertem Heparin
(UH) (Immuno, Wien) oder rekombinantem Hirudin (rH) (Hoechst AG, BRD)
durch Zusatz von Actin FSL (Dade, USA) und $CaCl_2$ aktiviert. Zu bestimmten
Zeiten wurden Proben aus den aktivierten Plasmen entnommen und mit EDTA
und Aprotinin vermischt. Die letzte Probe wurde kurz vor Eintritt der Gerinnselbildung entnommen.

Freies Thrombin wurde mit dem chromogenen Substrat S-2238 (Chromogenix,
Schweden) bestimmt. Thrombin-Hirudin Komplexe, Thrombin-Antithrombin III
Komplexe und Prothrombin Fragmente 1 + 2 wurden mittels ELISA gemessen.

Ergebnisse

Die Aktivierung von Zitratplasma ohne Zusatz von UH oder rH resultierte in einer
explosionsartigen Entstehung von freiem Thrombin nach einer Latenzzeit von 120

I. Scharrer/W. Schramm (Hrsg.)
25. Hämophilie-Symposion Hamburg 1994
© Springer-Verlag Berlin Heidelberg 1996

Tabelle 1. Spitzenwert der Bildung von freiem Thrombin (IIa) nach Gerinnselbildung und F1 + 2, TAT, THC, Thrombin gebunden an AT III (IIa/AT III) und Thrombin gebunden an rH (IIa/rH) kurz vor Eintritt der Gerinnselbildung

		Ohne rH/UH	50 ng rH	0.1 U UH	400 ng rH	0.35 U UH	1200 ng rH	0.65 U UH
IIa	nM/l	300	290	140	270	50	250	10
F1 + 2	nM/l	8	20	37	100	33	270	34
TAT	ng/ml	312	252	1525	322	1570	650	1800
THC	ng/ml		288		1288		4104	
IIa/AT III	nM/l	3	2,3	14	2	14,5	6	16
IIa/rH	nM/l		7		30		95	

Sekunden. Um die Entstehung von Thrombin, Thrombin-Antithrombin-III-Komplexen (TAT), Thrombin-Hirudin-Komplexen (THC) und Prothrombin Fragmenten 1 + 2 (F1 + 2) in heparinisierten und hirudinisierten Plasmen vergleichen zu können, wurden die Konzentrationen von UH und rH so eingestellt, daß sie ähnliche Gerinnungszeiten ergaben.

Der Zusatz von UH und rH führte zu folgenden Gerinnungszeiten:

0,1 U UH/ml, 50 ng rH/ml: 3 Minuten

0,35 U UH/ml, 400 ng rH/ml: 5 Minuten

0,65 U UH/ml, 1200 ng rH/ml: 9 Minuten

Während in heparinisierten Plasmen die Entstehung von freiem Thrombin mit zunehmender Heparin-Konzentration deutlich abnahm, fanden wir in hirudinisierten Plasmen nur eine geringe Abnahme der Thrombinbildung (Tabelle 1).

F1 + 2 stiegen in Gegenwart zunehmender Konzentrationen von rH bis kurz vor Eintritt der Gerinnselbildung deutlich an. Im Gegensatz dazu zeigten F1 + 2 in heparinisierten Plasmen keine deutlichen Unterschiede (Tabelle 1).

Ähnlich wie F 1 + 2 waren die Thrombin-Hirudin Komplexe kurz vor Eintritt der Gerinnselbildung in Gegenwart hoher Konzentrationen von Hirudin höher als in Gegenwart niedriger Konzentrationen. Die Konzentrationen von TAT in heparinisierten Plasmen zeigten trotz unterschiedlicher Heparinmengen keine signifikanten Unterschiede.

Die Berechnung von rH gebundenem Thrombin und AT III gebundenem Thrombin ergab, daß in hirudinisierten Plasmen weitaus mehr Thrombin durch rH gebunden wurde als in heparinisierten Plasmen durch AT III (Tabelle 1).

Diskussion

Unsere Studie zeigt, daß rekombinantes Hirudin (rH) den Gerinnungsablauf weniger durch Hemmung der Prothrombin Aktivierung, sondern vor allem durch die direkte Inaktivierung von bereits gebildetem Thrombin verzögert. Unfraktioniertes Heparin (UH) hingegen verhindert die Gerinnselbildung eher durch die Verzögerung der Thrombin Entstehung.

Es gibt verschiedene Erklärungen für die geringere Effektivität von rH bei der Verhinderung der Thrombin Entstehung im Vergleich zu UH. Lindhout et al. untersuchten die Verzögerung der Thrombin-abhängigen Feedback Aktivierung von Faktor V und Faktor VIII durch rH [7]. Sie nahmen an, daß die Interaktion von rH und Thrombin nicht schnell genug sein könnte, um die Feedback Aktivierung von Thrombin zu verhindern. Weiter wurde gezeigt, daß der aktivierte Faktor X effektiv die Faktoren V und VIII aktivieren kann, wenn die proteolytische Aktivität von Thrombin gehemmt ist [8, 9].

Auf der anderen Seite zeigten Ofosu et al., daß in kontaktaktiviertem Plasma die Hemmung der Thrombin abhängigen Feedback Aktivierung der Faktoren V und VIII ein wichtiger antikoagulatorischer Effekt von UH ist [8].

Die Annahme, daß UH die Thrombin Bildung effektiver hemmt als rH, wurde auch durch die Bestimmung von freiem Thrombin unterstützt. Selbst hohe Konzentrationen von rH konnten im Gegensatz zu UH zu keiner deutlichen Reduzierung von freiem Thrombin führen.

Da unsere Untersuchungen in plättchenarmem Plasma durchgeführt wurden, können die Ergebnisse nicht für bestimmte klinische Fragestellungen herangezogen werden. Unfraktioniertes Heparin könnte jedoch in Situationen Vorteile aufweisen, wo die Verhinderung der Prothrombin Aktivierung Vorrang hat. Rekombinantes Hirudin könnte überlegen sein, wenn es um die Inaktivierung von bereits gebildetem Thrombin geht, wie z.B. Thrombus-Wachstum oder therapeutische Fibrinolyse.

Literatur

1. Griffith MJ (1982) Kinetics of the heparin-enhanced antithrombin III/thrombin reaction. J Biol Chem 257:7360–7365
2. Lindhout T, Baruch D, Schoen P, Franssen J, Hemker HC (1986) Thrombin generation and inactivation in the presence of antithrombin III and heparin. Biochemistry 25:5962–5969
3. Jesty J (1986) Analysis of the generation and inhibition of activated coagulation factor X in pure systems and in human plasma. J Biol Chem 261:8695–8702
4. Buchanan MR, Boneu B, Ofosu F, Hirsh J (1985) The relative importane of thrombin inhibition and factor Xa inhibition to the antithrombotic effects of heparin. Blood 65:198–201
5. Markwardt F (1991) Hirudin and derivativs as anticoagulant agents. Thromb Haemostas 66:141–152
6. Ofosu FA, Sie P, Modi GJ, Fernandes F, Buchanan MR, Blajchman MA, Boneu B, Hirsh J (1987) The inhibition of thrombin-dependent positive-feedback reactions is critical to the expression of the anticoagulant effect of heparin. Biochem J 243:579–588
7. Lindhout T, Blezer R, Hemker HC (1990) The anticoagulant mechanism of action of recombinant hirudin (CGP 39393) in plasma. Thromb Haemostas 64:464–468
8. Ofosu FA, Hirsh J, Esmon CT, Modi GJ, Smith LM, Anvari N, Buchanan MR, Fenton JW, Blajchman MA (1989) Unfractionated heparin inhibits thrombin-catalysed amplification reactions of coagulation more efficiently than those catalysed by factor Xa. Biochem J 257:143–150
9. Yang XJ, Blajchman MA, Craven S, Smith LM, Anvari N, Ofosu FA (1990) Activation of factor V during intrinsic and extrinsic coagulation. Biochem J 272:399–406

HIV-Infektion von Hämophilen, ausgehend von einer homogenen Viruspopulation: Krankheitsverlauf und genetische Diversifikation in regulatorischen HIV-Genen

P. Kasper, R. Rolf, B. Kupfer, R. Kaiser, J. Oldenburg, H.-H. Brackmann, B. Matz, K. E. Schneweis

Einführung

1990 wurden 8 Hämophilie B-Patienten durch ein Faktor IX-Präparat mit HIV-1 infiziert [1]. Die Homogenität der infizierenden Viruspopulation wurde dadurch nachgewiesen, daß die Sequenzanalyse (pro) viraler Strukturgene (*env*: V1/2, V3) eine sehr geringe Variabilität zwischen den Sequenzen der verschiedenen Patienten zeigte [2]. Außerdem konnte die Einheitlichkeit der Infektionsquelle durch Stammbaumanalyse des viralen p17-Gens, das als epidemiologischer Marker gilt, bestätigt werden. Dieser Vorfall eröffnete die einzigartige Möglichkeit zu untersuchen, in welchem Ausmaß sich eine homogene Viruspopulation in verschiedenen Patienten weiterentwickelt und inwieweit sich dies auf den Krankheitsverlauf auswirkt.

In der frühen Phase der Infektion zeigten die Patienten eine eingeschränkte Diversifikation im *env*-Gen verbunden mit einer parallelen Evolution in der hochfunktionellen V3-Domäne, die allerdings keinen direkten Zusammenhang mit dem unterschiedlichen Krankheitsverlauf der Patienten zeigte [2].

Nach neueren Untersuchungen sollen regulatorische Gene sowohl bei der Infektiosität (*vif*) als auch bei *in vivo* Replikation und Pathogenität des HIV (*nef*/LTR) eine Rolle spielen [3, 4]. Um die genetische Diversifikation in den regulatorischen HIV-Genen *nef*/LTR und *vif* zu untersuchen, führten wir eine Sequenzanalyse mit Patientenproben durch, die 1 – 4 Jahre nach der Serokonversion gewonnen wurden. Außerdem sollten die Ergebnisse der Sequenzanalyse mit dem HIV-RNA-Titer und der CD4$^+$-Zellzahl zur Charakterisierung des Infektionsstatus und des Krankheitsverlaufs in Beziehung gesetzt werden.

Material und Methoden

Patienten

Wir untersuchten 7 Hämophilie B-Patienten, die durch die Verabreichung eines β-Propiolacton/UV-inaktivierten Faktor IX-Präparates zwischen November 1989 und März 1990 mit HIV-1 infiziert wurden. Ein Patient (C) erlitt 1991 einen tödlichen Schlaganfall. Von einem anderen Patienten (A) waren nur wenige Follow-up-Proben verfügbar. Die restlichen 5 Patienten konnten kontinuierlich in der

I. Scharrer/W. Schramm (Hrsg.)
25. Hämophilie-Symposion Hamburg 1994
© Springer-Verlag Berlin Heidelberg 1996

frühen Phase der HIV-Infektion (bis zu 4 Jahre nach der Serokonversion) verfolgt werden. In diesem Zeitraum blieben alle Patienten asymptomatisch. Patient E erhielt ab Oktober 1992 AZT, Patient D ab Januar 1993.

PCR und Sequenzierung

Für die Amplifikation des proviralen *vif*-Gens (ca. 700 bp) wurde 1 µg DNA in eine nested PCR eingesetzt [5]. Die Amplifikation des *nef*/LTR-Gens (ca. 600 bp) wurde mit Primern durchgeführt, die von Blumberg et al. publiziert wurden [6]. Für die 2. PCR war jeweils ein Primer biotinyliert, der andere mit der universellen M13-Primersequenz am 5′-Ende ausgestattet. Die PCR-Produkte wurden an magnetische Beads gekoppelt und mittels Autoread™ Sequencing Kit und ALF-System (Pharmacia) in beide Richtungen sequenziert.

Wenn sich bei der Sequenzierung herausstellte, daß wegen einer Duplikation im *nef*-Gen die prädominante Sequenz ab einer bestimmten Position nicht mehr eindeutig zu bestimmen war, wurden die DNA-Proben vor der Amplifikation soweit verdünnt, daß nur noch einzelne Proviren amplifiziert wurden („limiting dilution", [7]).

Computeranalyse der Sequenzdaten

Das „public domain" Programm ESEE wurde zum Sequenzvergleich benutzt. Außerdem wurden die genetischen Distanzen der einzelnen Nukleotidsequenzen im Vergleich zur Consensussequenz zum Zeitpunkt der Serokonversion mittels CLUSTALV berechnet. Dabei wurden „gaps" ausgeschlossen und die Distanzen mittels „Kimura's 2 parameter model" korrigiert.

Quantitative Bestimmung viraler HIV-RNA

Für die Quantifizierung der viralen Last im Plasma der Patienten wurde die HIV-RNA durch das kommerzielle Kitsystem NASBA HIV-1 RNA QT (Organon Teknika, Turnhout, Belgien) bestimmt. Bei der NASBA-Technologie handelt es sich um eine isotherme Amplifikation von Nukleinsäuren, die durch 3 Enzyme (Reverse Transkriptase, RNase H, T7-RNA-Polymerase) katalysiert wird.

Ergebnisse

Genetische Diversifikation. Zum Zeitpunkt der Serokonversion war die Variabilität im *nef*/LTR-Gen zwischen den Patienten sehr gering (0 % – 0.17 %, s. Tabelle 1). Es traten keine Duplikationen auf. Im *vif*-Gen zeigte sogar nur ein Patient (E) eine variable Sequenz.

Tabelle 1. Genetische Diversifikation in *nef*/LTR und *vif* bei Patienten, die von einer genetisch homogenen HIV-Population infiziert worden sind

Patient	Monate nach Serokonversion	Duplikation in *nef*	Genetische Distanz in *nef*/LTR (%)	Genetische Distanz in *vif* (%)
A	0	–	0.00	0.00
	13	–	1.01	
	51	RTEP	2.56	1.15
B	0	–	0.17	0.00
	24	–	1.70	
	33	–	2.57	
	45	–	2.74	0.57
D	0	–	0.16	0.00
	21	–	1.70	
	42	–	1.53	
	48 (46)	–	1.35	(0.86)
E	0	–	0.16	0.71
	17	–/AEP	1.65 – 2.49	
	25	AEP	2.15	
	40	AEP	2.32	1.58
	49	AEP	2.49	
F	0	–	0.00	0.00
	21	–	1.49	
	30	–	1.49	
	36	–/EP	0.00 – 1.83	
	48	–/EP	1.83 – 2.51	0.71
G	0	–	0.00	0.00
	16	–	0.49	
	26	–/AAEP bzw. RTEP	0.00 – 2.14	
	34	RTEP	1.64	
	46	RTEP	1.97	0.28

Etwa 4 Jahre nach der Serokonversion lag die Variabilität in *vif* zwischen 0.28 % (Patient G) und 1.58 % (Patient E). An der Position 51 zeigten alle Patienten den gleichen Aminosäureaustausch (T – K). Es wurde in diesem Gen keine Insertionen oder Deletionen beobachtet (s. Abb. 1).

Im *nef*/LTR-Gen wurde im zeitlichen Fortschritt eine Erhöhung der genetischen Distanz bei den einzelnen Patienten festgestellt. Die auftretenden Insertionen (6 – 12 bp) in *nef* waren für den jeweiligen Patienten typisch und traten zu unterschiedlichen Zeitpunkten auf (s. Tabelle 1, Abb. 2). Die Patienten E, F und G zeigten zu bestimmten Zeitpunkten Mischpopulationen aus proviralen Sequenzen mit und ohne Insertion. Alle Insertionen erwiesen sich als nicht revertierbar, d.h. eine vollständige Rückkehr der ursprünglichen Consensussequenz ohne Duplikation wurde nicht beobachtet. Patient E zeigte schon 17 Monate nach der Serokonversion eine Duplikation von 3 Aminosäuren (dupliziertes Sequenzmotiv: AEP).

```
CONS   IIVT*K*CQEEK*KSLGIMENRWQVMIVWQVDRMRIRTWKSLVKHHMHVSKKATGWFYRH  57
E(0)   ............................................I....N...........
G(46)  ............................................i....K...........
B(45)  ........................................Y...I....K...........
D(46)  ............................................I....K...........
E(41)  .......................q.........................K...........
A(51)  .................................................K...........
F(48)  .................................................K..L.......

CONS   HYESTHPRISSEVHIPLEDARLVITTYWGLHTGERDWHLGQGVSIEWRKRRYITQLSPDL  117
E(0)   ...................................................R........
G(46)  ............................................................
B(45)  .......................................................V....
D(46)  ......N..........s..........................................
E(41)  ....................N.K.............................E...R..V.
A(51)  ....................K..K.....................E....K.........
F(48)  ......N..........g..........................................

CONS   ADQLIHLYYFDCFSESAIRNAILGHIVSPSCEYQAGHNKVGSLQYLALTALITPKKIKPP  177
E(0)   ............................................................
G(46)  ............................................................
B(45)  ....................................................t.......
D(46)  .................K....r.............................t.......
E(41)  ..H........................R................................
A(51)  ..........LIV..............R...R............................
F(48)  .........L..................................................

CONS   LPSVKKLTEDRWNKPRKTKGHRGNHTMNGH*SF*RSLRTKLLDIFLGYGSMA*DNISMK  233
E(0)   ..........................................................
G(46)  ..................................................H.......
B(45)  ...............................................g..........
D(46)  .....................................................D...T.
E(41)  ..........................................................
A(51)  .......................................S..................
F(48)  .................................................s...F....W
```

Abb. 1. Vergleich der proviralen *vif*-Sequenzen der Patienten A, B, D, E, F und G etwa 4 Jahre nach der Serokonversion. CONS: Consensussequenz zum Zeitpunkt der Serokonversion. (): Anzahl der Monate nach der Serokonversion. Aminosäuren in Kleinbuchstaben bedeuten, daß gleichzeitig noch die Consensussequenz vorliegt z. B. i: I und V

Patient G wiederholte das Sequenzmotiv AAEP bzw. RTEP 26 Monate nach der Serokonversion. Bei Patient A konnten wir dieselbe Duplikation (RTEP) 4 Jahre nach der Serokonversion nachweisen. Eine Insertion von 2 Aminosäuren (EP) war in einem Teil der Sequenzen des Patienten F ab 3 Jahren nach der Serokonversion vorhanden, jedoch immer gleichzeitig mit der ursprünglichen Sequenz ohne diese Duplikation.

HIV-RNA-Titer und CD4⁺-Zellzahl. Die CD4⁺-Zellzahlen der Patienten B, F und G blieben im zeitlichen Verlauf stabil (s. Abb. 3). Bei den Patienten D und E kam es zu einem Abfall der CD4⁺-Zellen, der bei Patient E am stärksten ausgeprägt war. Dabei blieb der HIV-RNA-Titer bei den Patienten E und G niedrig, Patient D zeigte dagegen 25 und 42 Monate nach der Serokonversion einen deutlichen, aber vorübergehenden Anstieg der HIV-RNA. Auch bei den Patienten B und F war ein höherer HIV-RNA-Titer zu verzeichnen, jedoch nur im Anfangsstadium (20 Monate nach Serokonversion). Danach blieb der HIV-RNA-Level relativ niedrig.

```
                NEF            DUPLIKATION
CONS     WSKRSMGGWSIIREKMKRTEP----AADGVGAASRDLAKHGAITNSNTADTNADCAWLEA 56
A(13)    ............................................................
A(51)    ..........T.....R....RTEP.............e....l.T....A..........
B(24)    ................t.......E................X....A..............
B(33)    ......g...V.....A.......E.........er.....S...A..V............
B(45)    .......V.....A.......E.........E......S...A..V...............
D(21)    ..........N......A.................Q.....I..................
D(42)    ..........N......A.................QR....T..................
D(48)    ..........NK.....A................QR....T...................
E(17)c   ...................aep.......................a..............
E(25/40) ...S.....AT.........AEP...............s...A.................
E(49)    ...Sn....AT.........AEP...............S...A.................
F(21)    ..................A................E..........e.............
F(30)    .....l............A..............e.........E...............
F(36)c   ...S.............ep..........................E.............
F(48)c   ...S.............A...ep..................t....E............
G(16)    ............................................................
G(26)c   .........asV........aaep............s...e...................
G(34)    ......S...VV.........RTEP.................S.................
G(46)    .........ASV..r.R....RTEP................E..................


                                    3'LTR
CONS     QEDEDVGFPVRPQVPLRPMTYKGALDLSHFLKEKGGLEGLVYSQKRQEILDLWVYHTQGY 116
A(13)    ..............................................N..D..........
A(51)    ..e.E.......................................PN..............
B(24)    .......................................IH..R..D............
B(33)    ..E.E.................F.................IH..R..D............
B(45)    ..E.E.................X.................IH..R..D............
D(21)    ....E..................................I...................
D(42)    ....E.....................k...........I...................T
D(48)    ....E.....................................................
E(17)c   ....E.................F...............I...r..D.............
E(25/40) ....E.................F...............I......D.............
E(49)    p...E.................F...............I.....kD.............
F(21)    ....E.....K..........A.V..................P................
F(30)    ....E.....K..........A.V..................P................
F(36)c   ....E.....K..........A.V..............i..P................
F(48)c   ....E.....K..........A.V..................P................
G(16)    ....E.....................................P................
G(26)c   ....E.....................................P................
G(34)    ....E.....................................P................
G(46)    ....E.....................................P................
```

Abb. 2. Vergleich der proviralen *nef*/LTR-Sequenzen der Patienten A, B, D, E, F und G 1–4 Jahre nach der Serokonversion. CONS: Consensussequenz zum Zeitpunkt der Serokonversion. () Anzahl der Monate nach der Serokonversion. c: Consensussequenz aus 4–6 einzelnen Proviren (aus Platzgründen sind nicht alle Sequenzen gezeigt!). -: Deletion. Aminosäuren in Kleinbuchstaben bedeuten, daß gleichzeitig noch die Consensussequenz vorliegt

Schlußfolgerungen

- Die genetische Diversifikation ist 4 Jahre nach der Serokonversion in *nef*/LTR stärker ausgeprägt als in *vif*.
- Schon im Verlauf der klinischen Latenzphase kommt es in den proviralen *nef*-Sequenzen der Patienten zu spezifischen Duplikationen, die in der Literatur mit einer Krankheitsprogression in Verbindung gebracht werden [6].

```
CONS       FPDWQNYTPGPGTRFPLTFGWCFKLVPVDPEQVEEATEGENNCLLHPISQHGMEDPEREV 176
A(13)      .............Y.............E..R..............................
A(51)      ...........I.Y.I..............DR....N.......................K..
B(24)      .............Y.............................................K..
B(33)      .............Y.............................................K..
B(45)      .............Y..................................N..........K..
D(21)      ...................................G.........................
D(42)      ...................................K.........................
D(48)      ...................................D...K.....................
E(17)c     ...................................G.............N.........K..
E(25/40)   ...................................G.............lN..e....K..
E(49)      ...................................G.............zN........KX.
F(21)      ..............Y..................I..............N............
F(30)      ..............Y..................I..............N............
F(36)c     .................................I..............N............
F(48)c     ..............Y..................I..............N............
G(16)      ..............L..............................................
G(26)c     ..............L.....................................t......n..........
G(34)      ............I.L.................................N............
G(46)      ............I.L.................................N............


CONS       LVWKFDSRLAFHHMAREKHPEYYKDC*H                                  203
A(13)      ...........................
A(51)      ...........................
B(24)      .M.........................
B(33)      .M.........................
B(45)      .M.........................
D(21)      .M.........................
D(42)      .M.........................
D(48)      .M.........................
E(17)c     .M...........V.............
E(25/40)   .M...........V.............
E(49)      xM...........V.........N...
F(21)      ...........................
F(30)      ...........................
F(36)c     ...........................
F(48)c     ...........................
G(16)      ...........................
G(26)c     ...........................
G(34)      .......................F...
G(46)      .......................F...
```

Abb. 2 (Fortsetzung)

- Der HIV-RNA-Titer der Patienten ist tyisch für HIV-Infizierte in der klinischen Latenzphase (10^3–10^4 Kopien/ml) [8]. Eine Korrelation zwischen abfallender $CD4^+$-Zellzahl und steigender HIV-RNA ist in der klinischen Latenzphase dieser Patientengruppe nicht zu beobachten. Dazu kommt es vermutlich erst in späteren Infektionsstadien.

- Der Patient mit dem prägnantesten Abfall an $CD4^+$-Zellen zeigte von Anfang an die größte Variabilitat in *vif*. Außerdem wies dieser Patient (E) am frühesten eine Duplikation in *nef* auf. Der HIV-RNA-Titer blieb jedoch niedrig. In diesem Fall war also eine Krankheitsprogression mit einer genetischen Diversifikation in den regulatorischen HIV-Genen *nef* und *vif* verbunden.

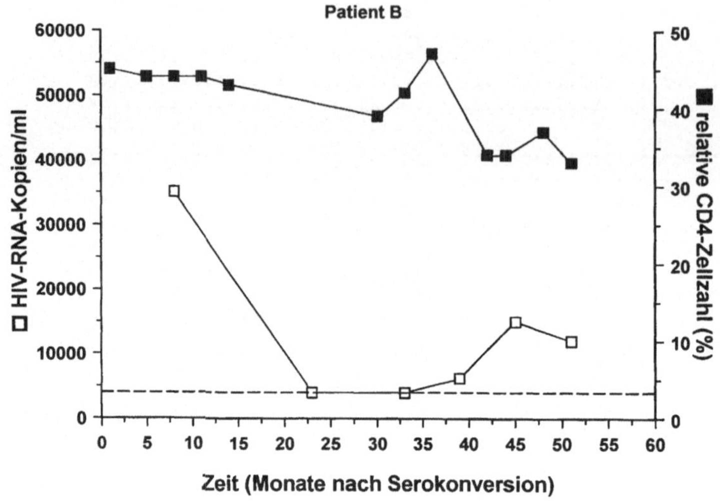

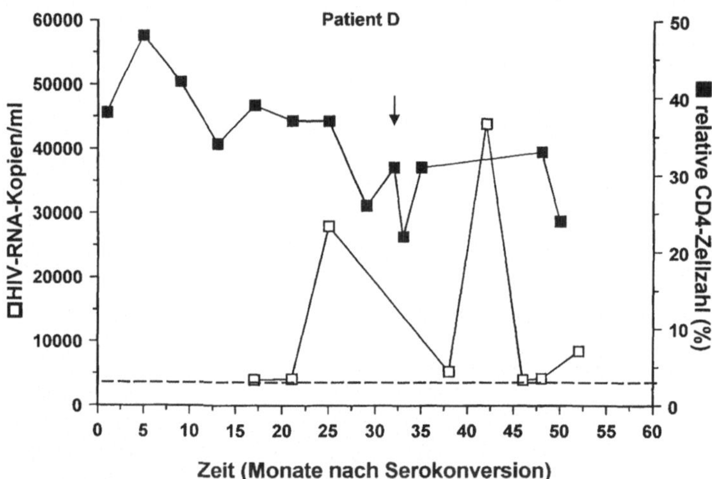

Abb. 3. HIV-RNA-Titer und CD4$^+$-Zellzahlen der Patienten B, D, E, F und G im zeitlichen Verlauf. Pfeil: Start der AZT-Behandlung. Nachweisgrenze für die HIV-RNA-Bestimmung: 4000 HIV-RNA-Kopien/ml Plasma (*gestrichelte Linie*)

Literatur

1. Kleim JP, Bailly E, Schneweis KE, Brackmann HH, Hammerstein U, van Loo B and Oldenburg J (1990) Acute HIV-I infection in patients with hemophilia B treated with β-propiolactone-UV-inactivated clotting factor. Thromb Haemost 64:336–337
2. Kleim JP, Ackermann A, Brackmann HH, Gahr M and Schneweis KE (1991) Epidemiologically closely related viruses from hemophilia B patients display high homology in two hypervariable regions of the HIV-1 *env* gene. AIDS Res Human Retroviruses 7:417–421

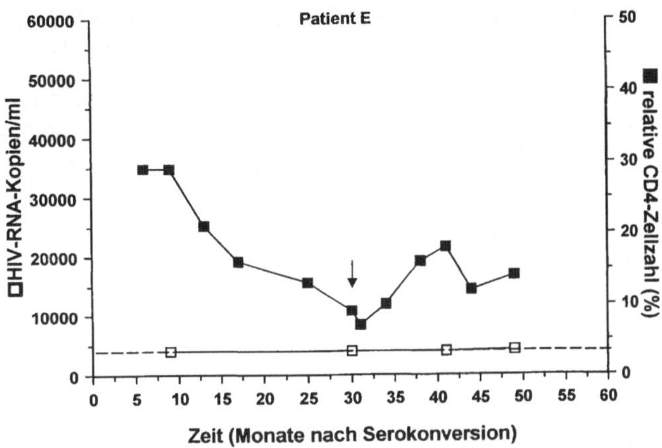

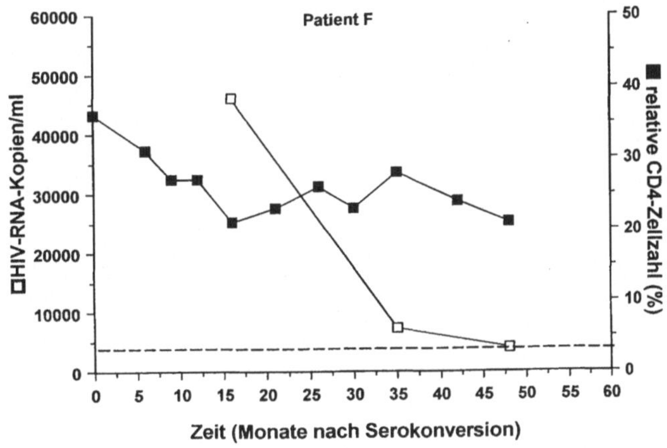

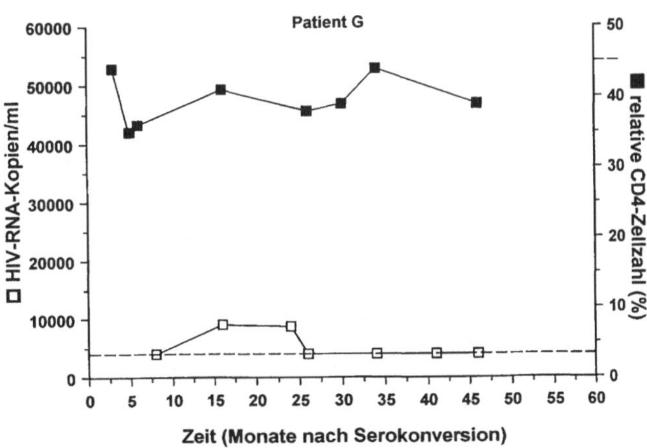

Abb. 3 (Fortsetzung)

Kasper P, Kaiser R, Kleim JP, Oldenburg J, Brackmann HH, Rockstroh J and Schneweis KE (1993) Diversification of HIV-1 strains after infection from a unique source. AIDS Res Human Retroviruses 9:153–157

Kasper P, Kaiser R, Oldenburg J, Brackmann HH, Matz B and Schneweis KE (1994) Parallel evolution of the V3 region of HIV-1 after infection of hemophiliacs from a homogeneous source. AIDS Res Human Retroviruses 10:1669–1678

3. Sakai K, Ma X, Gordienko I, Volsky DJ (1991) Recombinantial analysis of a natural non-cytopathic human immunodeficiency virus type 1 (HIV-1) isolate: Role of the *vif* gene in HIV-1 infection kinetics and cytopathicity. J Virol 65:5765–5773

4. Jamieson BD, Aldrovandi GM, Planelles V, Jowett JBM, Gao L, Bloch LM, Chen ISY and Zack JA (1994) Requirement of human immunodeficiency virus type 1 *nef* for *in vivo* replication and pathogenecity. J Virol 68:3478–3485

5. Wieland U, Hartmann J, Suhr H, Salzberger B, Eggers HJ and Kühn JE (1994) J *In vivo* genetic variability of the HIV-1 *vif* gene. Virology 203:43–51

6. Blumberg BM, Epstein LG, Saito Y, Chen D, Sharer LR and Anand R (1992) Human immunodeficiency virus type 1 *nef* quasispecies in pathological tissue. J Virol 66:5256–5264

7. Simmonds P, Balfe P, Peutherer JF, Ludlam CA, Bishop JO and Leigh Brown AJ (1990) Human immunodeficiency virus-infected individuals contain pro-virus in small numbers of peripheral mononuclear cells and at low copy numbers. J Virol 64:864–872

8. Piatak M, Saag MS, Yang LC, Clark SJ, Kappes JC, Luk K-C, Hahn BH, Shaw GM and Lifson JD (1993) High levels of HIV-1 in plasma during all stages of infection determined by competitive PCR. Science 259:1749–1754

Resistenzentwicklung von HIV: Biologischer Test oder Sequenzanalyse des Polymerase-Gens?

M. Wichers, A. Mayer, R. Rolf, R. Kaiser, J. Oldenburg,
H.-H. Brackmann, J. Rockstroh, B. Matz, K. E. Schneweis

Einführung

Alle z. Zt. zugelassenen antiretroviralen Chemotherapeutika sind nukleosidische Polymerase-Hemmer. Als Nukleosid-Analoge müssen sie von zellulären Kinasen phosphoryliert werden, um dann an die virale Polymerase zu binden und in die naszierende Virus-DNA eingebaut zu werden. Infolge der abweichenden Struktur der Substanzen – Azidothymidin (AZT) (Abb. 1) unterscheidet sich vom 2′-deoxythymidin nur durch eine Azid (N_3)-Gruppe anstelle der OH-Gruppe in der Position 3 der Pentose – kann aber kein weiteres Nukleotid angeknüpft werden. Die Synthese der Virus-DNA kommt zum Erliegen. Es entsteht keine provirale DNA, die in das zelluläre Genom integriert werden könnte, und die Zelle bleibt uninfiziert.

Dieser Wirkungsmechanismus hat 3 wichtige Konsequenzen:

1. Die Polymerase-Hemmer verhindern nicht die Virusvermehrung, sondern die Neuinfektion von Zellen. Die Virusproduktion aus bereits infizierten Zellen wird nicht beeinflußt.
2. Da die Kinasen zur Phosphorylierung der Nukleosid-Analoge nur in proliferierenden Zellen zur Verfügung stehen, sind nicht-proliferierende Zellen, wie Monozyten, Makrophagen, Mikroglia, weiterhin infizierbar.
3. Die Polymerase-Hemmer müssen an die Polymerase gebunden werden. Damit dies geschehen kann, sind an bestimmten Stellen im Polymerase-Molekül bestimmte Aminosäuren notwendig. Punktmutationen an diesen Positionen verändern die Struktur der Polymerase, so daß die Substanzen nicht mehr

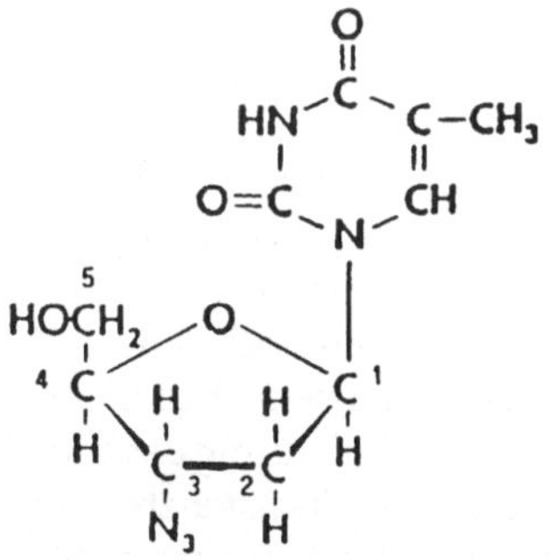

Abb. 1. Strukturformel von 3′-azido-2′, 3′-didesoxythymidin (Zidovudin)

I. Scharrer/W. Schramm (Hrsg.)
25. Hämophilie-Symposion Hamburg 1994
© Springer-Verlag Berlin Heidelberg 1996

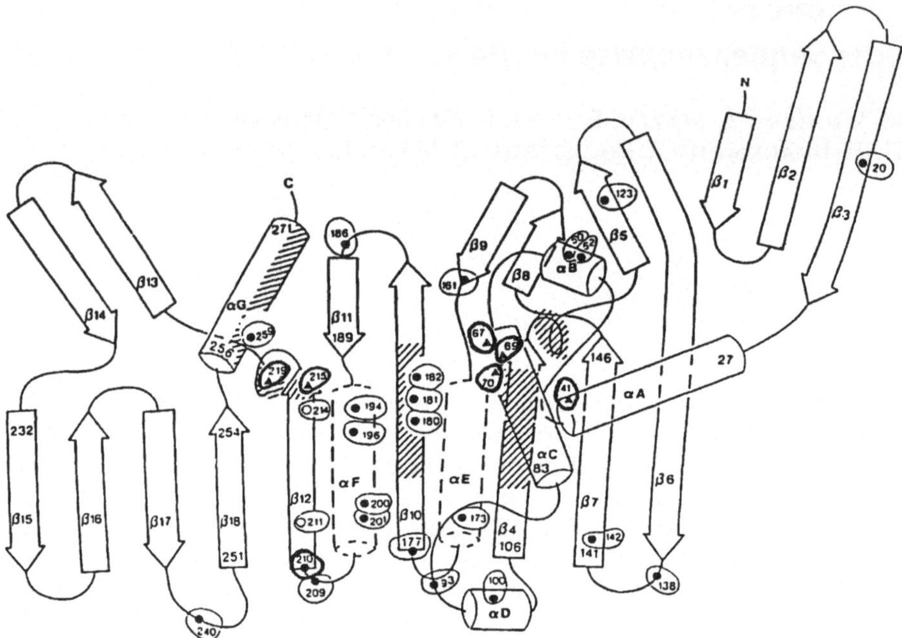

Abb. 2. Modell der HIV-1-Polymerase nach Levantis and Oxford, 1992. Die fett umkreisten Zahlen markieren die Positionen der „AZT-spezifischen" Mutationen

gebunden werden (Abb. 2) (Levantis and Oxford, 1992). Der Virusstamm ist dann resistent geworden.

Die Mutationen, die bei AZT-Resistenz am häufigsten beobachtet werden („AZT-spezifische Mutationen"), betreffen die Aminosäure-Positionen 41 (Methionin → Leucin), 67 (Aspartat → Asparagin), 70 (Lysin → Arginin), 215 (Threonin → Tyrosin oder Phenylalanin) und 219 (Lysin → Glutamin) (Kellam et al., 1992). Unsere Befunde zeigen, daß darüber hinaus die Mutationen 69 (Threonin → Aspartat) und 210 (Leucin → Tryptophan) hier einzureihen sind.

Wegen der hohen Mutationsrate des HIV muß man damit rechnen, daß jeder Patient schon bei Beginn der Therapie resistente Mutanten in sich trägt. Daß sie zu diesem Zeitpunkt noch nicht in Erscheinung treten, muß daran liegen, daß sie gegenüber dem Wildtyp biologisch benachteiligt sind. Erst mit Beginn der Therapie setzt eine Selektion zugunsten der Mutanten ein, so daß der Wildtyp zunehmend verdrängt wird. Nach Absetzen des Medikaments ist dieser Vorgang rückläufig.

Wenn man analysieren will, ob bei einem Patienten ein sensitives Virus oder eine resistente Mutante vorliegt, muß man das Virus zunächst anzüchten. Bleibt eine resistente Mutante dabei prädominant oder wird sie in der Kultur von dem virulenteren Wildtyp verdrängt? Sollte man, um das zu vermeiden, bei der Anzüchtung des Virus das Therapeutikum zusetzen? Oder sollte man auf die biologische Resistenzbestimmung ganz verzichten und statt dessen die prädominante Virus-DNA direkt aus dem

Blut gewinnen und auf Mutationen im Polymerase-Gen analysieren? Im folgenden wird über den Vergleich der drei Methoden berichtet.

Material und Methoden

In die Untersuchungen waren 20 Proben von 14 HIV-infizierten Patienten einbezogen. Die Virusanzüchtung erfolgte durch Co-Kultivation der aus 20 ml Heparinblut gewonnenen mononukleären Zellen (PBMC) mit entsprechend präparierten PBMC von gesunden Blutspendern (Schneweis et al., 1990). Von den zwei parallelen Kulturen erhielt bei AZT-anbehandelten Patienten jeweils eine einen Zusatz von 20 ng/ml AZT. Aus den Virus-produzierenden Kulturzellen und aus dem gleichzeitig mit dem Heparinblut entnommenen EDTA-Blut der Patienten wurde die DNA präpariert, von der 1 µg in eine nested PCR zur abschnittsweisen Amplifikation der ersten ca. 700 Basenpaare des Polymerase-Gens eingesetzt wurden. Für die 2. PCR war jeweils ein Primer biotinyliert, der andere mit der univer-sellen M13-Primersequenz am 5′-Ende ausgestattet. Die PCR-Produkte wurden an magnetische Beads gekoppelt und mittels AutoRead™ Sequencing Kit und ALF-System (Pharmacia) sequenziert. Zum Vergleich mit einem Standard („Consensussequenz") wurde die Sequenz des Stammes HIV HXB2CG herangezogen.

Für die biologische Resistenzbestimmung wurden 4 Tage alte Kulturen der PBMC von 4 gesunden Blutspendern gemischt und in die gewünschte Anzahl von Kulturröhrchen aufgeteilt. Nach Zusatz der verschiedenen AZT-Konzentrationen (20, 100, 500 und 2500 ng/ml) erfolgte eine Vorinkubation von ca. 2 Stunden, um die Phosphorylierung des Nukleosid-Analogs zu gewährleisten. Dann wurden die Kulturen mit dem zu testenden Virusstamm beimpft. Am nächsten Tag wurde das Impfvirus ausgewaschen. An den darauffolgenden Tagen wurden die Kulturen täglich mikroskopisch durchgemustert und – wenn die Inkubationsdauer es erforderte – 2mal/Woche mit frischem Kulturmedium versorgt. Wenn in der AZT-freien Kontrollkultur ein ausgeprägter cytopathischer Effekt (CPE) beobachtet werden konnte, wurde von allen Kulturen der Überstand gesammelt und auf die Menge des darin enthaltenen p24-Antigens untersucht. Die Tests mit Virusstämmen, die keinen COE induzierten („NSI-Isolate"), wurden 10 Tage lang inkubiert.

Ergebnisse

1. In Bezug auf die Consensussequenz wiesen die Virusstämme aller Patienten zwischen 2 und 15 Mutationen im Polymerase-Gen auf. Trotz dieser großen Unterschiede von Patient zu Patient waren die 3 Virusstämme desselben Patienten (Blut direkt, Virusanzüchtung mit bzw. ohne AZT) weitgehend homolog (Tabelle 1). Daraus konnte man schließen, daß die angezüchteten Virusstämme der in vivo vorherrschenden Variante entsprachen.

2. Patienten, die bis dahin noch nicht antiretroviral behandelt worden waren, boten nie Virusstämme mit AZT-spezifischen Mutationen, und im biologischen Test erwiesen sie sich nie als resistent. Dagegen wiesen alle Patienten, die länger als 5 Monate mit AZT behandelt worden waren, Virusstämme mit 1 bis 6 AZT-spezifischen Mutationen auf (Tabelle 2).

Tabelle 1. Aminosäuren-Austausche in der HIV-Polymerase im Vergleich zu einer Consensussequenz bei: *A:* HIV-DNA direkt aus Patienten-Blut, *B:* HIV-DNA aus Virusanzucht *ohne* Zusatz von AZT, *C:* HIV-DNA aus Virusanzucht *mit* Zusatz von AZT:

Unbehandelter Patient:	AZT-behandelter Patient:
A: 68, 90, 122, 123, 166, 198, 200, 211, 214	*A:* 6, 39, *41*, *67*, *69*, *70*, 122, 200, 211, 214, *215*
B: 68, 90, 122, 123, 166, 198, 200, 211, 214	*B:* 6, 39, *41*, *67*, *69*, *70*, 122, 200, *210*, 211, 214, *215*
C: 68, 122, 123, 166, 200, 211, 214	*C:* 6, 39, *41*, *67*, *69*, *70*, 122, 200, *210*, 211, 214, *215*

Tabelle 2. Aminosäuren-Austausche in der HIV-Polymerase im Vergleich zu einer Consensussequenz bei:

Unbehandelten Patienten	> 5 Mo mit AZT behandelten Patienten
1) 83, 90, 122, 162, 211, 214	1) *67*, *70*, 83, 122, 214, *215*
2) 68, 90, 122, 123, 166, 198, 200, 211, 214	2) *41*, 44, 207, *210*, 211, 214, *215*
3) 83, 122, 123, 135, 162, 178, 200, 211, 214	3) 6, 39, *41*, *67*, *69*, *70*, 122, *210*, 211, 214, *215*
4) 52, 83, 122, 123, 211, 214	4) *41*, 101, 208, *210*, 211, 214, *215*
5) 83, 122, 162, 177, 178, 214	5) *41*, 43, 197, 207, *210*, 211, 214, *215*
6) 122, 177, 207,	6) *67*, *70*, 122, 207, 211, *219*
7) 35, 83, 122, 207, 211, 214	7) 35, 60, *67*, *69*, *70*, 98, 122, 135, 197, 202, 207, 211, 214, *215*, *219*

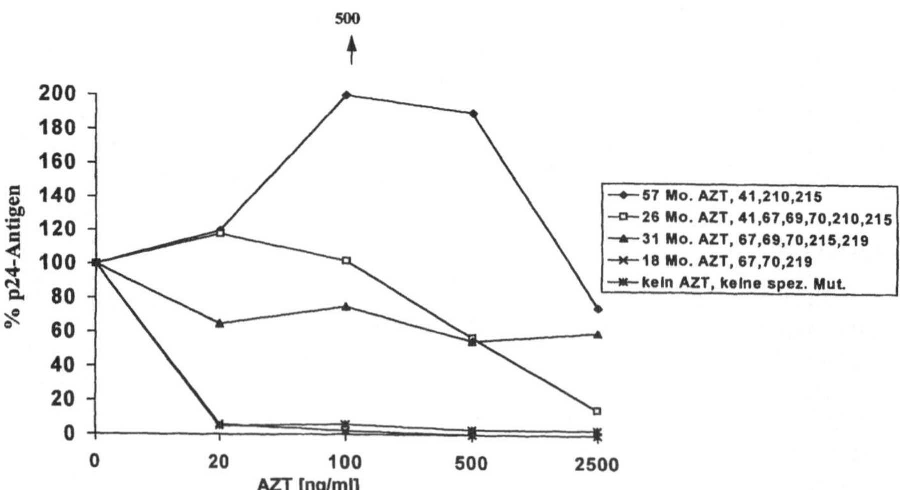

Abb. 3. Resistenzbestimmung gegenüber AZT mit den HIV-1-Isolaten von vier behandelten und einem unbehandelten Patienten. Im Kasten sind die „AZT-spezifischen" Mutationen angegeben, die bei der Sequenzanalyse des Polymerase-Gens der einzelnen Virusstämme gefunden wurden

3. AZT-spezifische Mutationen waren nicht immer mit biologischer Resistenz gegenüber AZT verbunden. Es gab Virusstämme, die sich trotz mehrerer spezifischer Mutationen im biologischen Test ebenso verhielten wie Virusstämme von unbehandelten Patienten (Abb. 3).

4. Weder die Behandlungsdauer, noch die Anzahl der AZT-spezifischen Mutationen korrelierten mit dem Grad der biologischen Resistenz (Abb. 3).

5. Wiederholt wurde beobachtet, daß resistente Virusstämme in der Gegenwart von AZT gesteigerte Aktivität entfalteten (Abb. 3).

6. Virusstämme mit ähnlichem Muster an spezifischen Mutationen wiesen unterschiedliche Grade biologischer Resistenz auf (Abb. 4).

7. Verlaufsuntersuchungen bei Patient A bestätigten, daß unter der Behandlung Virusstämme mit AZT-spezifischen Mutationen auftreten und nach Absetzen des Medikaments wieder verschwinden, ohne daß sich dies im biologischen Test im Rahmen der hier eingesetzten AZT-Konzentrationen bemerkbar gemacht hätte (Tabelle 3). Bei Patient B entwickelten sich die spezifischen Mutationen über eine Zwischenphase, während der im Blut des Patienten nebeneinander Wildtyp und Mutante nachweisbar waren. Eine biologische Resistenz war erst festzustellen, nachdem der Wildtyp vollends verdrängt worden war (Tabelle 3).

8. In vitro liegt die Hemmung der p24-Antigen-Produktion bei voll wirksamen AZT-Konzentrationen meist deutlich über 90 %, so daß die 50 %ige und 90 %ige Hemmkonzentration (IC_{50} bzw. IC_{90}) eindeutig ermittelt werden können.

In vivo kann der therapeutische Effekt mit Hilfe des p24-Antigens oft nicht ermittelt werden, weil entweder schon vor Beginn der Therapie kein p24-Antigen nachweisbar war oder weil durch die Behandlung keine eindeutige Verminderung

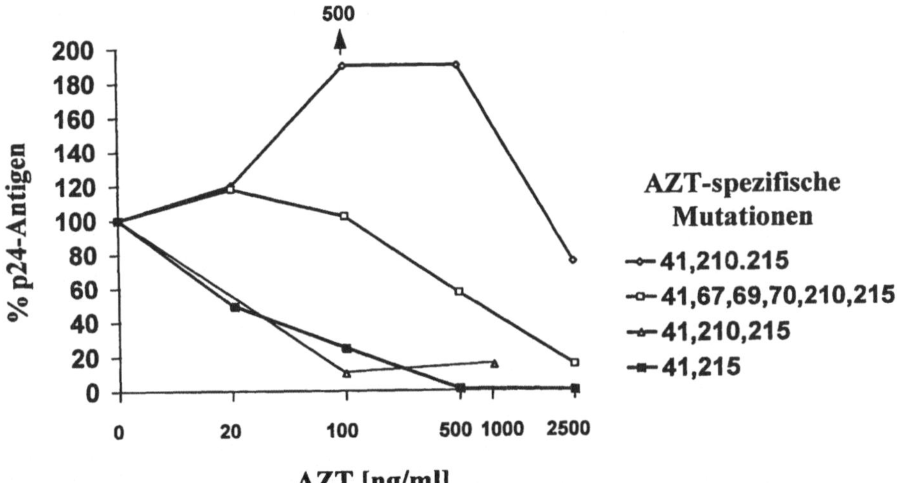

Abb. 4. Resistenzbestimmung gegenüber AZT-von vier HIV-1-Stämmen, die bei der Sequenzanalyse des Polymerase-Gens ein ähnliches Muster von „AZT-spezifischen" Mutationen ergeben hatten

Tabelle 3. Entwicklung von AZT-Resistenz: Verlaufsbeobachtungen

	Dauer der Behandlung	Aminosäuren-Austausche	biologische Resistenz (IC50 in ng/ml)
Pat. A:	15 Mo. vor Beginn	122, 177, 207	< 20
	bei Beginn	122, 207	< 20
	17 Mo. nach Beginn	*67, 70,* 122, 207, 211, *219*	< 20
	24 Mo. nach Abschluß	122, 178, 207, 211, *219*	< 20
Pat. B:	5 Mo. nach Beginn	83, 122, 214	< 20
	14 Mo. nach Beginn	*(70),* 83, 122, 214, *(215)**	< 20
	19 Mo. nach Beginn	*67, 70,* 83, 122, 214, *215*	> 100, < 500

()* Wildtyp und Mutante nebeneinander vorhanden.

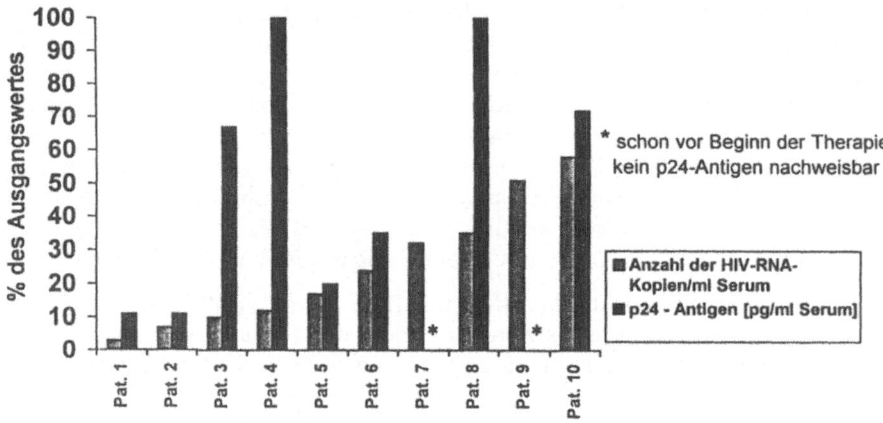

Abb. 5. Reduktion der HIV-RNA-Kopien und des p24-Antigens im Serum 1 bis 20 Wochen nach Beginn einer Behandlung mit AZT in % des Ausgangswertes (nach Piatak et al., 1993)

eintrat. Die quantitative Bestimmung der HIV-RNA läßt dagegen offensichtlich in jedem Fall den therapeutischen Effekt erkennen (Abb. 5) (Piatak et al., 1993). Die Erfahrung muß zeigen, wie lange diese 1 bis 20 Wochen nach Behandlungsbeginn ermittelte Reduktion der Viruslast anhält und ob das Ansteigen der HIV-RNA, evtl. synchron mit einem Abfall der CD4+-Zellzahl (Abb. 6), mit einer Resistenzentwicklung assoziiert ist.

Schlußfolgerungen

- Die Sequenzanalyse des HIV-Polymerase-Gens von AZT-behandelten und unbehandelten Patienten zeigt, daß außer den 5 bekannten, mit der Behandlung in Zusammenhang stehenden, weitere „AZT-spezifische Mutationen" und zahlreiche andere, von der Behandlung unabhängige Mutationen vorkommen.

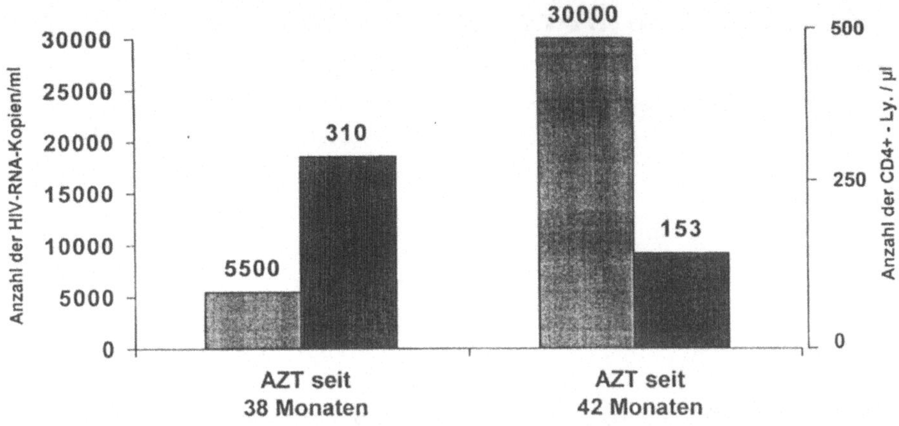

Abb. 6. Bei einem 3¹/₂ Jahre mit AZT behandelten Patienten kam es gleichzeitig zu einem Anstieg der HIV-RNA-Kopien (hellere Säulen) und zu einem Abfall der CD4+-Zellzahl (dunkle Säulen). Da Virusisolierungen nicht veranlaßt wurden, kann nur vermutet werden, daß dieser Verlauf mit einer Resistenzentwicklung in Zusammenhang steht

- Die vergleichende Sequenzenzanalyse des Polymerase-Gens von HIV-DNA, die direkt aus dem Blut des Patienten gewonnen wurde, mit der DNA der angezüchteten Virusstämme zeigt, daß beide einander entsprechen.
- Die AZT-spezifischen Mutationen sind nicht allein für die biologische Resistenz verantwortlich, da sie nicht in jedem Fall Resistenz bedingen und ihre Art und Zahl nicht mit dem Grad der Resistenz korreliert.
- Während die quantitative Bestimmung des p24-Antigens als Parameter für den antiviralen Effekt in vitro gut geeignet ist, wird der therapeutische Effekt beim Patienten sensitiver durch die quantitative HIV-RNA-Bestimmung angezeigt.
- Die bisher allein übliche Therapiekontrolle mit Hilfe der CD4+-Zellzahl kann durch die biologische Resistenzbestimmung und die quantitative HIV-RNA-Bestimmung im Plasma sinnvoll ergänzt werden.
- Die Sequenzanalyse des Polymerase-Gens hat ihre Indikation bei solchen behandelten Patienten, bei denen zellfrei übertragbares HIV nicht angezüchtet werden kann.

Literatur

Kellman P, Boucher CA, Larder BA (1992) Fifth mutation in human immunodeficiency virus type 1 reverse transcriptase contributes to the development of high level resistance to zidovudine. Proc Natl Acad Sci (USA) 89:1934–1938
Levantis P, Oxford JS (1992) Molecular aspects of AZT resistance in HIV 1. Res Virol 143:136–142
Piatak M jr, Saag MS, Yang LC, Clark SJ, Kappes JC, Luk KC, Hahn BH, Shaw GM, Lifson JD (1993) High levels of HIV-1 in plasma during all stages of infection determined by competitive PCR. Science 259:1749–1754
Schneweis KE, Kleim JP, Bailly E, Niese D, Wagner N, Brackmann HH (1990) Graded cytopathogenicity of the human immunodeficiency virus (HIV) in the course of HIV infection. Med Microbiol Immunol 179:193–203

Duplikationen im HIV-nef-Gen als Grundlage eines ungewöhnlichen, neuropathogenen Verlaufs der HIV-Infektion?

A. Witt, R. Kaiser, P. Kasper, A. Mayer, R. Rolf, B. Matz, K. E. Schneweis

Einleitung

Ein HIV-infizierter Hämophilie-Patient fiel wegen neurologischer Symptome auf. Der Patient zeigte gleichzeitig eine sehr ungewöhnliche Konstellation von Laborbefunden: Während einige Marker, wie die CD4$^+$-Zellzahl und der Immunoblot, auf ein fortgeschrittenes Krankheitsstadium hinwiesen, zeigten andere Laborbefunde wie Virusisolierungen und RNA-Quantifizierung im Blut ein ganz gegensätzliches Bild. Um Ursachen für die deutliche Schwächung des Immunsystems trotz Vorherrschens einer wenig cytopathogenen Virusvariante zu finden, wurden drei Gene sequenziert, die für die Cytopathogenität (*env*-Gen) [1], die Infektiösität von Viruspartikeln (*vif*-Gen) [2] und die qualitative Ausprägung der HIV-Infektion (*nef*-Gen) entscheidend sind [3].

Patientendaten

Es handelte sich um einen 21jährigen Patienten mit Hämophilie A. Die CD4$^+$-Zellzahl lag seit zwei Jahren unter 100/µl. Zwischenzeitlich war sie wegen Doppelmarkierung (CD4$^+$ und CD8$^+$) nicht meßbar; der Verdacht auf ein Lymphom hat sich nicht bestätigt. Der Patient machte Mitte 1993 eine PCP durch. Im Januar 1994 erlitt er eine vorübergehende Hemiparese nach einem Jackson-Anfall, und es gab Hinweise auf eine HIV-Enzephalopathie in Kernspintomographie und im Hirn-SPECT. Der Patient wurde von Oktober bis Ende 1993 mit ddI, seit Januar 1994 mit AZT therapiert. Danach gingen die neurologischen Symptome zurück.

Methoden

Virusisolierung: Die Virusisolierung erfolgt durch Kokultivierung der mononukleären peripheren Blutzellen (PBMC) des Patienten mit PBMC und Monozyten gesunder Blutspender nach früher beschriebenen Methoden [4, 5].

DNA-Isolierung und Sequenzierung: Die DNA-Isolierung erfolgte nach Proteinase K- und SDS-Inkubation direkt aus Patienten-EDTA-Blut sowie aus Lymphozyten nach Virusanzucht mittels Phenol-Chloroform-Extraktion. Die interessierenden Genbereiche (*env*, *vif*, *nef*) wurden jeweils mit spezifischen

I. Scharrer/W. Schramm (Hrsg.)
25. Hämophilie-Symposion Hamburg 1994
© Springer-Verlag Berlin Heidelberg 1996

Primern durch nested PCR amplifiziert und anschließend nichtradioaktiv mit
T7 Polymerase an Dynabeads im Festphasen-Ansatz sequenziert. Die Sequenzdaten wurden durch automatisierte Sequenzdetektion im A.L.F. (Pharmacia) ausgewertet.

Labordaten

Im Immonoblot waren seit 18 Monaten nur noch Antikörper gegen Virus-Hüll-
proteine darstellbar. Im Plasma konnten sowohl freies wie immunkomplexiertes
p24-Antigen seit Jahren nur unregelmäßig und in sehr geringer Menge nachgewiesen werden. Der HIV-RNA-Titer im Plasma (Jan. 1994: 12.000 Kopien/ml
Plama, Okt. 1994: 45 000 Kopien/ml Plasma) war ebenfalls niedrig. In der Virusisolierung wurden von 1989 bis 1992 mehrfach nichtcytopathogene (NSI), zellfrei
übertragbare Virusstämme angezüchtet, danach seit 18 Monaten jedoch nur zellfrei nicht übertragbare NSI-Isolate. Die Isolierung aus Blut-Monozyten (getestet
seit 1993) war immer negativ.

Ergebnisse der Sequenzanalysen

Die Viruspopulation des Patienten erwies sich bezüglich der drei untersuchten
Gen-Abschnitte als sehr homogen. Alle analysierten Sequenzen aus Blut oder der
Virusanzucht sowie von verschiedenen Zeiträumen (Ende 1993 bis Anfang 1994)
unterschieden sich nicht oder nur unwesentlich.
Sequenzenanalyse des V3-Bereichs des env-Gens: Die 105 Basen umfassende
Sequenz dieses Genabschnitts entsprach den typischen Merkmalen nichtcyto-
pathogener HIV-Stämme: niedrige positive Ladung (+ 2) und wenig Unterschiede
zur NSI-Consensussequenz nach LaRosa [6] (Abb. 1).
Sequenzenanalyse des vif-Gens: Das *vif*-Gen wies gegenüber zwei früher beschriebenen Gensequenzen von Virusstämmen mit voll ausgeprägter Infektiosität
(N1T-A [2] und Laborstamm HIV_{BRU}) 23 Austausche in 192 Aminosäuren (11,5 %)
auf, während die Sequenzen der Vergleichsstämme sich untereinander nur um 1 %
unterschieden (Abb. 2). Durch die zahlreichen Austausche, bei denen fast immer
Aminosäuren unterschiedlicher Eigenschaften eingebaut werden, ändert sich
auch die Sekundärstruktur des vif-Proteins.

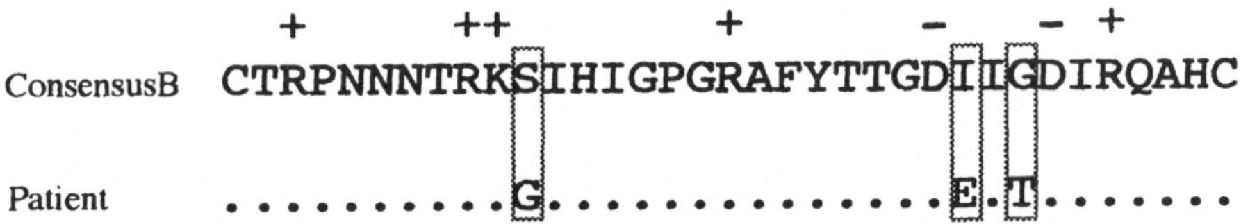

Abb. 1. Abgeleitete Peptidsequenz des V3-Bereichs des env-Gens des Patienten im Vergleich
zur Subtyp B-Consensussequenz [6]. Punkte kennzeichnen identische Aminosäure

```
HIVBRU    MENRWQVMIVWQVDRMRIRTWKSLVKHHMYVSGKARGWFYRHHYESPHPRISSEVHIPLGDARLVITTYWGLHTGERDWHLGQGVSIEWRKKRYSTQVDP 100
N1T-A     .......................................................................................K............

1622vif   .....................N......I.M.R..K..V.......I..K..........E.K.........Q..................R........


HIVBRU    ELADQLIHLYYFDCFSDSAIRKALLGHIVSPRCEYQAGHNKVGSLQYLALAALITPKKIKPPLPSVTKLTEDRWNKPQKTKGHRGSHTMNGH         192
N1T-A     ....................................................................................R.......

1622vif   S.......I.......E....N.I..R......D....................K...R.......Q..................H......
```

Abb. 2. Abgeleitete Aminosäuresequenz des *vif*-Gens unseres Isolates (1622) im Vergleich zu zwei hochinfektösen HIV-Stämmen (N1T-A, BRU). Punkte stellen identische Aminosäue dar

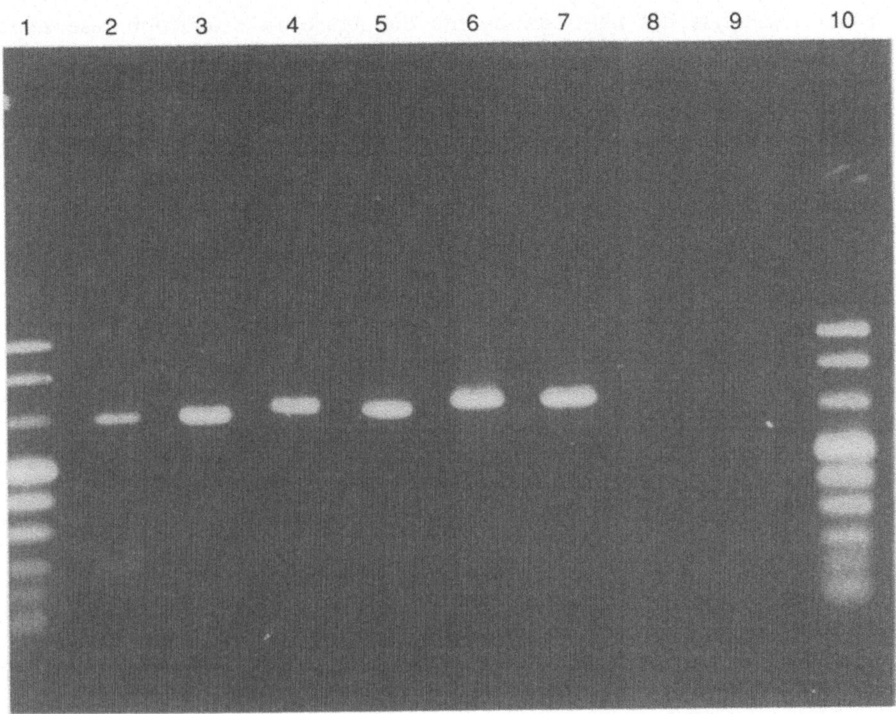

Abb. 3. Agarose-Gel mit PCR-Produkten nach Amplifizierung des *vif*-Gens. Spur 1,10: Größenmarker; Spur 2, 3, 5: Vergleichspatienten; Spur 4, 6, 7: Patient mit Duplikation, Spur 8,9: Negativkontrollen

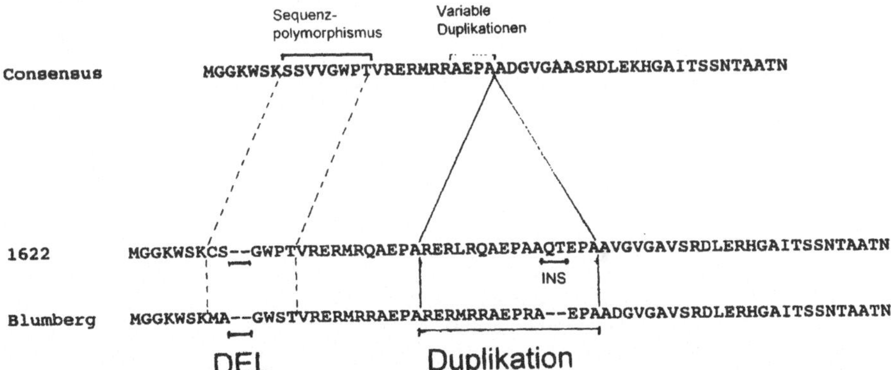

Abb. 4. Ausschnitt aus der Peptidsequenz des *nef*-Gens im Vergleich zu einer Consensussequenz [7] und zur Sequenz nach Blumberg [8]. Die Regionen des Sequenzpolymorphismus und der variablen Duplikationen sind gekennzeichnet

Sequenzenanalyse des nef-Gens: Bereits die Agarose-Gelelektrophorese zeigt, daß bei diesem Patienten das PCR-Produkt des *nef*-Gens größer ist als das verschiedener anderer Patienten (Abb. 3). In einem Bereich des Gens, in dem häufig Duplikationen beschrieben werden [7], findet sich eine besonders ausgeprägte Duplikation von 14 Aminosäuren (aa) an Position 26, zusätzlich eine Insertion von 2 aa innerhalb dieser Duplikation, sowie eine Deleton von 2 aa an Position aa 10, in einer für Sequenzpolymorphismen bekannten Region (Abb. 4).

Diskussion

Die Befunde der $CD4^+$-Zellzahl und des Immunoblots zeigten eine fortgeschrittene Immundefizienz an, die sich in der Anamnese bereits in einer opportunistischen Infektion geäußert hatte. Darüber hinaus waren Symptome aufgetreten und diagnostische Befunde erhoben worden, die auf eine HIV-Enzephalopathie hinwiesen. Im Hinblick auf die gleichzeitig bestehende geringe Virusaktivität können die Ergebnisse der Sequenzanalyse der untersuchten HIV-Gene folgendermaßen interpretiert werden.

Die Struktur des *Env-Peptids* entspricht derjenigen von nicht-cytopathogenen HIV-Varianten, die in der Regel nur in geringen bis mäßigen Titern der HIV-RNA im Plasma führen und meist bei asymptomatischen Patienten gefunden werden.

Das *vif-Protein* zeigt Veränderungen der Sekundärstruktur gegenüber *Vif*-Proteinen hochcytopathogener HIV-Stämme und könnte damit in seiner Funktion beeinträchtigt sein. Dies würde die eingeschränkte Übertragbarkeit des angezüchteten Virus erklären.

Das *nef-Gen* wies eine ausgedehnte Duplikation auf, wie sie ähnlich von Blumberg et al. [8] und Anand et al. [3] für einen neuropathogenen HIV-Stamm beschrieben wurden. Die gleiche Veränderung, die von den genannten Autoren an einem Isolat aus Hirngewebe festgestellt wurde, zeigte sich bei unseren Untersuchungen sogar an dem im Blut vorherrschenden Virus, während die Duplikation des aus Hirngewebe isolierten HIV-Stammes bei Passagen in Blutlymphozyten rückläufig war.

Zusammenfassend können wir sagen, daß offensichtlich in den verschiedenen Genen des HIV unabhängig voneinander Veränderungen auftreten können, die Grundlagen für unterschiedliche Pathogenitätsmechanismen darstellen.

Literatur

1. Sodroski J, Wei Chun Goh, Rosen C et al. (1986) Role of the HTLV-III/LAV envelope in syncytium formation and cytopathicity. Nature 322:470–473
2. Sakai K, Yiaoyue M, Gordienko I et al. (1991) Recombinant Analysis of a natural noncytopathic human immunodeficiency virus type 1 (HIV-1) isolate: Role of the *vif* gene in HIV-1 infection kinetics and cytopathicity. J Virol 65:5765–5773
3. Anand R, Thayer R, Srinivasan A et al. (1989) Biological and molecular characterization of human immunodeficiency virus ($HIV-1_{BR}$) from the brain of a patient with rapid progressivedementia. Virology 168:79–89

4. Schneweis KE, Kleim J-P, Bailly E et al. (1990) Graded cytopathogenicity of the human immunodeficiency virus (HIV) in the course of HIV infection. Med Microbiol Immunol 179:193–203
5. Witt A, Kaiser R, Schneweis KE et al. (1994) Molekularbiologische Charakterisierung monozytotroper HIV-Isolate im Infektionsverlauf. 5. Deutscher AIDS-Kongress Hannover 1994, Abstract in AIFO 9:600
6. LaRosa GJ, Davide JP, Weinhold K et al. (1990) Conserved sequence and structural elements in the HIV-1 principal neutralizing domain. Science 249:932–35
7. Shugars DC, Smith MS, Glueck DH et al. (1993) Analysis of human immunodeficiency virus type 1 *nef* gene sequences present in vivo. J Virol 67:4639–4650
8. Blumberg BM, Epstein LG, Saito Y et al. (1992) Human immunodeficiency virus type 1 *nef* quasispecies in pathological tissue. J Virol 66:5256–5264

Zur Parvovirus B19-Prävalenz bei hämophilen Kindern

A. M. Eis-Hübinger, I. Wiedemann, J. Blümel, J. Oldenburg,
H. H. Brackmann, B. Matz, K. E. Schneweis

Wegen der großen Tenazität gegenüber physikalischen und chemischen Einflüssen
sowie der hochgradigen Virämie während der akuten Infektion gehört das Parvovirus B19 (B19) zu den Viren, die auch mit virusinaktivierten Blutprodukten
übertragen werden könnten. Eine direkte Evaluierung der Virusabreicherung und
-inaktivierung bei der Herstellung von Gerinnungsfaktorkonzentraten oder deren
Zwischenprodukten wird durch die schlechte Kultivationsmöglichkeit von B19
verhindert. Aufgrund der hohen Rate an asymptomatischen und uncharakteristi-
schen Verläufen kann eine Infektion nach Gabe von Gerinnungsfaktorkonzentraten nur in Einzelfällen bewiesen werden [1, 2, 3]. Wir untersuchten daher Seren
von Hämophilen auf anti-B19 IgG- und IgM-Antikörper und verglichen die Ergebnisse mit denen von nicht-hämophilen Personen ohne klinischen Verdacht einer
B19-assoziierten Infektion. Für diese Arbeiten verwendeten wir einen neuartigen
indirekten Immunfluoreszenztest, bei dem in Insektenzellen exprimiertes, rekombinantes B19-Protein als Antigen verwendet wird.

Patienten, Material und Methoden

Hämophile Patienten

Im Zeitraum von September 1993 bis August 1994 wurden 1122 Seren von insgesamt 557 Patienten mit Substitutionstherapie untersucht. 455 dieser Hämophilen
litten an einer Hämophilie A, 66 an einer Hämophilie B und 26 am von-Willebrand-Syndrom. Bei 74 % dieser Hämophilen war der Hämophiliegrad schwer. Ein
weiterer Patient litt an einem schweren Faktor V-Mangel, 2 Patienten an einem
schweren Faktor VII-Mangel, 2 Patienten an einem schweren Faktor XIII-Mangel
und 5 Patienten an einer Autoimmunerkrankung mit schwerer Gerinnungsstörung. 16 Hämophile waren weiblich (10 mit von-Willebrand-Syndrom, 1 mit
Faktor VII-Mangel, 2 mit Faktor XIII-Mangel und 3 mit Autoimmunerkrankung).
124 Hämophile befanden sich im Alter von 2 bis 12 Jahren und waren ausschließlich mit virusinaktivierten Gerinnungsfaktorkonzentraten behandelt worden.
51 Hämophile waren im Alter von 13 bis 19 Jahren und 382 Hämophile im Alter
von 20 bis maximal 79 Jahren. 47 % der Erwachsenen waren im Alter von 20 bis 30
Jahren.

I. Scharrer/W. Schramm (Hrsg.)
25. Hämophilie-Symposion Hamburg 1994
© Springer-Verlag Berlin Heidelberg 1996

Nicht-hämophile Patienten

Von insgesamt 320, darunter 10 weiblichen, nicht-hämophilen Personen ohne Verdacht einer B19-assoziierten Erkrankung wurde jeweils ein Serum untersucht. 217 Personen waren im Alter von 2 bis 12 Jahren, 51 Personen im Alter von 20 bis 25 Jahren und 52 Personen im Alter ≥ 60 Jahre.

Serologische Untersuchungen

Für die Feststellung von anti-B19 IgG- und IgM-Antikörpern wurde ein indirekter Immunfluoreszenztest verwendet, bei dem das 84 kDa B19 VP1 Kapsidprotein im Baculovirussystem in Insektenzellen exprimiert wird (Biotrin, Dublin). Dieses Testsystem erwies sich in unseren Händen sowohl im anti-B19 IgG- wie IgM-Bereich gegenüber den früher verwendeten Enzymimmuntesten mit bakteriell exprimierten B19-Proteinen als wesentlich sensitiver und spezifischer [4]. Abgesehen davon, daß wir die Seren für die IgM-Untersuchungen mit RF-Absorbens® (Behringwerke, Marburg) vorbehandelten, wurde der Test nach Anweisung des Herstellers durchgeführt.

Ergebnisse

Anti-B19 IgG-Seroprävalenz

Die Beurteilung der B19 IgG-Seroprävalenz erfolgte auf der Basis des Befundes im ersten Serum. Die Ergebnisse der Untersuchungen sind in Abb. 1 und Tabelle 1 dargestellt. Der auffälligste Unterschied zwischen Hämophilen und Nicht-Hämophilen war bei Kindern von 2 bis 12 Jahren gegeben. Während bei den nicht-hämophilen Kindern die B19 IgG-Seroprävalenz von 4,8 % im Alter von 2 Jahren sukzessive auf 61,1 % im Alter von 12 Jahren anstieg, wiesen bereits alle 2-, 3- und 4jährigen Hämophilen anti-B19 Antikörper auf. Die Differenzen waren hochsignifikant ($p < 0{,}001$). Alle diese hämophilen Kleinkinder litten an schwerer Hämophilie, die ab einem Alter von 1 bis 1,5 Jahren eine regelmäßige Substitutionstherapie erforderlich machte. Die danach in einigen Altersgruppen bei den Hämophilen auftretende geringere Seroprävalenz – lediglich 9 der 124 hämophilen Kinder von 2 bis 12 Jahren waren anti-B19 IgG-negativ – war überwiegend bedingt durch Patienten, die wegen ihrer leichten Hämophilie nur sporadisch mit Gerinnungsfaktoren substituiert wurden (6/9). Bei 3 dieser initial B19-seronegativen Hämophilen mit geringem Bedarf an Gerinnungsfaktorpräparaten beobachteten wir in Folgeseren eine Serokonversion, nachdem eine Verstärkung der Substitutionstherapie notwendig geworden war.

Im Erwachsenenalter war wegen der höheren Durchseuchung mit B19 bei Nicht-Hämophilen (20 bis 25 Jahre 62,7 % Seroprävalenz; ≥ 60 Jahre 76,9 %) die Differenz zu den Hämophilen (≥ 20 Jahre 98,4 %) weniger eklatant, war aber wegen der großen Anzahl der Untersuchten noch immer hochsignifikant ($p < 0{,}001$).

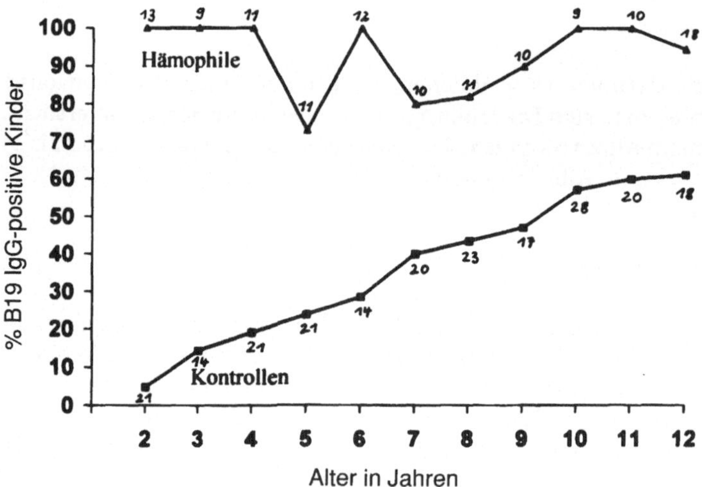

Abb. 1. B19 IgG-Seroprävalenz bei 124 hämophilen (▲) und 217 nicht-hämophilen (■) Kindern. Die bei den Meßpunkten angegebenen Zahlen beschreiben die jeweils untersuchte Anzahl von Kindern pro Altersstufe. Die bei Hämophilen in einigen Altersgruppen auftretende Reduktion der Seroprävalenz war überwiegend bedingt durch Patienten, die wegen ihrer leichten Hämophilie nur sporadisch mit Gerinnungsfaktoren substituiert waren (9/124 Hämophile anti-B19 IgG-negativ, davon 6 Kinder mit niedriger Substitutionstherapie)

Tabelle 1. Anti-B19 IgG-Serostatus bei hämophilen und nicht-hämophilen Personen ab 13 Jahre

	Alter in Jahren	Anzahl anti-B19 IgG-Positiver/ Gesamtzahl Untersuchter (%)	
Hämophile	13 bis 19	47/ 51	(92,2%)
	≥ 20	376/382	(98,4%)
Nicht-Hämophile	20 bis 25	32/ 51	(62,7%)
	≥ 60	40/ 52	(76,9%)

Anti-B19 IgM-Seroprävalenz

Keine Differenz bestand in der Präsenz von anti-B19 IgM-Antikörpern zwischen hämophilen (2,4%) und nicht-hämophilen (3,2%) Kindern zwischen 2 bis 12 Jahren (Tabelle 2). Dagegen war der anti-B19 IgM-Test in 7,9% der Erstseren von Hämophilen im Alter von ≥ 20 Jahre reaktiv, während bei keinem der Kontrollpersonen anti-B19 IgM festgestellt werden konnte ($p < 0,01$). Bei 31 von 240 (12,9%) Hämophilen ≥ 20 Jahre mit initial negativem anti-B19 IgM-Befund wurde in einem oder mehreren untersuchten Folgeseren ein positiver anti-B19 IgM-Befund erhoben. Zehnmal wurden bei den erwachsenen Hämophilen nach positivem anti-B19 IgM-Befund auch in Folgeseren positive IgM-Reaktionen beobachtet.

Tabelle 2. Nachweis von anti-B19 IgM-Antikörpern im Serum von Hämophilen und Nicht-Hämophilen

	Alter in Jahren	Anzahl anti-B19 IgM-Positiver/ Gesamtzahl Untersuchter (%)	
Hämophile	2 bis 12	3/124	(2,4%)
Nicht-Hämophile	2 bis 12	7/217	(3,2%)
Hämophile	13 bis 19	3/ 51	(5,9%)
Hämophile	≥ 20	30/382	(7,9%)
Nicht-Hämophile	≥ 20	0/103	(0%)

Diskussion

Die serologischen Untersuchungen zeigen, daß bei Verwendung von im Baculo-virussystem exprimiertem B19-Protein als Antigen und indirekter Immunfluo-reszenztechnik die Durchseuchung mit B19 auch bei der nicht-hämophilen Bevölkerung deutlich höher ist als die früher im Enzymimmuntest und mit bak-teriell exprimierten B19-Antigenen festgestellte [4, 5]. Die höhere Seroprävalenz erscheint uns im Hinblick auf den natürlichen Übertragungsweg von B19 in Ana-logie zu anderen aerogen übertragenen Virusinfektionen plausibel.

Trotz dieser höheren B19-Seroprävalenz bei den Nicht-Hämophilen bestehen signifikante Differenzen zu Hämophilen. Diese sind wegen der sich erst nach und nach steigernden natürlichen Durchseuchung bei Nicht-Hämophilen besonders gravierend im Kindesalter. Die hohe B19-Seroprävalenz bei den hämophilen Kleinkindern legt nahe, daß auch virusinaktivierte Gerinnungsfaktorkonzentrate mit B19 belastet sind. Zwar könnte die hohe anti-B19 Reaktivität theoretisch auch von einer Immunisierung mit inaktiviertem Virus resultieren; andererseits ist nicht daran zu zweifeln, daß mit nicht-virusinaktivierten Gerinnungsfaktor-konzentraten B19 übertragen wurde und die hohe B19-Seroprävalenz bei den erwachsenen Hämophilen, die vor 1984 überwiegend mit nicht-virusinaktivierten Gerinnungsfaktorpräparaten behandelt wurden, von *Infektionen* herrührt [6]. Da unwahrscheinlich ist, daß eine Immunisierung mit inaktiviertem B19 zu einer ebenso hohen Seroprävalenz führt, muß angenommen werden, daß die hohe B19-Seroprävalenz bei den ausschließlich mit virusinaktivierten Produkten behandelten Kindern ebenfalls auf *Infektionen* mit diesem Virus beruht. Für das Zustandekommen von Infektionen spricht auch, daß in einer Untersuchung von Williams et al. [7]. bemerkenswerte Differenzen in der anti-B19 Seroprävalenz bestanden zwischen Kindern, die nur mit Präparaten behandelt wurden, die 72 Stunden einer trockenen Hitze von 80 °C ausgesetzt waren und Kindern, die mit nicht-erhitzten Präparaten therapiert waren.

Das Ergebnis unserer Untersuchung stimmt ferner mit den Resultaten aus den Studien von Azzi et al. [9] und Santagostino et al. [10] überein. Die Autoren registrierten bei 9 von 20 initial B19-seronegativen und zuvor unbehandelten Hämophilen innerhalb von 12 Wochen Therapie mit solvent/detergent-behandelten oder pasteurisierten Faktor-VIII-Präparaten eine Serokonversion. Bei 4 von 10 zuvor anti-B19-negativen Hämophilen, die Präparate erhielten, die zusätzlich zur solvent/detergent-Inaktivierung einer Erhitzung bei 100°C für 30 Minuten im lyophilisierten Zustand unterzogen wurden, trat die Serokonversion schon innerhalb von ein bis zwei Wochen nach Gabe von Faktorpräparaten ein. Zu diesen Ergebnissen paßt auch, daß in einer kürzlichen Untersuchung mittels Polymerasekettenreaktion in 6 von 30 Chargen (20%) Gerinnungsfaktorkonzentraten, die mit dem solvent/detergent-Verfahren inaktivert wurden, B19 DNA gefunden wurde [10]. Daß jedoch die mangelnde Inaktivierungseffizienz nicht das Problem eines einzelnen Inaktivierungsverfahrens ist, zeigt eine Studie, bei der sowohl in solvent/detergent-Präparaten, unterschiedlich chemisch behandelten Präparaten und in Produkten, die mit monoklonalen Antikörpern affinitätschromatographisch gereinigt waren, B19-DNA nachzuweisen war [11]. Die massive Virämie während einer frischen B19-Infektion, insbesondere wenn noch keine Serokonversion erfolgt ist (10^{11} bis 10^{14} Genomkopien pro ml Serum [12]), und die hohe Resistenz des Virus gegenüber physikalischen und chemischen Inaktivierungsverfahren erklärt, warum eine einzige viruspositive Blutspende zur Kontamination eines großen Plasmapools für die Herstellung von Gerinnungsfaktoren ausreicht. Cohen et al. [13] bezifferten das Risiko des Eingangs einer virusbelasteten Spende mit 1:24000, gemessen durch Nachweis von Virusantigen in der Immunelektrophorese. McOmish et al. [14] entdeckten B19-DNA mittels Polymerasekettenreaktion in 6 von 20 000 Blutspenden. Das Übertragungsrisiko wird geringer, wenn kleine Plasmapools zur Herstellung von Konzentraten verwendet werden [15].

Die IgM-Befunde bei den Hämophilen sind eher Ausdruck rekurrierender Virusübertragungen oder reaktivierter Infektionen als frischer Infektionen. Die Tatsache, daß wir in einer frühren Untersuchung bei 7 von 93 B19-seropositiven hämophilen Erwachsenen B19-DNA im Serum nachweisen konnten [4], unterstützt diese Schlußfolgerung. Warum jedoch nur bei den hämophilen Erwachsenen, nicht jedoch bei den hämophilen Kindern signifikant häufiger anti-B19 IgM-Antikörper nachgewiesen werden konnten, bleibt offen.

Literatur

1. Lyon DL, Chapman CS, Martin C et al. (1989) Symptomatic parvovirus B19 infection and heat-treated factor IX concentrate. Lancet:1085

2. Morfini M, Longo G, Ferrini PR et al. (1992) Hypoplastic anemia in a hemophiliac first infused with a solvent/detergent treated factor VIII concentrate: The role of human B19 parvovirus. Am J Hematol 39:149–150

3. Einzelbeobachtungen am Institut für Exp. Hämatologie u. Transfusionsmedizin der Universität Bonn

4. Große-Bley A, Eis-Hübinger AM, Kaiser R et al. (1994) Serological and virological markers of human parvovirus B19 infection in sera of hemophiliacs. Throm Haemost 72:503–507

5. Schwarz TF, Hottenträger B, Roggendorf M (1992) Prevalence of antibodies to parvovirus B19 in selected groups of patients and healthy individuals. Zbl Bakt 276:437–442

6. Mortimer PP, Luban NLC, Kelleher JF, Cohen BJ (1983) Transmission of serum parvovirus-like virus by clotting factor concentrates. Lancet ii:482–484

7. Williams MD, Cohen BJ, Beddall AC et al. (1990) Transmission of human parvovirus B19 by coagulation factor concentrates. Vox Sang 58:177–181

8. Azzi A, Ciappi S, Zakvrzewska K et al. (1992) Human parvovirus B19 infection in hemophiliacs first infused with two high-puritiy, virally attenuated factor VIII concentrates. Am J Hem 39:228–230

9. Santagostino E, Mannucci PM, Gringeri A et al. (1994) Eliminating parvovirus B19 from blood products. Lancet 343:798

10. Lefrère JJ, Mariotti M, Thauvin M (1994) B19 parvovirus DNA in solvent/detergent-treated anti-haemophilia concentrates. Lancet 343:211–212

11. Zakrzewska K, Azzi A, Patou G et al. (1992) Human parvovirus B19 in clotting factor concentrates: B19 DNA detection by the nested polymerase chain reaction. Br J Haematol 81:407–412

12. Frickhofen N, Young NS (1991) A rapid method of sample preparation for detection of DNA viruses in human serum by polymerase chain reaction. J Virol Meth 35:65–72

13. Cohen BJ, Field AM, Gudnadottir S et al. (1990) Blood donor screening for parvovirus B19. J Virol Meth 30:233–238

14. McOmish F, Yap PL, Jordan A et al. (1993) Detection of parvovirus B19 in donated blood: a model system for screening by polymerase chain reaction. J Clin Microbiol 31:323–328

15. Rollag H, Patou G, Pattison JR et al. (1991) Prevalence of antibodies against parvovirus B19 in Norwegians with congenital coagulation factor defects treated with plasma products from small donor pools. Scand J Infect Dis 23:675–679

Ergebnisse bei der Anwendung eines konzentrierten Desmopressin-Intranasalsprays (Octostim) bei Patienten mit leichten Gerinnungsstörungen des Bonner Hämophilie Zentrums

W. Effenberger, J. Oldenburg, U. Hammerstein, H.-H. Brackmann

Bei Patienten, deren Gerinnungsstörungen (leichte Verlaufsform der Hämophilie A, Konduktorinnen der Hämophilie A sowie Patienten mit einem von-Willebrand-Syndrom, leichter Form) eine Indikation für die Minirinbehandlung darstellte, wurde in den vergangenen Jahren immer wieder der Versuch gemacht, über Anwendung des Minirin-Nasensprays zu einer Verbesserung der Gerinnungssituation zu gelangen. Dabei konnte in der Regel selbst bei Patienten, die unter parenteraler Anwendung von Minirin gute Response zeigten, mit dem Spray keine therapeutisch verwertbare Anhebung des Faktor-VIII-Spiegles erzielt werden. Hier bot das neuentwickelte hochdosierte intranasale Dosierspray „Octostim" mit einer Menge von 150 µg Desmopressinacetat pro Hub eine interessante therapeutische Alternative.

Material und Methoden

Zur Anwendung kam DDAVP – „Octostim" – (FERRING Arzneimittel) in wäßriger Lösung in Form eines Dosieraerosols als Nasenspray mit einer Menge von 150 µg DDAVP pro Hub. Für das Präparat in dieser Form liegen Zulassungen für die USA, Neuseeland, Kanada und Schweden bereits vor.

Die Anwendung bestand in Applikation von zwei Hüben bei Erwachsenen und einem Hub bei Kindern bis zum Alter von 14 Jahren. Ältere Kinder erhielten ebenfalls zwei Hübe. Zum Zeitpunkt 0, 30, und 60 min sowie nach 2 h, 4 h, 8 h und falls realisierbar auch nach 24 Stunden erfolgte eine Faktor-VIII-Bestimmung mit zwei unterschiedlichen Methoden (einphasig mit Hämophiliemangelplasma und chromogener Zweiphasentest (Baxter)) sowie bei Patienten mit vWS die Bestimmung des RiCoF und des vWF:Ag. Zusätzlich wurde die Reaktionszeit im Thromboelastogramm ausgewertet.

Ergebnisse

Insgesamt konnten die Messungen von 13 Patienten ausgewertet werden. Dabei handelte es sich um sechs Patienten mit einer leichten Hämophilie A, 5 Patienten mit einem leichten vWS und 2 Konduktorinnen einer Hämophilie A. Das Alter der Untersuchten lag zwischen 5 und 50 Jahren. Alle Patienten waren HIV-Antikörper- und Hepatitis-B- und -C-Antikörper-negativ. Bei 11 der Patienten ließ sich bereits 30 min nach der Applikation eine deutliche Verbesserung der Gerinnungssituation feststellen. Auch nach den Intervallen von ein und zwei Stunden kam es zu einem weiteren Anstieg bis maximal auf das zwei- bis über das fünffache des Aus-

I. Scharrer/W. Schramm (Hrsg.)
25. Hämophilie-Symposion Hamburg 1994
© Springer-Verlag Berlin Heidelberg 1996

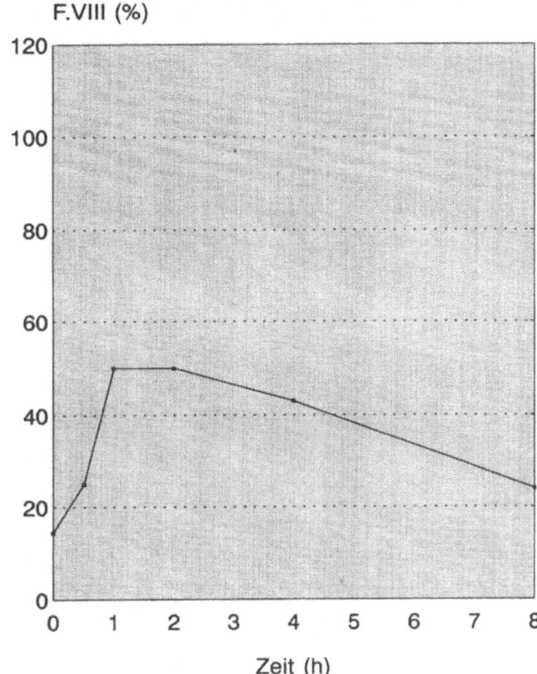

Abb. 1. Anwendungsbeispiel I.
K. B., 9 Jahre, Hämophilie A leicht.
Zeitabhängiger Verlauf der
Faktor-VIII-Aktivität nach Gabe
von 150 µg DDAVP

gangswertes (Faktor VIII). Im weiteren Verlauf setzte ein Abfall der Faktor VIII-sowie der RicoF-Aktivität ein, der in der Rgel der natürlichen HWZ dieser Proteine im Plasma entspricht (Abb. 1, 3).

Lediglich bei einem Patienten mit einem vWS, Typ Normandie, konnte nach Maximalanstieg eine deutlich verkürzte HWZ des Faktors VIII beobachtet werden (Abb. 2).

Nebenwirkungen in Form von Gesichtsröte (Flush), geringer Konjunktivitis sowie in einem Fall leichter Kopfschmerzen wurden subjektiv als gering beschrieben und fielen im Vergleich zu parenteraler Anwendung von 0,4 µg pro kg deutlich geringer aus. Bei einem Patienten konnte keinerlei messbarer Faktor-VIII-Anstieg festgestellt werden. Hier war ein Anwendungsfehler nicht sicher auszuschließen. Bei einem anderen Patienten entwickelten sich nach Applikation regelmäßig und in zunehmendem Maße Schleimhautschwellungen der Nase mit völliger Obstruktion der Atmung. Parallel dazu war der Faktor-VIII-Anstieg nur noch sehr gering. Nach Umstellung auf parentale Anwendung zeigte sich wieder eine problemlose Verträglichkeit und Anstieg des Faktor-VIII-Spiegels auf das vierfache des Ausgangswertes.

Zusammenfassung

Das DDAVP-Spray konzentrierter Form (Octostim) hat sich als Bereicherung der therapeutischen Möglichkeiten bei Patienten mit leichtem vWS und leichter

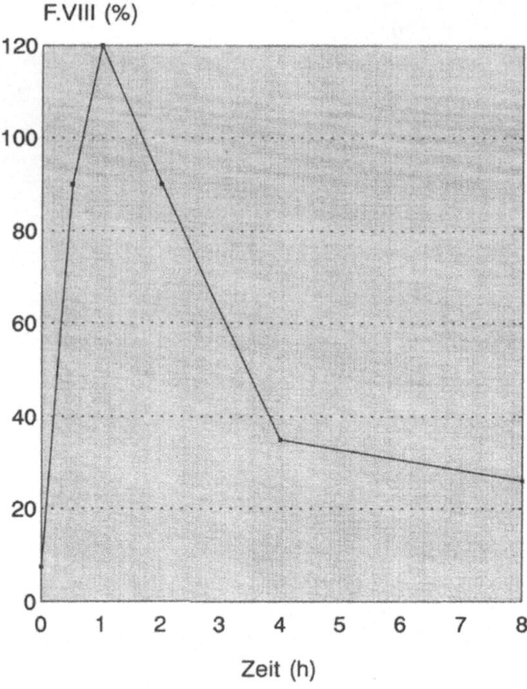

Abb. 2. Anwendungsbeispiel II. P.D., 20 Jahre, vWS, Typ Normandie. Zeitabhängiger Verlauf der Faktor-VIII-Aktivität nach Gabe von 300 µg DDAVP

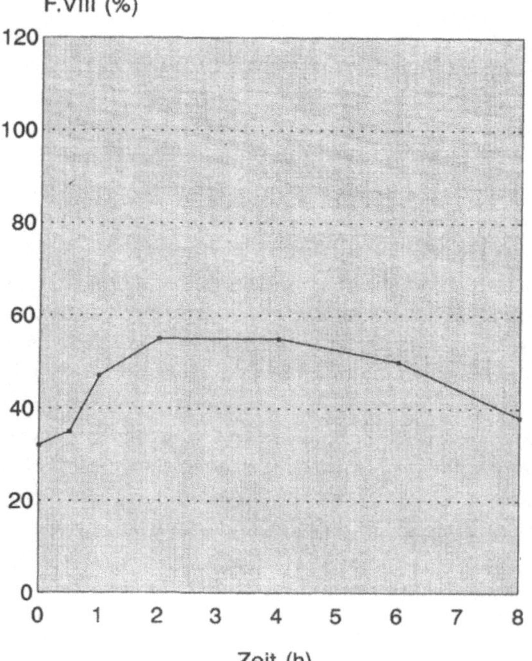

Abb. 3. Anwendungsbeispiel III. J. F., 5 Jahre, Hämophilie A. Zeitabhängiger Verlauf der Faktor-VIII-Aktivität nach Gabe von 150 µg DDAVP

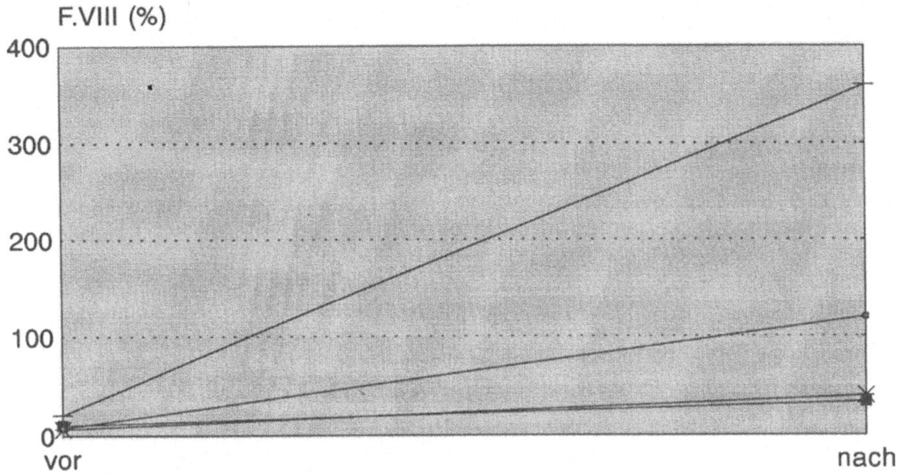

Abb. 4. Ergebnisse. Faktor-VIII-Anstieg nach Octostim-Gabe bei Willebrand-Syndrom

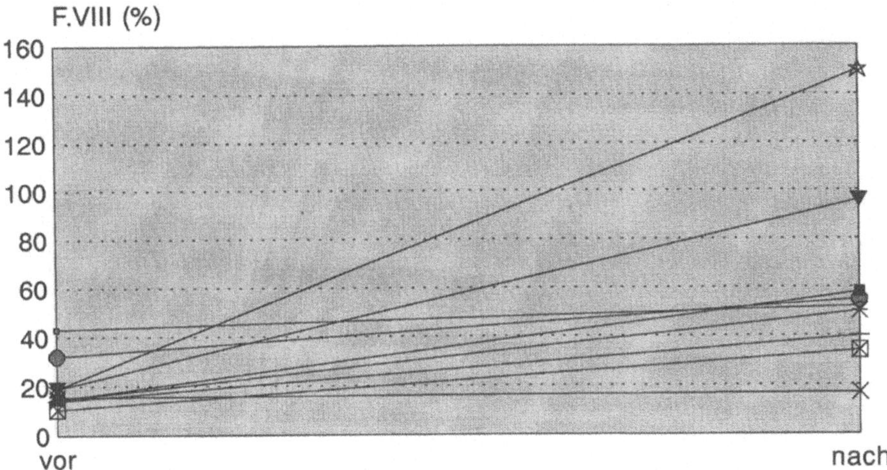

Abb. 5. Ergebnisse. Faktor-VIII-Anstieg nach Octostim-Gabe bei Hämophilie A/Konduktorinnen

Hämophilie A erwiesen. Dabei konnten in nahezu allen Fällen Faktor-VIII- bzw. vWF-Anstiege in einem therapeutisch verwertbaren Bereich realisiert werden (Abb. 4, 5). Dabei ist die Anwendung patientenfreundlich und kann von den Betroffenen ohne Vorkenntnisse selbst realisiert werden. Auch die im Vergleich zur parenteralen Dosierung ungewöhnlich hohe Konzentration von DDAVP erwies sich insgesamt als gut verträglich, wobei die Nebenwirkungen sowohl in der Intensität wie auch von der Häufigkeit geringer waren als bei der parenteralen Anwendung. Lediglich die korrekte Dosierung bei nahezu entleertem Behälter, insbesondere bei der Selbstmedikation erwies sich als schwierig.

Literatur

Lethagan S, Ragnarson Tennvall G (1993) Self-Treatment with desmopressin intranasal spray in patients with bleeding disorders: Effect on bleeding symptoms and socioeconomic factors. Ann Haematolog 66:257–260

Christolini A et al. (1991) Intranasal DDAVP: Biologial and clinical evaluation in mild factor VIII deficinecy. Haemostasis 21:273–277

Rose EH, Aldedort LM (1991) Nasal spray desmopressin (DDAVP) for mild haemophilia A and von Willebrand disease. Ann Int Med 114:563–568

Mannucci PM (1990) Desmopressin: A nontransfusional hemostatic agent. Annu Rev Med:55–64

Lethagen S et al. (1990) Intranasal desmopressin (DDAVP) by spray in mild hemophilia A and von Willebrand's disease type I. Blut 60:187–191

Virusserologische Untersuchungen bei Erwachsenen und Kindern mit Hämophilie A und B und Von-Willebrand-Syndrom im Dresdner Behandlungszentrum

J. Wendisch, K. Muschner, G. Weissbach, H. Wolf

Einleitung

Bis April 1990 erfolgte in unserem Behandlungszentrum die Substitutionstherapie bei Hämophilie-Patienten und bei behandlungsbedürftigen Patienten mit Von-Willebrand-Syndrom fast ausschließlich mit nichtvirusinaktiviertem Kryopräzipitat und PPSB-Präparaten aus eigenem Aufkommen. Ab Mai 1990 wurden alle Patienten mit viursinaktivierten, kommerziell hergestellten Plasmapräparaten behandelt. Wir untersuchten die Marker für HIV sowie Hepatitis A- (HAV), B- (HBV) und C-Virusinfektion (HCV) vor und im Verlauf des Einsatzes der großtechnisch hergestellten Präparate.

Patienten

In die Untersuchungen wurden 72 Patienten im Alter von 4 bis 73 Jahren (Median 28,6 Jahre) einbezogen. Das Klientel hat folgende Zusammensetzung:

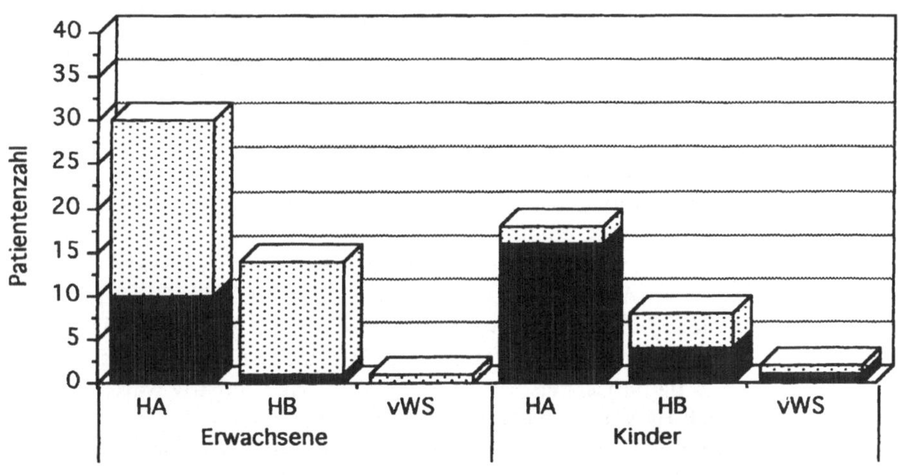

Abb. 1. Substitutionstherapie bei 72 Patienten mit Hämophilie A und B (HA/HB) und Von-Willebrand-Syndrom (VWS)

I. Scharrer/W. Schramm (Hrsg.)
25. Hämophilie-Symposion Hamburg 1994
© Springer-Verlag Berlin Heidelberg 1996

- 48 Patienten mit schwerer und mittelschwerer Hämophilie A
  26 mit kontinuierlicher Substitutionstherapie
  22 mit Therapie im Bedarfsfall
- 21 Patienten mit schwerer und mittelschwerer Hämophilie B
  5 mit kontinuierlicher Substitutionstherapie
  16 mit Therapie im Bedarfsfall
- 3 Patienten mit Von-Willebrand-Syndrom Typ III
  2 mit kontinuierlicher Substitutionstherapie
  1 mit Therapie im Bedarfsfall

Seit Mai 1990 werden alle Patienten mit kommerziell hergestellten Präparaten unterschiedlicher Provenienz behandelt. Die Virusinaktivierung erfolgte mit verschiedenen Verfahren. Nur 68 unserer 72 Patienten benötigten Plasmapräparate. 25 % der Erwachsenen, aber fast alle Kinder und Jugendlichen erhielten eine kontinuierliche Substitutionstherapie (Abb. 1).

Methoden

Von 1990 bis 1993 wurden von allen Patienten mehrfach Serumproben entnommen und bei −20 °C gelagert. Die serologischen Untersuchungen in den zurückgestellten Proben führten wir 1993 durch.

Der Nachweis von HIV 1/2-, HAV IgM/IgG-, HBs-, HBc-, HBe- und HCV IgG-Antikörper erfolgte mit kommerziell verfügbaren ELISA-Testkits der Firmen Behring, Murex, Sorin und Ortho. Positive HIV-ELISA-Befunde wurden mit dem Western blot kontrolliert. Bei positiven Anti HCV-Befunden wurde der Recombinant Immunoblot Assay (RIBA, Fa. Ortho) durchgeführt. Zur HCV-RNA-Bestimmung verwendeten wir eine Standardmethode der Firma Roche.

Ergebnisse

Einer der 72 Patienten wurde vor 1990 seropositiv für HIV und verstarb 1992 an Aids.

Bis April 1990 waren von den bei uns betreuten Patienten 13 (18 %) positiv für Anti HAV, 22 (30 %) für Anti HBc und 32 (44 %) für Anti HCV. Bis Dezember 1993 registrierten wir lediglich einen Zuwachs bei den Anti HAV positiven Patienten auf 17 (24 %). Die Serokonversionsraten für Anti HBc und Anti HCV waren unverändert. Bei 2 der 6 pädiatrischen Patienten, die Anti HCV positiv waren, konnte durch die PCR auch HCV-RNA nachgewiesen werden.

Die Serokonversionsraten in den verschiedenen Altersgruppen sind aus Abb. 2 – 4 ersichtlich. In der Altersgruppe von 54 bis 74 Jahren waren die meisten Patienten für Anti HAV serokonvertiert. Das Auftreten von Anti HBc- und Anti HCV-Antikörpern wurde in der Altersgruppe von 21 bis 32 Jahren am häufigsten beobachtet.

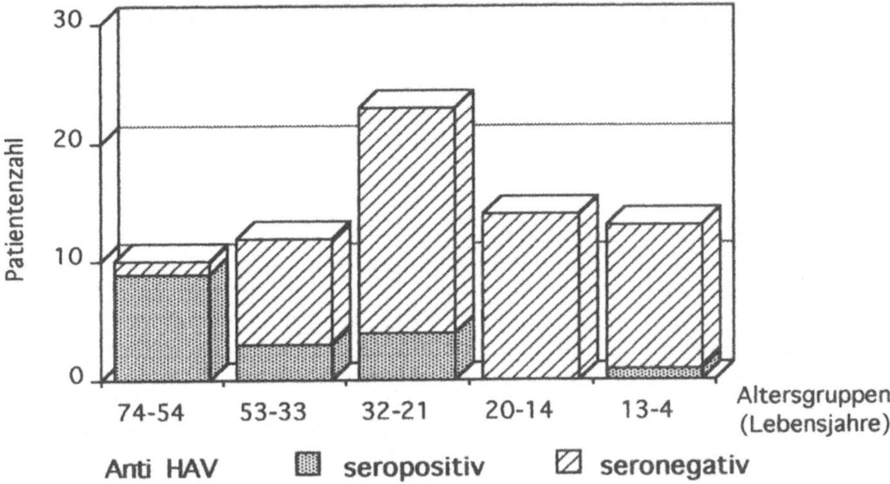

Abb. 2. Serokonversion für Hepatitis A in den verschiedenen Altersgruppen

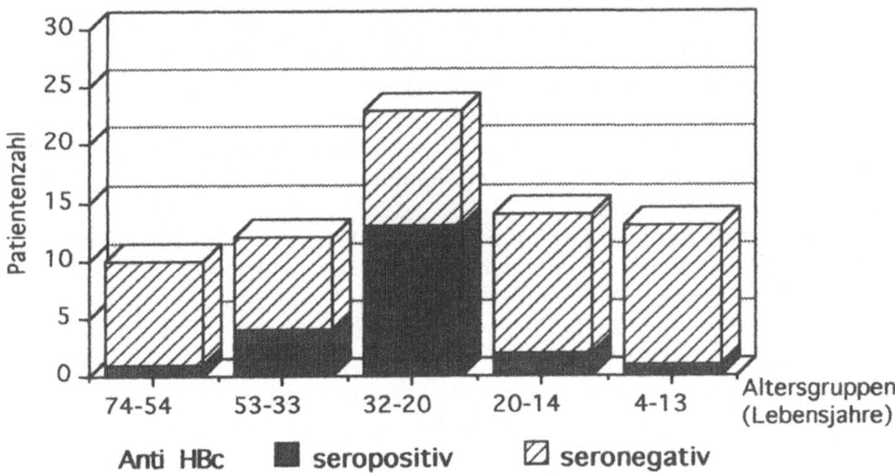

Abb. 3. Serokonversion für Hepatitis B (Anti HBc positiv) in den verschiedenen Altersgruppen

Diskussion

In unserem Behandlungszentrum ist bisher nur ein Patient an Aids erkrankt und verstorben. Dieser Patient wurde vor 1985 anläßlich einer Operation mit einem nicht virusinaktivierten, kommerziell hergestellten Präparat behandelt.

In der Zeit der Behandlung mit im Kleinpool Verfahren hergestellten Plasmapräparaten wurden in Ostdeutschland insgesamt nur fünf HIV-Infektionen registriert. Die betroffenen Hämophilen hatte neben Kryopräzipitaten bzw. PPSB auch

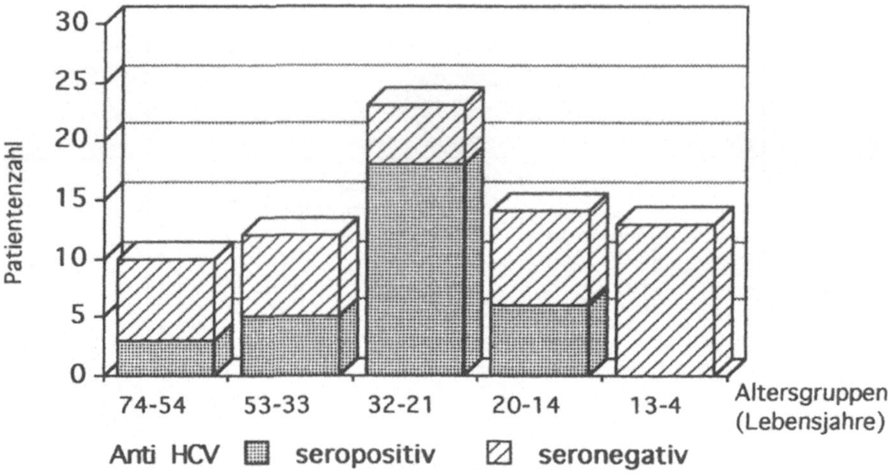

Abb. 4. Serokonversion für Hepatitis C in den verschiedenen Altersgruppen

nichtvirusinaktivierte, kommerziell hergestellte Präparate erhalten. Es liegt die Vermutung nahe, daß die HIV-Übertragung durch diese Präparate erfolgte. Denn niemals wurden HIV-Serokonversionen bei Patienten beobachtet, die ausschließlich die Präparate des Blutspendedienstes, hergestellt aus eigenem Plasmaaufkommen, erhalten hatten. Die niedrige HIV-Infektionsrate in den östlichen Bundesländern ist mit der besonderen epidemiologischen Situation in der ehemaligen DDR zu erklären.

Bezieht man die Anzahl der Anti HBc- und Anti HCV-positiven Patienten auf die 68 früher mit Kryopräzipitat oder Plasmafraktion PPSB behandelten Patienten, ergeben sich folgende Prävalenzen: Hepatitis B 33 % und Hepatitis C 50 %. Die Substitutionsfrequenz wurde bei dieser Berechnung nicht berücksichtigt. Trotzdem scheinen die Prävalenzen für HBV- und HCV-Infektionen in unserem Hämophiliezentren niedriger als in anderen westeuropäischen Zentren zu liegen. Im Schrifttum wird von bis zu 90 % Anti HCV positiven Hämophilen berichtet [2, 3, 4, 6, 7, 8]. Überdurchschnittlich hohe Prävalenzen für Anti HBc und Anti HCV fanden wir in der Gruppe der 21- bis 31jährigen. In dieser Altersgruppe wurden in der Vergangenheit am häufigsten Kryopräzipitat und PPSB-Präparate angewandt.

Nach Umstellung der Therapie auf virusinaktivierte, kommerzielle Plasmapräparate konnten wir keine Neuinfektionen mit Hepatitis B und Hepatitis C feststellen.

In verschiedenen europäischen Behandlungszentren wurde nach der Applikation von Plasmakonzentraten, die durch das S/D-Verfahren virusinaktiviert worden waren, eine Häufung von Neuinfektionen mit HAV beobachtet [1, 4, 5]. Bei vier unserer Patienten konnte nach dem April 1990 eine Serokonversion für Anti-HAV festgestellt werden. In 2 Fällen ist ein Zusammenhang mit der Gabe eines S/D-inaktivierten Plasmapräparates nicht auszuschließen, war aber nicht zu beweisen. Bei den anderen Patienten bestand eine epidemiologisch plausible Situation, die die Übertragung mit kontaminierten Plasmaderivaten unwahrscheinlich werden läßt.

Schlußfolgerungen

Im Dresdner Hämophiliezentrum wurde durch nicht virusinaktivierte im Kleinpool-Verfahren hergestellte Kryopräzipitate und PPSB-Präparate mit hoher Wahrscheinlichkeit keine HIV-Infektion übertragen.

Nach der Therapieumstellung auf virusinaktivierte kommerzielle Plasmapräparate konnten keine Neuinfektionen mit HIV, HBV und HCV diagnostiziert werden. Das spricht für die Virussicherheit der verwendeten Präparate.

Eine HAV-Übertragung durch im S/D-Verfahren behandelte Plasmapräparate kann nicht ausgeschlossen werden.

Literatur

1. Brackmann HH; Oldenburg J, Eis-Hübinger AM et al. (1994) Hepatitis A virus infection among the hemophilia population at the Bonn hemophilia center. Vox Sang 67 (Suppl 1): 3–8
2. Depka Prodzinski M, Berger A, Ehrenforth S et al. (1993) Chronische Hepatitis bei HBV-, HCV-, HIV-infizierten und koinfizierten Patienten mit angeborener Hämophilie A oder B. Hämophilie-Symposium Hamburg. Springer Verlag B HD NY:86–96
3. Gerritzen A, Brachmann HH, Loo B et al. (1990) Epidemiologische Daten zur HCV-Infektion bei Patienten des Bonner Hämophilie-Zentrums. 21. Hämophilie-Symposium Hamburg. Springer Verlag B HD NY:137–140
4. Karafoulidou A, Gialeraki A, Yannitsiotis A et al. (1994) Hepatitis A, B and C serologic profile in greek haemophiliacs. XXI. International Congress of the World Federation of Hemophilia Mexico city, april 24.–29.
5. Lawlor E, Johnson Z, Thornton L et al. (1994) Investigation of an outbreak of hepatitis A in Irish haemophilia patients. Vox Sang 67 (Suppl 1):18–20
6. Morfini M, Mannucci PM, Ciavarella N et al. (1994) Prevalence of infection with the hepatitis C virus among Italian hemophiliacs before and after the introduction of virally inactivated clotting factor concentrates: A retrospective evaluation. Vox Sang 67:178–182
7. Noel L, Guerois C, Maisonneuve P et al. (1989) Antibody to hepatitis C virus in hemophilia. Lancet 2:560
8. Zenz W, Muntean W, Hofmann H (1990) Hepatitis C-Antikörper und Transaminasen bei Kindern und Jugendlichen der Universitätskinderklinik Graz mit angeborenen Gerinnungsstörungen sowie bei deren erstgradigen Verwandten. 21. Hämophilie-Symposium Hamburg. Springer Verlag B HD NY:160–162

Prävalenz der Hepatitis C nach der Substitution mit nichtvirusinaktivierten Plasmapräparaten bei Patienten mit hämorrhagischen Diathesen

V. Aumann, D. Franke, R. Schobess, L. Fritsche, U. Mittler

Einleitung

Durch Blut und Blutbestandteile übertragene Infektionskrankheiten haben für Patienten mit behandlungsbedürftigen hämorrhagischen Diathesen eine existentielle Bedeutung. Trotz der Einführung virusinaktivierter Gerinnungspräparate ist die Gefahr für die Patienten nicht völlig gebannt, die Wahrscheinlichkeit heute aber infiziert zu werden, wird als gering eingeschätzt. Aufgrund der besonderen Problematik stand die HIV-Infektion lange im Mittelpunkt des Interesses. Inzwischen werden die Hepatitis-Erkrankungen, hauptsächlich die Hepatitis B und C, mit ihren Folgen für die Betroffenen immer bedeutungsvoller.

Eine große Anzahl von Patienten wurde in den vergangenen Jahren durch diese Krankheitserreger infiziert. Die Konsequenzen für die Betroffenen sind aber auf Grund der für diese Erkrankungen kurzen Beobachtungszeit noch nicht in jedem Fall abzuschätzen. Bekannt ist die hohe Chronizitätsrate bei einer HCV-Infektion (30–80%). Diese führt bei 10–20% der Betroffenen zu einer Leberzirrhose. Das Risiko der Herausbildung eines Leberzellkarzinoms ist dabei deutlich erhöht. Es wird aber einen enormen Behandlungsbedarf sowohl von medizinischer Seite als auch von politischer Seite geben, da sich die Gesamtprognose eines Patienten mit chronischer Hepatitis C kaum von der eines an AIDS Erkrankten unterscheidet. Im folgenden werden die Daten zum gegenwärtigen Stand der HCV-Infektionen bei Patienten mit hämorrhagischen Diathesen der Hämophiliezentren der Kinderkliniken der Universitäten Halle und Magdeburg sowie der Medizinischen Klinik der Universität Magdeburg dargestellt.

Patienten und Methode

85 Patienten mit Hämophilie A, B, Von-Willebrand-Jürgens-Syndrom und FVII-Mangel der o. g. Hämophiliezentren wurden in die Auswertung einbezogen.

Alle Patienten wurden bis 1990 ausschließlich mit nichtvirusinaktivierten ungepoolten Gerinnungspräparaten, Kryopräzipitat bzw. PPSB behandelt. Die Präparate hatten einen nicht standardisierten Faktorengehalt und wurden jeweils aus 2 Blutspenden hergestellt.

Patienten, die ausnahmslos mit virusinaktivierten Präparaten behandelt wurden, werden bei dieser Auswertung nicht berücksichtigt, da bei keinem dieser

I. Scharrer/W. Schramm (Hrsg.)
25. Hämophilie-Symposion Hamburg 1994
© Springer-Verlag Berlin Heidelberg 1996

Tabelle 1

Angaben über Patienten und Erkrankung	Anzahl
Gesamtzahl der ausgewerteten Patienten	85
Hämophilie A	62
Hämophilie B	11
Von-Willebrand-Jürgens-Syndrom	7
FVII-Mangel	5
Patienten, bei denen mehr als 100 Transfusionseinheiten (TE) verabreicht wurden	51
Patienten, die anti-HCV-positiv sind	31
Patienten, die anti-HCV-positiv sind und mehr als 100 TE Gerinnungspräparate erhalten haben	28
Patienten, die positive HCV- und HBV-Marker aufweisen	25

Patienten eine Neuinfektion mit Hepatitis B bzw. C. nachgewiesen werden konnte (Tabelle 1).

13 anti-HCV-positive Patienten wurden mittels PCR-Technik auf HCV-RNA untersucht. 5 Patienten waren auch hier positiv.

3 Patienten, die in der PCR positiv waren, erhielten eine Leberbiopsie.

Histologisch ergab sich bei allen 3 Patienten der Befund einer chronisch persistierenden Hepatitis.

Nur 5 Patienten weisen eine klinische Symptomatik auf, die in einer zeitweiligen Erhöhung der Leberfunktionsparameter um mindestens das 2–3fache der Normalwerte besteht.

Diskussion

Von den 85 Patienten sind heute 31 Patienten (36 %) anti-HCV-positiv. 25 Patienten weisen gleichzeitig HCV- und HBV-Marker auf, wobei dieser Konstellation keine prognostische Bedeutung zukommen soll [5].

51 Patienten (60 %) weisen einen schweren Gerinnungsfaktormangel auf und benötigten deshalb häufig die Gabe der fehlenden Faktoren. In dieser Gruppe der multitransfundierten Patienten boten 28 der 51 Patienten (60 %) HCV-Antikörper. Werden dagegen nur die HCV-positiven Patienten betrachtet, so gehören 28 der 31 Patienten (90 %) der multitransfundierten Gruppe an. Hieraus läßt sich eindeutig ableiten, daß die Anzahl der verabreichten Konserven im Zusammenhang mit der Frequenz der HCV-Infektionen bei den Patienten steht. Mit zunehmender Zahl der Transfusionen stieg auch das Risiko einer Hepatitisinfektion, obwohl es sich um das Blut untersuchter regionaler Blutspender (Transaminasenuntersuchung, HBsAg- und anti-HBs-Bestimmung) handelte und nur jeweils 2 Blutspenden für die Herstellung einer TE Kryopräzipitat bzw. PPSB verwendet wurden. Diese

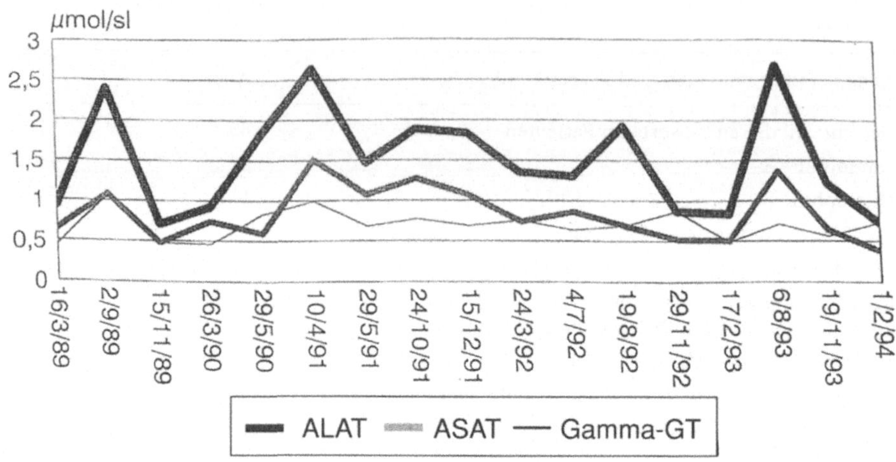

Abb. 1. Typischer Verlauf der Leberfunktionsparameter bei einem Patienten mit chronischer HCV-Infektion

Problematik war aber bis 1990 nicht erkennbar, da ein ausreichend sensitiver Test zum Nachweis der HBV-Infektion nicht vorhanden war und eine HCV-Infektion überhaupt nicht nachgewiesen werden konnte.

Nur der besonderen epidemiologischen Situation ist es zu verdanken, daß keine HIV-Infektionen aufgetreten sind.

Auch hat die Art der Grunderkrankung keinen nachweisbaren Einfluß auf die Häufigkeit der HCV-Infektion.

Bisher zeigen nur wenige Patienten (5) eine klinische Symptomatik der Hepatitis. Aufgrund der relativ kurzen Beobachtungszeit bei einer Erkrankung mit chronischem Verlauf wird sich die Anzahl der klinisch erkrankten Patienten noch erhöhen (Abb. 1). Bei den 3 Patienten, die eine Leberbiopsie erhielten und die sowohl HCV- als auch HBV-Antikörper aufweisen, konnte die relativ günstige histologische Diagnose einer chronisch persistierenden Hepatitis im Leberbioptat nachgewiesen werden. Weitere Verlaufsuntersuchungen sind hier notwendig. Bei einer Verschlechterung der Befunde ist der Einsatz von Interferon vorgesehen.

Zusammenfassung

Durch nicht virusinaktivierte Gerinnungspräparate, die bis 1990 an Patienten mit behandlungsbedürftigen hämorrhagischen Diathesen verabreicht wurden, kam es in einer nicht unerheblichen Zahl von Patienten zur Übertragung von Hepatitis C. Bei 36% aller untersuchten Patienten waren HCV-Antikörper nachweisbar. Werden dagegen nur die Patienten mit schweren Gerinnungsstörungen und häufigen Substitutionen von Gerinnungspräparaten berücksichtigt, zeigt sich eine Durchseuchung von 60%. Der Nachweis von Mehrfachinfektionen läßt sich bei verschiedenen Patienten führen. Die HCV-Infektion ist durch eine hohe

Chronizität, Übergang in eine Leberzirrhose und maligne Entartung gekennzeichnet. Der Nachweis der HCV-Infektion steht im Zusammenhang mit der Anzahl der verabreichten Gerinnungspräparate. Bisher zeigen nur wenige Patienten eine entsprechende klinische Symptomatik. Aufgrund der relativ kurzen Beobachtungszeit muß aber mit weiteren klinischen Manifestationen gerechnet werden.

Literatur

Altdorfer J (1992) Neue Aspekte in der Diagnostik und Therapie der Virushepatitiden. Internist 33:603–609

Blanchette VS, Vorstmann E et al. (1991) Hepatitis C Infektion in children white hemophilia A and B. Blood 78:285–289

Caselmann WH (1994) Hepatitisvirusinduziertes Leberzellkarzinom. Deutsches Ärzteblatt 31:2047–2054

Jung MCh, Pape GR (1994) Virushepatitiden. Deutsches Ärzteblatt 40:1986–1993

Maier KP (1991) Die chronische aggressive Hepatitis in Hepatitis-Hepatitisfolgen. Thieme, Stuttgart New York

Plagemann PGW (1991) Hepatitis C virus. Arch Virol 120:165–180

Reuter D, Polywka S et al. (1992) Close correlation between Hepatitis C virus serology and polymerase chain reaction in chronically infected patients. Infection 20:18–21

Wagner N (1994) Hepatitis C contributes to liver disease in children and adolescents with hemophilia. Klin Pädiatrie 206:42–44

Zur Situation der HIV- und Hepatitisinfektion
von Hämophilen in Mecklenburg-Vorpommern

S. Wegener, R. Barthels, F. Barthels, M. Weippert-Kretschmer,
H. Konrad, P. Diziol, K. Dahse

Einleitung

Durch die Isolation der DDR mit der daraus resultierenden minimalen HIV-Antikörper-Frequenz unter den Blutspendern und durch die Selbstversorgung mit Blut- und Plasmapräparaten blieben die ostdeutschen Hämophilen von den in aller Welt registrierten HIV-Infektionen verschont. Inwieweit auch die Hepatitis-Durchseuchung unserer Patienten sich von jener westdeutscher Hämophiler unterscheidet, ist nicht bekannt. Dabei haben ostdeutsche Hämophiliepatienten überwiegend nichtvirusinaktivierte Kleinpoolpräparate mit dem gegenüber Großpoolpräparaten postulierten geringeren Infektionsrisiko erhalten.

Mit dieser Fragestellung wurden Hämophile Mecklenburg-Vorpommerns (MV) infektionsserologisch untersucht und die Ergebnisse mit jenen westdeutscher Zentren verglichen. Gleichzeitig erfolgte die Überprüfung der Immunitätslage der regionalen Blutspender gegen HIV und Hepatitis A, B, C, um das Infektionsrisiko durch nicht virusinaktivierte Blutprodukte in MV zu erfassen. Dabei werden erstmals Daten zur Hepatitis-A-Durchseuchung vorgestellt, die gleichzeitig Bestandteil der Multicenter-Studie Hepatitis A und B in der Bundesrepublik sind (1).

Patienten und Methoden

66 Hämophile aus MV (52 Häm. A, 14 Häm. B) im Alter von 7–65 Jahren, die zur Therapie bis 1990 ausschließlich nichtvirusinaktivierte Kleinpoolpräparate regionaler Blutspender erhielten (Kryopräzipitate, PPSB; durchschnittlich 27 Transfusionseinheiten/Patient/Jahr) wurden 1990 auf HIV-Antikörper (HIV-ELISA Biotest), HB_s-Antigen (Behring) und ALAT getestet. Bei 28 dieser Patienten erfolgte gleichzeitig die Überprüfung auf Anti-HCV-Antikörper (ELISA Ortho 1. Gen.), bei 35 auf Anti-HB_s-Antikörper (ELISA). Seit 1990 sind die Patienten auf kommerzielle virusinaktivierte Gerinnungsfaktorenkonzentrate umgestellt.

27 der 66 Patienten mit überwiegend mittelschwerer bis schwerer Form der Hämophilie erschienen im August 1994 zur Nachuntersuchung in folgenden Tests:

Anti-HIV-1/2   (ELISA Murex 3. Gen., Westernblot)
Anti-HCV   (ELISA Murex 3. Gen., Zweittestung ELISA Abbott, Bestätigung RIBA Ortho)

I. Scharrer/W. Schramm (Hrsg.)
25. Hämophilie-Symposion Hamburg 1994
© Springer-Verlag Berlin Heidelberg 1996

HB$_s$-Antigen   (Enzygnost Behring)
Anti-HB$_s$ (Enzymun-Test Boehringer Mannheim)
Anti-HB$_c$ (Enzymun-Test Boehringer Mannheim)
Anti-HAV   (Enzymun-Test Boehringer Mannheim)

Die Hepatitis- und HIV-Durchseuchung der *regionalen Blutspender* wurde mit gleichen Tests beim Spenderscreening überprüft, allerdings ohne HCV-Zweittestung im ELISA Abbott und RIBA.

Ergebnisse

HIV-Befunde

- Von den 66 nachuntersuchten Hämophilen war 1990 keiner HIV-positiv (2). Die aktuelle HIV-Testung von 27 dieser Hämophilen war ebenfalls negativ (Tabelle 1).
- Die HIV-Prävalenz unter den Blutspendern MV ist mit 3/480 000 (1986–1989) bzw. 0/400 000 (1990–1994) deutlich niedriger als unter den Blutspendern der alten Bundesländer mit 1/55 000 (3).

HCV-Befunde

- Die Testung auf Hepatitis-C-Virus-Antikörper ist seit 1990/91 möglich und ergab bei 21 von 35 (60 %) Hämophilen ein positives Ergebnis (ELISA Ortho 1. Gen.). Die aktuelle Überprüfung (ELISA Murex 3. Gen, ELISA Abbott) bestätigte die hohe HCV-Durchseuchung der Hämophilen mit 66 % (18/27 Patienten HCV-positiv). Im RIBA-Bestätigungstest (Ortho) waren 14/27 Patienten positiv, 2 fraglich positiv, 2 nicht getestet.

Tabelle 1. HIV-Befunde

Hämophile MV (Anti-HIV positiv)	Blutspender MV (Anti-HIV positiv)
1990: 0/66	1986–89: 3/480 000
1994: 0/27	1990–94: 0/400 000

Tabelle 2. HCV-Befunde

Hämophile MV (Anti-HCV positiv)		Blutspender MV (Anti-HCV positiv)	
1990:	21/35 (60 %)		
1994:	18/27 (66 %)	1994:	61/20.911 (0,3 %)
		Erstspender:	21/2354 (0,9 %)
		Mehrfachsp:	40/18.557 (0,2 %)

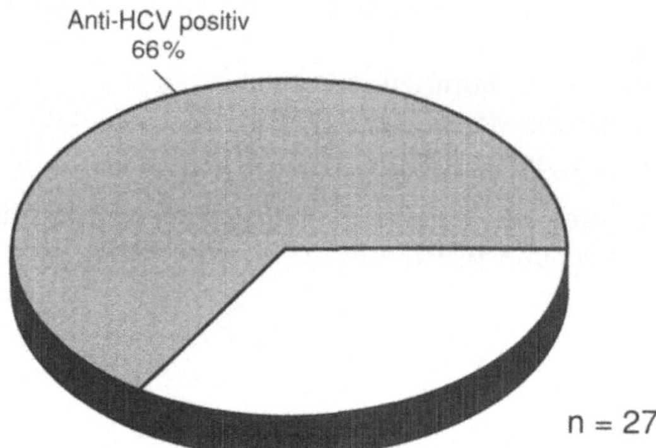

Abb. 1. Hämophile in Mecklenburg-Vorpommern: Prozentsatz Anti-HCV-positiv

– Die HCV-Durchseuchung der Blutspender (ELISA Murex 3. Gen.) beträgt 0,38%; dabei weisen Erstspender mit 0,9% eine 4mal höhere HCV-Infektionsrate als Mehrfachspender (0,2%) auf (Tabelle 2, Abb. 1).

Tabelle 3. HBV-Befunde

Hämophile MV (HBs-Antigen positiv)		Blutspender MV (HBs-Antigen positiv)		
1990: 2/66	(3%)			
1994: 0/27		1994:	11/18.600	(0,06%)

Hämophile MV (Anti-HBc positiv)		Blutspender BRD (Anti-HBc positiv)		
1994: 17/27	(62%)	1994:	27/904	(3%)	D-Ost
			66/1649	(4%)	D-West

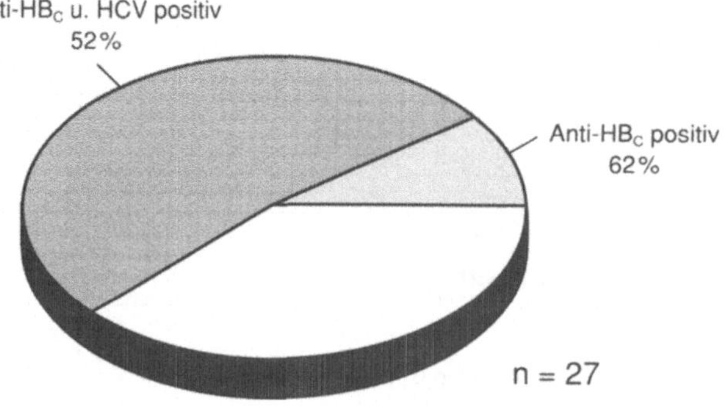

Abb. 2. Hämophile in Mecklenburg-Vorpommern: Prozentsatz Anti-HBc-positiv

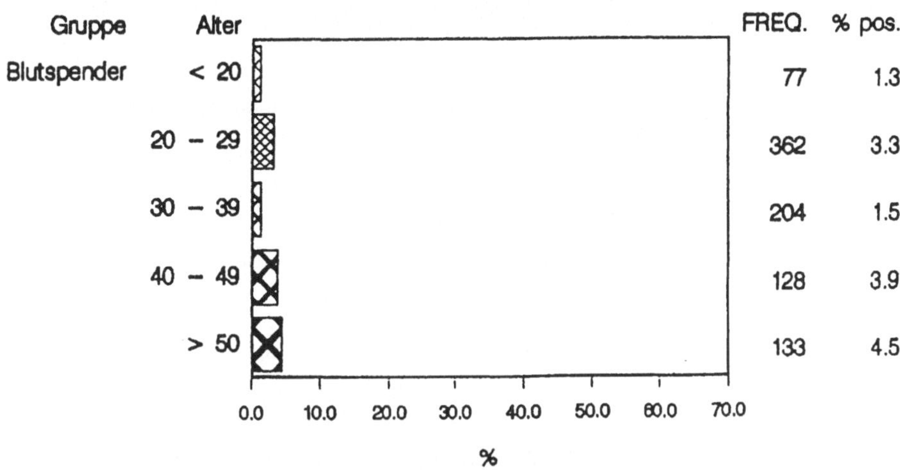

Abb. 3. Verteilung Anti-HB$_c$ positiv (nationale Abstammung: deutsch, Region = Ost-D)

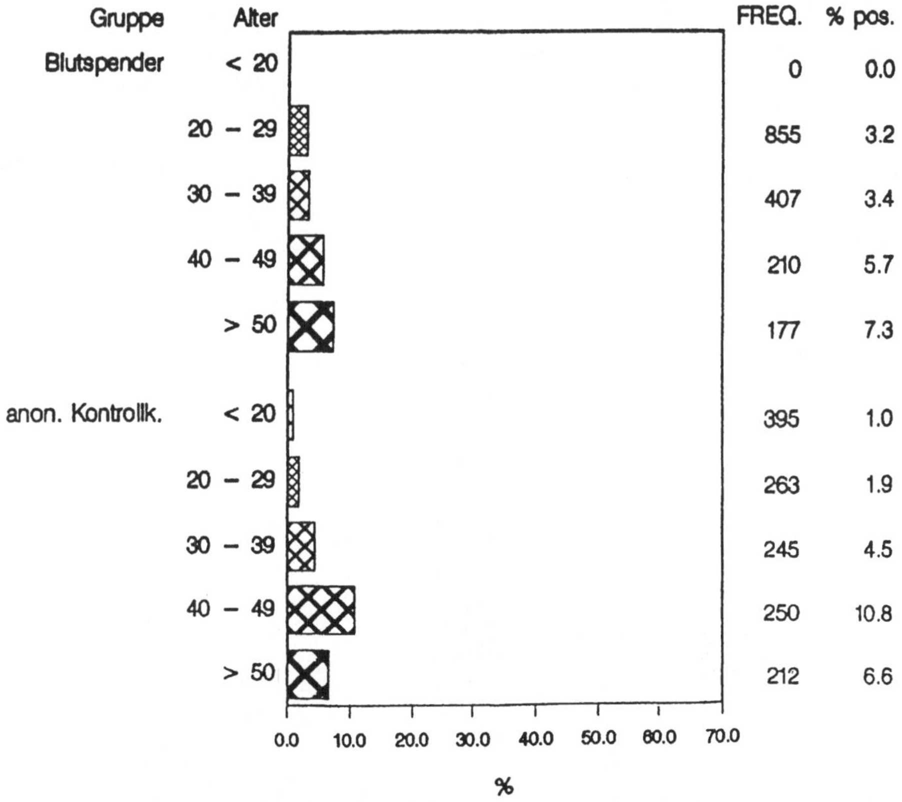

Abb. 4. Verteilung Anti-HB$_c$ positiv (nationale Abstammung: deutsch, Region = West-D)

HBV-Befunde

- Hepatitis-B$_s$-Antigen-positiv als Zeichen einer Hepatitis-B-Infektion waren 1990 2/66 Hämophilen (3 %). In der aktuellen Untersuchungsserie 1994 erwies sich keiner der 27 Patienten als HB$_s$-Antigen-positiv.
- Anti-HB$_c$-Antikörper als Marker einer akuten, chronischen oder abgelaufenen Hepatitis-B-Infektion waren jedoch bei 17/27 Patienten (62 %) vorhanden (Tabelle 3). 14/27 Hämophile sind gleichzeitig Anti-HCV- und Anti-HB$_c$-positiv, d. h. sie hatten sowohl eine Hepatitis C als auch eine Hepatitis B durchgemacht (Abb. 2).
- Unter den Blutspendern sind Anti-HB$_c$-Antikörper in Deutschland-Ost zu 3 %, in Deutschland-West zu 4 % nachweisbar (1) (Abb. 3 und 4).

HAV-Befunde

Antikörper gegen das Hepatitis-A-Virus finden sich bei Hämophilen und Blutspendern MV zu 30 % (Tabelle 4). Auch in den verschiedenen Altersklassen

Tabelle 4. HAV-Befunde

Hämophile MV (Anti-HAV positiv)	Blutspender MV (Anti-HAV positiv)	Blutspender BRD (Anti-HAV positiv)
1994: 8/27 (30 %)	1994: 54/179 (30 %)	1994: 246/ 956 (26 %) D-O 286/1809 (16 %) D-W

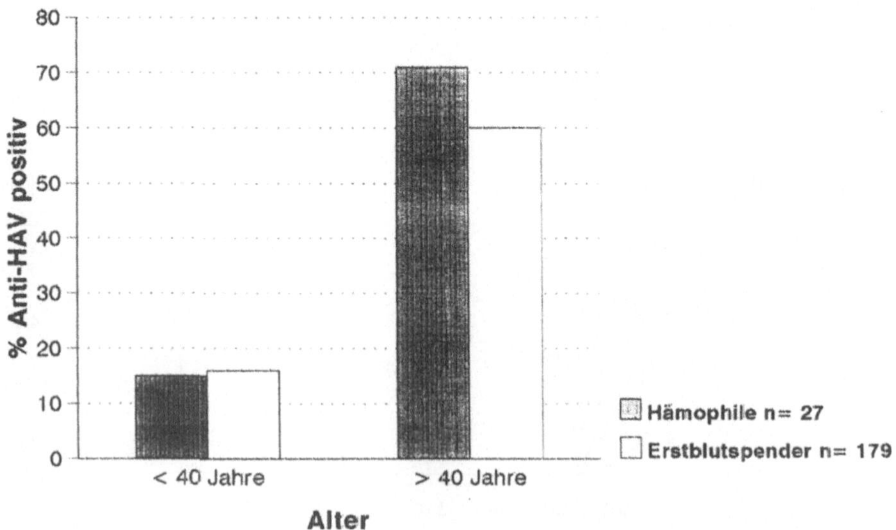

Abb. 5. Hämophile und Erstblutspender in Mecklenburg-Vorpommern: Prozentsatz Anti-HAV-positiv

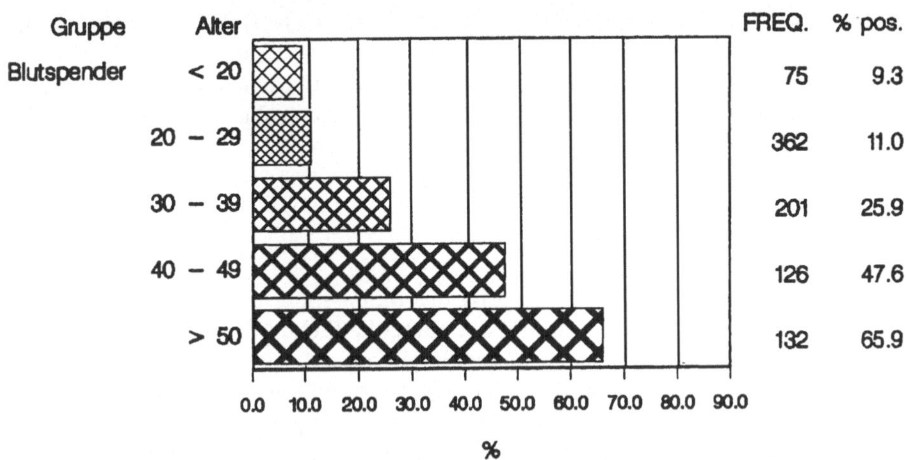

Abb. 6. Verteilung Anti-HAV positiv (nationale Abstammung: deutsch, Region = Ost-D)

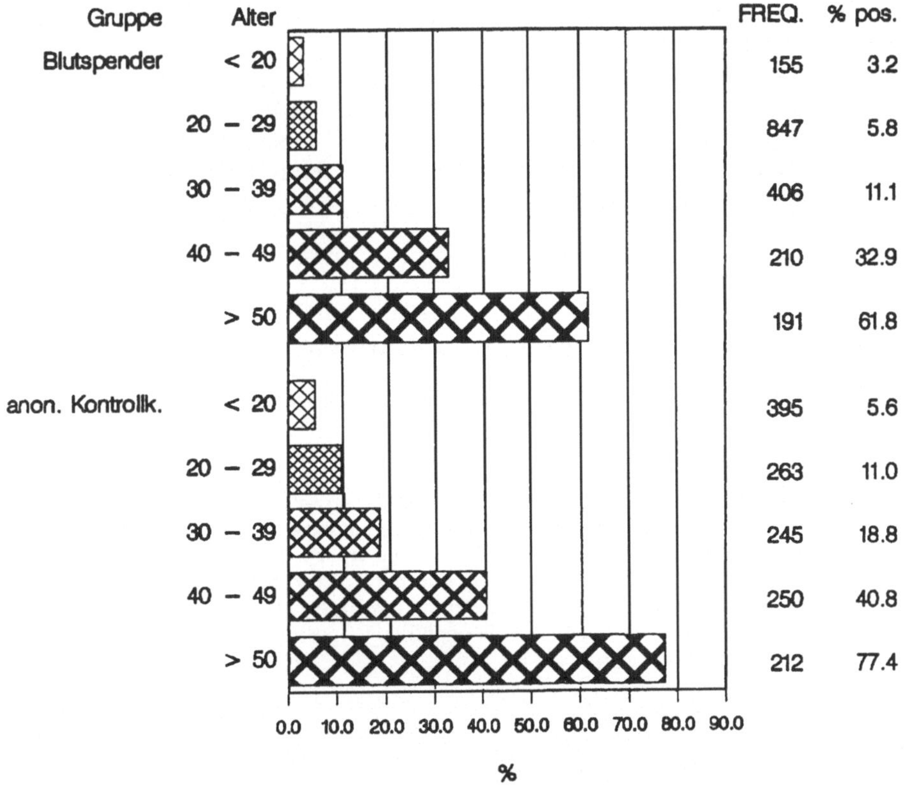

Abb. 7. Verteilung Anti-HAV positiv (nationale Abstammung: deutsch, Region = West-D)

(< 40 Jahre, > 40 Jahre) ist kein wesentlicher Unterschied in der HAV-Durchseuchung zwischen Hämophilen und Blutspendern MV festzustellen (Abb. 5). In der Multicenter-Studie (1) zeigte sich allerdings in Ostdeutschland eine höhere Durchseuchung mit Hepatitis A als in Westdeutschland, insbesondere der jüngeren Altersklassen (< 40 Jahre) (Abb. 6 und 7).

Diskussion und Schlußfolgerung

Durch die geringe HIV-Durchseuchung der Blutspender der DDR blieben HIV-Infektionen der Hämophilen in MV bei ausschließlicher Versorgung mit Gerinnungspräparaten einheimischer Blutspender aus. Die Durchseuchung unserer Bluter mit Hepatitis B und C ist jedoch trotz Verwendung von Kleinpoolpräparaten mit 62 % Anti-HB$_c$ und 66 % Anti-HCV nicht geringer als in den Hämophiliezentren der alten Bundesländer, in denen überwiegend Großpoolpräparate verabreicht wurden (Mondorf u. a. 1989: > 60 % Anti-HB$_c$ positiv; Frickhofen et al. 1992: 60 % Anti-HCV positiv). Anti-HAV-Antikörper finden sich unter den Hämophilen und den Blutspendern in MV zum gleichen Prozentsatz (30 %). In der Multicenter-Studie stellt sich allerdings in Deutschland-Ost eine höhere Durchseuchung mit Hepatitis A, insbesondere der jungen Altersklassen (< 40 Jahre) als in Deutschland-West dar.

Die Hämotherapie der Hämophilen in der DDR mit Kleinpoolpräparaten eigener Blutspender war nahezu frei von Risiken der HIV-Infektion.

Die Hepatitis-B- und -C-Durchseuchung der Hämophilen ist trotz Einsatz kleiner Pools in Mecklenburg-Vorpommern in gleichem Umfang eingetreten wie in den alten Bundesländern.

Literatur

1. Bienzle U, Frösner G, Hess G, Tiller F, Diziol P, Bruckner T, Scheurlen H (im Druck) Multicenter-Studie Hepatitis A und B
2. Barthels F, Barthels R (1991) Klinische und soziale Aspekte der Hämophilie in Rostock und Umgebung. Inaug Diss Med Fak Universität Rostock
3. Sibrowski W, Penner M, Kühnl P (1993) Transfusionsbedingte Virusinfektionen: wie groß ist das Restrisiko? Infusionsther Transfusionsmed 20 (Suppl 2): 4–9
4. Mondorff W, Kühnl P, Seidel S, Aygören E, Störkel F, Scharrer I (1990) Vorläufige Ergebnisse der Anti-HCV-Testung von Patienten mit Blutgerinnungsstörungen. 20. Hämophilie-Symposium Hamburg 1989, Springer, Berlin Heidelberg: p 152–158
5. Frickhofen N, Chen ZJ, Jainta C, Ellbrück D, Koerner K, Schwarz TF, Kubanek B, Heimpel H, Seifried E (1993) Hepatitis-C-Virus und Parvovirus-B19-Infektion bei Patienten mit kongenitalen Gerinnungsstörungen. 23. Hämophilie-Symposium Hamburg 1992. Springer, Berlin Heidelberg: p 214–221

Prävalenz endokriner Dysfunktionen bei HIV-infizierten Patienten mit Gerinnungsstörungen

M. von Depka Prondzinski, V. Witte, I. Scharrer, H. M. Behre

Häufig treten im Laufe der HIV-Erkrankung endokrinologische Komplikationen unter anderem als Manifestation adrenaler oder gonadaler Dysfunktion aufgrund von Infekten, opportunistischen Infektionen, Tumoren oder als Nebenwirkung von Medikamenten auf, die bei der Behandlung der HIV-Infektion häufig verabreicht werden [1–8]. Korrelation dieser Störung mit dem Stadium der HIV-Infektion wurden beschrieben [9–12]. In Autopsien zeigten sich bei HIV-Infizierten zumeist eine testikuläre Atrophie, peritubuläre Fibrose, eine Hypospermatogenese sowie ein Spermatogenesearrest [13–18]. Auch hierdurch wird die Gonadenfunktion gestört [19–22].

Solche endokrinologischen Dysfunktionen stehen in enger Beziehung zu Störungen des Allgemeinbefindens sowie des Lipid- und Energiemetabolismus. Gewichtsverlust, Mangelernährung, Abgeschlagenheit, reduzierte Aktivität, psychische sexualspezifische bzw. -unspezifische Parameter [23–25] werden bei HIV-Infizierten ebenso beobachtet wie Katabolie, Proteinmangel und ein gestörter Lipidstoffwechsel [26–28]. Sie sind wesentliche Kausalfaktoren bei der Entstehung des Wasting-Syndroms. Untersuchungen dieser Zusammenhänge sind jedoch lückenhaft; Beschreibungen endokriner Dysfunktionen bei Patienten mit Gerinnungsstörungen sind bislang nicht veröffentlicht worden.

Ätiologie und Pathogenese hormonaler Dysfunktion bei HIV-Infektion

Die HIV-Lentivirose ist charakterisiert durch ein akutes, latentes sowie symptomatisches Stadium. Abnorme Immunfunktionen sind in jedem Stadium evident, die Manifestation endokriner sowie metabolischer Störungen variiert jedoch mit dem Stadium der Erkrankung. Für die Pathogenese dieser Störungen kommen verschiedene Mechanismen in Frage.

Streßadaptation

Erniedrigte gonadale Steroide sowie erhöhte Cortisolspiegel sind häufig bei schweren Erkrankungen präsent. Ein durch systemische Infektionen verursachter Katabolismus finden häufig Ausdruck in einer Hypertriglyceridämie und einem erhöhten Ruheenergieumsatz und trägt somit zur Entwicklung von Anorexie und

I. Scharrer/W. Schramm (Hrsg.)
25. Hämophilie-Symposion Hamburg 1994
© Springer-Verlag Berlin Heidelberg 1996

Gewichtsverlust bei [29]. Andere, häufig bei fortgeschrittener HIV-Infektion beobachtete Störungen, wie bestimmte Formen der Proteinkatabolie und die relative Lipideinsparung, werden sonst bei chronischer Erkrankung oder Malnutrition nicht beobachtet. Daher lassen sich nur einige, bei HIV-Infizierten erkennbare, endokrine und metabolische Defekte als unspezifische Adaptation an Streß erklären.

Zytokinaktivierung

Klare Zusammenhänge von Zytokinwirkung und Modulation endokriner Funktionen sind in vitro sichtbar [30]. Potente Mediatoren mit häufig erhöhten Serumspiegeln bei HIV-Infizierten sind Tumornekrosefaktor (TNF), insbesondere TNF-α, Interleukin-1 (Il-1), Interleukin-2 (Il-2) sowie Interferon-α und Interferon-γ (IFN; [31]). Patienten, die hohe Dosen Il-2 erhalten, produzieren signifikant weniger Testosteron als Reaktion auf LH [32]. IFN-γ, kombiniert mit Il-2 oder TNF-α, supprimiert die Testosteronproduktion in Leydig-Zellen [35]. Die Konzentration an IFN-α im Serum steigt mit dem Progress der HIV-Infektion [31]. IFN-α ist neben Il-1 einer der wesentlichen Zytokinmodulatoren der Nebennieren [33]. Ebenso kann eine primäre testikuläre Dysfunktion aus der lokalen Freisetzung von Zytokinen durch Inhibierung der testikulären Reaktion auf LH bedingt sein [34]. TNF-α reduziert die Testismasse und Serumtestosteronspiegel bei der Ratte [42]. Jüngere Studien bestätigen die Inhibierung des Cytochrom P450-Systems durch TNF-α, das entscheidend an der Synthese von Testosteron beteiligt ist [43].

Medikamentös verursachte Dysfunktionen

Ketokonazol interagiert mit der adrenalen und gonadalen Steroidsynthese ebenso wie mit der 1,25-Dihydroxycholecalciferolsynthese [36, 37]. Auch negative Effekte von Gangiclovir auf die gonadale Funktion sind beschrieben [38]. In der Arbeit von Sim et al. [39] wird darauf verwiesen, daß Ethinylestradiol, das im Körper oxidativ abgebaut wird, die Glukuronidierung von AZT um 79 % reduziert. Da auch Testosteron vorwiegend in der Leber zu verschiedenen Metaboliten, hauptsächlich zu Glukuroniden abgebaut wird, ist eine kompetitive Hemmung des AZT-Metabolismus bzw. des Testosteronabbaus bei mit AZT behandelten Patienten denkbar. Inwiefern diese theoretische Wechselwirkung klinische Relevanz besitzt, ist unklar. Veröffentlichungen zu dieser Fragestellung liegen nicht vor.

Gewebedestruktion

Post-mortem-Untersuchungen ergaben für ca. 25 % der Patienten mit AIDS und systemischen Infektionen oder sekundärer Neoplasien eine testikuläre Beteiligung. CMV-Befall wird am häufigsten, aber auch gonadale Toxoplasmose und Kaposi-Sarkome werden beobachtet [15, 17, 18]. Darüber hinaus scheint auch die

Inzidenz von Germinalzellneoplasien und testikulären Lymphomen erhöht zu sein [22, 40]. Nicht zuletzt können neben der Beteiligung des Endorgans auch Defekte an Hypothalamus und Hypophyse zur Entwicklung eines Hypogonadismus beitragen [11, 12].

Ziel

Zusammenhänge zwischen den erwähnten klinischen Parametern, Veränderungen des Proteinstoffwechsels, des Lipidmetabolismus und den endokrinologischen Defekten bzw. Sexualhormonspiegeln sind bei anderen, insbesondere chronischen Erkrankungen gut dokumentiert. Über ihre Ursachen bei HIV-Infektion und ihre ätiopathogenetische Bedeutung bei der Entstehung des Wasting-Syndroms ist indes wenig bekannt.

Aufgrund dieser Beobachtungen soll in dieser Studie geprüft werden, ob bei HIV-infizierten Patienten mit Gerinnungsstörungen Veränderungen der Sexualhormonspiegel nachweisbar sind und inwiefern diese mit dem Allgemeinbefinden, der sexuellen Aktivität, der Körperzusammensetzung sowie mit der Stoffwechsellage korrelieren. Zugleich soll diese Untersuchung eine rationale Grundlage für eine Testosteronsubstitution bei HIV-infizierten Patienten mit Hypotestosteronämie, wie sie gelegentlich praktiziert wird, schaffen.

Studienparameter

Zum Zeitpunkt 0, nach 4 und nach 8 Wochen erfolgte die Erhebung folgender Parameter.

- *Klinische Parameter:*
  Anamnese, körperliche Untersuchung, Größe, Gewicht, Orchidometrie, Körper-Temperatur, Karnofsky-Index.
- *Immunologische Parameter:*
  CD4-, CD8-Zellen (relativ und absolut), CD4/CD8-Ratio, β_2-Mikroglobulin, TNF-α, HIV-1 Antigen (vor und nach Säuredissoziation), IgG, IgA, IgM.
- *Endokrinologische Parameter:*
  Testosteron (T), freies Testosteron (fT), Östradiol (E2), LH, FSH.
- *Sonstige Laborparameter:*
  GPT, GOT, γGT, AP, Bilirubin, Kreatinin, BSG, Gesamtprotein, Albumin, Cholesterin, LDL, HDL, Triglyceride (TG), Blutbild sowie Differentialblutbild.
- *Psychometrische Selbstbeurteilung*
  Ein standardisierter Befindlichkeitstest und standardisierter Fragebogen zur sexuellen Aktivität wurde ausgefüllt. Sie erheben testosteronabhängige Parameter wie Kontaktfreude, Konzentriertheit, Erregtheit, Selbstsicherheit, Lustlosigkeit, Benommenheit, Aktivität, Deprimiertheit, Müdigkeit, Ängstlichkeit, gute Stimmung, Aggressivität, Anzahl der wöchentlichen Ejakulationen, der (morgendlichen) Erektionen, Ausmaß sexueller Phantasie, der Libido sowie der Zufriedenheit mit dem Sexualleben entweder auf 100 mm-Linien oder als Absolutzahl.

Tabelle 1. Klinische Daten

Gesamtanzahl	27	
Grunderkrankungen	Hämophilie A:	18
	Hämophilie B:	4
	schweres VWS:	1
	Thrombopenie:	4
Mittleres Alter	34,5 Jahre (24–60)	
Stadium	asymptomatisch	13 (Gruppe 1)
	ARC:	10 (Gruppe 2)
	AIDS:	4 (Gruppe 3)

Patienten

Es wurden ausschließlich Patienten ausgewertet, die innerhalb von 8 Wochen mindestens 2 Untersuchungstermine wahrgenommen haben und mindestens 18 Jahre alt waren. Patienten mit Alkohol- oder Drogenabusus, Prostatacarcinom oder Vorbehandlung mit Androgenen bzw. Anabolika in den letzten 3 Monaten wurden ausgeschlossen. Insgesamt 27 HIV-positive Patienten konnten in die Untersuchung aufgenommen werden. Weitere klinische Details finden sich in Tabelle 1.

Ergebnisse

Wir fanden erhebliche Unterschiede zwischen dem Spiegel an Gesamttestosteron sowie an freiem Testosteron in Abhängigkeit von dem Erkrankungsstadium,

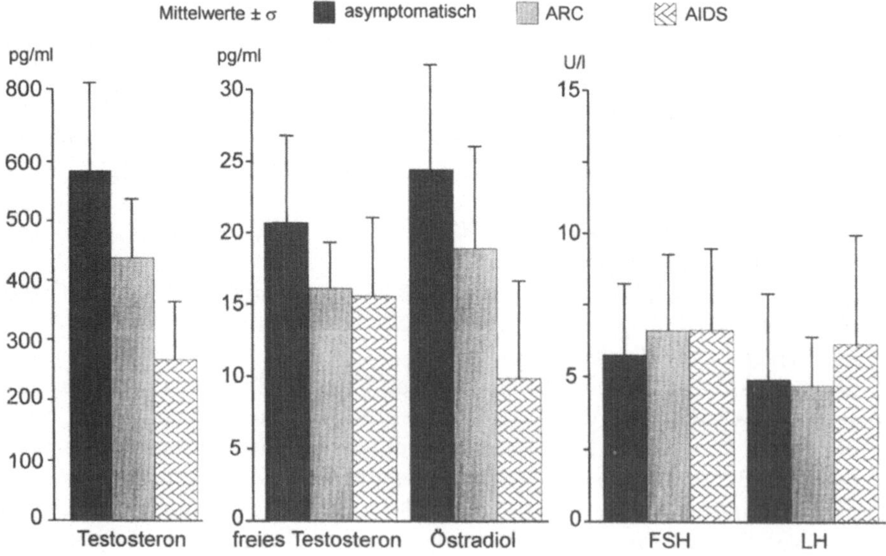

Abb. 1. Endokrine Parameter

während keine stadienabhängigen Differenzen bezüglich LH und FSH erkennbar
waren (Abb. 1). Die gemessenen T-Zellsubpopulationen waren gleichfalls stadien-
abhängig deutlich erniedrigt. Bei β_2-Mikroglobulin und TNF-α waren solche
Unterschiede nicht nachweisbar (Abb. 2). Die Signifikanzen dieser und weiterer
Differenzen finden sich in den Tabellen 2 und 3 (Wilcoxon-Test).

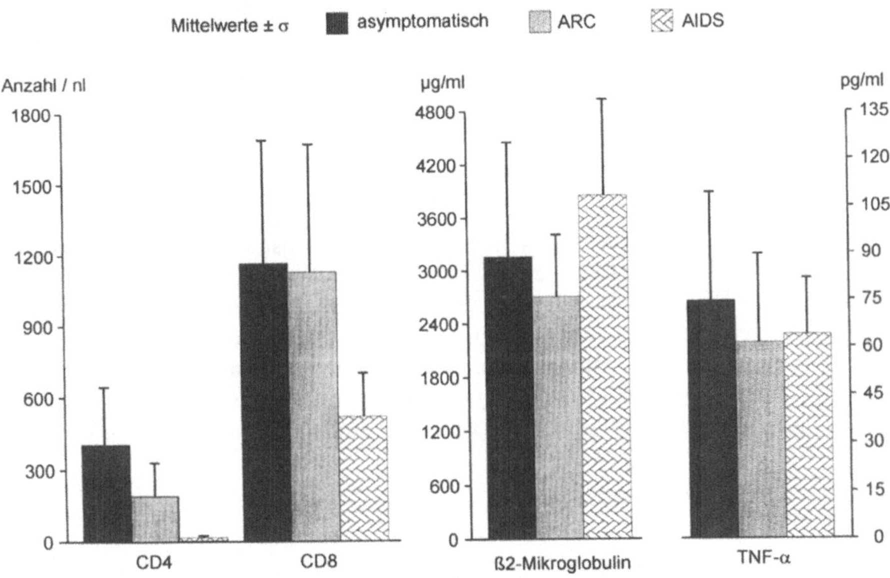

Abb. 2. Immunologische Parameter

Tabelle 2. Stadienabhängige Differenzen verschiedener Parameter. *n.s.* nicht signifikant;
TG = Triglyceride

Gruppe	T	fT	E2	Hb
1–2	p < 0,001	p < 0,01	p < 0,05	n.s
1–3	p < 0,001	p < 0,001	p < 0,05	p < 0,001
2–3	n.s.	n.s.	p < 0,01	p < 0,01

Gruppe	LDL	TG	CD4	CD8
1–2	n.s.	p < 0,05	p < 0,001	p < 0,001
1–3	p < 0,01	p < 0,01	p < 0,001	p < 0,001
2–3	p < 0,01	n.s.	p < 0,01	p < 0,01

Gruppe	Antriebsarmut	Benommenheit	Selbstsicherheit
1–2	n.s.	n.s.	n.s.
1–3	p < 0,05	p < 0,01	p < 0,05
2–3	n.s.	n.s.	p < 0,05

Tabelle 3. Korrelationen verschiedener endokriner, immunologischer und klinischer Parameter

	r	p
Testosteron – freies Testosteron	0,56	< 0,001
Testosteron – Stadium	0,64	< 0,001
Testosteron – Antriebsarmut	0,55	< 0,001
Hämoglobingehalt – Gewicht	0,57	< 0,001
Thrombozyten – Leukozyten	0,69	< 0,001
CD4 pos. T-Zellen – CD8 pos. T-Zellen	0,57	< 0,001
β_2-Mikroglobulin – TNF-α	0,69	< 0,001
LDL – TNF-α	0,89	< 0,01

Korrelationen zwischen klinischen bzw. laborchemischen Parametern wurden mit Hilfe des nonparametrischen Rangkorrelationskoeffizienten nach Spearman berechnet. Dabei fanden sich enge Zusammenhänge zwischen beispielsweise Testosteronserumspiegel einerseits und dem Krankheitsstadium sowie Antriebsarmut andererseits. Verschiedene weitere, teilweise zu erwartende Korrelationen waren signifikant (vg. Tabelle 3). Bei in Tabelle 3 nicht aufgeführten Studienparametern konnten keine Korrelationen nachgewiesen werden.

Diskussion

Wir fanden signifikante Differenzen für Testosteron, freies Testosteron, Östradiol, CD4-positive T-Zellen, CD8-positive T-Zellen, den Hämoglobingehalt in Abhängigkeit vom Krankheitsstadium. Auch die psychometrischen Parameter Antriebsarmut, Benommenheit und Selbstsicherheit, deren Korrelation mit dem Testosteronspiegel beschrieben ist, zeigten stadienabhängige Unterschiede (Tabelle 2 und 3 sowie Abb. 1 und 2). Während bei asymptomatischen Patienten (Gruppe 1) normale Spiegel für Testosteron und freies Testosteron vorlagen, waren diese bei symptomatischen Patienten (ARC, Grüppe 2) und insbesondere beim Vollbild Aids (Gruppe 3) deutlich erniedrigt. Diese Befunde stehen in guter Übereinstimmung mit den Beobachtungen von Croxson et al. sowie Dobs et al. [11, 12].

Auch die Spiegel von LDL und Triglyceride im Serum waren je nach Stadium verringert. Die niedrigsten Spiegel fanden wir bei Patienten mit Aids, wohingegen LDL und Triglyceride bei asymptomatischen Patienten oder bei Patienten mit milder Symptomatik im Mittel normale Spiegel aufwiesen. Nach Grunfeld et al. [26, 27], die ebenfalls eine stadienabhängige Hypertriglyceridämie beobachteten, sind Hypogonadismus und Hypertriglyceridämie häufig vergesellschaftet.

Ebenso wie andere Arbeitsgruppen konnten wir keine Korrelation von systemischem TNF-α und Triglyceridspiegeln nachweisen [44]. Gleichwohl ist ein erheblicher lipidolytischer Effekt von TNF-α auf Fettzellen in vitro beschrieben [45]. Doch legen auch unsere Untersuchung eine Wirkung von TNF-α auf den Lipidstoffwechsel und eine Mitbeteiligung bei der Entstehung einer Dyslipidämie bei HIV-Infizierten nahe, da wir eine enge Korrelation zwischen LDL-Spiegeln und TNF-α fanden (Tabelle 3), ohne daß dadurch eine Aussage über den zugrundeliegenden Mechanismus oder ihre klinische Relevanz getroffen werden kann.

Aufgrund der beschriebenen Stadienabhängigkeit und der Korrelationen mit Parametern des Lipidstoffwechsels, des Blutbilds sowie des Allgemeinbefindens, handelt es sich unserer Meinung nach um eine stadienabhängige Hypoteststeronämie mit eindeutiger klinischer Relevanz. Deshalb halten wir die Durchführung kontrollierter klinischer Studien zur Testosteronsubstitution bei HIV-infizierten Patienten mit Hypotestosteronämie für notwendig. Hierin liegt möglicherweise ein neuer Ansatz für die Therapie bzw. Prophylaxe des Wasting-Syndroms und von in der Folge endokriner Insuffizienz entstehende Dysregulationen.

Literatur

1. Raffi F, Brisseau JM, Planchon B, Remi JP et al. (1991) Endocrine function in 98 HIV-infected patients: a prospective study. Aids 5:729–733
2. Etzel JV, Brocavich JM, Torre M (1992) Endocrine complications associated with human immunodeficiency virus infection. Clin Pharm 11:705–713
3. Klauke S, Falkenbach A, Schmidt K, Staszewski S et al. (1990) Hypogonadism in male patients with Aids. Int Conf Aids, Jun 20–23, 6:209, abstract no. F.B.525
4. McCutchan A, Salehian B, Jacobson D, Grafe M, Swerdloff R (1993) Evolution of pituitary-testicular axis dysfunction in HIV/AIDS. IXth International Conference on Aids, Berlin, June 6–11, Abstrat book 1:PO-B24-1951
5. Acetturi C, Lewi D, Arruda E, Cedenho A et al. (1989) Gonadal hormone levels and testicular in Aids. Int Conf Aids, Jun 4–9; 5:266, abstract no. M.B.P.266
6. Martin ME, Benassayag C, Amiel C, Canton P, Nunez EA (1992) Alterations in the concentrations and binding properties of sex steroid binding protein and corticosteroid-binding globulin in HIV-patients. J Endocrinol Invest 15:597–603
7. Martin ME, Ameil C, Hassid J, Benassayag C, Canton P, Nunez E (1991) Quantitative and qualitative alterations in serum steroid binding proteins in HIV+ patients. Int Conf Aids Jun 16–21; 7:220, abstract no. W.B.2152
8. Aron DC (1989) Endocrine complications of the acquired immunodeficiency syndrome. Arch Intern Med 149:330–333
9. Christeff N, Gharakhanian S, Thobie N, Rozenbaum W, Nunez EA (1992) Evidence for changes in adrenal and testicular steroids during HIV infection. J Acquir Immune Defic Syndr 5:841–846
10. Christeff N, Kadivar M, Gharakhanian S, Dias Tavares M, Rozenbaum W, Nunez E (1990) Steroid variations in different stages of HIV-disease. Int Conf Aids, Jun 20–23; 6:209, abstract no. F.B.526
11. Croxson TS, Chapman WE, Miller LK, Levit CD et al. (1989) Changes in the hypothalamic-pituitary-gonadal axis in human immunodeficiency virus-infected homosexual men. J Clin Endocrinol Metab 68:317–321
12. Dobs AS, Dempsey MA, Ladenson PW, Polk BF (1988) Endocrine disorders in men infected with human immunodeficiency virus. Am J Med 84:611–616
13. Da Silva M, Shevchuk MM, Cronin WJ et al. (1990) Detection of HIV-related protein in testes and prostates of patients with AIDS. Am J Clin Pathol 93:196–201
14. Yoshikawa Y, Truong LD, Fraire AE, Kim HS (1989) The spectrum of histopathology of the testis in acquired immunodeficiency syndrome. Mod Pathol 2:233–238
15. Chabon AB, Stenger RJ, Grabstald H (1987) Histopathology of testis in acquired immune deficiency syndrome. Urology 29:658–663

16. De Paepe ME, Vuletin JC, Lee MH, Rojas-Corona RR, Waxman M (1989) Testicular atrophy in homosexual AIDS patients: an immune-mediated phenomenon? Hum Pathol 20:572–578
17. De Paepe ME, Waxman M (1989) Testicular atrophy in AIDS a study of 57 autopsy cases. Hum Pathol 20:210–214
18. Dalton AD, Harcourt-Webster JN (1991) The histopathology of the testis and epididymis in AIDS – a post-mortem study. J Pathol 163:47–52
19. De Paepe ME, Guerrieri C, Waxman M (1990) Opportunistic infections of the testis in the acquired immunodeficiency syndrome. Mt Sinai J Med 57:25–29
20. Wilson WT, Frenkel E, Vuitch F, Sagalowsky Al (1992) Testicular tumors in men with human immunodeficiency virus. J Urol 147:1038–1040
21. Wilkinson M, Carroll PR (1990) Testicular carcinoma in patients positive and at risk for human immunodeficiency virus. J Urol 144:1157–1159
22. Crellin AM, Vaugham Hudson B, Bennett MH, Harland S, Vaughan Hudson G (1990) Non-Hodgkin's Lymphoma of the Testis. Ninth Annual Meeting of the European Society for Therapeutic Radiology and Oncology. Sept 12–15, Italy, p 34
23. Mc Cutchan A, Jacobson D, Robinson R, Eisenman P, Salehian B, Swerdloff R (1993) Impact of hypogonadism on sexual function in HIV/AIDS. IXth International Conference on AIDS, Berlin, June 6–11, Abstract book 1: WS-B23-6
24. Kotler DP, Wang J, Pierson RN (1985) Body composition studies in patients with the acquired immunodeficiency syndrome. Am J Clin Nutr 42:1255–1265
25. Kotler DP, Tierney AR, Culpepper-Morgan JA, Wang J, Pierson RN Jr (1994) Effect of home total parenteral nutrition on body composition in patients with acquired immuno-deficiency syndrome. J Parenter Enteral Nutr 14:454–458
26. Grunfeld C, Kotler DP, Shigenaga JK et al. (1991) Circulating interferon-alpha levels and hypertriglyceridemia in the acquired immunodeficiency syndrome. Am J Med 90:154–162
27. Grunfeld C, Kotler DP, Hamadeh R, Tierney A, Wang J, Pierson RN (1989) Hypertriglyce-ridemia in the acquired immunodeficiency syndrome. Am J Med 86:27–31
28. Hommes MJ, Romijn JA, Godfried MH et al. (1990) Increased resting energy expenditure in human immunodeficiency virus-infected men. Metabolism 39:1186–1190
29. Sammalkorpi K, Valtonen V, Kertula Y et al. (1988) Changes in serum lipoprotein pattern induced by acute infections. Metabolism: Clinical and Experimental 37:859–865
30. Grinspoon S, Bilezikian J (1992) HIV disease and the endocrine system. N Engl J Med 327:1360–1365
31. Grunfeld C, Pang M, Doerrler W et al. (1992) Lipids, lipoproteins, triglyceride clearance, and cytokines in human immunodeficiency virus infection and the acquired immuno-deficiency syndrome. J Clin Endocrin Metabol 74:1045–1052
32. Wayne Meikle A, Cardoso de Sousa JC, Ward JH et al. (1991) Reduction of testosterone synthesis after high dose interleukin-2 therapy in metastatic cancer. J Clin Endocrin Metabol 73:931–935
33. Meyer WJ III, Smith EM Richards GE et al. (1987) In vivo immunoreactive adrenocorti-cotropin (ACTH) production of human mononuclear monocytes from normal and ACTH-deficient individuals. J Clin Endocrin Metabol 64:98–105
34. Calkins JH, Sigel MM, Nankin HR, Lin T (1988) Interleukin-1 inhibits Leydig-cell steroido-genesis in primary culture. Endocrinology 123:1605–1610
35. Wayne Meikle A, Cardoso de Sousa JC, Dacosta N et al. (1992) Direct and indirect effects of murine interleukin-2, gamma-interferon and tumor necrosis factor on testosterone synthesis in mouse Leydig-cells. J Andrology 13:437–443
36. Glass AR, Eil C (1988) Ketoconazole-induced reduction of 1,25-Dihydroxyvitamin D and total serum calcium in hypercalcemic patients. J Clin Endocrin Metabol 66:934–938
37. Pont AP, Williams PL, Loose DS et al. (1982) Ketoconazole blocks adrenal steroid synthesis. Ann Int Med 97:370–372

38. Chachoua A, Dieterich D, Krasinski K et al. (1987) 9-(1,3-Dihydroxy-2-propoxymethyl) guanine (ganciclovir) in the treatment of cytomegalovirus gastrointestinal disease with the acquired immunodeficiency syndrome. Ann Int Med 107:133–137
39. Sim SM, Back DJ, Breckenridge AM (1991) The effect of various drugs on the glucuronidation of zidovudine (azidothymidine; AZT) by human liver microsomes. Br J Clin Pharmacol 32:17–21
40. Sokovich RS, Bormes TP, McKiel CF (1992) Acquired immunodeficiency syndrome presenting as testicular lymphoma. J Urology 147:1110–1111
41. Chernow B, Schooley RT, Dracup K et al. (1990) Serum prolactin concentrations in patients with the acquired immunodeficiency syndrome. Critical Care Medicine 18:440–441
42. Mealy K, Robinson B, Milette CF et al. (1990) The testicular effects of tumor necrosis factor. Ann Surgery 211:471–475
43. Xiong Y, Hales DB (1993) The role of tumor necrosis factor-α in the regulation of mouse Leydig-cell steroidogenesis. Endocrinology 132:2438–2444
44. Feingold KR, Soued M, Serio K et al. (1989) Multiple cytokines stimulate hepatic lipid synthesis in vivo. Endocrinology 125:267–274
45. Kawakami M, Wantanabe N, Ogawa H et al. (1990) Specificity in metabolic effects of cachectin/TNF and other related cytokines. Ann NY Acad Sciences 587:339–350

Prävalenz und klinische Relevanz
von Helicobacter pylori-Infektionen bei Patienten
mit Gerinnungsstörungen

M. von Depka Prondzinski, A. Wenke, B. Braaden, I. Scharrer

Die Isolierung von Helicobacter pylori (HP) aus der Magenschleimhaut gelang
Marshall und Warren Anfang der achtziger Jahre [1]. Helicobacter pylori ist ein
gramnegatives, mikroaerophil wachsendes, kommaförmiges Stäbchen mit 2 bis 4
Windungen. Im Gegensatz zur Spezies Campylobacter ist es lophotrich, begeißelt,
Urease bildend, Nalidixinsäure resistent und hat ein eigenes Protein-, Fettsäure-
und Enzymprofil [2].

Bisher sind 4 humanpathogene Arten bekannt: Helicobacter pylori – der
bekannteste, gastrointestinale Beschwerden verursachende und in verschiedenen
genetischen Variationen vorkommende Helicobacter [3] – sowie H. cinaedi,
H. rappini und H. fennelliae, die Gastroenteritiden hervorrufen sollen [4].

Infektionen mit HP treten weltweit mit einer Inzidenz von 20–70 % auf [5].
Jedoch gibt es bei der Prävalenz eine starke Altersabhängigkeit besonders in westeuropäischen Ländern [6–8]. So liegt die Nachweisquote bei 15jährigen bei etwa
10 %, bei 50jährigen bei etwa 50 % [9]. Auch ethnische Unterschiede der Prävalenzen sind zu beobachten [10, 11]. In Regionen mit niedrigem hygienischen
Lebensstandard sowie bei Personen, die in engen Wohnungsverhältnissen zusam-
menleben, ist die Durchseuchungsrate höher [2, 12].

Der Übergangsmodus von H. pylori ist bisher unklar [2], jedoch ist es gelungen, HP in Plaque von Zähnen nachzuweisen [13–16], wodurch sich Re- sowie
Neuinfektionen erklären ließen. Die Inzidenz unter Patienten mit Gerinnungsstörungen, insbesondere derjenigen mit gastrointestinaler Blutungssymptomatik,
ist nicht bekannt.

Pathogenese und Therapie

Die chronische Typ-B-Gastritis und evtl. auch akute Gastritiden werden offenbar
durch HP verursacht [17–20]. Bei Patienten mit Duodenalulzera sowie mit
Magenulzera fand man bei ca. 90 % HP [19, 21, 22]. HP kann mittels lophotricher
Begeißelung das Magenschleimhautepithel durchdringen. Der Keim siedelt sich
wegen des Fehlens säurebildender Zellen vorwiegend im Antrum und auf gastra-
len Metaplasien im Bulbus duodeni an und führt dort durch Zytotoxinbildung zu
Vakuolisierung und Zellzerstörung (Abb. 1).

Wichtigster Pathogenitätsfaktor von HP ist Urease, die Harnstoff zu Kohlendioxid und Ammoniak abbaut, dessen Konzentration daher deutlich höher ist als

I. Scharrer/W. Schramm (Hrsg.)
25. Hämophilie-Symposion Hamburg 1994
© Springer-Verlag Berlin Heidelberg 1996

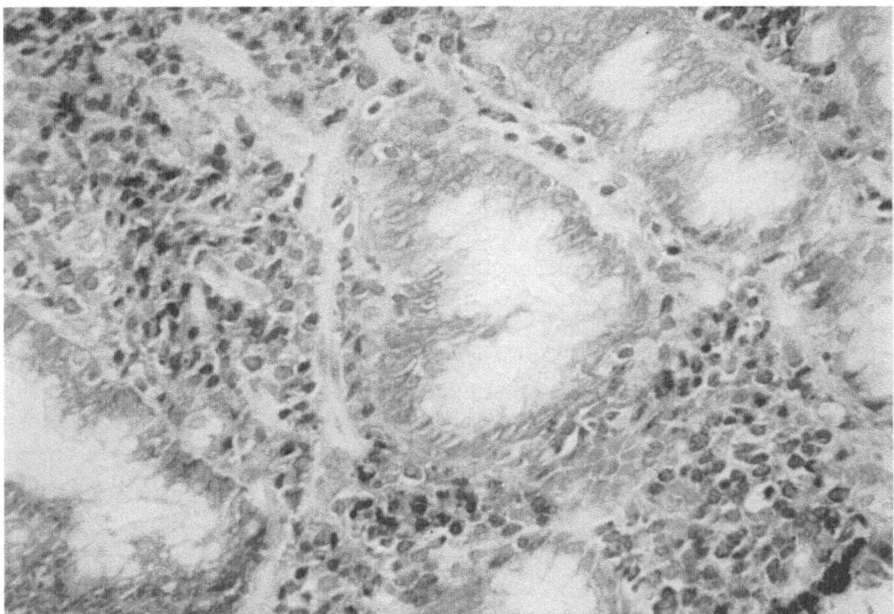

a

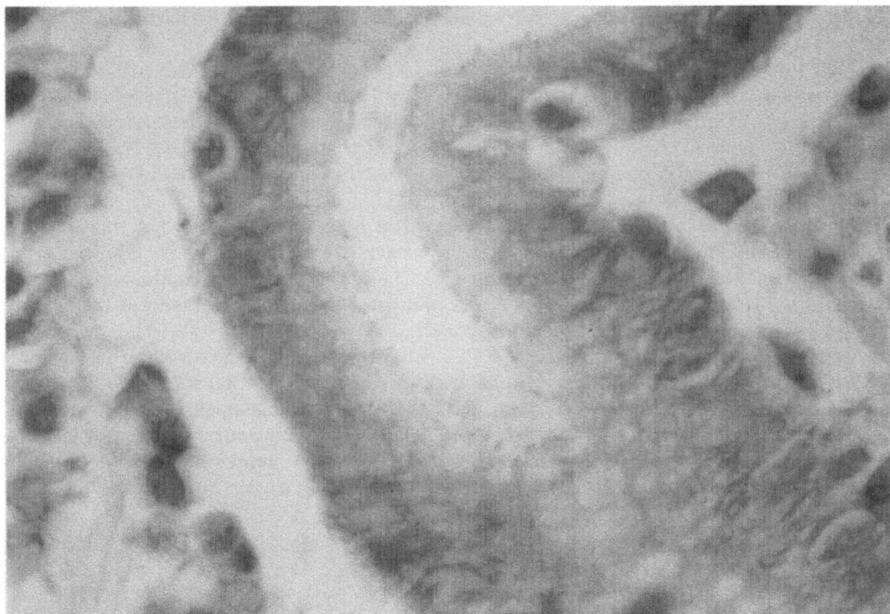

b

Abb. 1a, b. Zellvakuolisierung und -Zerstörung von gastraler Mukosa durch Helicobacter pylori-Zytotoxin (Vergr. a 200:1, b 1000:1)

im nichtinfizierten Magen [23]. Ammoniak dringt durch die Lipidmembranen der Magenepithelzellen und zerstört diese. Seine zytotoxische Wirkung entfaltet es besonders in der Pylorusschleimhaut, da dort keine Salzsäure produziert und Ammoniak nicht zu untoxischem Ammoniumchlorid abgebaut werden kann [2]. Bei Patienten mit Achlorhydrie ist die Prävalenz von HP im Gegensatz zur Normalpopulation signifikant niedriger [24]. Auch die niedrigere Prävalenzrate von HP bei Aids-Patienten wird mit der häufig erniedrigten Säureproduktion des Magens bei HIV-Infizierten erklärt [25–27].

Momentan wird eine Dreifachkombination mit Amoxicillin, Metronidazol und Gabe eines H2-Blockers favorisiert, mit der eine Eradikationsrate von 89 % erreichbar ist. Eine vollständige Eradikation kann Ulkusrezidive dauerhaft verhindern [23]. In einer Studie, in der Patienten mit Magenblutungen bei peptischen Ulzera ventrikuli nur mit Ranitidin und andererseits mit Ranitidin plus Dreifachtherapie (Tetrazyklin, Metronidazol, Wismutsalicylate) behandelt wurden, erlitten 28,6 % der Monotherapiegruppe eine Rezidivblutung im Gegensatz zu 0 % der anderen Gruppe.

Patienten und Methodik

Der Nachweis einer HP-Infektion kann in unterschiedlicher Weise erfolgen: mikroskopisch, kulturell, serologisch und durch verschiedene Möglichkeiten des Ureasenachweises (Bioptat, C13-, C14-Atemtest).

Wir führten den C13-Atemtest durch, da dieser hochspezifisch und -sensitiv, nicht strahlenbelastend, nicht invasiv, leicht durchführbar und für den Patienten nicht belastend ist. Jedoch ist er mit einem erheblichen apparativen Aufwand verbunden. Die Antikörperbestimmung zum Nachweis einer aktuellen Infektion ist umstritten, da gezeigt werden konnte, daß bei HP-seropositiven Patienten mit atrophischer Gastritis nur bei ca. einem Drittel auch HP im Bioptat nachweisbar war [28].

Im Vergleich zu anderen Bakterienarten hat HP eine etwa 20- bis 70fach stärkere Ureasebildung, so daß deren Nachweis als Keimnachweis genutzt werden kann.

Beim C13-Atemtest erhält der Proband eine C13-haltige Harnstofftrinklösung. Harnstoff wird durch die HP eigene Urease in Ammoniak und markiertes Kohlendioxid gespalten, welches dann in der Ausatemluft nachweisbar ist.

Wir untersuchten 23 Patienten mittels C13-Atemtest auf eine Infektion mit Helicobacter pylori. Darunter waren 19 Patienten mit angeborener Hämophilie A oder B (83 %), 3 Patienten mit Von-Willebrand-Syndrom (13 %), ein Patient litt an Thrombasthenie Glanzmann (4 %). Von den Patienten mit angeborener Hämophilie lag bei 9/19 eine schwere, bei 3/19 eine mittelschwere, bei 2/19 eine milde Form vor. Bei 5/19 Patienten bestand eine Subhämophilie. Bei allen Patienten wurde eine aktuelle und retrograde gastrointestinale Anamnese erhoben.

Ergebnisse

9/23 Patienten waren HP-positiv (39 %). Drei dieser Patienten hatten nie unter GI-Beschwerden gelitten (33 %), 6 Patienten gaben GI-Beschwerden in der Vorgeschichte an (Ulkus, Gastritis, 67 %), 2 davon hatten GI-Blutungen (22 %). Bei keinem dieser Patienten bestand aktuell eine GI-Blutung, jedoch klagten 5/9 (55 %) aktuell über GI-Beschwerden (Ruktationen, Sodbrennen, Druckgefühl, Schmerzen).

Tabelle 1. GI-Beschwerden bei HP-positiven und -negativen Patienten

	HP-positiv		HP-negativ	
	(n)	[%]	(n)	[%]
Gesamtzahl	9	39	14	61
Nie Beschwerden	3	33	5	36
Aktuelle Beschwerden	5	55	6	43
Aktuelle Blutung	0	0	1	7
Frühere Beschwerden	6	67	9	64
Frühere Blutung	2	22	5	56

Von den 14/23 HP-negativen Patienten (61%) hatten 5/14 noch nie GI-Beschwerden (36%). 9/14 Patienten klagten über stattgehabte GI-Beschwerden (64%), davon 5/9 über Blutungen (56%). 6/9 Patienten klagte auch aktuell über GI-Beschwerden. Eine Patientin erhielt zum Zeitpunkt der Untersuchung eine Cortisontherapie, ein Patient litt an einer Hiatushernie mit Refluxösophagitis, 2 an Leberzirrhose mit Ösophagusvarizen, ein Patient an einem unklaren entzündlichen Prozeß im terminalen Ileum (Tabelle 1).

12/23 Patienten waren HIV-positiv (52%). 6/12 waren HP-negativ und 6/12 HP-positiv. 3/5 der HP-negativen Patienten hatten noch nie an GI-Beschwerden gelitten. Bei 2 Patienten war es zu GI-Blutugen gekommen (jeweils schwere Hämophilie A), in einem Fall bestanden Ösophagusvarizenblutungen infolge chronischer Hepatitis C und Leberzirrhose. Dieser Patient litt auch aktuell an Ruktationen, Schmerzen und Sodbrennen. Bei dem anderen blieb die Ursache der GI-Blutung unklar.

2/6 HP- und HIV-positive Patienten hatten nie GI-Beschwerden bzw. Blutungen. Ein Patient hatte früher eine Gastritis, ein weiterer ein Ulkus erlitten. Bei einem Patienten war es früher infolge Leberzirrhose und Z.n. primärem Leberzell-Ca zur GI-Blutungen und Magenulzera gekommen. Bei diesem Patienten und 2 weiteren (Sodbrennen) bestand auch aktuell eine GI-Symptomatik (Tabelle 2).

Tabelle 2. GI-Beschwerden bei HP-positiven Patienten

	HIV-positive Patienten (n = 12)			
HP-Status	HP positiv (n = 6)		HP negativ (n = 6)	
	(n)	[%]	(n)	[%]
Nie Beschwerden	3	50	3	50
Aktuelle Beschwerden	3	33	1	16
Aktuelle Blutung	0	0	0	0
Frühere Beschwerden	3	50	2	33
Frühere Blutung	1	17	2	33

Zusammenfassung

39 % der untersuchten Patienten waren HP-positiv. Dies entspricht der allgemeinen Durchseuchungsrate in westeuropäischen Ländern [9]. Von den HP-positiven Patienten hatten 33 % noch nie GI-Beschwerden, von den HP-negativen 36 %. In unserem Patientenkollektiv kam es häufiger bei HP-negativen Patienten zu GI-Blutungen (Tabelle 1). Die beobachteten Blutungsfälle waren in der HP-negativen sowie in der HP-positiven Gruppe lediglich in je einem Fall unklar. Zumeist waren Blutungen infolge Leberzirrhose, Hiatushernie, Ileitis aufgetreten. Daher bleibt nach unseren Ergebnissen die Rolle von HP in der Genese von GI-Blutungen bzw. GI-Beschwerden unklar.

Von den 12 HIV-seropositiven Patienten litten 6 (50 %) an einer HP-Infektion, 6 (50 %) waren HP-negativ. Eine erhebliche Differenz bzgl. der HP-Prävalenz zwischen HIV-seronegativen und HIV-seropositiven Patienten läßt sich an unserem Patientenkollektiv daher nicht erkennen.

GI-Beschwerden sowie Blutungen bei unseren HIV-seropositiven Patienten lassen sich nicht sicher auf HP-Infektionen zurückführen (Tabelle 2), da sie in etwa gleicher Verteilung bei HP-positiven wie auch HP-negativen Patienten auftraten. Jedoch erlauben die niedrigen Fallzahlen in unserer Untersuchung nur eine vorsichtige Interpretation der Daten.

Umfangreichere kontrollierte Studien sind zur endgültigen Klärung der Relevanz von HP-Infektionen bei der Entstehung von GI-Beschwerden bzw. Blutungen bei Patienten mit Gerinnungsstörungen notwendig.

Literatur

1. Marshall BJ (1983) Unidentified curved bacilli on gastric epithelium in active chronic gastritis. Lancet 1273–1275
2. Briedigkeit H (1993) 10 Jahre Helicobacter pylori. Z Ärztl Fortb 87:123–127
3. Makeski SIH, Goodwin LS (1988) Restriction endonuclease analysis of the genome of campylobacter pylori with a rapid extraction method: evidence for considerable genomic variation. J Infect Dis 157:465–471
4. Editorial (1992) The Helicobacter genus: now we are nine. Lancet 339:840–841
5. Taylor DN, Blaser MJ (1991) The epidemiology of Helicobacter pylori infection. Epidemiol Rev 13:42–59
6. Konsunen TU, Höök J, Rautelin HI, Myllylä G (1989) Age dependent increase of campylobacter pylori antibodies in blood donors. Scand J Gastroenterol 24:110–114
7. Graham DY, Adam E, Klein PD et al. (1989) Comparison of the prevalence of asymptomatic c. pylori infection in the United states: effect of age, gender and race. Gastroenterology 96:A180
8. Dooley CP, Cohen H, Fitzgibbon PL et al. (1989) Prevalence of Helicobacter pylori infection and histological gastritis in asymptomatic persons. N Engl J Med 321:1562–1566
9. Morris A, Nicholson G, Lloyd A, Haines D (1986) Seroepidemiology of campylobacter pyloridis. N Zeal Med J 99:657–659
10. Dwyer B, Kaldor J, Tee W, Marakowski I, Raios K (1988) Antibody response to campylobacter pylori in diverse ethnik groups. Scand J Infect Dis 20:1870–1873
11. Megraud F, Brassens-Rabbe M-P, Denis F, Belbouri A, Hoe DQ (1989) Seroepidemiology of campylobacter pylori in various populations. J Clin Microbiol 27:1870–1873

12. Webb PM, Knight T, Greaves S et al. (1994) Relation between infection with Helicobacter pylori and living conditions in childhood: evidence for person to person transmission in early live. BMJ 308:750–753

13. Denai HG, Gill HH, Shankaran K, Mehta PR, Prabhu SR (1991) Dental plaque: a reservoir of Helicobacter? Scand J Gastroenterol 26:1205–1208

14. Krajdeen S, Fuksa M, Anderson J et al. (1989) Examinations of human stomach biopsies, saliva and dental plaque for campylobacter pylori. J Clin Microbiol 27:1397–1398

15. Majmudar P, Shah SM, Dhunjibhoy KR, Desai HG (1990) Isolation of Helicobacter pylori from dental plaque in healthy volunteers. Indian J Gastroenterol 9:271–272

16. Shames B, Krajden S, Fuksa M, Babida C, Penner JL (1989) Evidence for the occurence for the same strain of Helicobacter pylori in the stomach and dental plaque. J Clin Microbiol 27:2849–2850

17. Marshall BJ, Armstrong JA, McGechie DB, Glancy RJ (1985) Attempts to fulfill Koch's postulates for pyloric campylobacter. Med J Aust 142:436–439

18. Vaira D, Holton J, Barbara L (1991) Helicobacter pylori and gastroduodenal disease. Gastroenterol Int 4:70–76

19. Dixon MF (1991) Helicobacter pylori and peptic ulcerations: histopathological aspects. J Gastroenterol Hepatol 6:125–130

20. Frommer DJ, Carrick J, Lee A, Hazell SL (1988) Acute presentation of campylobacter pylori gastritis. AM J Gastroenterol:1168–1171

21. Vorobjova T, Maaroos H-I, Uibo R et al. (1991) Helicobacter pylori: histological and serological study on gastric and duodenal ulcer patients in Estonia. Scand J Gastroenterol 26 Suppl 186:84–89

22. Rauws EAJ, Tytgat TNJ (1989) Campylobacter pylori. Amsterdam: University of Amsterdam

23. Valle J, Seppälä K, Sipponen P, Kosunen T (1991) Disapperance of gastritis after eradication of Helicobacter pylori. Scand J Gastroenterol 26:1057–1065

24. Fong TL, Dooley CP, Dehesa M et al. (1991) Helicobacter pylori infection in pernicious anemia: A prospective controlled study. Gastroenterology 100:328–332

25. Lake-Bakaar G, Quandros E, Beidas S et al. (1988) Gastric secretory failure in patients with aquired immunodeficiency syndrome (AIDS). Ann Intern Med 109:502–504

26. Edwards PD, Carrick J, Turner J, Lee A, Mitchell H, Cooper DA (1991) Helicobacter pylori associated gastritis is rare in Aids: antibiotic effect. Am J Gastroenterol Dec; 86(12): 1761–1764

27. Marano BJ Jr, Smith F, Bonanno CA (1993) Helicobacter pylori prevalence in acquired immunodeficiency syndrome. Am J Gastroenterol May; 88(5):687–690

28. Karnes WE, Samloff IM, Siurala M et al. (1991) Positive serum antibody and negative tissue staining for Helicobacter pylori in subjects with atrophic body gastritis. Gastroenterology 101:167–174

Wir danken Herrn Prof. Dr. med. K. Hübner (FFM) für die Überlassung der Fotos!

Therapie der hämophilen Synovitis aus orthopädischer Sicht

H. H. EICKHOFF, W. KOCH, H.-H. BRACKMANN

Die Blutungsneigung des Hämophilen führt ohne Substitution nach einer intra-synovialen Einblutung in das Gelenk als Hämarthros zur Synovitis. Bevorzugt in den areolären Gewebszonen der Synovialmembran kommt es schließlich zu einer villösen Hyperplasie [11]. Diese Hyperplasie ist von einer Proliferation des Stromas und perivaskulärer Rundzellinfiltration begleitet [13]. Das hohe fibrino-lytische Potential der Synovialis wird bei dieser entzündlichen Irritation des Gelenkes noch weiter erhöht [14]. Dieser Umstand wiederum fördert eine erneute Einblutung. Als Circulus vitiosus wird die entstehende posthämorrhagische Arthritis durch rezidivierende Blutungen aus der angiomatös veränderten Syno-vialis unterhalten. Über eine anhaltende Synovitis und direkte Schädigung durch Hämoglobin und seine Abbauprodukte kommt es letzlich zur fortschreitenden Schädigung des Gelenkknorpels [11].

Das orthopädische Therapiekonzept muß sich neben der obligaten hämo-stasiologischen Faktorsubstitution, also der Therapie der Grunderkrankung, an der jeweils vorliegenden Gelenksituation orientieren. Diese wird zum einen durch die Synovitis und zum anderen durch das Stadium der Arthropathie geprägt.

Klassifikation der Synovitis – Akute und chronische Synovitis

Bei der Synovitis können wir eine akute von einer chronischen Synovitis unter-scheiden.

Die akute Synovitis ist durch die oben genannte Hyperplasie mit perivas-kulärer Rundzellinfiltration gekennzeichnet. Fibrosierungen finden sich nicht. Es besteht klinisch ein deutlicher Reizzustand des betroffenen Gelenkes mit Bewe-gungs- und häufigem Ruheschmerz. Reflektorisch wird eine Schonhaltung einge-nommen. Palpatorisch findet sich eine „weiche" Verdickung der Gelenkkapsel sowie ein intraartikulärer Erguß bzw. Hämarthros. Die konventionellen Röntgen-aufnahmen zeigen allenfalls Weichteilzeichen [1, 3]. Als bildgebende Verfahren eignen sich Sonographie und Kernspintomogramm [4] gut zur Befunderhebung und Verlaufskontrolle (Sonographie).

Die chronische Synovitis ist definitionsgemäß (Orthopedic advisery comitee WFH) eine über 6 Monate dauernde Synovitis. Es läßt sich hier eine aktivierte Form von einer nicht aktivierten Form unterscheiden. Prinzipiell finden sich

I. Scharrer/W. Schramm (Hrsg.)
25. Hämophilie-Symposion Hamburg 1994
© Springer-Verlag Berlin Heidelberg 1996

intraoperativ villöse Hyperplasien der Synovialmembran neben mehr fibrotischen Bezirken. Bei der aktivierten Form liegt ein Reizzustand des Gelenkes vor. Nur mit erhöhter Faktorsubstitution über einen längeren Zeitraum sind rezidivierende Einblutungen zu vermeiden. Palpatorisch zeigt sich eine eher „weiche" Verdickung der Kapsel. Bei der nicht aktivierten Form stehen die fibrösen Veränderungen im Vordergrund. Die Kapselverdickung ist weniger stark ausgeprägt und von „fester" Konsistenz. Radiologisch ist der Befund durch das vorliegende Arthropathie-Stadium charakterisiert. Praktikabel ist hier nach wie vor die Einteilung von Arnold und Hilgartner [1].

Therapie der akuten Synovitis

Die Therapie der akuten Synovitis ist eine Domäne der konservativen Orthopädie. Bei nur geringem intraartikulären Erguß ist ein invasives Vorgehen nicht erforderlich. Zur Vermeidung einer Muskelatrophie sollte die längerfristige Anlage immobilisierender Gipsverbände oder fester Orthesen unterbleiben.

An der unteren Extremität ist eine Gelenkentlastung an Unterarmgehstützen für wenige Tage angezeigt. Das nichtbelastete Aufsetzen des Fußes mit Abrollbewegung ist anzustreben. Eine befundbezogene Aufbelastung schließt sich an. Während der Ruhephasen ist eine Hochlagerung im Bett auf Schaumstoffschiene für maximal 1 Woche sinnvoll. Im Vordergrund steht die krankengymnastische Behandlung, welche sofort begonnen werden kann (initial konzentrische Isometrie). Die Übungsparameter (Intensität, Dauer, Intervall etc.) und die Art der Behandlung haben sich am Gelenkbefund und Verlauf zu orientieren. Übungen in der geschlossenen Bewegungskette sind zu bevorzugen. Eine enge Zusammenarbeit zwischen Krankengymnast und Orthopäden ist unabdingbar. Eine zusätzliche externe elektrische Muskelstimulation kann eine Atrophieprophylaxe unterstützten. Kryotherapie kann den Reizzustand der Gelenke reduzieren. Eine nichtsteroidal antiphlogistische Begleitmedikation ist stets indiziert. Bei Hämophilen haben wir gute Erfahrungen mit Acemetacin (Rantudil® forte 2–3 × 1 Kps/d) gemacht. Bei ausbleibender Rückläufigkeit des artikulären Reizzustandes sollte eine ein- bis zweimalige intraartikuläre Injektion eines Lokalanästhetikum-Corticoid-Gemisches (z. B. Carbostesin® + Lipotalon®) erfolgen.

Bei massivem intraartikulärem Erguß sollte eine intraartikuläre Entlastung erfolgen. Da die Patienten erfahrungsgemäß meist verspätet nach 1–2 Tagen in fachorthopädische Behandlung gelangen, ist eine alleinige Punktion der Gelenke meist ungenügend, da eine Entfernung der zwischenzeitlich bei Substitution entstandenen Koagel kaum gelingt. Durch Organisation der Blutkoagel wird die Synovitis eher unterhalten. Wir empfehlen in diesen Fällen eine Arthroskopie mit Gelenklavage und gezielter mechanischer Koagelentfernung mit dem Shaver, welche problemlos und rasch durchgeführt werden kann. Eine Synovektomie ist bei der akuten Synovitis nicht indiziert.

Therapie der chronischen Synovitis

Chronische Synovitis und Arthropathie Stadium I/II nach Arnold und Hilgartner

Bei Chronifizierung der Synovitis trotz adäquater Vorbehandlung besteht sowohl bei der aktivierten als auch der nichtaktivierten Form die dringliche Indikation zur Frühsynovektomie [2]. Der Eingriff ist problemlos an allen Gelenken (Knie, Sprunggelenk, Ellbogengelenk und Schulter) in arthroskopischer Technik durchführbar. Eine peri- und postoperative Faktorensubstitution ist obligat. Nach erfolgter Operation ist die konsequente physikalische und krankengymnastische Behandlung unabdingbar. In der postoperativen Frühphase sollte eine Motorschiene (continuous passive motion) [10] eingesetzt werden. Als Kontraindikationen für eine Frühsynovektomie sehen wir das Vorliegen einer Hemmkörperhämophilie und einen positiven HIV-Status.

Alternativ ist in solchen Fällen die Durchführung einer Radiosynoviorthese möglich [7]. Von einigen Autoren wird auch eine Synoviorthese mit Varicocid [12] oder Rifampicin [8] mit zum Teil gutem Erfolg angegeben. Eigene Erfahrungen mit der Chemosynoviorthese haben wir nicht.

Chronische Synovitis und Arthropathie Stadium III/IV nach Arnold und Hilgartner

Oftmals erscheinen die Patienten allerdings mit fortgeschrittenen arthropatischen Veränderungen beim Orthopäden. Das Ziel der Therapie sollte dann eine Schmerzreduktion und Verbesserung der Langzeitprognose für das Gelenk mit Hilfe gelenkerhaltender konservativer und operativer Maßnahmen sein.

Bei Vorliegen einer aktivierten chronischen Synovitis und gleichzeitigem Arthropathie-Stadium III/IV sollte nach 4-6wöchig erfolglosem konservativen Therapieversuch einschließlich intraartikulärer Injektion mit Lokalanästhetikum-Corticoid-Gemisch eine Arthroskopie mit Spätsynovektomie und Debridement durchgeführt werden. Größere Erfahrungen am Kniegelenk mit mittelfristig guten Ergebnissen bestehen sowohl bei uns [5] als auch anderen Autoren [9, 10]. Prinzipiell ist der Eingriff auch an den anderen betroffenen Gelenken technisch durchführbar. Alternativ kommt auch hier statt der Synovektomie die Synoviorthese in Betracht.

Bei nicht aktivierter chronischer Synovitis und gleichzeitig fortgeschrittener Arthropathie wird ein konservatives Vorgehen unter Berücksichtigung der Krakengymnastik empfohlen. Eine Harmonsierung der Bewegunsabläufe und Kräftigung der muskulären Stabilisatoren ist anzustreben. Maßnahmen des „Gelenkschutzes" sind zu erlernen. Das Tragen von Orthesen oder orthopädischem Schuhwerk bzw. einer Zurichtung am Konfektionsschuh kann erforderlich sein (Stabilisierung, Ausschalten schmerzhafter Bewegungen). Im Bereich der unteren Extremität kann im Einzelfall auch eine die Gelenkmechanik verbessernde Achskorrektur indiziert sein [6]. Insgesamt sollten alle Maßnahmen dahin zielen, einen Übergang in die aktivierte Form zu vermeiden.

Arthropathie Stadium V

In diesem Stadium ist das Synovialgewebe ohne pathogenetische Bedeutung, Schmerzen und Funktionseinschränkungen aufgrund der schweren Gelenkdestruktion stehen im Vordergrund. Konservative Therapiemaßnahmen sind ebenso wie gelenkerhaltende operative Eingriffe meist nicht erfolgversprechend. Zerstörte Gelenke werden entweder dem endoprothetischen Gelenkersatz oder der Arthrodese zugeführt.

Zusammenfassung

Voraussetzung für eine erfolgreiche konservative oder operative Therapie der hämophilen Synovitis ist die adäquate Faktorensubstitution. Diese kann letztendlich im Rahmen der konsequenten prophylaktischen Substitution weitere Gelenkprobleme verhindern.

Das orthopädische Therapieregime wird durch die Klassifikation der Synovitis und das Stadium der Arthropathie bestimmt.

Ist es bereits zu einer Chronifizierung der Synovitis gekommen, ist die arthroskopische Frühsynovektomie zu empfehlen, um das sonst meist unaufhaltsame Fortschreiten der Gelenkerkrankung zu verhindern. Therapieversäumnisse in der Frühphase der Erkrankung sind im weiteren Verlauf dann kaum noch zu korrigieren.

Bei Fortschreiten der Gelenkerkrankung wird das klinische und radiologische Bild weniger durch die Synovitis als vielmehr durch die Arthropathie geprägt, welche dann auch hinsichtlich der Therapie vermehrt in den Vordergrund tritt.

Literatur

1. Arnold WD, Hilgartner MW (1977) Hemophilic arthropathy. Current concepts of pathogenesis and management. J Bone Joint Surg [Am]59:287
2. Casscells CD (1987) Commentary: The argument for early arthroscopic synovectomy in patients with severe hemophilia. Arthroscopy 3:78
3. Dihlmann W (1987) Gelenke – Wirbelverbindungen, Thieme, Stuttgart New York
4. Eickhoff HH, Nägele M, Koch W, Seuser A, Oldenburg J, Brackmann HH (1994) Wertigkeit der Magnetresonanztomographie bei der hämophilen Arthropathie unter besonderer Berücksichtigung dynamischer Untersuchungen mit Gadolinium. In: Scharrer I, Schramm W (Hrsg) 24. Hämophilie-Symposium Hamburg 1993. Springer, Berlin Heidelberg New York Tokyo
5. Eickhoff HH, Koch W, Brackmann HH (1992) Arthroskopische Behandlung der hämophilen Kniegelenkarthropathie. Arthroskopie 5:267
6. Eickhoff HH, Klein C, Koch W, Seuser A, Oldenburg J, Brackmann HH (1993) Langzeitergebnisse kniegelenknaher Umstellungsosteotomien bei der Behandlung der hämophilen Arthropathie: In: Scharrer I, Schramm W (Hrsg) 23. Hämophilie-Symposium Hamburg 1992. Springer, Berlin Heidelberg New York Tokyo
7. Fernandez-Palazzi F, Bosch NB, Vargas AF (1984) Radioactive synovectomy in haemophilic haemarthrosis. Follow-up of fifty cases. Scand J Haematol 33:291
8. Fernandez-Palazzi F (1991) Persönliche Mitteilung

9. Klein KS, Aland CM, Kim HC, Eisele J, Saidi P (1987) Long term follow-up of arthroscopic synovectomy for chronic hemophilic synovitis. Arthroscopy 3:231
10. Limbard TJ, Dennis SC (1987) Synovectomy and continous passive motion (cpm) in hemophilic patients. Arthroscopy 3:74
11. Mohr W (1992) Pathogenese der Arthropathie. In: Scharrer I, Schramm W (Hrsg) 23. Hämophilie-Symposium Hamburg 1992. Springer, Berlin Heidelberg New York Tokyo
12. Niculescu D, Popa C, Ianuli A (1990) Synoviorthese mit Varicocid bei hämophiler Arthropathie. Rheuma 10:66
13. Roy S, Ghadially FN (1967) Ultrastructure of synovial membrane in human haemarthrosis. J Bone Joint Surg [Am] 49:1636
14. Storti E, Magrini U, Castello A, Pandolfi M, Ascari E (1973) The histochemistry of fibrinolysis in haemophilic synovial membranes. Acta haematol 49:142

Die Manifestation der hämophilen Arthropathie bei verschiedenen Therapieregimen

T. Dzinaj, M. Funk, H. Schmidt, D. Klarmann, T. Güngor, W. Kreuz

Das Krankheitsbild der Hämophilie ist aufgrund eines Mangels der Gerinnungsfaktoren VIII bzw. IX durch Blutungen, insbesondere in den großen Gelenken, gekennzeichnet. Unbehandelt führen diese Blutungen zum chronischen Blutergelenk. Betroffen sind in erster Linie Patienten, die an einer schweren Hämophilie (Faktorrestaktivität < 1 %) leiden [7].

Nach einem Blutungsereignis werden erste morphologische Veränderungen an der Synovia in Form einer Synovitis sichtbar. Zu einem späteren Zeitpunkt kommt es zur Ausbildung eines Pannus und zu fibrotischem Gewebeumbau der synovialen Membran. Im weiteren Verlauf wird das periartikuläre Weichteilgewebe, die Knochen- und Knorpelsturktur in diese pathologische Veränderungen miteinbezogen. Das Endstadium dieser regressiven Veränderungen ist durch eine Ankylose im entsprechenden Bewegungssegment gekennzeichnet [3].

Obwohl für die Entstehung der hämophilen Arthropathie rezidivierende Einblutung in das Gelenk verantwortlich zu sein scheinen, gibt es Hinweise, daß eine einzige Blutung zur entsprechenden Alteration am Gelenk führen und dieses massiv schädigen kann [5].

Seit der Verfügbarkeit hochkonzentrierter Gerinnungsfaktorpräparate und der Möglichkeit einer prophylaktischen Therapie in den 70er Jahren konnte die Manifestation einer Osteoarthropathie in vielen Fällen verhindert werden [2, 6].

Eindeutige therapeutische Richtlinien wurden jedoch, obwohl sich die Tendenz einer frühzeitigen prophylaktischen Therapie immer deutlicher abzeichnet, noch nicht proklamiert [2, 7].

Patienten

Untersucht wurde das Knie-, das Ellenbogen- und das Sprunggelenk von 28 Kindern und Jugendlichen, die an einer Hämophilie leiden. Das Alter der Patienten lag zwischen 3 und 22 Jahren.

Das mittlere Alter betrug zum Zeitpunkt der Untersuchung 7,5 Jahre. Unter dem Patientenkollektiv waren 24 Patienten mit einer Hämophilie A und 3 Patienten mit einer Hämophilie B. Bei einem Patienten bestand zusätzlich eine Von-Willebrand-Syndrom. In 14 Fällen lag eine schwere Hämophilie mit einer Faktorrestaktivität vor < 1 %, in 13 Fällen eine mittelschwere Hämophilie mit einer Faktorrestaktivität von < 5 % und in einem Fall eine leichte Hämophilie mit einer Faktorrestaktivität < 15 % vor.

I. Scharrer/W. Schramm (Hrsg.)
25. Hämophilie-Symposion Hamburg 1994
© Springer-Verlag Berlin Heidelberg 1996

7 Hämophilie-A-Patienten entwickelten im Lauf ihrer Substitutionsbehandlung einen Hemmkörper, der mit einer Immuntoleranz-erzeugenden Therapie [4] innerhalb von durchschnittlich 3 Monaten eliminiert werden konnte.

Vor dem Beginn der klinisch-radiologischen Befunderhebung, die vom Sommer 1993 bis zum Frühjahr 1994 durchgeführt wurde, erfolgte die Unterteilung der zu untersuchenden Kinder und Jugendlichen in 4 Gruppen.

11 von 28 Patienten erhielten nach der Diagnosestellung in unserer Abteilung seit dem 1. – 2. Lebensjahr bzw. spätestens nach der ersten Gelenkblutung eine Dauersubstitution. Diese Gruppe (Gruppe 1) bildeten 9 Patienten mit einer schweren Hämophilie und 2 Patienten mit einer mittelschweren Hämophilie.

9 von 28 Patienten wurden zu einem späteren Lebensalter in unser Hämophiliezentrum überwiesen, so daß eine prophylaktische Therapie zu einem Zeitpunkt begonnen wurde, an dem die Patienten älter als 5 Jahre alt waren. Die zuvor durchgeführte Therapieform war bedarfsorientiert. In dieser Gruppe (Gruppe 2) befanden sich 5 Patienten mit einer schweren Hämophilie und 4 Patienten mit einer mittelschweren Hämophilie.

Drei von 28 Patienten, die an einer mittelschweren bzw. leichten Form der Hämophilie erkrankt waren, erhielten seit der Diagnosestellung in unserer Abteilung eine konsequente bedarfsorientierte Therapie (Gruppe 3).

Fünf von 28 Patienten aus den ehemaligen Ostblockländern bildeten die Gruppe 4. Diese hatten in ihren Heimatländern über einen längeren Zeitraum eine inadäquate Therapie (Kryopräzipitate, Vollblut/Plasma) erhalten. Diese Patienten wurden im Rahmen ihrer Zuwanderung an unser Zentrum angebunden. In dieser Gruppe befanden sich ausschließlich Patienten mit einer mittelschweren Hämophilie.

Altersentsprechend erfolgte die Unterteilung innerhalb aller 4 Gruppen zum Untersuchungszeitpunkt in die Altersgruppen der 1- bis 5-, 6- bis 10-, 11- bis 15- und der 16- bis 25jährigen.

Methoden

Die Blutungsfrequenzen wurden aus den Krankenakten entnommen.

An regelmäßigen Laborkontrollen erfolgte die Bestimmung der PTT, TPZ und Fibrinogen aus Citratblut bzw. Plasma, die Faktoreinzelbestimmung (Faktor VIII bzw. Faktor IX) und die viertel- bis halbjährliche Hemmkörperbestimmung mit Bestimmung der Bethesda-Einheiten.

Insgesamt wurden von 154 Gelenken Röntgenaufnahmen in 2 Ebenen angefertigt. Radiologisch untersucht wurden 56 Knie-, 42 Ellenbogen- und 56 Sprunggelenke.

Die radiologische Einteilung der Gelenkveränderungen wurde anhand des Pettersson-Scores vorgenommen [9].

Der klinische Gelenkstatus wurde von insgesamt 168 Gelenken erhoben.

Zur klinischen Beurteilung der Hämophilen Arthropathie verwendeten wir das von der WHF vorgeschlagene Bewertungssystem.

Ermittelt wurde für jeden Patienten der Gelenk- und der Patientenscore.

Eine Dauersubstitution mit 30–40 IE/kg KG F VIII 3×pro Woche bzw. mit 30–40 IE/kg KG F IX 2×pro Woche wurde bei 25 von 28 Patienten frühestens seit 1980 durchgeführt.

Lediglich ein Patient mit einer leichten Hämophilie B, ein Patient mit einer mittelschweren Hämophilie A und zusätzlich Von-Willebrand-Syndrom und ein Patient mit einer mittelschweren Hämophilie erhielten eine Bedarfssubstitution nach folgendem Schema: Faktor VIII intitial 100 IE/kg KG, nach 8 h, 50 IE/kg KG. Anschließend wurde die Höhe der zu applizierenden Faktormenge so gewählt, daß die Restaktivität im Plasma >50% betrug. Nach der Mobilisierung des betroffenen Gelenkes wurde die Faktormenge über mehrere Tage reduziert.

Ergebisse

Aufgeführt ist in den Tabellen 1–4 der radiologische Patientenscore nach Pettersson. Dieser Score repräsentiert die Summe der radiologischen Veränderungen aller untersuchten Gelenke (oberes Sprunggelenk, Knie- und Ellenbogengelenk) eines Patienten. Er kann für den einzelnen Patienten maximal 78 Punkte betragen.

In der Altersgruppe der 1- bis 5jährigen hatten alle Hämophile mit einem Patientenscore von 0 Punkten radiologisch unauffällige Gelenkbefunde (Tabelle 1, 3).

Vier von 5 Patienten im Alter zwischen 6–10 Jahren wiesen bei schwerer Hämophilie und frühzeitiger prophylaktischer Therapie seit dem 1.–2. Lebensjahr mit einem Patientenscore von 0 radiologische Normalbefunde auf (Tabelle 1).

Tabelle 1. Radiologischer Gelenkscore und Patientenscore bei Patienten der Gruppe 1 (Dauersubstitution seit dem 1.–2. Lebensjahr)

Altersgruppe (Jahre)	Patient	Hk-Entwicklung	Restaktivität [%]	Knie re/li	OSG re/li	Elle re/li	Patientenscore
1–5	A.J.		4	0/0	0/0	–	0
	B.F.	+	<1	0/0	0/0	–	0
	S.O.		4	0/0	0/0	–	0
	I.A.	+	<1	0/0	0/0	–	0
6–10	J.U.	+	<1	0/0	0/0	0/0	0
	N.M.		<1	0/0	0/0	0/0	0
	E.M.		<1	0/0	1/1	0/0	2
	S.B.	+	<1	0/0	0/0	0/0	0
	T.T.	+	<1	0/0	0/0	0/0	0
11–15	W.S.		<1	0/0	0/0	0/0	0
	A.M.	+	<1	0/0	0/0	4/4	8

Tabelle 2. Radiologischer Gelenkscore und Patientenscore bei Patienten der Gruppe 2 (Dauersubstitution seit dem > 5. Lebensjahr)

Altersgruppe (Jahre)	Patient	Hk-Entwicklung	Restaktivität [%]	Knie re/li	OSG re/li	Elle re/li	Patientenscore
6–10	T.A.		<1	0/0	0/ 0	0/ 0	0
	K.D.		3	0/0	0/ 0	1/ 1	2
	B.B.		3	0/0	0/ 0	1/ 1	2
11–15	S.P.		<1	0/1	0/10	11/11	33
	S.M.		<1	0/0	0/ 0	1/ 1	2
	E.A.		3	0/0	1/ 1	1/ 1	4
	V.S.		<1	2/0	1/ 8	0/12	23
16–25	G.M.		2	4/4	3/ 3	0/ 0	14
	K.M.	+	<1	0/7	0/ 5	2/ 2	16

Nur eins von 5 Kindern hatte mit einem Patientenscore von 2 diskrete radiologische Veränderungen, die auf die Unterbrechung des empfohlenen prophylaktischen Therapieregimes zurückgeführt werden konnten (Tabelle 1).

2 von 3 Hämophilen zwischen 6–10 Jahren, die seit dem 5. Lebensjahr eine prophylaktische Therapie bekamen, hatten bereits einen Patientenscore von jeweils 2 Punkten. Diese Patienten hatten eine mittelschwere Hämophilie. Nur 1 von 3 hatte radiologisch unauffällige Gelenke (Tabelle 2).

Ausgeprägt radiologische Befunde mit einem Score zwischen 7 und 21 Punkten wurden in der Altersgruppe der 6- bis 10jährigen nur bei Patienten mit einer Bedarfssubstitution bzw. einer inadäquaten Therapieform erhoben. Diese Kinder hatten eine mittelschwere Form der Hämophilie (Tabelle 3, 4).

In der Altersgruppe der 11- bis 15jährigen, die seit dem 1.–2. Lebensjahr eine Dauersubstitution erhielten, hatte ein Patient bei schwerer Hämophilie mit einem Patientenscore von 0 Punkten keine pathologischen Veränderungen, während ein Kind mit gleichem Therapieregime mit einem Score von 8 Punkten deutliche Veränderungen zeigte. Es muß jedoch darauf hingewiesen werden, daß dieses Kind im Verlauf seiner Substitutionstherapie einen schwer zu eliminierenden Hemmkörper entwickelte und für längere Zeit therapiefraktär war (Tabelle 1).

Die ab dem 5. Lebensjahr dauersubstituierten Hämophilen zwischen 11.–15. Lebensjahr mit überwiegend schwerer Hämophilie hatten eine Score von 2 und 33 Punkten und somit diskrete bis bereits ausgeprägte Gelenkveränderungen (Tabelle 2).

In der Gruppe der inadäquat therapierten Kinder im Alter zwischen 11.–15. Lebensjahr wies ein Hämophiler einen massiven Befund mit einem Patienten-

Tabelle 3. Radiologischer Gelenkscore und Patientenscore bei Patienten der Gruppe 3 (Bedarfssubstitution)

Altersgruppe (Jahre)	Patient	Hk-Entwicklung	Restaktivität [%]	Knie re/li	OSG re/li	Elle re/li	Patientenscore
1–5	Z. S.		>5	0/0	0/0	–	0
	B. J.		4	0/0	0/0	–	0
6–10	F. A.		3	0/2	1/0	0/4	7

Tabelle 4. Radiologischer Gelenkscore und Patientenscore bei Patienten der Gruppe 4 (inadäquate Therapie)

Altersgruppe (Jahre)	Patient	Hk-Entwicklung	Restaktivität [%]	Knie re/li	OSG re/li	Elle re/li	Patientenscore
6–10	C. Y.		3	8/ 0	2/ 1	–	11
	C. J.		5	4/ 0	1/ 0	11/5	21
11–15	B. D.		4	1/ 1	4/ 3	11/ 9	29
	B. N.		2	0/ 0	0/ 0	0/0	0
16–25	B. Z.		3	1/12	7/11	12/2	45

score von 29 Punkten auf, während ein Patient mit mittelschwerer Hämophilie mit einem Patientenscore von 0 Punkten keinerlei pathologische Gelenkveränderungen zeigte.

Ausgeprägte radiologische Gelenkbefunde mit eine Score von 14 und 45 Punkten fanden sich in der Gruppe der spätdauersubstituierten und inadäquat therapierten Patienten im Alter zwischen 16 u. 25 Jahren (2/3 mittelschwere, 1/3 schwere Hämophilie, Tabelle 2, 4).

Diskussion

In der in unserer Abteilung durchgeführten prospektiven Studie bei Kindern und Jugendlichen im Alter zwischen 3 und 22 Jahren hatten diejenigen Patienten, die seit dem 1.–2. Lebensjahr eine Dauersubstitution erhielten (Gruppe 1; n = 11) insgesamt und in allen vergleichbaren Altersgruppen der Gruppen 2, 3 und 4 die häufigsten radiologischen und klinischen Normalbefunde der untersuchten Gelenke aufzuweisen.

Obwohl die Hämophilen innerhalb der Gruppe 1 nicht frei von arthropathischen Gelenkveränderungen waren, zeigten die Patienten, die zu einem späteren Zeitpunkt eine entsprechende Therapie erhielten (Gruppe 2) hinsichtlich radiologischem und klinischem Gelenkstatus häufigere und schwerwiegendere Befunde.

Während alle Kinder mit einer schweren Hämophilie A im Alter zwischen 6 und 10 Jahren innerhalb der Gruppe 1 keine radiologischen Merkmale einer Arthropathie aufwiesen, hatte ein 7jähriger Junge in dieser Gruppe mit einer schweren Hämophilie B bereits diskrete radiologische Anzeichen einer Arthropathie entwickelt.

Zurückzuführen ist dieser Umstand am ehesten auf einen ca. 12monatigen Aufenthalt im nicht europäischen Ausland, und der damit verbundenen Unterbrechung des empfohlenen prophylaktischen Therapieregimes.

Berücksichtigt man diesen Fall der Non-compliance so entspricht die von uns gemachte Beobachtung in einer ähnlich strukturierten Altersgruppe (6–10 Lebensjahre) der von Nilsson et al. gemachten Erfahrung, wonach sämtliche Patienten mit einer schweren Hämophilie im Alter zwischen 4 und 12 Jahren, nach frühzeitig erfolgter prophylaktischer Therapie, frei von pathologischen Gelenkveränderungen waren [7].

Auffällig war, daß die 6- bis 10jährigen der Gruppe 2 an bereits 4 von 18 Gelenken einen radiologischen Score von jeweils einem Punkt hatten, obwohl diese Patienten überwiegend an einer mittelschweren Form der Hämophilie leiden. Des weiteren kam es zu keiner Hemmkörperentwicklung, die als erschwerender therapeutischer Faktor gesehen werden muß. Bei 3 von 5 der 6- bis 10jährigen aus der Gruppe 1 war zumindest vorübergehend ein Hemmkörper aufgetreten. Sie zeigten bei einer erfolgreich durchgeführten Hemmkörperelimination keinerlei pathologische Gelenkveränderungen.

Im fortgeschrittenen Alter war jedoch in der Gruppe 1 und Gruppe 2 eine Zunahme des Schweregrades der radiologischen und klinischen Arthropathieparameter zu beobachten.

Während arthropathische Gelenkveränderungen der in der Gruppe 1 befindlichen Patienten in vielen Fällen verhindert werden konnten, war dies innerhalb der Gruppe 2 nicht möglich. Auch waren die in Gruppe 2 erhobenen Befunde schwerwiegender als in Gruppe 1.

Die Gründe für eine frühzeitig zu beginnende Substitutionstherapie bei Patienten mit schwerer Hämophilie werden aus den von uns gemachten Erfahrungen und der Beobachtung anderer Autoren deutlich:

Bei Substitutionsbeginn im Krabbelalter wird die Entwicklung einer Osteoarthropathie in vielen Fällen gänzlich verhindert oder ist im Vergleich zu Patienten, die zu einem späteren Zeitpunkt eine Dauersubstitution erhielten, weniger häufig anzutreffen [7, 10].

Auch sind ausgeprägte Gelenkveränderungen nicht in dem gleichen Ausmaß wie bei bedarfssubstituierten Patienten zu beobachten gewesen [7, 8].

Die Anzahl der Kinder, die in unserer Abteilung eine Bedarfssubstitution erhielten, war mit n = 3 gering (Gruppe 3).

Ausgehend davon, daß erste arthropathische Veränderungen vor dem 6. Lebensjahr selten zu erwarten sind und wir diese Erfahrung bestätigen können, entzogen sich somit 2 weitere Patienten aus Altersgründen dem direkten Vergleich [9].

Damit reduzierte sich die Anzahl der Kinder innerhalb der Gruppe 3 auf einen 6jährigen Jungen.

Dieser hatte bei einer Faktorrestaktivität < 5 % an bereits 3 Gelenken einen radiologischen Score zwischen 1 und 4 Punkten (radiologischer Patientenscore 7 Punkte).

Betrachtet man dies auf dem Hintergrund der Feststellung von Pettersson, daß eine progrediente Osteoarthritis ab einem radiologischen Score > 2 Punkten zu erwarten ist, so ist bei diesem Patienten in zumindest einem Gelenk ein progredienter Verlauf abzusehen [9].

Sämtliche in der Gruppe 4 befindlichen Hämophiliepatienten kamen bei Beginnn der Studie im Frühjahr 1993 in unsere Abteilung und wurden zuvor in den sog. Schwellenländern bzw. in den Ländern der ehemaligen Ostblockstaaten betreut. Alle Kinder und Jugendliche in dieser Gruppe waren inadäquat behandelt worden.

Bereits in der Altersgruppe der 6- bis 10jährigen zeigten sich schwerwiegendste klinische und radiologische Befunde. Zwei Knie- und 2 Ellenbogengelenke hatten einen radiologischen Score zwischen 2 und 11 Punkten. Des weiteren waren an 3 Sprunggelenken erste radiologische Anzeichen einer Osteoarthropathie feststellbar. Einen deutlichen Funktionsverlauf wies ein Kniegelenk mit einem klinischen Score von 7 Punkten auf.

Auch in der Altersgruppe der 11- bis 15jährigen waren schwerste Gelenkveränderungen festzustellen. Bei einem 22jährigen Patienten waren alle Gelenke radiologisch im Sinne einer Osteoarthropathie verändert, auch wies er den massivsten klinischen und radiologischen Befund im gesamten Patientenkollektiv auf.

Somit ließen sich in dieser Gruppe innerhalb aller Altersgruppen ausgeprägte Anzeichen einer hämophilen Arthropathie nicht verhindern.

Betrachtet man diese Patienten als ein historischs Kollektiv, da das durchgeführte Therapieregime nicht dem heutigen Standard entspricht, so deckt sich die Aussage von Ahlberg hinsichtlich der möglichen Entwicklung einer schweren Osteoarthropathie am Kniegelenk im ersten Lebensjahrzehnt an Patienten mit mittelschwerer Hämophilie mit der von uns gemachten Beobachtung [1]. Allerdings konnten wir auch ausgeprägte radiologische Veränderungen an Ellenbogengelenken dieser Patienten feststellen.

Schlußfolgerung

Insgesamt gilt es eine Arthropathie frühzeitig zu verhindern bzw. ein rasches Fortschreiten des degenerativen Gelenkbefundes aufzuhalten und wenn möglich eine Remission zu erzielen.

Ein frühzeitig ab dem 1.–2. Lebensjahr durchgeführtes prophylaktisches Therapieregime verhindert in vielen Fällen die Manifestation einer Osteoarthropathie.

Diese Aussagen können nicht für Patienten gemacht werden, die einem anderen Therapieregime unterzogen wurden.

Somit zeichnet sich eine Tendenz in Richtung einer im 1.–2. Lebensjahr zu beginnenden prophylaktischen Therapie bei an schwerer Hämophilie erkrankten Patienten immer deutlicher ab und ist auch pathogenetisch durchaus nachvollziebar.

Da das durchzuführende Therapieregime am Patienten nicht nur die verbliebene Faktorrestaktivität, sondern auch seine individuelle Blutungsneigung Situation mit einbeziehen sollte, kann eine frühzeitige Dauersubstitution unter Umständen auch ein mögliches therapeutisches Konzept bei mittelschwerer Hämophilie sein.

Zusammenfassung

28 Kinder und Jugendliche mit einer Hämophilie im Alter zwischen 3 und 22 Jahren (mittleres Alter 7,5 Jahre) wurden an den großen Gelenken im Hinblick auf die Manifestation einer Osteoarthropathie untersucht. Die Patienten wurden entsprechend den unterschiedlichen Therapieregimen in 4 Gruppen unterteilt (Gruppe 1: Dauersubstitution seit dem 1.–2. Lebensjahr; Gruppe 2 Dauersubstitution seit dem 5. Lebensjahr; Gruppe 3 Bedarfssubstitution; Gruppe 4 Inadäquate Therapie). Die klinisch-radiologische Untersuchung an den großen Gelenken wurde anhand des von der WHF empfohlenen Bewertungssystemes vorgenommen.

Vor dem 6. Lebensjahr fehlten klinische und radiologische Anzeichen einer hämophilen Arthropathie bei allen Patienten. Das Ellenbogengelenk war vor dem Sprunggelenk und dem Kniegelenk das am häufigsten von radiologischen Veränderungen betroffene Gelenk.

Patienten, die eine Bedarfssubstitution bzw. eine inadäquate Therapie erhielten, hatten bereits in der ersten Lebensdekade schwerwiegende Gelenkbefunde bei mittelschwerer Hämophilie.

Bei Patienten, die seit dem 1.–2. Lebensjahr einer prophylaktischen Therapieform unterzogen wurden, zeigten sich in den meisten Fällen klinische und radiologische Normalbefunde bei überwiegend schwerer Hämophilie. Hämophile, die seit dem 5. Lebensjahr eine Dauersubstitution bekamen, hatten in der 1. und 2. Lebensdekade häufigere bzw. schwerwiegendere Gelenkbefunde als Hämophilie-Patienten mit einer frühzeitigen Dauersubstitution seit dem 1.–2. Lebensjahr.

Aus den Beobachtungen in dieser Studie kann gesagt werden, daß eine frühzeitige prophylaktische Therapie bei schwerer und nach individueller Situation eventuell bei mittelschwerer Hämophilie zu empfehlen ist.

Literatur

1. Ahlberg A (1965) Haemophilia in Sweden. Factor VIII incidence, treatment and prophylaxis of arthropathy and other musculosceletal manifestations of Haemophilia A and B. Acta Orthop Scand [Suppl] 77:10
2. Aledort LM, Haschemayer RH, Pettersson H (1994) A longitudinal study of orthopedic outcomes for severe factor VIII deficient hemophiliacs XXI. International Congress of the World Federation of Hemophilia Mexico City. Abstract 7
3. Erlemann R, Pollmann H, Adolph J, Peters PE (1990) Die hämophile Osteoarthropathie unter besonderer Berücksichtigung des Ellenbogengelenkes. Radiologe 30:116
4. Kreuz W, Ehrenforth S, Funk M, Auerswald G, Mentzer D, Joseph-Steier J, Beeg T, Klarmann D, Scharrer I, Kornhuber B (1995) Imunne tolerance therapy in paediatric haemophiliacs with factor VII inhibitors: 14 years follow-up. Haemophilia 1:24–32
5. Marylin J, Manco-Jonson, Nuss R, Geraghty , Funk S (1994) A prophylactic program in the United States: Experiance and issues. The future of hemophilia therapy: preventing disability. Semin Hematol 31/2 [Suppl 2]:10–12
6. Nilsson IM (1992) Prophylactic treatment of severe hemophilia in Sweden. HFA-National Hemophilia Foundation of Australia No 66:3–9
7. Nilsson IM (1993) Experiance with prophylaxis in Sweden. In: Prophylaxis: A future therapy for hemophilia. XX international congress of the world federation of hemophilia; Semin Hematol 30 [Suppl 2]:16–19
8. Petrini P, Lindvall N, Egberg N, Blombäck M (1991) Prophylaxis with factor concentrates in preventing hemophilic arthropathy. The American Journal of Pediatric Hematology/Oncology 13(3):280
9. Pettersson H, Ahlberg A, Nilsson IM (1980) A radiologic classification of hemophilic arthropathy. Clin Orthop 149:153
10. Tedgard U (1994) Clinical experiance of long-term hemophilia prophylaxis. XXI International Congress of the World Federation of Hemophilia Mexico City. Abstract 6

Rationale und Design der Münchner Studie zur Sozioökonomie der Hämophilie

T. Szucs, A. Öffner, F. Rommel, W. Schramm

Ausgangssituation

Durch eine rationale, den Bedürfnissen des Patienten angepaßte Substitutionstherapie kann eine nahezu vollständige soziale und berufliche Integration und Lebenserwartung hämophiler Patienten erreicht werden.

Die Substitution des Hämophilen steht im Mittelpunkt der Diskussion, da eine lebenslange Therapie nötig ist und die Kosten moderner Faktor-VIII-Präparate eine wesentliche Belastung des Arzneimittelbudgets der gesetzlichen Krankenversicherung darstellen.

Von Interesse ist auch zu erfahren, welchen Einfluß Therapierichtlinien auf den gesamten Faktor-VIII-Verbrauch in der Bundesrepublik haben. Zumal ein entsprechendes Konsensuspapier zur Substitutionstherapie der Hämophilie 1993 von den Therapeuten verabschiedet wurde. Die Hochrechnung aufgrund der Konsensusempfehlung ergab einen geschätzten Verbrauch an Faktor VIII von 200 Mio. Einheiten pro Jahr (s. Abb. 1).

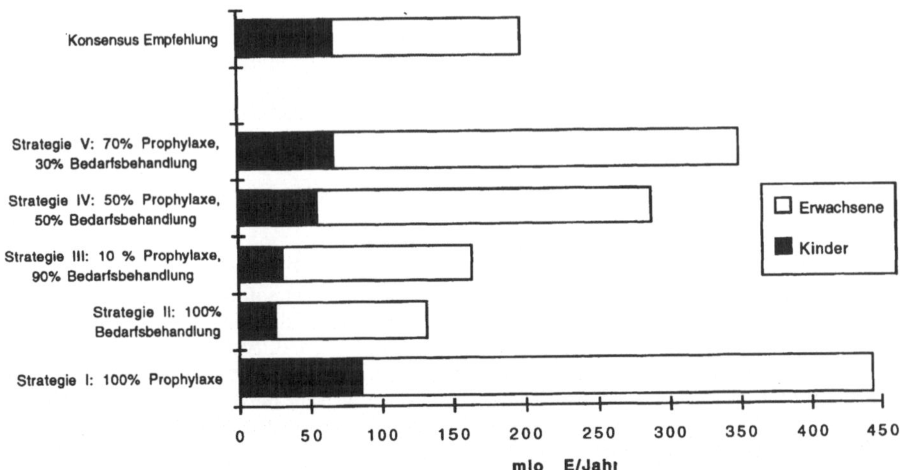

Abb. 1. Schätzung des jährlichen Faktor-VIII-Verbrauchs in der Bundesrepublik Deutschland bei Hämophilen

I. Scharrer/W. Schramm (Hrsg.)
25. Hämophilie-Symposion Hamburg 1994
© Springer-Verlag Berlin Heidelberg 1996

Vor dem Hintergrund der stetig anwachsenden Ausgaben im Gesundheitswesen müssen diagnostische und therapeutische Verfahren zunehmend sozioökonomisch evaluiert werden.

Fragestellung

Um den soziooknomischen Nutzen der Hämophilietherapie zu untersuchen, wollten wir folgende Fragen beantworten:

- Was läßt sich über die Lebensqualität und Nutzwertfunktion (utility) bei Hämophilen aussagen?
- Wie korrelieren Lebensqualität und utilities mit dem Therapieschema und dem klinischen Status?
- Wie korreliert der Faktor-VIII-Verbrauch mit dem klinischen Zustand?
- Wie sieht die volle Kostenstruktur der Therapie aus?
- Welche Ressourcen werden zur Therapie des Hämophilen beansprucht?

Methode

Die Münchner Studie, eine epidemiologische Querschnittsstudie (Punktprävalenz), untersucht Patienten, die im Münchner Hämophiliezentrum behandelt und betreut werden. Eine Ausweitung auf nationale und europäische Hämophiliezentren ist geplant. Die folgenden Variablen werden bei allen Patienten einmal erhoben:

- Demographie und sozialer Status,
- physischer Status: Die Blutungshäufigkeit, Schmerzen, Beweglichkeit, Kontrakturen, chronische Schwellung, Umfangsdifferenz, axiale Deformität, Krepitation und Instabilität des Ellenbogen-, Knie- und Sprunggelenks wird mittels eines physical examination scores untersucht, um die Gelenksfunktion zu evaluieren.
- Radiologische Gelenksuntersuchung mit Hilfe des Petterson Joint Scores [3]. Ellenbogen-, Knie- und Sprunggelenk werden hinsichtlich Osteoporose, Epiphysenvergrößerung, Regelmäßigkeit der Knochenoberflächen, Weite des Gelenkspaltes, subchondrale Zystenbildung, Erosionen an den Gelenkrändern, Inkongruenz und Gelenkdeformität bewertet.
- Blutungsanamnese in den letzten 6 Monaten,
- Lebensqualität mittels SF-36 Instrument [2, 4]. Der SF-36 beinhaltet Fragen zu körperlichen Funktionen, Rollenfunktionen, sozialen Funktionsfähigkeiten, Schmerz, psychisches Wohlbefinden und Vitalität.
- Therapieschemata (Bedarfsbehandlung oder Prophylaxe)
- Ressourcenverbrauch während der letzten sechs Monate. Dabei wird zwischen direkten Kosten (Arztbesuch, Medikamente, Krankenhaus- und Rehabilitationsaufenthalte) und indirekten Kosten (Einkommenseinbußen durch Arbeitsunfähigkeit) unterschieden.
- individuellen Nutzwert ("utility") nach Drummond [1]. Utility ist eine Größe, die die Präferenz der betroffenen Zielgruppe wiedergibt und den Gesundheitszustand dieser Zielgruppe reflektiert. Krankheitsspezifische Nutzwerte werden bestimmt, um anschließend die Korrelation von physischem und psychischem Status des Patienten und den Aufwendungen analysieren zu können.

Zeitrahmen

Die Blutungsanamnese und der Ressourcenverbrauch wurde auf den Zeitraum der letzten sechs Monate bezogen, um eine höhere Aussagekraft für die Ermittlung der Kostenstruktur zu erhalten.

Die Datenerhebung soll primär bis zum 2. Quartal 1995 abgeschlossen sein. Eine erste Auswertung der Ergebnisse ist für Mitte 1995 vorgesehen.

Ausblick

Nur mittels sozioökonomischer Daten wird es in der Zukunft möglich sein, den Nutzen medizinischer Innovationen systematisch und umfänglich zu demonstrieren und als Argumentarium in einem kostengedämpften Umfeld zu verwenden. Um in die Wirtschaftlichkeitsanalysen die Perspektive des Therapeuten und des Patienten einbringen zu können, müssen Kliniker Nutzwert-sensitive Entscheidungen treffen und diese in ihr therapeutisches Konzept einbauen können. Eine internationale Studie zur Sozioökonomie der Hämophilie wäre auch als Basis für die Entwicklung der Selbstversorgung mit Blut und Plasmaprodukten in Europa wichtig.

Literatur

1. Drummond M, Stoddard G, Torrance G (1987) Methods for economic evaluation of health care programmes. Oxford Medical, Oxford
2. McHorney CA, Ware JE, Raczek AE (1993) The MOS 36-item shortform health survey (SF-36): II. Psychometric and clinical tests of validity in measuring physical and mental health constructs. Med Care 31 3:247
3. Pettersson A, Ahlberg A, Nilsson JM (1980) A radiologic classification of hemophilic arthropathy. Clin Orthop Rel Reas 140:153–159
4. Ware J, Sherboune C (1992) The MOS 36-items short-form health survey (SF-36): I. Conceptual framework and item selektion. Med Care 30:473

Das CDG-Syndrom
aus pädiatrisch-hämostaseologischer Sicht

A. Flemmer, A. Muntau, S. Weidinger, K. Auberger

Das Carbohydrate-Deficient-Glycoprotein (CDG)-Syndrom wurde erstmals 1980 von Jaeken et al. beschrieben [1]. Es handelt sich dabei um eine Störung der Glykosilierung verschiedenster Glykoproteine im endoplasmatischen Retikulum. Die Fehlfunktion der betroffenen Proteine ist die Folge. Dadurch kann es zu Störungen von Hormonen (z. B. T4, Prolactin oder FSH), Komplementfaktoren, Immunglobulinen und nicht zuletzt von *Gerinnungsfaktoren* und ihren Inhibitoren (v. a. ATIII und Protein C) kommen.

Klinik

Die klinische Präsentation der Patienten ist sehr variabel und offenbar vom Alter abhängig [2, 3]. In der Neugeborenenphase können betroffene Kinder durch Trinkschwäche, Lethargie, Hypothermie, Ödeme oder Herzinsuffiziens auffallen. An diese Phase schließen sich ein infantiles ein spät-infantiles, ein Adoleszenten- und ein Adulten-Stadium der Erkrankung an.

Infantiles Stadium (0 – ca. 3 Jahre)

- invertierte Mamillen
- Lipodystrophien, peau d'orange
- hohe Nasenwurzel, prominenter Kiefer
- Gedeihstörung mit Leberdysfunktion (TA erhöht)
- Episoden mit „Multi-Organversagen" (Leber, Herz, ZNS)
- psychomot. Entwicklungsverzögerung, Floppiness
- olivo-ponto-cerebelläre Atrophie
- schwere Infektionen
- *intracranielle Blutungen aufgrund eines Prothrombinmangels*

Spätinfantiles Stadium (ca. 3 – 10 Jahre)

- geistige und motorische Behinderung
- Verlust der Sehneneigenreflexe mit peripherer Neuropathie
- Retinitis pigmentosa
- *„stroke-like episodes" bis zum Hirninfarkt mit Krämpfen und/oder Koma während oder nach akuten Infektionen*

I. Scharrer/W. Schramm (Hrsg.)
25. Hämophilie-Symposion Hamburg 1994
© Springer-Verlag Berlin Heidelberg 1996

Adoleszentenstadium (ca. 10 – 18 Jahre)

- Entwicklung der typischen Skelett-Deformitäten: Kiel-Brust, Kyphose, Skoliose
- freundliches, extrovertiertes Verhalten
- Hypogonadismus

Adulten-Stadium (> 18 Jahre)

- vorzeitige Alterung
- Stillstand der Organ-bezogenen Symptome

Kasuistik

Unser Patient wird, seit er in seinem 14. Lebensjahr eine tiefe Beinvenenthrombose erlitt, bei uns betreut. Anamnestisch waren auffällig: eine frühe psychomotorische Retardation, Krampfanfälle, Schilddrüsenhormonmangel und rezidivierende Krisen mit Erbrechen meist im Rahmen eines banalen Infektes. Bei der körperlichen Untersuchung fielen die typischen Stigmata des Syndroms auf: freundliches, extrovertiertes Verhalten, marfanoider Habitus, invertierte Mamillen, Kielthorax, Kyphose, Lipoatrophien der unteren Extremität und Retinitis pigmentosa.

Pathologische Laborwerte

Hypalbuminämie (2,0 – 2,3 g/dl)
GOT und GPT erhöht (max. 120 U/l),
ATIII-Erniedrigung (9 – 50 %), Prot. C-Erniedrigung (30 – 60 %)
Die isoelektrische Fokussierung von ATIII, α1-Antitrypsin, Orsomucoid und α2-HS-Glykoprotein zeigen alle eine zusätzliche kathodale CDG-Fraktion.

Verlauf

Nach initialer Thrombolysetherapie mit Urokinase wurde der Patient routinemäßig marcumarisiert. In der Folgezeit wurde er immer wieder stationär betreut, zuletzt aufgrund einer ausgedehnten Lobärpneumonie, die zu einer schweren *Verbrauchskoagulopathie* führte.
Laborwerte zu diesem Zeitpunkt: Quick 6 %, PTT nicht meßbar, ATIII nicht nachweisbar, Fibrinogen 480 mg/dl, Thrombozyten 200 000/ml.

Zusammenfassung

Patienten mit einem CDG-Syndrom sind vor allem bis zur Adoleszenz in hohem Maße gefährdet einen Hirninfarkt, eine Thrombose oder eine Blutung zu erleiden. Die pathophysiologische Grundlage scheint eine Hyperkoagulabilität aufgrund funktionsgestörter Gerinnungsfaktoren und Inhibitoren zu sein. Da die Häufigkeit dieser Erkrankung noch nicht eindeutig geklärt ist, erscheint uns bei Patienten mit Thrombosen, cerebralen Insulten und typischen Stigmata des Syndroms die Suche nach pathologischen Glykoproteinen mittels der isoelektrischen Fokussierung indiziert. Darüber hinaus sollte bei allen Patienten mit CDG-Syndrom und akuten Infekten frühzeitig Gerinnungsdiagnostik zum Erkennen einer Verbrauchssituation durchgeführt werden.

Literatur

1. Jaeken et al. (1980) Familial psychomotor retardation with markedly fluctuating serum prolactin, FSH and GH levels, partial TBG-deficiency, increased serum arylsulfatase A and increased CSF protein: a new syndrome? Pediatr Res 14:179
2. Jaeken et al. (1991) The carbohydrate-deficient glycoprotein syndrome. Acta Pediatr Scand [Suppl] 375:1–71
3. Hagberg et al. (1993) Carbohydrate-deficient glycoprotein syndromes: Peculiar group of new disorders. Pediatr Neurol 9 (4):255–262

Besteht ein Zusammenhang zwischen Faktor-XII-Mangel und Infekten im Kindesalter?

I. MARTINEZ-SAGUER, E. LENZ, C. ESCURIOLA-ETTINGSHAUSEN,
S. BECKER, D. KLARMANN, I. SCHARRER, W. KREUZ

Die Erstbeschreiber des Faktor XII (Hageman-Faktor) waren 1955 Ratnoff und Colopy. Der angeborene homozygote Faktor-XII-Mangel ist eine seltene (macht 5 % der Gerinnungsstörungen aus) Gerinnungsstörung mit autosomal-rezessivem Erbgang. Patienten mit schwerem F-XII-Mangel neigen zu thromboembolischen Komplikationen. Bei diesen Patienten besteht eine erhöhte Inzidenz (8 %) für venöse und arterielle Thrombosen sowie für Thromboembolien und Herzinfarkte [2, 5–7]. Über den heterozygoten F-XII-Mangel und dessen mögliche Klinik gibt es zur Zeit nur wenige Erkenntnisse. Patienten mit einem heterozygoten F-XII-Mangel sind meist asymptomatisch [7]. Eine Thromboseneigung wird von Rodeghiero nicht ausgeschlossen [5]. Ein F-XII-Mangel wird, anhand der verlängerten PTT, meist zufällig bei präoperativen Gerinnungsanalysen festgestellt.

Physiologie

Faktor XII ist mit unterschiedlicher Gewichtigkeit in 4 Systeme involviert: Gerinnungs-, Fibrinolyse-, Kallikrein-Kinin- und Komplementsystem [2].

In der Gerinnungskaskade gehört F XII dem Intrinsic-System an. Faktor XII, (auch Hageman-Faktor genannt), ist der klassische Kontaktfaktor, da dieser an negativ geladene Oberflächen bindet und damit zum Teil aktiviert wird. Die körpereigene aktivierende Oberfläche ist die subendotheliale Basalmembran, aber auch Endotoxine, Sulfatide und Glykosaminoglykane bilden aktive Oberflächen.

Faktor XIIa aktiviert seinerseits Präkallikrein zu Kallikrein, das wiederum zusammen mit seinen Kofaktor „High molecular weight kininogen" (HMWK) den Faktor XII zu Faktor XIIa aktiviert. Dieser aktiviert wiederum Faktor XI zu Faktor XIa, und somit erfolgt der Start des Intrinsic-Systems.

Faktor XII kann einen Proaktivator, Kallikrein und Faktor XIa aktivieren, also das gesamte Kontaktsystem und damit eine Fibrinolyseaktivierung bewirken. Faktor XII scheint eine wichtige Rolle im Fibrinolysesystem zu spielen. Plasminogen wird in Anwesenheit von Faktor XIIa in Plasmin umgewandelt. Plasmin hydrolysiert das Fibrinnetzwerk. Aufgrund dessen scheinen Patienten mit einem Faktor-XII-Mangel eine erhöhte Inzidenz thromboembolischer Ereignisse gegenüber der Normalbevölkerung zu haben [1, 8].

Im Komplementsystem erfolgt durch F XII eine Aktivierung von C 1.

I. Scharrer/W. Schramm (Hrsg.)
25. Hämophilie-Symposion Hamburg 1994
© Springer-Verlag Berlin Heidelberg 1996

Durch Faktor XII erfolgt eine Aktivierung von Fräkallikrein zu Kallikrein, sowie eine Aktivierung von HMWK im Kallikrein-Kinin-System.

Patienten und Methoden

Eine häufige Überweisungsdiagnose von Patienten, die sich in unserer Gerinnungsambulanz der Universitätskinderklinik Frankfurt vorstellen, ist die Abklärung einer PTT-Verlängerung, die im Kindesalter meistens präoperativ auffällt.

Das diagnostische Vorgehen umfaßt:

- Anamneseerhebung:
  - Blutungsneigung und/oder Thromboseneigung bzw. Familienanamnese.
- Körperliche Untersuchung.
- Laborchemishe Parameter:
  - globale Gerinnung (TPZ, PTT, Fibrinogen)
  - Ausschluß eines Von-Willebrand-Syndroms,
  - bei Infektanamnese Blutbild, differenziertes Blutbild, BSG, CRP.

Bestätigt sich die PTT-Verlängerung, so erfolgt eine Einzelfaktorenanalyse zum Ausschluß eines Faktor VIII-, IX-, XI- und XII-Mangels.

In unserer Kindergerinnungsambulanz wurde von Januar 1990 bis Januar 1994 bei 45 Patienten ein Faktor-XII-Mangel diagnostiziert. Das Alter der Patienten betrug 1–13,8 Jahre und das mittlere Alter war 6 Jahre. Die Faktor-XII-Aktivität, die gemessen wurde, belief sich von 7–53 % (Normwert > 54 %), F-XII-Antigen 7–42 % (Normwert > 44 %).

Von diesen 45 Patienten, die einen Faktor-XII-Mangel aufwiesen, war bei 28 Patienten die PTT-Verlängerung präoperativ aufgefallen.

- bei 25 Patienten erfolgte eine Operation im HNO-Bereich,
- bei 2 eine Zirkumzision,
- bei 2 eine Herniotomie.

Bei den anderen 17 Patienten ist die PTT-Verlängerung in einem anderen Zusammenhang aufgefallen: 6 Patienten im Rahmen einer Abklärung wegen Blutungsneigung, wobei bei 4 von diesen ein Von-Willebrand-Syndrom mitdiagnostiziert wurde; 5 Patienten im Rahmen anderer Gerinnungsstörungen; 3 Patienten bei einer weiteren familiären Abklärung, 2 Patienten mit einer PTT-Verlängerung, und bei einem Patienten, der positive Lupusantikörper aufwies.

Ergebnisse

Was uns in diesem Zusammenhang auffiel, war die Tatsache, daß bei vielen Patienten klinisch und/oder laborchemisch ein Infekt bzw. Infektzeichen vorlagen. Nach den oben genannten Infektkriterien beobachteten wir bei 30/45 Patienten einen Infekt bzw. Infektzeichen und zwar klinisch und/oder laborchemisch. Von diesen 30 Patienten, die Infektzeichen hatten, war es uns möglich, 19 Patienten mit infektfreiem Intervall nachzuuntersuchen. Dabei zeigte sich, daß bei 14 von 19 Patienten die Faktor-XII-Aktivität im infektfreien Intervall im Normbereich lag (Abb. 1). Bei den anderen 5 Patienten bestand jedoch weiterhin ein Faktor-XII-Mangel (Abb. 2). Des weiteren lag bei diesen 5 Patienten eine positive Familienanamnese vor; d.h. jeweils 2 waren Geschwister und bei dem einen Jungen besteht beim Vater ebenfalls ein Faktor-XII-Mangel.

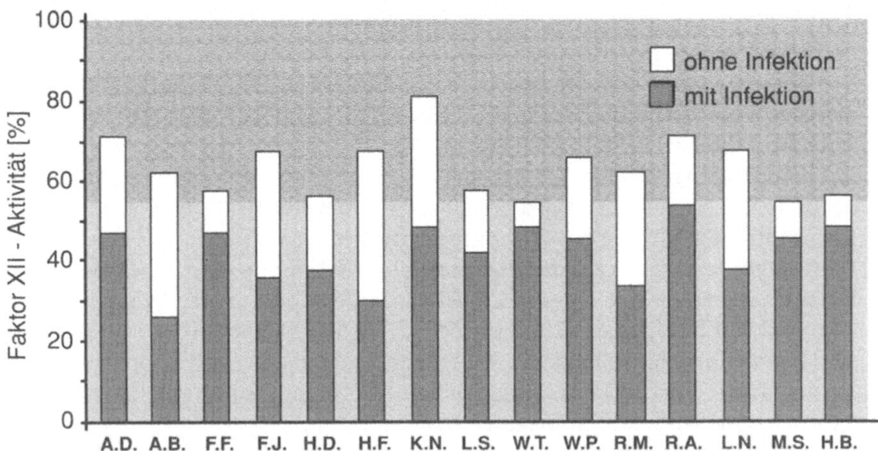

Abb. 1. Die Faktor-XII-Aktivität der 14 von 19 Patienten, bei denen die Faktor-XII-Aktivität ohne Infektion im Normbereich lag

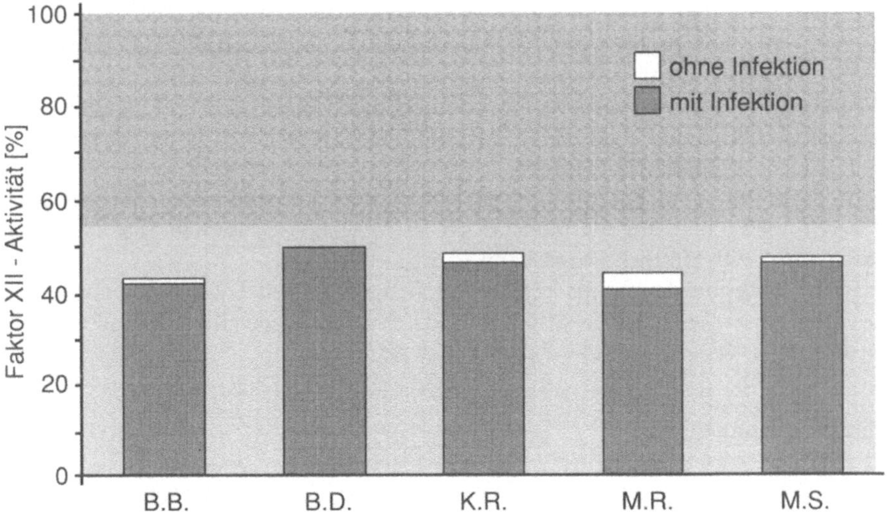

Abb. 2. Die Faktor-XII-Aktivität der 5 von 19 Patienten, bei denen sich die Faktor-XII-Aktivität mit oder ohne Infektion nicht signifikant veränderte

Mögliche Pathomechanismen

Als mögliche Pathomechanismen kommen in Frage:

1. der hereditäre Faktor-XII-Mangel.
   Diese Gerinnungsstörung ist selten [4] (5 % der Gerinnungsstörungen). Beim homozygoten F-XII-Mangel besteht, wie bereits beschrieben, eine erhöhte Inzi-

denz (8%) für venöse und arterielle Thrombosen, sowie für Thromoembolien und Herzinfarkte [12].

Der heterozygote F-XII-Mangel ist die milde Form. Der Verlauf ist asymptomatisch. Eine Thromboseneigung kann nicht ausgeschlossen werden. Langzeitstudien stehen jedoch noch aus [6,7].

Ein heterozygoter Faktor-XII-Mangel dürfte bei den 5 Patienten, mit unveränderter F-XII-Aktivität im infektfreien sowie Infektintervall, vorliegen.

2. Lupusantikoagulanzien bzw. Inhibitoren im Kindesalter.

Diese treten jedoch im Kindesalter meistens im Rahmen eines Infektes auf [11]. Sie sind assoziiert mit einer artifiziellen Erniedrigung verschiedener Einzelfaktoren. Am häufigsten sind die Faktor VIII, IX, XI und XII betroffen. Dabei sind meistens mehrere Faktoren erniedrigt. Die Existenz von Lupusantikoagulanzien kann durch Verdünnungsreihen, die einen Faktoranstieg zur Folge haben, nachgewiesen bzw. ausgeschlossen werden.

Ein F-XII-Mangel aufgrund positiver Lupusantikoagulanzien konnte bei einem der Patienten nachgewiesen werden.

Der 3. denkbare mögliche Pathomechanismus ist, daß infektbedingt ein passagerer Faktor-XII-Mangel entsteht.

Colman konnte 1989 in einer Studie an mehreren Patienten nachweisen, das im Rahmen einer Bakteriämie bzw. Septikämie es zu einer signifikanten Erniedrigung der F-XII-Aktivität kommt [1, 3].

Molla 1989 und Yamamoto 1990 konnten nachweisen, daß mikrobielle Proteinasen verschiedener Bakterien (Pseudomonas, Serratia) zu einer Aktivierung des F XII und Präkallikreins führen.

Inflammatorisches Entzündungsgewebe bzw. Endotoxine bilden aktive Oberflächen, die zu einem sogenannten „F-XII-Verbrauch" und demzufolge zu einem passageren F-XII-Mangel führen kann [9,10].

Dieser Pathomechanismus könnte für den passageren F-XII-Mangel unserer Patienten, bei denen eine Operation im HNO-Bereich wegen chronischen Infekten der oberen Luftwege ansteht, verantwortlich sein.

Schlußfolgerungen

Eine PTT-Verlängerung kann auf einen Faktor-XII-Mangel hinweisen.

Unsere Ergebnisse zeigen, daß ein Zusammenhang zwischen Faktor-XII-Mangel und Infekten im Kindesalter zu bestehen scheint. Ein infektbedingter F-XII-Mangel kann im Kindesalter jedoch passager sein.

Eine daraus resultierende Therapiekonsequenz (Low-dose-Heparinisierung) sollte individuell, bezogen auf den jeweiligen Patienten und die eventuell vorliegenden Begleiterkrankungen, in Betracht gezogen werden.

Literatur

1. Colman WR (1989) Contact system in infectious disease Rev Infec Dis II [Suppl 4]: S 689–S697
2. McDonough JR, Nelson LC (1989) Clinical implications of factor XII deficiency. Oral Surg Oral Med Oral Pathol 68:264–266
3. Colman RW (1993) Factor XII activation and inhibition in inflammation. Agents Actions [Suppl] 42:125–143
4. Harper K, Friedland ML (1992) Hageman factor deficiency presentation and implications for management. Conn Med Sep 56 (9):469–471
5. Rodeghiero F, Castaman G, Ruggeri M, Tosetto A (1992) Thrombosis in subjects with homozygous and heterozygous factor XII deficiency. Thromb Haemostas 67 (5):590
6. Mannhalter C, Fischer M, Hopmeier P et al. (1987) Factor XII activity and antigen concentrations in patients suffering from recurrent thrombosis. Fibrinolysis 1:259–263
7. Lämmle B, Wuillemin WA, Huber I, Krauskopf M, Zürcher C, Pflugshaupt R, Furlan M (1991) Thromboembolism and bleeding tendency in congenital factor XII deficiency – A study on 74 subjects from 14 Swiss families. Thromb Haemostas 65 82):117–121
8. Schmaier AH, Silberverg M, Kaplan AP, Colman RW (1987) Contact activation and its abnormalities: Factor XII (Hageman factor). Hemostast Thromb Second Edition, Chapter 2:18–19
9. Molla A, Yamamoto T, Akaike T, Miyoshi S, Maeda H (1989) Activation of Hageman factor and prekallikrein and generation of kinin by various microbial proteinases. Journal of Biological Chemistry 264:10589–10594
10. Yamamoto T, Shibuya Y, Nishino N, Okabe H, Kambara T (1990) Activation of human Hageman factor by Pseudomonas aerufinosa elastase in the presence or absence of negatively charged substance in vitro. Biochemical et Biophysica Acta 1038:231–239
11. Mingers A-M, Sutor H (1992) Lupusinhibitoren im Kindesalter. Hämostaseologie 12:101–106
12. Halbmayer WM, Mannhalter C, Feichtinger C, Rubi K, Fischer M (1993) Faktor XII Hageman factor deficiency: a risk factor for development of thromboembolism. Incidence of factor XII deficiency in patients after recurrent venous or arterial thromboembolism and myocardial infarction. Wien Med Wochenschr 143 (2):43–50

Angeborener Faktor-XI-Mangel im Kindesalter

C. Escuriola-Ettingshausen, I. Martinez-Saguer, S. Becker,
E. Lenz, D. Klarmann, W. Kreuz

Der angeborene F-XI-Mangel ist eine seltene Gerinnungsstörung mit autosomal-rezessivem Erbgang. Eine ethnische Häufung wird in der jüdischen Bevölkerung, besonders bei den Ashkenazijuden beoachtet.

Die Gerinnungsstörung geht mit einer stark variierenden Blutungsneigung einher, die durch Abwesenheit jeglicher Blutungssymptomatik, aber auch durch, gehäuft nach operativen Eingriffen in Schleimhautgebieten auftretende, starke, schwer kontrollierbare Blutungen imponieren kann. Betroffen sind vorwiegend Patienten mit schwerem F-XI-Mangel ($< 15\%$), die in der Regel homozygote Träger sind. Bei heterozygoten Trägern liegen die F-XI-Spiegel über 15%, teilweise auch im unteren Normbereich. Auch bei diesen Patienten wurde über posttraumatische oder postoperative Blutungskomplikationen berichtet.

Genetik

Beim angeborgenen F-XI-Mangel handelt es sich um eine autosomal-rezessiv vererbliche Gerinnungsstörung [2]. Eine ethnische Häufung wird in der jüdischen Bevölkerung, besonders bei Ashkenazijuden beobachtet. Die Frequenz für homozygote Träger beträgt 1:190. Berechnet wurde, daß $5-11\%$ der Menschen dieser Ethnie heterozygote Träger sind [1, 6].

Bei Ashkenazijuden wurden bisher drei voneinander unabhängige Punktmutationen beschrieben. Typ I, II und III. Die Typen II und III sind am häufigsten vertreten. Drei weitere Punktmutationstypen wurden bei englischen Patienten nicht jüdischer Herkunft beschrieben [3, 10].

Asakai et al. [7] untersuchten den Einfluß des Genotyps auf die Blutungsneigung: Dabei kam es bei homozygoten Patienten mit den Genotypen II/II und II/III zu signifikant häufigeren postoperativen oder posttraumatischen Blutungskomplikationen, als bei Trägern des Mutationstyps III/III. Möglicherweise ist die

Tabelle 1. Einfluß des Genotyps auf die Blutungsneigung

Genotyp II/II	F XI 1,2 + – 0,5 U/dl
Genotyp II/III	F XI 3,3 + – 1,6 U/dl
Genotyp III/III	F XI 9,7 + – 3,8 U/dl

I. Scharrer/W. Schramm (Hrsg.)
25. Hämophilie-Symposion Hamburg 1994
© Springer-Verlag Berlin Heidelberg 1996

unterschiedliche Blutungsneigung auf das Vorhandensein signifikant unterschiedlich hoher F-XI-Restaktivitäten zurückzuführen (Tabelle 1).

Ätiologie

Bei Patienten mit angeborenem F-XI-Mangel ist sowohl die F-XI-Aktivität als auch das F-XI-Antigen erniedrigt (reduzierte Synthese). In der Literatur wurde bisher nur ein Patient mit dysfunktionellem F XI, also erniedrigter Aktivität bei normalem Antigen beschrieben [8].

Klinik

Der F-XI-Mangel geht mit einer stark variierenden Blutungsneigung einher. Spontane Blutungen werden nur selten beobachtet. Zu Blutungskomplikationen kann es nach Operationen oder Traumata kommen. Betroffen sind vorwieged Patienten mit schwerem F-XI-Mangel (< 15 %). Aber auch bei Patienten mit mildem F-XI-Mangel (> 15 %) kam es wiederholt zu Blutungskomplikationen.

Die Blutungen können schwer kontrollierbar werden und können zum Verletzungszeitpunkt selbst, aber auch noch Stunden danach auftreten. Besonders häufig kommt es zu Blutungskomplikationen nach operativen Eingriffen im Bereich der Schleimhäute (v.a. HNO-, zahnärztlicher- und urologischer Bereich, [1, 5, 10]).

Therapie

Bei starken Blutungen sowie zur prophylaktischen Gabe vor operativen Eingriffen standen bis vor kurzem nur FFP und Kryopräzipitate zur Verfügung. Die Verabreichung dieser Präparate war mit der Gefahr von Virustransmissionen, häufigen Unverträglichkeitsreaktionen und Volumenüberladung verbunden. Seit 1991 ist ein F-XI-Konzentrat (F XI, Bio Products, Herts, UK) erhältlich. Dabei handelt es sich um ein für 72 Stunden bei 80 °C trockener Hitze virusinaktiviertes Präparat [4].

Folgende Faktorspiegel sollten bei Operationen in plasminogenaktivatorreichem Gewebe erreicht werden [1]:

Größere Eingriffe: F-XI-Spiegel > 45 %,
Kleinere Eingriffe: F-XI-Spiegel > 30 %.

Der Spiegel sollte je nach Schwere des Eingriffs über 5 bis 14 Tage aufrecht erhalten werden.

Die unterstützende oder alleinige Gabe von antifibrinolytischen Agentien (z. B. Tranexamsäure) wird in vielen Fällen empfohlen:

Bei zahnärztlichen Eingriffen, bei denen es häufig zu Blutungskomplikationen kommt, wurde unter Gabe von Tranexamsäure (12 h vor bis 12 Tage nach dem Eingriff) eine zufriedenstellende Blutungsprophylaxe erreicht [9].

Patientenkollektiv

In der Gerinnungsambulanz der Universitätskinderklinik Frankfurt befinden sich 7 Patienten im Alter zwischen 6 und 13 Jahren mit F-XI-Mangel in Betreuung: 3 Patienten mit schwerem (< 15 %), 4 Patienten mit mildem (> 15 %) F-XI-Mangel. Bis auf 3 Patienten, bei denen innerhalb einer routinemäßigen Blutentnahme (z. B. präoperativ) eine verlängerte PTT auffiel, wurden die übrigen Patienten im Rahmen einer familiären Abklärung vorgestellt. Anamnestisch war bei der Erstvorstellung bei keinem der Patienten eine Blutungsneigung bekannt. Allerdings hatten zu diesem Zeitpunkt weder Operationen noch größere Verletzungen stattgefunden. Die Familienanamnese bezüglich einer Blutungsneigung war bis bei Patient 01 leer (Tabelle 2).

Bei 4/7 Patienten wurden operative Eingriffe durchgeführt. Dabei handelte es sich um 2 Patienten mit mildem und 2 Patienten mit schwerem F-XI-Mangel (Tabelle 3). Dabei kam es bei keinem der Patienten weder intra- noch postoperativ zu Blutungskomplikationen. Keinem, außer Patient 01, wurde ein Gerinnungspräparat verabreicht.

Falldarstellung

Bei Patient 01 wurde im Alter von 5 Jahren eine Circumcision unter prophylaktischer Gabe eines F-XI-Konzentrates (F XI, Bio Products, Herts, UK) durchgeführt. Der Patient stammt aus der Verbindung zweier nichtverwandter, jüdischer Eltern. Die F-XI-Aktivität war bei beiden Elternteilen erniedrigt bzw. im untersten Normbereich (heterozygote Träger). In der Familie mütterlicherseits kam es in der Vergangenheit zu Blutungskomplikationen bei operativen Eingriffen. Die F-XI-Aktivität des Patienten selbst lag bei 2 %. Bis zum Alter von 5 Jahren kam es bei dem Patienten zu keinem Blutungsereignis. Allerdings hatten bis zu diesem Zeitpunkt weder Operationen, noch schwerere Verletzungen stattgefunden. Der Patient hatte bisher

Tabelle 2. Patientenvorstellung

Patient (n = 7)	Restaktivität [%]	Blutungsneigung (J/N)	Familienanamnese (J/N)
01	2	N	J
02	3	N	J
03	3	N	?[a]
04	37	N	?[a]
05	43	N	J
06	47	N	?[a]
07	48	N	J

[a] Noch nicht abgeklärt.

Tabelle 3. Operative Eingriffe bei Patienten mit F-XI-Mangel

Patient (n = 4]	Restaktivität [%]	Operation	Blutungsereignis (J/N)
01	2	Zirkumzision	N[a]
02	3	Orchidopexie	N
03	3	Orchidopexie/Herniotomie	N
06	47	Herniotomie/Adenotomie	N

[a] Unter F-XI-Substitution.

weder Blut, noch Blutprodukte erhalten (PUP). Vor der ersten F-XI-Gabe waren die Transaminasen im Normbereich, als auch Hepatitis A-, B-, C-, HIV- und Parvo B19-Serologie negativ. Eine Stunde vor Operationsbeginn wurden dem Patienten 55 IE/kg KG des obengenannten F-XI-Konzentrates i.v. verabreicht. In der Recovery konnte ein Anstieg von 1,82 % pro IE/kg verabreichtes Konzentrat gemessen werden. Die Halbwertszeit bei unserem Patienten betrug 48 Stunden. Nach 48 Stunden wurde dem Patienten die Hälfte der Ausgangsdosis verabreicht. Die pharmakokinetischen Daten sind vergleichbar mit den Beobachtungen von Bolton-Maggs et al. [4]. Es kam weder zu intra- oder postoperativen Blutungskomplikationen, noch zu Unverträglichkeitsreaktionen. In Anlehung an die Kriterien zur Sicherheit von Faktorenkonzentraten wurden nach 4, 6 und 12 Monaten serologische Untersuchungen durchgeführt: Hepatitis A, B und C, HIV 1 und 2, Parvo B19 waren negativ.

Zusammenfassung

Der angeborene F-XI-Mangel gehört zu den seltenen Gerinnungsstörungen. Blutungskomplikationen werden selten, vorwiegend aber nach Traumen oder Operationen, besonders im Schleimhautbereich beobachtet.

Bei den von uns beobachteten Kindern mit schwerem und mildem F-XI-Mangel lag keine spontane Blutungsneigung vor. Bei 4 Patienten kam es bei insgesamt 6 verschiedenen operativen Eingriffen zu keiner Blutungskomplikation. Bei einem Patienten wurde ein virusinaktiviertes F-XI-Konzentrat mit guter Wirksamkeit prophylaktisch eingesetzt. Es kam weder zu Unverträglichkeitsreaktionen, noch zu Virustransmissionen.

Literatur

1. Seligson U (1993) Faktor XI deficiency. Thromb Haemostas 70:68–71
2. Kato A, Asakai R, Davie EW, Aoki N (1989) Factor XI gene (F11) is located on the long arm of human chromosome 4. Cytogenet Cell Genet 52:77–78
3. Seligson U, Weiss E, Kulka T, Eichel R, Zwang E, Peretz H (1993) The frequency of type II and type II mutations causing factor XI deficiency in the general Jewish population. Throm Haemostas 69:1296 (Abstract)
4. Bolton-Maggs PHB, Wensley RT, Kernoff PBA, Kasper CA, Winkelmann L, Lane RS, Smith JK (1992) Production and therapeuthic use of a factor XI concentrate from plasma. Thromb Haemostas 67:314–319
5. Sidi A, Seligson U, Jonas P, Many M (1978) F XI deficiency; detection and management during urologic surgery. J Urol 119:528–530
6. Asaki R, Chung DW, Davie EW, Seligson U (1991) Factor XI deficiency in Ashkenazi Jews in Israel. N Eng J Med 325:153–158
7. Asakai R, Chung DW, Ratnoff OD, Davie EW (1989) Factor XI (plasma thromboplastin antecedent) deficiency in In Ashkenazi Jews is a bleeding disorder that can result from three types of point mutations. Proc Natl Acad Sci USA 86:7667–7671
8. Schmaier AH, Silverberg M, Kaplan AP, Colman RW (1987) Contact activation and its abnormalities. Aus: Colman RW, Hirsh J, Marder VJ, Salzman EW: Hemostasis and thrombosis. J.P. Lippincott Comp, Philadelphia
9. Berliner S, Horowitz I, Martinowitz U, Brenner B, Seligsohn U (1992) Dental surgery in patients with severe factor XI deficiency without plasma replacement. Blood Caog Fibrinol 3:465–468
10. Bolton-Maggs PHB, Young-Wan-Yin R, McCraw A, Slack J, Kernoff PBA (1988) Inheritance and bleeding in factor XI deficiency. Br J Haematol 69:521–528

Hereditärer Faktor-VII-Mangel

E. Lenz, D. Klarmann, C. Escuriola-Ettingshausen,
I. Martinez-Saguer, S. Becker, W. Kreuz

Alexander et al. beschrieben im Jahre 1951 den ersten Fall eines vererbten Faktor-VII-Mangels [1]. Seither sind über 150 schwere Fälle beschrieben worden. Die Inzidenz liegt bei 1:500 000.

Der Vererbungsmodus ist autosomal-rezessiv. Homozygote Träger werden meist durch Blutungssymtome klinisch manifest, heterozygote Merkmalsträger sind meist asymptomatisch. Faktor VII (Proconvertin) wird in der Leber Vitamin-K-abhängig synthetisiert. Seine Funktion innerhalb der Gerinnungskaskade erfüllt er im extrinsischen System: nach Aktivierung durch Gewebsthromboplastin in Gegenwart von Phospholipiden und Calcium kommt es zur Aktivierung von Faktor X. Auch bei der Aktivierung von Faktor IX spielt der Faktor VII eine Rolle [2]. Die Halbwertszeit des Faktor VII beträgt 2–6 Stunden.

Man unterscheidet unter den hereditären Faktor-VII-Mängeln folgende Formen:

1. reduzierte Synthese von Faktor VII (FVII-Ag und -Akt. erniedrigt),
2. dysfunktioneller Faktor VII (FVII-Antigen normal, -Aktivität erniedrigt),
3. kombiniert mit genetischen Defekten (z. B. Dubin-Johnson Syndrom),
4. kombiniert mit anderem Faktorenmangel (z. B. Faktor-IX-Mangel).

Dabei sind zur Diagnosestellung auszuschließen

1. ein Inhibitor gegen Faktor VII (wurde bislang nur bei einem Patienten mit Paraproteinämie bei Bronchialkarzinom beobachtet),
2. Vitamin-K-Mangel (Gerinnungsfaktoren II, IX und X ebenfalls betroffen),
3. Leberzellschaden (andere Gerinnungsfaktoren ebenfalls betroffen).

Grundsätzlich unterscheidet man homozyote von heterozygoter Form.

Patienten mit homozygoter Form haben in der Regel Faktor-VII-Spiegel unter 10 %. Diese Patienten haben in der Regel auch klinische Blutungssymptome. Patienten bei denen eine heterozygote Form des Faktor-VII-Mangels vorliegt, weisen höhere Faktor-VII-Spiegel auf. Sie sind meist asymtpomatisch und fallen beispielsweise bei präoperativem Gerinnungsscreening durch eine TPZ-Erniedrigung auf.

Man kann weiterhin einteilen nach Schweregrad des Faktor-VII-Mangels:

- *schwere Form:*   < 1 % bzw. < 3 %,
- *mittelschwere Form:*   1–5 %,
- *leichte Form:*   5–37 %.

I. Scharrer/W. Schramm (Hrsg.)
25. Hämophilie-Symposion Hamburg 1994
© Springer-Verlag Berlin Heidelberg 1996

Der Schweregrad der Blutungsneigung ist sehr variabel und korreliert nicht streng mit dem Faktor-VII-Spiegel.

Diagnosekriterien und Labormethoden zum Faktor-VII-Mangel sind inzwischen gut etabliert. Das klinische Erscheinungsbild wirft jedoch wegen der großen Variabilität der Blutungsneigung und der geringen Patientenzahl immer noch Fragen auf.

Die Symptome des Faktor-VII-Mangels sind hier nach der Häufigkeit ihres Auftretens aufgelistet. So finden sich typischerweise: Schleimhautblutungen, Hämatomneigung, bei Frauen häufig Menorrhagien. Es wurden Gelenkeinblutungen beobachtet, auch Hämaturien und GI-Blutungen sind beschrieben. Die Blutungsereignisse treten oft schon im Kindesalter auf. Dies gilt insbesondere für die Fälle von intrakraniellen Blutungsereignissen.

Studiert man die Einzelfallbeschreibungen aus der Literatur, so ergibt sich folgendes Bild: Das Vorliegen der schweren Form kann die Blutungsneigung ausgeprägt sein und wie bei klassischer Hämophilie imponieren. Es sind jedoch auch Patienten mit nur milden Blutungssymptomen beschrieben.

Patienten mit einer Faktor-VII-Erniedrigung auf unter 10% weisen meist milde Symptome auf. Bei Spiegeln über 10% zeigen die Patienten meist keine Blutungssymptome.

In einer Arbeit von Mariani u. Mazzuconni, *1983* [5], wurden die Daten von 40 Patienten mit angeborenem Faktor-VII-Mangel aus 8 europäischen Zentren zusammengetragen und ausgewertet. Die Restaktivität der Patienten lag zwischen 1 und 37%. Es war deutlich, daß bei Patienten mit schwerer und mittelschwerer Form häufiger Blutungssymptome auftraten als bei Patienten mit milder Form. Gelenkeinblutungen wurden ausschließlich bei Patienten mit schwerer und mittelschwerer Form beobachtet.

Allgemein wird bei Operationen ein Faktor-VII-Spiegel von über 10%, optimalerweise 20% als ausreichend angesehen. Erstaunlicherweise waren bei Marianis Untersuchung postoperative Nachblutungen bei Patienten unterschiedlichsten Schweregrades aufgetreten, wenn keine Substitution erfolgt war, also auch bei Patienten mit milder Form des Faktor-VII-Mangels.

Die Therapie des Faktor-VII-Mangels erfolgte früher mit Frischplasma und PPSB-Konzentrat. Seit 1975 ist ein gereinigtes Faktor-VII-Konzentrat verfügbar. Seit 2/87 ist dieses Präparat als virusinaktiviertes Präparat auf dem Markt.

Über die Frage wie hoch das Blutungsrisiko bei Operationen einzuschätzen ist, besteht wie oben angedeutet noch Uneinigkeit in der Literatur. Die Mehrzahl der Autoren empfiehlt Operationen bei einem Faktor-VII-Spiegel von über 10%, optimal 20% durchzuführen [3]. Da die Halbwertszeit des Faktor VII kurz ist, sollte theoretisch in 6stündigen Abständen substituiert werden.

In ausgewählten Fällen (mit häufig auftretenden Blutungsereignissen) kann eine prophylaktische Dauersubstitution sinnvoll sein [6]. Trotz kurzer Halbwertszeit ist auch eine Gabe 2mal pro Woche zur Blutungsprophylaxe geeignet.

Fallbeschreibung: Patient mit schwerem Faktor-VII-Mangel

Der Patient ist der älteste Sohn nicht verwandter Eltern. In der Familienanamnese sind keine Blutungsneigungen bekannt.

Bei den jüngeren Geschwistern und den Eltern des Patienten waren keine Blutungsereignisse aufgetreten.

Die Diagnose eines schwerern Faktor-VII-Mangels wurde bei unserem Patienten im Alter von 6 Jahren gestellt. Eine Untersuchung der Globalgerinnungstests war wegen häufigem und unstillbarem Nasenbluten und Nachblutung nach Zahnextraktion erfolgt.

Labor bei Diagnosestellung:

- TPZ: 35 % (Norm: 70–100 %),
- PTT: 43 s (Norm: < 45 s),
- F VII: < 1 % (Norm: 70–100 %).

Zur Blutstillung bei häufigem und nicht spontan sistierendem Nasenbluten erfolgte anfangs eine Bedarfssubstitution mit einem nichtvirusinaktivierten Faktor-VII-Konzentrat (Immuno). Im Alter von 10 Jahren kam es zu einer Blutung ins rechte Kniegelenk. Es wurde eine prophylaktische Behandlung mit einem virusinaktivierten PPS-Konzentrat eingeleitet. Sobald ein virusinaktiviertes Faktor-VII-Konzentrat verfügbar wurde (Faktor VII – TIM, Immuno) wurde auf dieses Präparat umgestellt.

Unter der prophylaktischen Behandlung (20 IE/kg KG 2mal pro Woche) mit dem Faktor-VII-Konzentrat konnte die Häufigkeit des Auftretens von Nasenbluten deutlich reduziert werden. Blutungsereignisse traten nur noch ca. 4mal pro Jahr auf. Vor Einleiten der Dauersubstitution hatte der Patient fast täglich Nasenbluten. Häufig traten vor prophylaktischer Substitution auch Blutungen auf, die sehr schwer zu kontrollieren waren und die hochdosierte und wiederholte Faktorgabe notwendig machten. Bei Einhalten der Substitutionsfrequenz von 2mal pro Woche wurde festgestellt, daß bei auftretenden Blutungsereignissen einmalige zusätzliche Faktorinjektionen von 20 IE/kg KG ausreichen, um die Blutungen zu kontrollieren.

Seit einigen Monaten führt der Patient die Behandlung auf eigenen Wunsch selbst durch, wobei er eine Bedarfssubstitution versucht (d.h. er substituiert dann, wenn unstillbare Blutungen auftreten). Unter dieser Therapie tritt das Nasenbluten wieder ein- bis 2mal wöchentlich auf. Die Durchführung einer Zahnextraktion war unter engmaschiger Gabe von Faktor-VII-Konzentrat komplikationslos möglich.

Zusammenstellung aller an unserem Zentrum betreuten Patienten mit mildem Faktor-VII-Mangel bzw. leichter Faktor-VII-Erniedrigung

An unserem Zentrum werden eine Reihe von Patienten betreut, bei denen der Faktor-VII-Spiegel im Sinne eines milden Faktor-VII-Mangels erniedrigt ist (Faktor VII: 5–37 %), sowie eine Anzahl von Patienten, bei denen sich lediglich eine leichte Erniedrigung des Faktor-VII-Spiegels auf 37–60 % fand. Tabelle 1 und 2 stellen zusammen, welche Blutungssymptomatik diese Patienten aufwiesen, welche Operationen bei diesen Patienten durchgeführt wurden und ob es intra-/postoperativ zu Nachblutungen kam.

Zusammenfassend kann man sagen, daß sich bei unserem Patienten mit schwererm Faktor-VII-Mangel die prophylaktische Substitution mit Faktor VII bewährt hat. Die Anzahl der Blutungsepisoden war so deutlich zu reduzieren, es traten keine weiteren Gelenkblutungen bei dem Jungen mehr auf und die Kontrollierbarkeit der auftretenden Blutungen verbesserte sich (sofortiges Sistieren bei einmaliger Gabe).

Tabelle 1. Symptomatik und operative Eingriffe bei 14 Patienten mit mildem Faktor VII-Mangel (F VII: 5–37%)

Patient	F VII [%]	Symptomatik	Operation	Nachblutung	Andere Gerinnungsstörung
F. S.	34	0	Zirkumzision	0	0
H. M.	29	0	0	–	0
K. K.	26	0	Leberbiopsie	0	0
K. B.	36	0	0	–	0
O. R.	37	0	Adenotomie	0	0
P. M.	28	Hämatomneigung	0	–	0
R. N.	17	Hämatomneigung	Adenotomie	0	0
S. M.	9	0	0	–	0
Z. K.	37	Hämatomneigung	Adenotomie	0	0
Z. T.	36	0	Adenotomie	0	0
B. R.	37	Hämatome Epistaxis	Adenotomie	0	Willebrand-Syndrom
R. B.	34	Hämatom Epistaxis	Zirkumzision	+++	Thrombozyten-funktionsstörung
S. E.	26	Epistaxis	Adenotomie	+++	Willebrand-Syndrom
H. S.	25	0	0	–	0

Tabelle 2. Symptomatik und operative Eingriffe bei 18 Patienten mit leichter Faktor VII-Erniedrigung (F VII: 37–60%)

Patient	F VII [%]	Symptomatik	Operation	Nach-blutung	Andere
A. D.	41	0	0	–	0
E. T.	48	0	Adenotomie	0	0
H. D.	56	Hämatome, Epistaxis	Tonsillektomie	0	0
H. R.	46	0	Adenotomie	0	0
K. O.	53	0	Adenotomie	0	0
M. U.	44	0	0	–	0
P. T.	56	0	Tonsillektomie	0	0
S. P.	45	0	Tonsillektomie	0	0
R. D.	42	0	Adenotomie	0	0
H. M.	45	0	Tonsillektomie	0	0
B. T.	59	0	Adenotomie	0	0
S. S.	54	Epistaxis	0	0	ITP
K. J.	40	0	Leistenhernien	0	0
D. D.	42	0	Osteosynthese	0	0
M. M.	51	0	Adenotomie	0	0
A. P.	45	0	Adenotomie	0	Willebrand-Syndrom
R. R.	56	0	Kraniotomie	0	0
S. U.	44	0	Arthroskopie	0	0

Bei unseren Patienten mit nur mildem Faktor-VII-Mangel oder leichter Faktor-VII-Erniedrigung, die sich operativen Eingriffen unterzogen, sahen wir keine Blutungskomplikationen. Die Eingriffe werden jedoch vorsichtshalber unter Bereithalten eines Faktor-VII-Konzentrats durchgeführt.

Literatur

1. Alexander B, Goldstein R, Landwehr G, Cook CD (1951) Congenital SPCA deficiency: a hitherto unrecognized coagulation defect with hemorrhage rectified by serum and serum fractions. J Clin Invest 30:596
2. Colman RW, Hirsh J, Marder VJ, Salzman EW (1987) Inherited disorders of coagulation In: Hemostasis and thrombosis. Lippincott, Philadelphia
3. Triplett DA, Brandt JT, McGann Batard MA, Schaeffer Dixon JL, Fair DS (1985) Hereditary factor VII deficiency: Heterogeneity defied by combined functional and immunochemical analysis. Blood 66/6:1284
4. Marder VJ, Shulman NR (1964) Clinical aspects of congenital factor VIII deficiency. Am J Med 37:182
5. Mariani G, Mazzucconi MG (1983) Factor VII congenital deficiency: Clinical picture and classification of variants. Haemostasis 13:169
6. Zimmermann R, Ehlers G, Ehlers W, von Voss H, Göbel U, Wahn O (1979) Congenital factor VII deficiency. A report of four new cases. Blut 38:119
7. Schimpf K, Zimmermann K (1978) Rehabilitation mit einem neuen Faktor VII-Konzentrat bei einem Patienten mit schwerem Faktor VII-Mangel. In: Landbeck G, Marx R (eds) 6. Hämophiliesymposion, Hamburg, S 175
8. Ragni MV, Lewis JH, Spero JA, Hasiba U (1981) Factor VII deficiency. Am J Hematol 10:79
9. Mariani G, Mannucci PM, Mazzucconi MG (1978) Treatment of congenital factor VII deficiency with a new concentrate. Thrombos Haemostas 39:675
10. Merz C, Minger AM (1985) Blutstillungsmaßnahmen bei einem 6jährigen Mädchen mit Faktor VII-Mangel anläßlich einer Korrektur eines Ductus arteriosus persistens. In: Landbeck G, Marx R (eds). 16. Hämophiliesymposion, Hamburg
11. Williams JW, Beutler E, Erslev AJ, Lichtman MA (1990) Hemophilia and related conditions. In: Hematology. McGraw Hill, New York
12. Bloom LA, Thomas DP (1987) Inherited disorders of coagulation. In: Haemostasis and thrombosis. Livingstone, Edinburgh
13. Zimmermann R, Winnerlein E, Schimpf K, Schumacher K (1990) Therapie einer intrazerebralen Blutung bei einem Patienten mit Faktor VII-Mangel. In: Landbeck G, Marx R (eds). 21. Hämophiliesymposion, Hamburg, S 382
14. Laws HJ, Harbrecht U, Köster B (1992) Hereditärer heterozygoter Faktor VII-Mangel. Klin Pädiatr 204:453
15. Hammersen G, Wahn U, Zimmermann R (1978) Zur Bedeutung des Faktor VII-Mangels im Kindesalter. Mschr Kinderheilk 126:366

Partieller Protein-C/S-Mangel als Ursache einer disseminierten intravasalen Koagulopathie nach leichter traumatischer Schädigung

P. ZEITLER, A. M. MINGERS

Bei thromboembolischen Ereignissen und Verbrauchskoagulopathien kommt dem Protein C eine besondere Bedeutung zu. Es ist nicht bekannt, ob und wieweit angeborene Mangelzustände dieses Gerinnungsparameter bei Entgleisungen des Hämostasesystems mitbeteiligt sind.

Kasuistik

Wir nahmen einen 12jährigen Patienten stationär auf, der im Rahmen eines häuslichen Unfalls einen Sturz auf den Kopf aus geringer Höhe erlitten hatte. Im Anschluß an diesen Sturz bestand Benommenheit, eine Fazialisparese links und Blutungen aus Nase und Ohr. Daher wurde zum Ausschluß intrakranieller Blutungen unmittelbar nach Aufnahme ein CT durchgeführt. Es ergab sich eine linksseitige Felsenbeinfraktur mit Beteiligung des Fazialiskanals. Der Patient wurde

Tabelle 1. Hämostaseologische Befunde des Patienten

	Präop.		3 Monate postop.	nach Vit. K	1 Jahr postop.
Thromboz./µl	195 000	189 000	233 000	n. best.	n. best.
Rekalz. (sec)	66	85	109	102	74
PTT (sec)	38	42	40	37	38
Quick (%)	54	49	79	94	81
TZ (sec)	15	17	18	17	18
Fibrinog. mg/dl	210	230	238	249	215
F II %	44	42	70	76	57
F V %	46	43	82	85	74
F VII %	23	21	62	63	56
F X %	45	42	64	71	54
AT III %	78	73	194	84	95
Plasminog. %	n. best	n. best	71	64	56
Monomere	+	+	neg.	neg.	neg.
D-Dimere	+	+	neg.	neg.	neg.
Protein C f. %	n. best	n. best	51	47	45
imm. %			62	70	50
Protein S ges. %	n. best	n. best	42	39	70
frei %			22	22	26

I. Scharrer/W. Schramm (Hrsg.)
25. Hämophilie-Symposion Hamburg 1994
© Springer-Verlag Berlin Heidelberg 1996

Tabelle 2. Hämostaseologische Befunde der Familie

	Vater	Mutter	Schwester	Bruder
Rekalz. (s)	77	84	86	72
PTT	35	35	36	37
Quick (%)	109	101	87	101
TZ (sec)	18	18	19	21
Fibrinog. mg/dl	285	200	204	242
F II %	106	77	76	76
F V %	93	75	70	84
F VII %	97	77	65	71
F X %	103	80	72	77
At III %	109	100	112	109
Plasminog. %	91	82	80	97
Monomere	neg.	neg.	neg.	neg.
D-Dimere	neg.	neg.	neg.	neg.
Protein C f. %	104	67	83	82
imm. %	95	75	85	70
Protein S ges. %	120	90	110	110
frei %	29	29	30	31

zur operativen Fazialisdekompression zunächst für den nächsten Morgen vorgesehen, jedoch entwickelte sich noch am Aufnahmetag eine Koagulopathie, was zu einer Verschiebung der geplanten Operation um insgesamt 5 Tage führte.

Die präoperativen Befunde zeigten eine Gerinnungsaktivierung (s. Tabelle 1). Da der Übergang in eine dekompensierte DIC befürchtet wurde, erfolgte eine therapeutische Heparinisierung des Patienten. Nach Überwindung der Verbrauchssituation erfolgte die komplikationslose Op 6 Tage nach der stationären Aufnahme.

Mehrere Monate postoperativ erfolgte eine ausführliche Kontrolle des Hämostasesystems. Bei der vorliegenden Konstellation mit Herabsetzung der Vitamin K-abhängigen Faktoren und normalen Transaminasen bestand zunächst der Verdacht auf einen Vitamin-K-Mangel. Doch ließen sich die Gerinnungsbefunde durch parenterale Gabe von 2×10 mg Vitamin K nicht beeinflussen (Tabelle 1). Eine Hepatitisserologie erbrachte kein pathologisches Ergebnis, auch bestand anamnestisch kein Hinweis auf eine Leberschädigung.

Zum Ausschluß einer familiären Belastung wurde eine Familienuntersuchung durchgeführt (Tabelle 2).

Schlußfolgerung

Bei dem Patienten entwickelte sich nach einem Unfallgeschehen eine protrahierte Verbrauchskoagulopathie. Nach Überwindung des akuten Ereignisses zeigte sich Monate später ein partieller Protein C/S-Mangel mit begleitender leichter Herabsetzung der andern Vit. K-abhängigen Gerinnungsfaktoren. Hinweise auf eine familiäre Belastung fanden sich nicht. Es ist anzunehmen, daß dieser partielle

Mangel an Protein C und S die Entwicklung der disseminierten intravasalen
Gerinnung unterstützt hat. Die relativ geringfügige Verminderung von F II, VII,
und X dürfte hierbei ohne gegenseitigen Einfluß geblieben sein.

Literatur

Witt I (1986) Biochemie und Funktion des Protein C-Systems. In: Protein C klinische Bedeu-
    tung und Bestimmungsmethoden. Herausgeber I Witt und E Zimmer. W de Gruyter Verlag,
    1986
Oehler G, Matthes K (1986) Protein C bei verschiedenen Leberkrankheiten. In: Protein C
    klinische Bedeutung und Bestimmungsmethoden. Herausgeber I Witt und E Zimmer.
    W de Gruyter Verlag, 1986
Pabinger-Fasching I (1986) Klinische Relevanz von Protein C und Protein S. In: Heimburger
    N, Gerinnung und Fibrinolyse. Med Verlagsgesellschaft
Farrell RJ, Lamb J (1993) Prophylactic anticoagulation in heterozygous protein C deficiency.
    Lancet 341:754
Witt I, Wehinger H (1990) Das Protein-C-System bei Kindern. Hämostaseologie 3/1990 10:125

Resistenz gegen aktiviertes Protein C bei einem 4jährigen Knaben mit Criss-Cross-Herz und multiplen Thrombosen nach Herzkatheteruntersuchungen

W. Zenz, W. Muntean, S. Gallistl, B. Leschnik, A. Beitzke, W. Krugluger

Einleitung

1993 beschrieb Dahlbäck bei Erwachsenen mit tiefen Beinvenenthrombosen die autosomal dominant vererbte Resistenz gegen aktiviertes Protein C [1]. Er beobachtete, daß bei diesen Patienten die Zugabe von aktiviertem Protein C (APC) die aktivierte partielle Thromboplastinzeit nicht in normalem Ausmaß verlängert (APC-Resistenz). 1994 zeigte derselbe Autor, daß hochgereinigter humaner Faktor V diesen Defekt in vitro korrigieren kann [2]. Im gleichen Jahr beschrieb Bertina bei 90 % dieser Patienten eine Punktmutation im Gen des Faktor V (Nukleosidaustausch an der Positon 1691 G → A) [3]. Diese Mutation bewirkt, daß der aktivierte Faktor V bei erhaltenen prokoagulatorischen Eigenschaften durch aktiviertes Protein C verlangsamt inaktiviert wird mit der Folge eines Ungleichgewichtes der Hämostase im Sinne einer Zunahme der prokoagulatorischen Eigenschaften.

In der Normalbevölkerung fand sich eine Prevalenz dieses Defektes von 2 – 7 % [4, 5]. Klinische Studien zeigten, daß die APC-Resistenz bei 17 – 64 % von Patienten mit „idiopathischen tiefen Beinvenenthrombosen" gefunden wurde [4 – 6].

Dieser neue biochemische Defekt ist also bei Patienten mit Thrombosen weit häufiger zu finden als alle anderen bisher bekannten zusammen.

Wir beschreiben einen derzeit 4jährigen Knaben mit APC-Resistenz und zyanotischem Herzfehler, der in den ersten beiden Lebensjahren multiple Thrombosen nach Herzkatheteruntersuchungen entwickelte.

Kasuistik

Der Knabe wurde im Alter von 6 Wochen wegen Zyanose und Herzinsuffizienz an unsere Klinik überwiesen. Die Herzkatheteruntersuchung ergab ein Criss-Cross Herz, eine Transposition der großen Arterien, eine präduktale Aortenisthmusstenose und eine pulmonale Hpyertonie. Die rechte Arteria femoralis und die rechte Vena femoralis wurden als Gefäßzugang benützt. Nach der Herzkatheteruntersuchung fielen abgeschwächte Pulse der rechten unteren Extremität auf, die nach 24 Stunden intravenöser Heparintherapie wieder normal tastbar waren.

Im dritten Lebensmonat wurde eine Subclavian-flap Operation zur Korrektur der Aortenisthmusstenose und ein Banding der Pulmonalarterie durchgeführt.

I. Scharrer/W. Schramm (Hrsg.)
25. Hämophilie-Symposion Hamburg 1994
© Springer-Verlag Berlin Heidelberg 1996

Im sechsten Lebensmonat wurde wegen zunehmender Zyanose und ansteigendem Hämatokrit eine zweite Herzkatheteruntersuchung notwendig, die die Entwicklung einer muskulären Subaortenstenose zeigte. Der Herzkatheter mußte über die linke Arteria femoralis und die rechte Vena axillaris durchgeführt werden, da die rechte Arteria femoralis, beide Venae femoralis, beide Venae iliacalis und die Vena cava inferior bis zu den Nierenvenen thrombosiert waren. Nach dieser Herzkatheteruntersuchung wurden abgeschwächte Pulse der linken unteren Extremität festgestellt, die nach 48stündiger Heparintherapie wieder seitengleich palpabel waren.

Zwei Monate später wurde eine Damus-Kaye-Stansel Operation (Anastomose der Pulmonalarterie zur Aorta aszendenz) durchgeführt und ein 5 mm großer zentraler Aortopulmonaler Shunt implantiert.

Im 18. Lebensmonat wurde vor der geplanten Totalkorrektur die nächste Herzkatheteruntersuchung durchgeführt. Als Gefäßzugang mußte die rechte Arteria axillaris verwendet werden, da zusätzliche thrombotische Verschlüsse der linken Arteria femoralis und der rechten Vena axillairs aufgetreten sind.

Einen Monat später wurde eine modifizierte Fontanoperation (totale cavopulmonale Anastomse) versucht. Dieser Eingriff wurde vom Patienten jedoch nicht toleriert und innerhalb von 12 Stunden wurde eine Fontan-take-down Operation durchgeführt mit dem Endergebnis einer bidirektionalen Glennschen Anastomose (Anastomose zwischen Vena cava superior und Pulmonalarterie).

Während des letzten Herzkatheters und während der Operation wurde der Patient prophylaktisch mit Heparin und Fresh-frozen Plasma behandelt. Nach der Operation wurde er 12 Monate lang mit Acenocoumarol anticoaguliert. Seit dem 18. Lebensmonat, seit der Durchführung einer prophylaktischen Anticoagulation vor Eingriffen und Operationen wurden keine weiteren Thrombosen mehr beobachtet. Eine Tante mütterlicherseits erlitt im 15. Lebensjahr eine „idiopathische" tiefe Beinvenenthrombose.

Gerinnungsuntersuchungen

Patient

(Befunde wurden im Alter von 4 Jahren erhoben): Die APTT (34 Sekunden), das Fibrinogen (350 mg/dl), die Antithrombin III-Aktivität (0.92 U/ml), die Faktor V-Aktivität (0.86 U/ml), das Protein C-Antigen (0.55 U/ml), die Protein C-Aktivität (0.5 U/ml), das gesamte Protein S-Antigen (0.7 U/ml) und das freie Protein S-Antigen (0.55 U/ml) waren normal. Die Protein S-Aktivität (0.15 U/ml) war vermindert.

Im APC Resistenztest (Coatest APC Resistance, Chromogenix, Mölndal, Schweden) war die APC-abhängige Verlängerung der Gerinnungszeit 9.8 Sekunden. Die APC-Ratio war 1.28. APC-Ratio und APC-abhängige Verlängerung der Gerinnungszeit waren unter der fünften Perzentile einer Gruppe von 28 gesunden Kindern zwischen erstem und sechstem Lebensjahr (APC-abhängige Verlängerung der Gerinnungszeit: Mittelwert 105,1 Sekunden, 5. Perzentile 61,4 Sekunden,

95. Perzentile 158,9 Sekunden; APC-Ratio: Mittelwert 3,5, 5. Perzentile 2,4, 95. Perzentile 4,4).

Zugabe von steigenden Mengen gereinigtem humanem Faktor V korrigierte die APC-Resistenz in dosisabhängiger Weise.

Restriktionsanalyse und Dot Blot-Hybridisierung ergaben Heterozygotie für die von Bertina beschriebene Punktmutation im Faktor V Gen (Nukleosidaustausch an der Positon 1691 G → des Faktor V Gens).

Familienmitglieder

Die Mutter, der Großvater mütterlicherseits und die Tante des Patienten, die im 15. Lebensjahr eine tiefe Beinvenenthrombose erlitten hatte, zeigten APC-Resistenz. Ähnlich wie der Patient zeigten diese Verwandten eine Normalisierung der APC-Resistenz nach Zugabe von gereinigtem humanen Faktor V. Weiter hatten diese Familienmitglieder eine reduzierte Protein S-Aktivität bei normalem gesamten und freien Protein S-Antigen. Bei sieben weiteren Familienmitgliedern waren die APC-Resistenz und die Protein S-Aktivität im Normbereich. Wie beim Patienten zeigten auch bei der Mutter die Restriktionsanalyse und die Dot Blot-Hybridisierung Heterozygotie für die oben zitierte Punktmutation im Faktor V Gen.

Diskussion

Der Patient, seine Mutter, sein Großvater mütterlicherseits und seine Tante mütterlicherseits, die im 15. Lebensjahr eine tiefe Beinvenenthrombose erlitten hatte, zeigten APC-Resistenz. Der Vater des Patienten zeigte eine normale APC-Ratio und keine Verlängerung der APC induzierten Verlängerung der Gerinnungszeit nach Zugabe von humanem Faktor V. Die Heterozygotie des Patienten für die APC-Resistenz wurde durch die genetischen Untersuchungen bestätigt.

Die Familienuntersuchung spricht wie von Dahlbäck und Koster beschrieben für eine autosomal dominante Vererbung.

Wie beim Patienten wurde bei allen Familienmitgliedern mit ACP-Resistenz eine reduzierte Protein S-Aktivität bei normalem Protein S-Antigen gefunden. Diese Daten können auch durch die APC-Resistenz erklärt werden. Faioni zeigte, daß Protein S-Aktivitätsteste durch die APC-Resistenz beeinflußt werden, wobei bei Patienten mit APC-Resistenz reduzierte Werte für Protein S-Aktivität beobachtet werden [7].

Zusätzlich zur APC-Resistenz hatte unser Patient weitere Risikofaktoren für Thrombosen: so sind thromboembolische Erkrankungen typische Komplikationen zyanotischer Herzfehler und besonders bei kleinen Kindern sind Herzkatheteruntersuchungen durch lokalen Thrombosen kompliziert [8, 9]. Andererseits können jedoch der erhöhte Hämatokrit beim zyanotischen Herzfehler und der durch den Herzkatheter entstandene Gefäßschaden die Massivität der beobachteten Thrombosen nicht erklären.

Genetische Defekte, die mit einer erhöhten Thromboseneigung assoziiert sind, wie Antithrombin III-, Protein C- und Protein S-Mangel werden nur sehr selten im Kindesalter symptomatisch [10–12]. Vermutlich sind zusätzliche Risikofaktoren oder Trigger für die Manifestaton einer Thrombose in diesem Alter erforderlich. Dies dürfte auch für die heterozygote Form der APC-Resistenz gelten.

Unser Fall zeigt, daß die heterozygote Form der APC-Resistenz auch im frühen Kindesalter symptomatisch werden kann, wenn zusätzliche Risikofaktoren für die Entstehung von Thrombosen vorliegen.

Literatur

1. Dahlbäck B, Carlsson M, Svensson PJ (1993) Familial thrombophilia due to a previously unrecognized mechanism characterized by poor anticoagulant response to activated protein C: prediction of a cofactor to activated protein C. Proc Natl Acad Sci USA 90:1004–1008
2. Dahlbäck B, Hildebrand B (1994) Inherted resistance to activated protein C is corrected by an anticoagulant cofactor activity found to be a property of factor V. Proc Natl Acad Sci USA 91:1396–1400
3. Bertina RM, Koeleman BP, Koster T et al. (1994) Mutation in blood coagulation factor V associated with resistance to activated protein C. Nature 369:64–67
4. Koster T, Rosendaal FR, De Ronde H, Briët E, Vandenbrouke JP, Bertina RM (1993) Venus thrombosis due to poor anticoagulant response to activated protein C: Leiden thrombophilia study. Lancet 342:1503–1506
5. Svensson PJ, Dahlbäck B (1994) Resistance to activated protein C as a basis for venous thrombosis. N Engl J Med 330:517–522
6. Griffin JH, Evatt B, Wideman C, Fernandez JA (1993) Anticoagulant protein C pathway defective in majority of thrombophilic patients. Blood 82:1989–1993
7. Faioni EM, Franchi F, Asti D, Sacchi E, Bernardi F, Mannuci PM (1993) Resistance to activated protein C in nine thrombophilic families: interference in a protein S functional assay. Thromb Haemostas 70:1067–1071
8. Schreiber R (1986) Prophylaxe und Therapie thrombotischer Komplikatonen bei Kindern mit angeborenen Herzfehlern. In: Muntean W, Borkenstein M (eds) Angiopathie und Thrombose im Kindesalter. Thieme, Stuttgart, New York, pp 36–45
9. Zenz W, Muntan W, Beitzke A, Zobel G, Riccabona M, Gamillscheg A (1993) Tissue plasminogen activator treatment (alteplase) for femoral artery thrombosis after cardiac catheterisation in infants and children. Br Heart J 70:382–385
10. Marlar RA, Mastovich S (1990) Hereditary protein C deficiency: a review of the genetics, clinical presentation, diagnosis and treatment. Blood Coagulation and Fibrinolysis 1:319–330
11. Mitchell L, Piovella F, Ofosu F, Andrew M (1991) Alpha-2-macroglobulin may provide protection from thromboembolic events in antithrombin III – deficient children. Blood 78:2299–2304
12. O'Sullivan J, Chatuverdi R, Bennet MK, Hunter S (1992) Protein S deficiency: early presentation and pulmonary hypertension. Arch Dis Child 67:960–961

Pathologische Protein-C-Resistance als mögliche Ursache für die Thromboseneigung eines Jungen

F. Bergmann, M. Barthels, P. F. Hoyer

Einleitung

Im Februar 1993 berichteten Dahlbäck et al. über einen weiteren Defekt im Gerinnungssystem, der mit einer Thromboseneigung einhergeht [3]. Es handelt sich hierbei um die aktivierte Protein C Resistance (aPCR). Bei den betroffenen Patienten liegt ein vermindertes Ansprechen auf aktiviertes Protein C (aPC) vor, d. h. die Inaktivierung der Faktoren Va und VIIIa durch aPC ist gestört (Abb. 1). Es

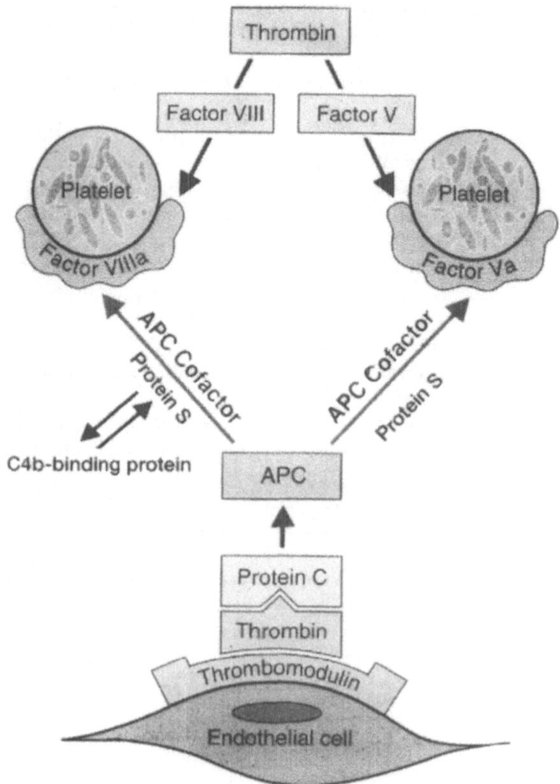

Abb. 1. Antikoagulatorischer Mechanismus des Protein C. (Nach Bauer 1994 [6])

I. Scharrer/W. Schramm (Hrsg.)
25. Hämophilie-Symposion Hamburg 1994
© Springer-Verlag Berlin Heidelberg 1996

besteht daher eine Neigung zur Hyperkoagulabilität. Diesen Patienten fehlt ein weiterer, bis vor kurzen unbekannter Cofaktor des Protein C. Diese Cofaktorfunktion wird durch den inaktiven Faktor V vermittelt [6].

Mittlerweile ist es Bertina et al. gelungen den genetischen Defekt zu analysieren: Es handelt sich um eine Punktmutation auf dem Faktor V Gen; (Position 1692 G → A) [2]. Die Allelfrequenz für diese Mutation beträgt ca. 2% in der holländischen Bevölkerung und ist somit 10 × höher als die für alle bisher beschriebenen Defekte der physiologischen Antikoagulanzen (Protein C, S und ATIII) zusammen! Vermutlich stellt diese Störung die z. Zt. häufigste Ursache einer hereditären Thrombophilie dar; die Rate wird in großen Kollektiven mit ca. 22% bis 60% [4, 5] angegeben.

Kasuistik

Im Alter von 13 Jahren entwickelte der Patient eine ausgeprägte Bein- und Beckenvenenthrombose. Einen Monat zuvor war eine Mykoplasmenpneumonie diagnostiziert worden. Keine weiteren Vorerkrankungen. Zusätzlich ist bei dem Jungen seit dem Säuglingsalter eine spastische Zerebralparese unklarer Genese bekannt.

Die Familienanamnese ist hinsichtlich einer Thromboseneigung negativ.

Diagnostik

Labordiagnostik

Durch wiederholt durchgeführte Gerinnungsanalysen konnten die klassischen Ursachen einer Thrombophilie ausgeschlossen werden:

ATIII 92% (70–120%, Protein C 85% (70–120%), Protein S gesamt 106% (60–150%), freies 64% (60–150%), Plasminogen 108% (70–120%).

Kein Hinweis für Lupus-Inhibitor. Keine Stoffwechselstörung. Kein Hinweis auf Systemerkrankung.

Abdomensonographie

Sehr enge, aber offene Iliakalvenen, Thrombose der linken V. iliaca nicht auszuschließen, ebenso in der linken Leiste keine V. inguinalis sive femoralis in loco typico darstellbar. V. a. Beinvenenthrombose.

Es zeigte sich eine retrohepatisch, hypoplastisch verengte Vena cava inferior – möglicherweise Zustand nach einer früher abgelaufenen Thrombose.

Behandlung

Nach der initialen Vollheparinisierung wurde ab der dritten Woche zunächst für ein Jahr eine Antikoagulation mit Phenprocoumon (MARCUMAR®) eingeleitet.

Weiterführende Diagnostik

Aus asservierten Plasmaproben erfolgte nach Einführung der aPCR-Bestimmung die Untersuchung auf eine pathologische aPCR mit dem Testkit COATEST, Fa. Cromogenix, Mölndal, Schweden. Zusätzlich wurde die Familienuntersuchung durchgeführt. Es ergaben sich pathologische Befunde für die aPCR-Messung beim Patienten mit 1,8 sowei beim 43jährigen Vater mit 1,9 (Angabe der Ratio, normal > 2,0). Bei der Mutter sowie drei weiteren Geschwistern lag der Wert für die aPCR im Normbereich zwischen 2,3–2,7.

Die molekulargenetische Untersuchung im Labor von Dr. Schneppenheim, Univ-Kinderklinik Kiel, bestätigte den Defekt: Es fand sich eine Heterozygotie für die Punktmutation G 1691 A bei Vater und Sohn.

Beurteilung

Die Diagnose der pathologischen aPCR ist eine Indikation zur lebenslangen (?) Antikoagulation des Jungen. In wieweit die spastische Parese des Jungen, sowie die Veränderungen an der Vena cava inferior Folgen früherer thromboembolischer Ereignisse sind, bleibt zu diskutieren. Bisher ist keine Lungenembolie aufgetreten; das erheblich eingeengte Lumen der V. cava könnte eine Schutzfunktion haben.

Der Vater ist bisher völlig asymptomatisch. Für ihn ist von einem erheblich höheren Thromboserisiko auszugehen.

Zusammenfassung

Es wird empfohlen, alle Fälle eines „unklaren" thromboembolischen Ereignisses hinsichtlich der aPCR nachzuuntersuchen.

Auch in Fällen, bei denen sich keine klassische Ursache einer Thrombophilie findet, sollten die Patienten auf diese Mutation hin untersucht werden.

Literatur

1. Bauer KA (1994) Hypercoagulability – A new cofactor in the Protein C anticoagulant pathway
2. Bertina R, Koeleman BP, Koster T, Rosendaal FR, Dirven RJ, de Ronde H, van der Velde PA, Reitsma PH (1994) Mutation in blood coagulation factor V associated with resistance to activated protein C. Nature 369:64–67
3. Dahlbäck B, Carlsson M, Svensson PJ (1993) Familial thrombophilia due to a previously unrecognized mechanism characterized by anticoagulant response to activated protein C: prediction of a cofactor to activated protein C. Proc Natl Acad Sci USA 90:1004–1008
4. Griffin JH, Evatt B, Wideman C, Fernandes JA (1993) Anticoagulant protein C pathway defective in majority of thrombophilic patients. Blood 82:1989–1993

5. Halbmayer WM, Haushofer A, Schon R, Fischer M (1994) The prevalence of poor anti-coagulant response to activated protein C (APC resistance) among patients suffering from stroke or venous thrombosis and among healthy subjects. Blood Coagul Fibrinolysis 5:51–57
6. Svensson PJ, Dahlbäck B (1994) Resistance to activated protein C as a basis for venus thrombosis. N Engl J Med 330:517–522

Auftreten eines Faktor V-Hemmkörpers und Auftreten von Lupus-Antikoagulanzien nach Ciprofloxazin

I. Scharrer, C. Fürstenau, D. Stotz, W. Müller-Beissenhirtz, S. Ehrenforth, M. von Depka Prondzinski, S. Siegert

F.V-Hemmkörper treten sehr selten auf. Die Kombination mit Lupus-Antikoagulanzien nach Gabe von Ciprofloxazin wurde unseres Wissens nach noch nicht beschrieben.

Kasuistik

Ein 74jähriger Mann wurde wegen einer postoperativen Sepsis und einer Pneumonie mit Ciprofloxazin behandelt (Tabelle 1).

Fünf Tage nach Beginn der Ciprofloxazin-Therapie verlängerte sich die PTT auf über 2 Minuten (Normwert: < 40 sec).

Da zunächst eine Heparinüberdosierung bei einer Heparinprophylaxe von 10 000 E/Tag angenommen wurde, wurde Heparin abgesetzt. Dennoch blieb die PTT auf Werte über 2 Minuten verlängert. Vor Gabe von Ciprofloxazin und in den ersten drei Tagen schwankten die Werte der PTT zwischen 30 und 40 Sekunden, die TPZ-Werte lagen um 100 % (Tabelle 1).

Andere *Medikamente* wie Mucosolvan®, Novodigal®, Paspertin®, Lasix 40®, Catapresan®, Adalat®, Nepresol®, waren dem Patienten seit Beginn des stationären Aufenthaltes in den Monaten Juni, Juli, August ohne Unterbrechung gegeben worden. An *Grundkrankheiten* waren bekannt: Rektosigmaresektion mit Transorektostomie am 30.5.95 wegen Adeno-CA, arterielle Hypertonie und Zustand nach aortocoronarem Bypass 1990.

Tabelle 1. Verlauf und Medikamente

Datum	vor 10.8.	10.8.		11.8.		12.8.		13.8.	14.8.	15.8.
		7.00	22.00	7.00	15.00	7.00	15.00			
TPZ	100 %	100 %	72 %	13 %	14 %	12 %	10 %			
PTT (sec)	35	35	41	> 120	> 120	> 120	> 120			
Heparin 10 000 E	–	–	–	./.	./.	./.	./.	./.	./.	./.
Ciprobay® 2 × 400 mg	am 7.8. neu angesetzt	–	–	–	–	./.	./.	./.	./.	./.

I. Scharrer/W. Schramm (Hrsg.)
25. Hämophilie-Symposion Hamburg 1994
© Springer-Verlag Berlin Heidelberg 1996

Tabelle 2a. Gerinnungswerte

	Patienten- werte (15.8.94)	1:40 verdünnt	Normalwerte
PTT	>2 min		25–36 s
Fib'gen	410 mg/dl		200–400 mg%
TPZ	9%		100%
F.V-Akt.	**2%**	**16%**	**70–100%**
F.V.-Ag.	**164%**		**700–150%**
F.II-Akt.	89%		75–100%
F.II-Ag.	99%		100–150%
F.VII	22%	85%	70–100%
F.VII:C	15%	>500%	70–120% .
F.IX	7%	189%	70–100%
F.X	45%	80%	70–100%
F.XI	6%	122%	70–100%
F.XII	11%	117%	70–100%
F.V-HK	**17,6 BE**		**0 BE**

Tabelle 2b. Gerinnungswerte

	Patientenwerte (15.8.94)	Normalwerte
AT III	92%	80–100%
PC-Akt.	80%	70–100%
Ps-Ag (total)	154%	70–100%
RistoCof.	>200%	60–100%
Reptilasezeit	25 s	<20 s
Thrombinzeit	26 s	<20 s
D-Dimere	<0,5 µg/ml	<0,5 µg/ml
APC-Cof. (Chromogenix-Test)	>1.0	1,92–4,49
APC-Cof. (Immuno-Test)	1,25!!	1,72–2,87

Tabelle 2c. Lupus-Antikoagulanzien

	Patientenwerte (15.8.94)	Normalwerte
PTT-Tauschtest 1/4	168 s	
PTT-Tauschtest 1/1	156 s	
DRVVT	5,97	<1,2
KCT	Typ II* (Abb. 1)	
ICA	22	<15
Staclot	210,0	<5 s
Textarinzeit	89,7	<22 s
Ecarinzeit	29,2	<18,6 s
T/E Ratio	3,07	1,36
ACL-IgG	4,6	1,5–9,0
ACL-IgM	5,9	1,5–8,3

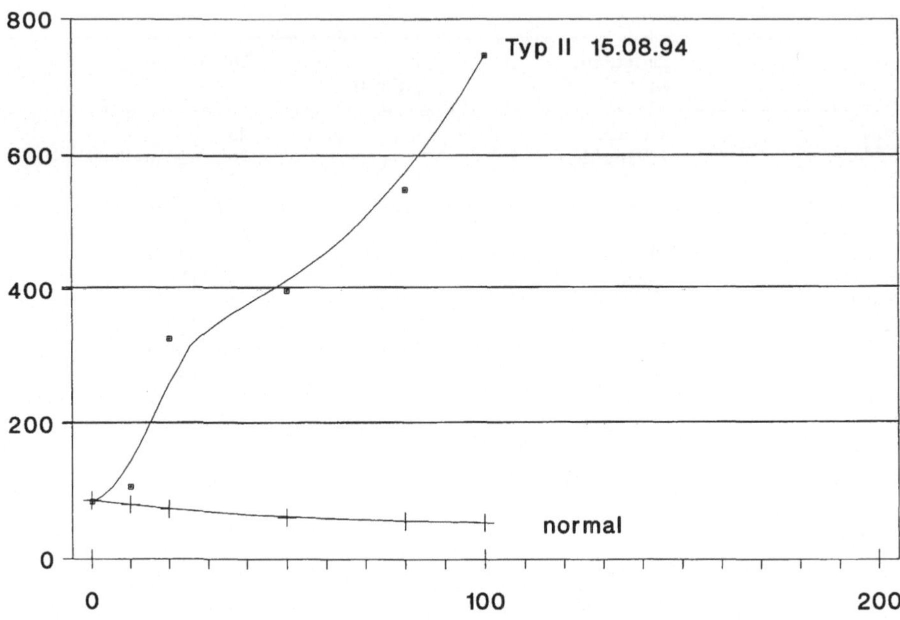

Abb. 1. KCT (kaolin clotting time) (Ordinate: sec., Abszisse: Pat. Plasma-Verd. in %)

Tabelle 3. Patientenwerte (31.8.94)

PTT	32 s	F. IX	206 %
Fib'gen	735 mg/dl	F. X	95 %
TPZ	70 %	F. XI	188 %
F. V-Akt.	95 %	**F. V-Hk.**	0 BE
KCT	normal	DRVVT	normal
Staclot	normal	PTT-TT	normal
Textarinzeit	18,6 s	Ecarinzeit	27,2 s
T/E Ratio	0,65		

In dem uns zur Abklärung zugesandten Plasma fanden wir die in den Tabellen 2a – c und in Abbildung 1 dargestellten Werte.

Als klinisches Korrelat entwickelte sich bei dem Patienten eine Hämoglobinwirksame und Transfusionspflichtige Oberschenkelmuskelblutung. Der Hb-Wert fiel auf 6,5 % ab. Es mußten insgesamt 6 Erythrozytenkonzentrate verabreicht werden. Wegen des niedrigen F. V-Wertes wurden 8 Thrombozytenkonzentrate und 5 FFP gegeben.

Thromboembolische oder vaskuläre Komplikationen als mögliche Assoziationen der nachgewiesenen Lupus-Antikoagulantien traten nicht auf.

Wegen des kritischen Zustandes des Patienten wurde in therapeutischer Hinsicht zunächst nur Ciprofloxazin abgesetzt und eine Corticosteroidtherapie (50 mg Solu-Decortin H/Tag) begonnen.

Tabelle 4. Beeinflussung der TPZ nach Zugabe von r F. VIIa (Novo Nordisk) in vitro[a]

TPZ-Normalwert		11,7 s
TPZ-Patient		54,4 s
TPZ (Pat)	nach Zugabe von 1,5 µg rF. VIIa/ml	43,7 s
TPZ (Pat)	nach Zugabe von 3,0 µg R.F. VIIa/ml	43,9 s

[a] Wir danken U. Hedner (Novo Nordisk) für die Überlassung von rF. VIIa.

Glücklicherweise besserte sich der Zustand des Patienten relativ schnell. Die Lupus-Antikoagulantien und der F. V-Hemmkörper verschwanden drei Wochen nach Auftreten (Tabelle 3).

Möglicherweise kann bei therapieresistentem F. V-Hemmkörper mit Blutungsfolgen eine Therapie mit rekombinantem F. VIIa (Novo Nordisk) versucht werden, da wir in vitro eine geringe Beeinflussung der TPZ des Patienten nach Zugabe von rekombinantem F. VIIa messen konnten (Tabelle 4).

Diskussion

Die Kombination von reversiblen Lupus-Antikoagulantien und reversiblem F. V-Hemmkörper als Folge von Ciprofloxazin ist unseres Wissens nach bisher noch nicht beschrieben.

Van Beek et al. bereichteten 1993 über das Auftreten eines transienten F. VIII-Hemmkörpers nach Gabe von Ciprofloxazin bei einem 41jährigem Patienten mit schwerer Hämophilie A! Castaman et al. beobachteten 1994 ein erworbenes passageres von Willebrand-Syndrom nach Gabe von Ciprofloxazin.

Choe et al. beschrieben 1989 eine Ciprofloxazin induzierte Vaskulitis. Kanuga et al. publizierten 1991 eine Ciprofloxazin induzierte leukocytoklastische Vaskulitis mit Kryoglobulinämie. Stubbings et al. beobachteten bei zwei Patienten 1992 eine cutane Vaskulitis nach Gabe von Ciprofloxazin. Diese Arbeitsgruppen haben leider nicht nach Lupus-Antikoagulantien gesucht, so daß es unklar bleibt, ob bei den beschriebenen Vaskulitiskranken Lupus-Antikoagulantien vorlagen.

Auffällig ist, daß in den veröffentlichten Kasuistiken die Symptomatik relativ früh nach dem dritten, dem vierten oder dem zehnten Tag der Ciprofloxazin auftrat.

Ein weiteres gemeinsames Merkmal ist, daß nach Absetzen von Ciprofloxazin die Symptomatik nach drei bis sechs Wochen verschwand.

Zusammenfassung

Die Kasuistik demonstriert das gleichzeitige Auftreten von Lupus-Antikoagulantien und F. V-Hemmkörpern nach Gabe von Ciprofloxazin mit Hämoglobinwirksamer und Transfusionspflichtiger Muskelblutung.

Sie unterstreicht die Notwendigkeit einer genauen Abklärung einer PTT-Verlängerung nach Antibiotikagabe.

Sie weist hin auf das potentielle Risiko des Auftretens von F. V-Hemmkörpern und Lupus-Antikoagulantien nach Ciprofloxazin. Möglicherweise besteht eine ähnliche immunologische Genese wie bei dem von van Beek et al. 1992 beschriebenen transienten F. VIII-Hemmkörper bei einem Patienten mit schwerer Hämophilie A nach Ciprofloxazin.

Literatur

1. Choe U, Rothschild BM, Laitman L (1989) Ciprofloxacin-induced vasculits. N Engl J Med 320:257–258
2. Kanuga J, Holland CL, Reyes R, Bielory L (1991) Ciprofloxacin induced leukocytoclastic vasculitis with cryoglobulinemia. Ann Allergy 66–67
3. Stubbings J, Sheehan-Dare R, Walton S (1992) cutaneous vasculitis due to ciprofloxacin. Br Med J305:29
4. van Beek EJR, Peters M, ten Cate JW (1993) Factor VIII inhibitor associated with ciprofloxacin. Thromb Haemostas 69 (4):403
5. Castaman Rodeghiero F (1994) Acquired transitory von Willebrand Syndrome with ciprofloxacin. Lancet 343:492

C 1-Inhibitor-Substitution bei einem Kind mit Capillary-Leak-Syndrom nach Knochenmarks-Transplantation

K. Auberger, A. Flemmer, I. Schmid, D. Stachel, C. Salat

Einleitung

Nach einer Knochenmarks-Transplantation ist das Capillary-Leak-Syndrom (CLS) eine seltene, aber bekannte Komplikation mit einer Mortalitätsrate von 75 %. Auftreten kann es auch bei einer Sepsis, Verbrennungen und IL-2 Therapie. Typische Symptome sind plötzliche Gewichtszunahme, generalisierte Ödeme, Aszites, Pleura- und Pericardergüsse, Tachykardie, Hypotonie, Nierenversagen oder Kapillarblutungen.

In der Literatur sind einige Therapieversuche mit dem C 1-Inhibitor-Konzentrat der Firma Behring beschrieben worden, bei denen die meisten Patienten erfolgreich behandelt werden konnten.

Wirkungsweise des C 1-Inhibitors

Das C 1-Inhibitor-Konzentrat wird bereits seit Anfang der 60iger Jahre eingesetzt zur Therapie des angioneurotischen Ödems. Ursache hierfür ist ein primärer Mangel an C 1-Inhibitor.

Beim CLS ist mit den funktionellen Test ein Mangel an C 1-Inhibitor in der Regel nicht erkennbar, so daß zunächst kein Anlaß zur Substitution von C 1-Inhibitor gegeben ist. Auslöser des CLS sind letztlich Entzündungsreaktionen im weitesten Sinn. Diese regen auf komplexe Weise u. a. das Kontakt- und Komplementsystem zur vermehrten Bildung von Bradykinin und Anaphylaxotoxinen an. Bradykinin führt zu vermehrter Gefäßdilatation, Anaphylatoxine zu erhöhter Gefäßpermeabilität. Als Folge davon kann das CLS auftreten, wenn nicht ausreichend Inhibitor für beide Systeme zur Verfügung steht.

Bei Entzündungen wird vermehrt C 1-Inhibitor gebildet, weswegen er zu den Akut-Phase-Proteinen zählt. Bei unkompliziert verlaufenden Infektionen wurden entsprechende bis auf das Doppelte erhöhte C 1-Inhibitorspiegel gefunden. Läuft der Prozeß von vermehrter Bildung und erforderlichem Abbau nicht störungsfrei ab, treten weitere Probleme bis hin zum CLS auf.

Kasuistik

Ein 13jähriger türkischer Patient entwickelte 2 Monate, nachdem die Diagnose einer chronisch persistierenden Hepatitis B-Infektion gestellt wurde, eine aplasti-

I. Scharrer/W. Schramm (Hrsg.)
25. Hämophilie-Symposion Hamburg 1994
© Springer-Verlag Berlin Heidelberg 1996

sche Anämie. Wegen der Hepatitis B war eine Knochenmarks-Transplantation die einzige Möglichkeit einer Therapie. Es erfolgte die Transfusion des KM einer HLA-identischen, MLC. neg. Schwester.

Der Take wurde um den Tag + 29 beobachtet. Zur GvH Prophylaxe erhielt der Patient in üblicher Weise CyA + MTX, zur Infektionsprophylaxe regelmäßig IgG i.v. sowie Zovirax. Intermittierende Infekte erforderten die Gabe verschiedener Antibiotika + Antimykotika. Am Tag + 36 konnte der Patient nach Hause entlassen werden. Am Tag + 62 mußte er wegen hohen Fiebers und petechialen Hautblutungen wieder stationär aufgenommen werden. Es fanden sich deutliche Infektionsparameter und eine GvH 1. Grades der Haut.

Eine überraschende Veränderung vollzog sich zwischen den Tagen + 66 und + 67, eine Gewichtszunahme von gut 2 kg mit massiven Oedemen und Zunahme der Petechien bei einer seit Wochen stabilen Thrombozytenzahl von 40 000/mm³. Der V.a. ein CLS veranlaßte uns, trotz eines normalen C1-Inhibitorspiegels um 120 %, die Therapie mit dem C1-Inhibitor Konzentrat zu beginnen. Als Initialdosis verabreichten wir nur 40 E/kg und nicht wie empfohlen 60 E/kg, da nicht mehr aufgetrieben werden konnte. Danach folgten 2 × 30 E/kg und 4 × 15 E/kg jeweils in Abständen von 12 Stunden. Bereits nach der 2. Gabe trat klinisch und subjektiv eine deutliche Besserung ein, der Patient verlor in dieser Zeit 2 kg seines Gewichtes. Neue Petechien sind nicht mehr aufgetreten.

1 Woche nach Beendigung der Therapie konnte er in gutem Zustand entlassen werden. Im weiteren Verlauf mußte er wegen rezidivierender Infektionen und zunehemender GVH der Haut und später auch anderer Organe noch 3 × stationär aufgenommen werden. Die klassischen Zeichen des CLS sind nicht mehr aufgetreten. Während des letzten stationären Aufenthaltes ist der Patient 8 Wochen

Tabelle 1. C 1-Inhibitorwerte Pat. M. K.

Tag	Bemerkung	C 1-INH-Werte (%)	
		funkt. [Norm 80–120	immunolog. 60–140]
62	Infektion	–	–
67	Capillary-Leak-S. 1. Gabe 40 E/kg C1-INH	120	–
68	vor 2. Gabe, nach 40 E/kg[a]	150	205
69	vor 4. Gabe, nach 2 × 30 E/kg[a]	170[b]	270
70	vor 6. Gabe, nach 2 × 15 E/kg[a]	160	220
71	nach 2 × 15 E/kg[a]	160	205
72		110	175
79	nach Entlassung	120	145
93	=	130	145

[a] 12 Std. nach vorausgegangener Gabe.
[b] Altes Gewicht wieder erreicht.

später an den Folgen zunehmenden generalisierten hyperaktuen GvH. im Herz-Kreislaufversagen verstorben.

Ergebnisse

Tabelle 1 faßt die Ergebnisse zusammen.

Diskussion

Die an unserem Patienten gemessenen C 1-Inhibitorwerte demonstrieren deutlich die oben beschriebenen Annahmen. Unmittelbar nach dem Auftreten des CLS bestimmten wir einen funktionellen C 1-Inhibitorwert von 120 %, der im Normbereich des Gesunden liegt. Durch die Therapie entsprechend des empfohlenen Substitutionsprotokolls gelang uns eine Erhöhung des Spiegels auf etwa 160 % über 4 Tage. Diese Erhöhung über 120 % genügte, daß die Symptome dauerhaft verschwanden. Nach Absetzen der Therapie stellten sich über 3 Wochen wieder Normwerte ein. Bemerkenswert sind die entsprechenden immunologischen Bestimmungen. Sie liegen während der Substitution und am folgenden Tag beträchtlich über den funktionellen Werten und fallen in der Folgezeit in den Bereich der Normwerte ab. Die Differenz zwischen den immunologischen Werten, die den Gesamtbestand der C 1-Inhibitormoleküle wiedergeben, und den funktionellen Ergebnissen erklärt sich durch eine unzureichende Anzahl aktiver Moleküle. Ursache für die geringe Aktivität kann ein gesteigerter Abbau aktivierter Moleküle unter den besonderen Bedingungen sein, so daß statt der erwarteten doppelten Aktivität nur der Normwert von 120 % gemessen wurde. Beeindruckend ist der Erfolg, der bereits nach 2-maliger Substitution innerhalb von 24 Stunden mit der Gewichtsabnahme erreicht wurde, wobei der Ausgangsspiegel des funktionellen C 1-Inhibitors im Schnitt nur um 40 % erhöht wurde.

Zusammenfassung

Ein Patient mit CLS nach KM-Transplantation wurde erfolgreich mit dem C 1-Inhibitorkonzentrat behandelt. Aufgrund unserer Erfahrung, die sich mit denen aus der Literatur decken, kann gesagt werden, daß Patienten mit CLS nach sorgfältiger klinischer Beurteilung mit dem C 1-Inhibitorkonzentrat therapiert werden sollten und nicht nach den C 1-Inhibitorwerten. Die Aufgabe größerer Studien sollte es sein, die Wirksamkeit dieser Therapie zu belegen.

Blutungsneigung bei Protein-Z-Mangel

B. Kemkes-Matthes, A. Matzdorff, K. J. Matthes

Einleitung

Die Erstbeschreibung von (bovinem) Protein Z erfolgte 1977 durch Prowse und
Esnouf [1]. 1984 gelang Broze und Miletich [2] die Reinigung von humanem
Protein Z: Humanes Protein Z ist ein einkettiges, Vitamin K abhängiges Glykoprotein mit Molekulargewicht 62 000 Dalton und mittlerer Plasmakonzentration
von 2900 µg/l, die Halbwertszeit wird mit knapp 2,5 Tagen angegeben [3].
Die komplette Aminosäurensequenz wurde 1990 durch Sejima [4] und Ichinose
[5] beschrieben. Die physiologische Funktion von Protein Z war unbekannt
bis 1991 Hogg und Stenflo [6, 7] beobachteten, daß sich Thrombin in Anwesenheit von Protein Z in einer Ca^{++}-abhängigen Reaktion an Phospholipid-
oberflächen anlagert, jedoch nicht in Abwesenheit von Protein Z. Dieser Mechanismus könnte dazu beitragen, daß Thrombin in Anwesenheit von Protein Z
am Ort einer Gefäßläsion gehalten wird und nicht ins Gefäßlumen abdiffun-
diert. Folglich wäre bei Mangelzuständen von Protein Z eine Blutungsneigung zu
erwarten.

Um herauszufinden, ob eine klinische Relevanz des beschriebenen Pänomens
existiert, untersuchten wir Protein Z bei 36 Patienten mit Blutungsneigung unklarer
Genese. Bei 5 dieser 36 Patienten konnte eine Familienuntersuchung angeschlossen
werden.

Patienten

36 Patienten (4 Männer, 32 Frauen) mit Blutungsneigung unklarer Genese. Aus-
geschlossen war: Plasmatisch bedingte Gerinnungsstörung, von Willebrand
Jürgens Syndrom, Thrombopenie bzw. Thrombopathie. Die Patienten hatten keine
Leberfunktionsstörung, standen nicht unter Behandlung mit oralen Antikoagulantien und hatten mindestens 10 Tage vor der Untersuchung keine aggrega-
tionshemmenden Medikamente eingenommen. Das Durchschnittsalter betrug
$43,1 \pm 20,2$ Jahre. Die wesentlichen Blutungssymptome der Patienten sind in
Tabelle 1 dargestellt. Die Blutungsneigung war bei den meisten Patienten leicht,
bei drei Patienten kam es jedoch intraoperativ zu unvorhergesehenen Blutungskomplikationen, so daß die Transfusion von Erythrocytenkonzentraten nötig
wurde.

I. Scharrer/W. Schramm (Hrsg.)
25. Hämophilie-Symposion Hamburg 1994
© Springer-Verlag Berlin Heidelberg 1996

Tabelle 1. Blutungskomplikationen bei 36 Patienten mit Blutungsneigung unklarer Genese

Positiver Rumpel-Leede Test:	83%
Hämatome:	61%
Postoperative Blutungen:	50%[a]
Blutungen nach Schnittverletzungen:	40%[b]
Verstärkte Menstruationsblutung:	34%
Blutungen nach Zahnextraktion:	31%[c]
Epistaxis:	17%[b]
Petechiale Blutungen:	14%

[a] 8 Patienten wurden niemals operiert.
[b] 1 Patient konnte keine genauen Angaben machen.
[c] 4 Patienten hatten keine Zahnextraktionen.

Zusätzlich konnten von 5 Patienten mit niedrigem Protein Z insgesamt 15 Familienangehörige untersucht werden (9 Männer und 6 Frauen).

Als Kontrollgruppe dienten 36 Alters- und Geschlechtsgleiche Gesunde.

Methoden

Protein Z: ELISA Protein Z Antigen Test, Diagnostika Stago, Frankreich. Refrenzplasma: Protein Z Standard (im Testkit enthalten).

Prothrombin Zeit (PTZ): Thromborel S® Behringwerk, Marburg. Charge: 505425 A. Normalbereich: 70–140% der Norm.

Aktivierte partielle Thromboplastin Zeit (aPTT): Pathromtin-Combipack® Behringwerke, Marburg. Charge: 23968. Normalbereich: 30–45 Sekunden.

Rumpel-Leede-Test: Nach Plazierung eines Blutdruckmeßgerätes am linken Oberarm wurde ein Druck von 90 mm Hg erzeugt und über 10 Minuten gehalten. Der Druck von 90 mm Hg lag bei allen untersuchten Patienten zwischen systolischem und diastolischem Blutdruck. Der Rumpel-Leede Test wurde als positiv beurteilt, wenn mehr als 10 Petechien am Unterarm bzw. der Hand auftraten.

Blutungszeit (Simplate I®): Die Blutungszeit wurde mit Hilfe eines Spezialschnäppers (Simplate I®) von Organon Teknika, Durham, North Carolina, gemessen. Nach Anlage einer Staubinde mit einem Druck von 40 mm Hg wurde eine 1 mm tiefe und 5 mm lange Incision gemacht. Normalbereich: 3–9,5 Minuten.

Ergebnisse

1. Die mittlere Protein Z Konzentration betrug bei Patienten mit Blutungsneigung unklarer Genese 1400 ± 610 µg/l, bei der gesunden Kontrollgruppe 2680 ± 490 µg/l. Dieser Unterschied war hochsignifikant (p < 0,001). 21 der 36 Patienten mit Blutungsneigung unklarer Genese hatten Protein Z Werte unter dem untersten Wert der normalen Kontrollgruppe (vgl. Abb. 1).

2. Die Routine Gerinnungsteste PTZ, aPTT und Plättchenzahl der beiden Gruppen unterschieden sich nicht. Die Blutungszeiten der 36 Patienten mit

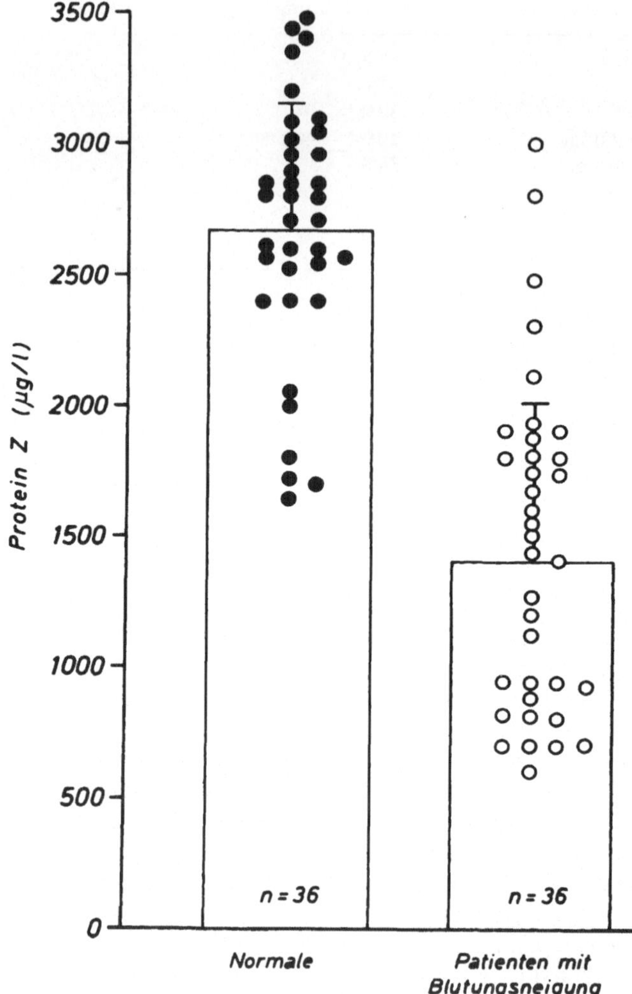

Abb. 1. Protein Z (µg/l) bei 36 Patienten mit Blutungsneigung unklarer Genese im Vergleich zu 36 Alters- und Geschlechtsgleichen Gesunden

Blutungsneigung unklarer Genese waren jedoch im Vergleich zur Kontrollgruppe signifikant (p < 0,05) verlängert (vgl. Tabelle 2).

3. Bei 5 Patienten mit Blutungsneigung unklarer Genese und vermindertem Protein Z konnten Familienuntersuchungen durchgeführt werden (s. Abb. 2). Die Protein Z Werte der Propositi betrugen im Mittel 924 ± 387 µg/l, die der Familienangehörigen 1365 ± 630 µg/l.

Diskussion

36 Patienten mit Blutungskomplikationen unklarer Ursache wurden untersucht. Die mittlere Protein Z Konzentration dieser Patienten war signifikant niedriger als

Tabelle 2. Gerinnungsuntersuchungen bei 36 Patienten mit Blutungsneigung unklarer Genese im Vergleich zu Gesunden

	Gesunde	Patienten mit Blutungsneigung unklarer Genese
PTZ (% der Norm)	99,3 ± 7,8	98,6 ± 12,2
aPTT (sec)	34,4 ± 3,3	36,5 ± 6,6
Thrombocyten/ul	254 000 ± 65 253	232 235 ± 65 491
Blutungszeit (Min)	6,08 ± 1,74	10,26 ± 5,05

Prothrombin Zeit (PTZ), aktivierte partielle Thromboplastinzeit (aPTT), Thrombocytenzahl und Simplate I® Blutungszeit bei 36 Patienten mit Blutungsneigung unklarer Genese im Vergleich zu 36 Alters- und Geschlechtsgleichen Normalpersonen. Mittelwerte ± Standardabweichung.

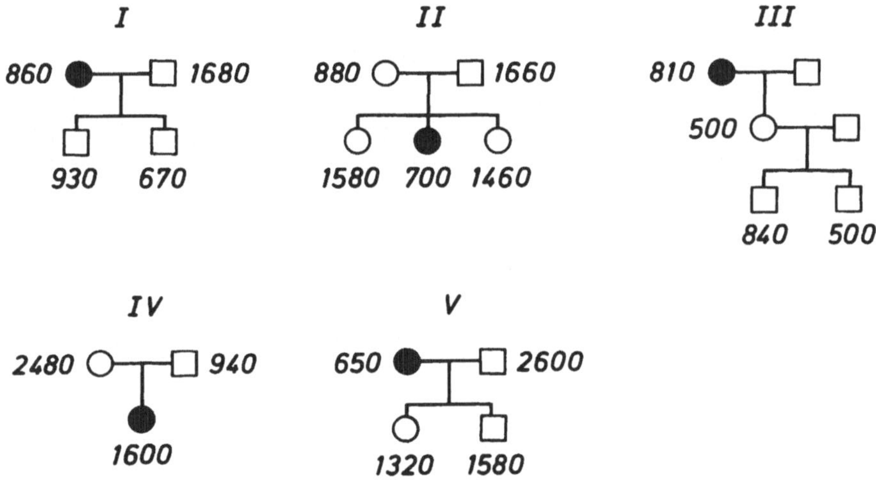

Abb. 2. Stammbäume von 5 Familien, bei denen jeweils ein Familienmitglied (●) mit Blutungsneigung und niedrigem Protein Z auffiel. Die Protein Z Werte der untersuchten Personen sind in µg/l angegeben

die der Kontrollgruppe. 21 der 36 untersuchten Patienten hatten Protein Z Konzentrationen unterhalb des untersten Wertes der untersuchten Normalpersonen. Die übrigen Gerinnungsuntersuchungen zeigten mit Ausnahme der Blutungszeit keine Unterschiede zwischen den beiden Gruppen. Auffallend war weiterhin der bei den meisten Blutungspatienten positive Rumpel-Leede Test.

Wir folgern, daß eine Blutungsneigung unklarer Genese in knapp 2/3 der Fälle mit verminderten Protein Z Werten erklärt werden kann. Charakteristisch für die Art der Blutungsneigung bei Protein Z Mangel ist ein überwiegend cutaner Blutungstyp mit Hämatomneigung. Schwerwiegende Blutungen sind die Ausnahme, doch hatten 3 von 28 operierten Patienten intraoperativ transfusionspflichtige Blutungskomplikationen.

Die Familienuntersuchungen zeigen, daß Protein Z Verminderungen familiär gehäuft auftreten, über die Art des Vererbungsmodus ist z. Zt. jedoch noch keine sichere Aussage möglich.

Literatur

1. Prowse VC, Esnouf MP (1977) The isolation of a new warfarin-sensitive protein from bovine plasma. Biochem Soc Trans 5:255–256
2. Broze GJ, Miletich JP (1984) Human protein Z. J Clin Invest 73:933–938
3. Miletich JP, Broze GJ Jr (1987) Human plasma protein Z antigen: Range in normal subjects and effect of warfarin therapy. Blood 69:1580–1586
4. Sejima H, Hayashi T, Deyashiki Y, Nishioka J, Suzuki K (1990) Primary structure of vitamin K-dependent human protein Z. Biochem Biophys Res Comm 171:661–668
5. Ichinose A, Takeya H, Espling E, Iwanaga S, Kisiel W, Davie EW (1990) Amino acid sequence of human protein Z, a vitamin K-dependent plasma glycoprotein. Biochem Biophys Res Comm 172:1139–1144
6. Hogg PJ, Stenflo J (1991) Interaction of human protein Z with thrombin: Evaluation of the species differences in the interaction between bovine ad human protein Z and thrombin. Biochem Biophys Res Comm 178:801–807
7. Hogg JH, Stenflo J (1991) Interaction of vitamin K-dependent protein Z with thrombin. Consequences for the amidolytic activity of thrombin and the interaction of thrombin with phospholipid vesicles. J Biol Chem 266:10953–10958

Erfolgreiche fibrinolytische Therapie mit Urokinase im Neugeborenenalter bei drohendem Extremitätenverlust, verursacht durch arterielle Thrombosen

H.-G. Limbach, T. Meier, A. Lindinger

Thrombotische Komplikationen im Kindesalter weisen für die Neugeborenenperiode die höchste Prävalenz auf [10]. Thromboembolische Verschlüsse arterieller Gefäße der Extremitäten führen meist innerhalb weniger Stunden zur Gewebsnekrose mit der Gefahr des Teil- oder Totalverlustes dieser Extremität. Der notfallmäßige Einsatz von Fibrinolytika ist daher – wie in den beiden nun folgenden Kasuistiken – indiziert [1].

Kasuistik

Fall 1: reifes, männliches Neugeborenes: Geburtsgewicht: 2950 g. Keine familiäre Thrombophilieneigung, komplikationsloser Schwangerschaftsverlauf einer 29jährigen nicht diabetischen II-gravida, I-para. Sectioentbindung in der 39. Schwangerschaftswoche wegen zervikaler Dystokie, Oligohydramnion und grünem Fruchtwasser. Bei Entwicklung des Neugeborenen wurde eine dreifache straffe Umschlingung der Nabelschnur um den rechten Unterarm knapp unterhalb der Ellenbeuge festgestellt. Der Unterarm war geschwollen und livide verfärbt; die Spontanmotilität reduziert. Der Handgreifreflex konnten nur abgeschwächt ausgelöst werden. Die Pulsation der Aa. brachialis, ulnaris und radialis waren rechtsseitig nur schwach palpabel. Unmittelbar post partum normale plasmatische und thrombozytäre Globalparameter: Quick 47%, aPTT 36,5 sec, Thrombinzeit 18 sec, semiquantitativer FM-Test negativ, AT III-Aktivität 51%, Thrombozytenzahl 266 000/mm^3. Die Konzentration an gerinnbarem Fibrinogen war auf 499 mg/dl erhöht. Bei grenzwertiger Polyzythämie (Hb-Konz. 22,1 g/dl) wurde zunächst eine Infusionstherapie mit 100 ml Gesamtvolumen/kg KG und Tag einschließlich Albuminsubstitution und low-dose Heparinisierung (3 E/kg×h) eingeleitet. Trotz Reduktion des Hämatokritwertes entwickelte sich innerhalb der ersten 12 Lebensstunden ein kompletter thrombotischer Verschluß der A. brachialis mit Haut- und Weichteilnekrosen ventromedial unterhalb des Ellbogens (Abb. 1). Nach Erhöhung der Heparindosis auf 20 E/kg×h wurde mit der systemischen Fibrinolyse mit Urokinase in einer Dosierung von 1000 E/kg×h ohne initiale Bolusapplikation begonnen. AT III wurde 8-stündlich substituiert (100 E; gemessenen AT III-Aktivität zwischen 87 und 115%). Die Konzentration des gerinnbaren Fibrinogens fiel während der 4-tägigen Lysetherapie von 499 mg/dl auf 110 mg/dl ab. 24 Stunden nach Beginn der Lysetherapie konnte dopplersonographisch ein zunächst noch

I. Scharrer/W. Schramm (Hrsg.)
25. Hämophilie-Symposion Hamburg 1994
© Springer-Verlag Berlin Heidelberg 1996

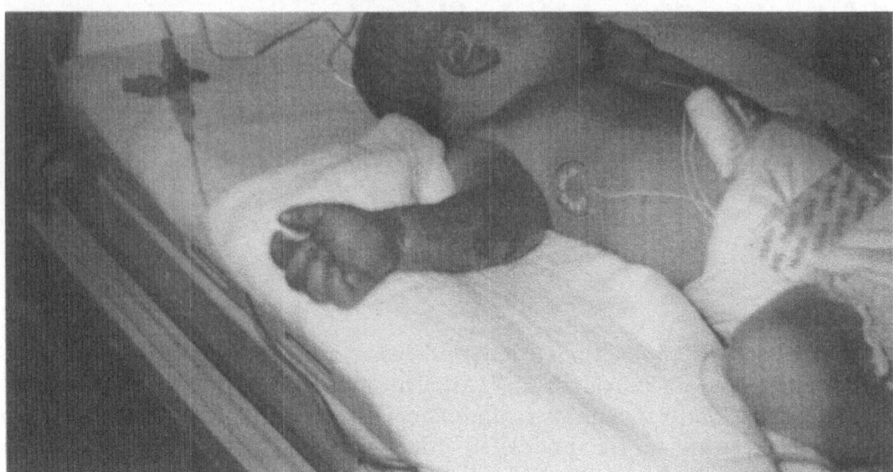

Abb. 1. Ausgangsbefund des rechten Armes vor Beginn der fibrinolytischen Therapie mit Urokinase am Ende des ersten Lebenstages: deutliche Schwellung von Unterarm und Hand, beginnende Nekrosebildung radialseits knapp unterhalb der Ellenbeuge an der Strangulationsstelle der Nabelschnur

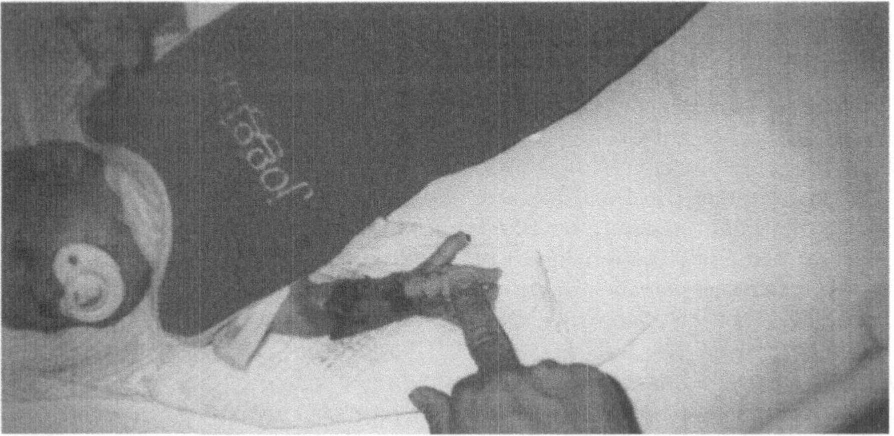

Abb. 2. Lokalbefund des rechten Unterarmes 8 Wochen post partum: der Verlauf der Schnürfurche ca. 2 cm unterhalb des Ellbogens wird im Stadium der trockenen Gangrän der Weichteilnekrosen deutlich hervorgehoben

eingeschränkter Blutfluß in der A. brachialis und -radialis nachgewiesen werden. Vor Beendigung der Therapie am 4. Tag war die Durchblutung des rechten Armes normalisiert, die weiter bestehenden Weichteilnekrosen waren zum vitalen Gewebe deutlich abgegrenzt, der Unterarm insgesamt abgeschwollen. Zu diesem Zeitpunkt ließ sich erstmalig ein annähernd zirkuläres Band konfluierender Haut- und Weichteilnekrosen an der Strangulationsstelle der Nabelschnur erkennen, das im weiteren Heilungsverlauf während der nächsten 8 Wochen noch markanter hervortrat (Abb. 2). Die Antikoagulation mit Heparin wurde weitere 7 Tage fortgeführt und nach Ausschluß einer kongenitalen Thrombophilie beendet.

Fall 2: eutrophes, männliches Frühgeborenes (Zwilling) der 30. Schwangerschaftswoche (Geburtsgewicht 1320 g, Länge 39 cm, Kopfumfang 28 cm).

Sectio-Entbindung nach vorzeitig erfolgtem Blasensprung und fortschreitender Muttermundseröffnung unter tokolytischer Therapie; APGAR: 6/8/9. Postpartal wurde ein RDS Std IV bei maximaler Beatmungspflichtigkeit (FiO2 = 0,9; Pinsp. = 35 mbar) diagnostiziert. Nur mäßige Verbesserung des Gasaustausches nach insgesamt 6-maliger Surfactant-Applikation. Katecholaminpflichtige Kreislaufinsuffizienz. Kanülierungen der Nabelgefäße erfolgten nicht, jedoch wurde ein Silastic-Einschwemmkatheter von einer peripheren Vene des rechten Armes aus zentral positioniert.

Am 9. Lebenstag fiel erstmals eine zunächst 3×2 cm^2 umfassende livide Hautverfärbung im Bereich des rechten Mittel- bis Unterbauches auf, die sich trotz Erhöhung der Heparindosis auf 13 E/kg$\times$h weiter vergrößerte. Drei Tage später – am Verlegungstermin – konnte dann ätiologisch eine arterielle Thrombose gesichert werden, nachdem sich auch am rechten Bein die klinischen Zeichen einer schweren Durchblutungsstörung mit Blässe, Marmorierung und Abnahme der Hauttemperatur feststellen ließen (Abb. 3). Zu diesem Zeitpunkt konnten ultrasonographisch am atrialen Ende des venösen Einschwemmkatheters, welches im Verlaufe der Herzaktionen bis unmittelbar vor das noch offene Foramen ovale reichte, Auflagerungen thrombotischen Materials nachgewiesen werden (Abb. 4). Vermutlich löste sich dieses Thrombusmaterial vom Katheterende und verursachte eine mehrzeitige paradoxe Embolisation mit Verschluß der segmentalen Arterien der Bauchwand, der rechten A. femoralis und Anlagerung eines Thrombus im Bereich des Aortenbogens, nahe dem Abgang des verschlossenen Ductus arteriosus Botalli. Dopplersonographisch war am rechten Bein nur noch die A. profunda femoris durchströmt. Da zum Verlegungszeitpunkt ultrasonographisch Hinweise auf eine intraventrikuläre Blutung vorlagen (unscharf begrenzter Plexus chorioideus li, erhöhte Echogenität des Ependyms der symmetrisch gering erweiterten Seitenventrikel) wurde zunächst die Antikoagulation mit Heparin (15 E/kg$\times$h) und die Substitution mit AT III (50 E) alle 8 Stunden fortgeführt (AT III-Aktivität 105%). Die aPTT war darunter auf 98 sec verlängert, die Fibrinogenkonzentration betrug 167 mg/dl, die Quickwerte lagen im unteren Normbereich von 47%. Da innerhalb der nächsten 10 Stunden keine Verbesserung der ischämischen Symptome des rechten Beines erkennbar wurde, chirurgische Interventionen insbesondere auch wegen der großflächigen Haut- und Weichteilnekrosen der rechten Flanke (Abb. 3) und der extremen Frühgeburtlichkeit wenig erfolgversprechend waren, wurde aus vitaler Indikation eine Fibrinölyse mit Urokinase begonnen. Ohne Bolusapplikation wurde zunächst mit einer Dauerinfusion von 500 E/kg$\times$h für 8 h begonnen, die dann auf 1000 E/kg$\times$h erhöht wurde. Die Antikoagulation mit Heparin wurde mit 15 E/kg$\times$h fortgeführt. Nach 48 h war die Durchblutung des rechten Beines zunächst deutlich gebessert (Abb. 5), weitere drei Tage später – bei Beendigung der Lysetherapie – waren

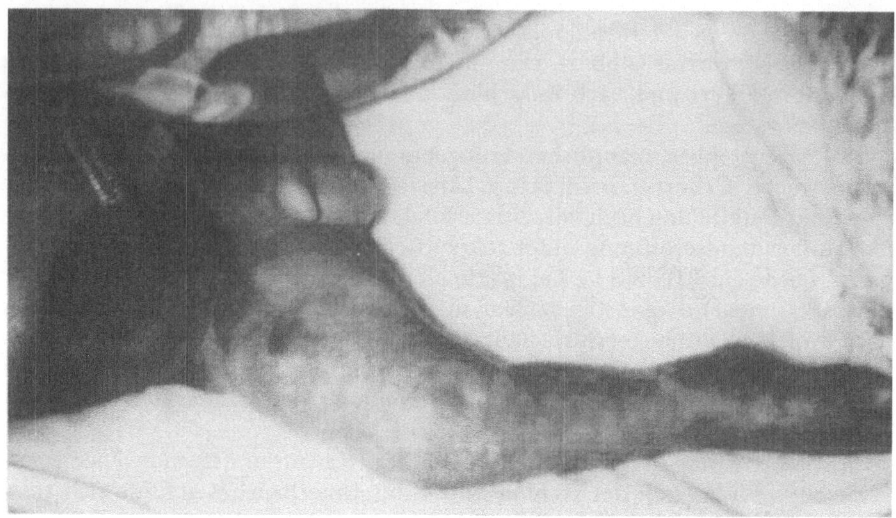

Abb. 3. Ischämie des rechten Beines und Weichteilnekrose im Bereich des rechten Mittel- und Unterbauches nach mehrzeitigem thromboembolischem Ereignis bei einem Frühgeborenen der 30. SSW. Ausgangsbefund vor Beginn der fibrinolytischen Therapie mit Blässe, Marmorierung und Zyanose des gesamten Beines

A. femoralis und -poplitea wieder eröffnet. In den peripheren Arterien des rechten Beines konnte weitere zwei Tage später dopplersonographisch Blutströmung nachgewiesen werden. Die Nekrosen der Bauchwand blieben unverändert. Blutungskomplikationen – insbesondere cerebral – wurden nicht beobachtet. Während der Fibrinolyse blieben die Konzentrationen des gerinnbaren Fibrinogens zunächst konstant. Erst am 5. Tag fiel der Wert unter 100 mg/dl. Die während der Therapie zu beobachtende Thrombozytopenie (Ausgangswert 69 000/mm^3, minimaler Wert 31 000/mm^3) war durch eine septische Komplikation verursacht (Leukopenie, pathologische Linksverschiebung, Anstieg des C-reaktiven Proteins von 11,5 mg/dl auf 94 mg/dl). Der Verdacht auf eine mykotische Infektion des Venenkatheters konnte kulturell nicht erhärtet werden.

Diskussion und Zusammenfassung

Postpartale Thrombosen im arteriellen und venösen Gefäßsystem sind häufig iatrogen verursacht. So konnte bei Kanülierungen der Nabelarterien eine Thromboseinzidenz von ca. 1% ermittelt werden [9]. Auch kleinlumige Silastic-Katheter (Außendurchmesser 0,6 bis 0,7 mm) können in bis zu 10% zur venösen Gerinnselbildung führen [6]. Spontane Verschlüsse von Extremitätenarterien mit der konsekutiven Gefahr einer akuten Gangrän – so wie in der ersten Kasuistik dargestellt – sind demgegenüber selten [13]. Für die erhöhte Rate peripartaler Thrombosen werden die physiologischen Besonderheiten des neonatalen Gerin-

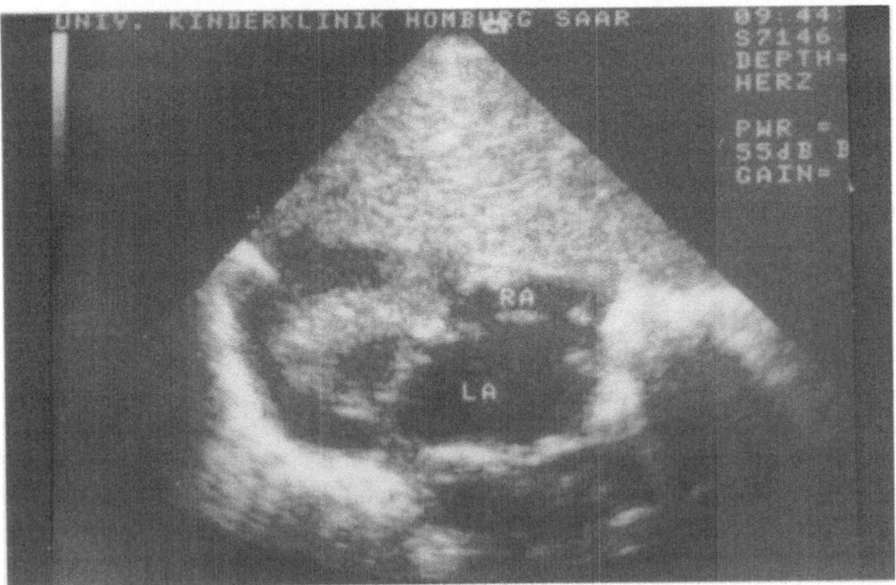

Abb. 4. Subxiphoidaler Vierkammerblick am 13. Lebenstag: das atriale Ende des Siliastic-Einschwemmkatheters (Pfeil) im rechten Vorhof (RA) ist von thrombotischem Material umkleidet. Die Spitze des Katheters reicht bis an das nach rechts vorgewölbte Septum mit dem noch offenen Foramen ovale heran

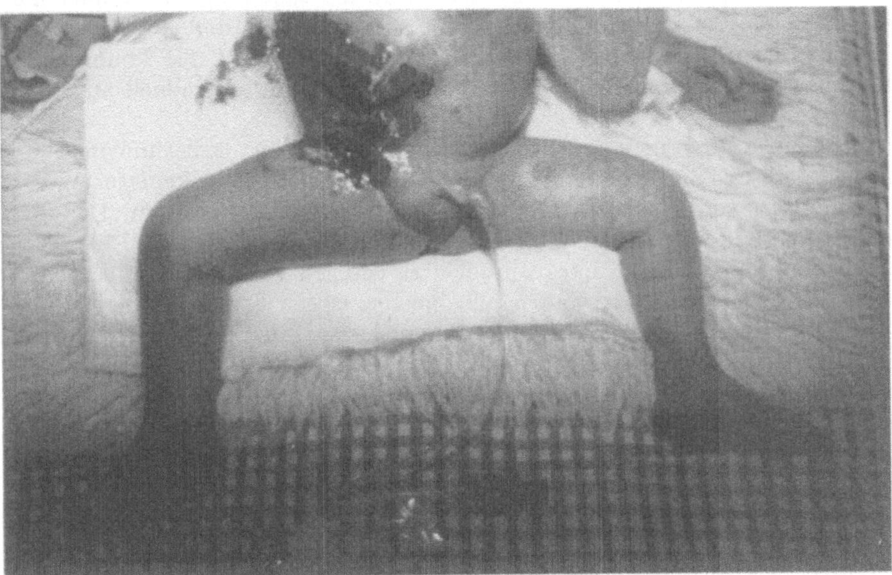

Abb. 5. Lokaler Befund des rechten Beines am Ende der Fibrinolyse: Die Durchblutung des gesamten Beines ist wieder normalisiert. Es besteht weiterhin ein deutliches Lymphödem. Die Weichteilnekrosen der Bauchdecken sind unverändert

nungssystems verantwortlich gemacht [8]. So weisen beispielsweise die Komponenten des fibrinolytischen Systems (Plasminogen, Aktivatoren des Plasminogens, Inhibitoren der Plasminogen-Aktivierung und des Plasmins) im Neugeborenenalter wesentliche Unterschiede zum Erwachsenen auf. Die Plasminogen-Konzentration beträgt im Mittel etwa 50 % der Erwachsenen-Norm [3]. Die Konzentration von α2-Antiplasmin, dem wichtigsten Plasmin-Inhibitor, beträgt ca. 80 % des adulten Wertes [1]. Die Aktivatorkapazität für Plasminogen ist hoch, insbesondere die des Gewebs-Aktivators (t-PA) [5]. Auch für Frühgeborene ist das fibrinolytische System funktionsfähig, obwohl die Konzentrationen des Plasminogens in Abhängigkeit zum Gestationsalter bis auf 25 % der Erwachsenenwerte sinken [4].

Urokinase ist ein körpereigener direkter Aktivator des Plasminogens mit einer hohen Affinität zu Plasminogen und einer Halbwertszeit von ca. 15 min. Sie ist nicht fibrinspezifisch wirksam, verursacht aber aufgrund ihrer geringen Aktivierungsgeschwindigkeit nur eine geringe Plasminämie [11]. Daher ist eine systemische Antikoagulation mit Heparin notwendig (die aPTT sollte auf das 1,5- bis 2fache der Norm verlängert sein [12]). Plasminogen-Aktivatoren wie Urokinase induzieren zusätzlich eine Aktivierung des Protein C, welches seinerseits sowohl Faktoren der plasmatischen Gerinnung als auch Plasminogen-Aktivator-Inhibitor (PAI) hemmt [7]. Trotz der physiologisch erniedrigten Plasminogenspiegel ist der therapeutische Einsatz fibrinolytischer Aktivatoren in der Neugeborenenperiode möglich, die klinischen Ergebnisse differieren jedoch [2].

Die Dosierungsempfehlungen für Neugeborene (Corrigan, 1988 [2]: Bolusinjektion von 4400 E/kg über 10 min, Dauerinfusion 4400 E/kg×h) beruhen auf den klinischen Erfahrungen aus der Erwachsenenmedizin und wurden an die physiologischen Bedingungen des Neugeborenen adaptiert. Sie können nur als Anhaltswerte betrachtet werden und müssen jeweils individuell angepaßt werden [12].

In beiden vorgestellten Kasuistiken war mit einer Dauerinfusion von 1000 E/kg×h Urokinase ohne vorherige Bolusapplikation einer Reperfusion der thrombotisch verschlossenen Extremitätenarterien erzielt worden. Dadurch konnten die betroffene Extremität zwar erhalten werden, in beiden Fällen war jedoch eine Restitutiuo ad integrum nicht zu erzielen. Blutungskomplikationen traten nicht auf, obwohl im zweiten Fall eine vorausgegangene zerebrale Blutung nicht sicher auszuschließen war und während der Lysetherapie zusätzlich eine sepsisbedingte Thrombozytopenie auftrat.

Zusammenfassend muß die fibrinolytische Therapie mit Urokinase bei arteriellen Thrombosen im Früh- und Neugeborenenalter als erfolgversprechende Therapiemöglichkeit auch im Notfall angesehen werden. Möglicherweise sind auch niedrige Dosierungen der Urokinase als die aus der Erwachsenenmedizin modifizierten ausreichend.

Literatur

1. Andrew M, Schmidt B (1991) Anticoagulant and thrombolytic therapy in the newborn. In: Perinatal thrombosis and hemostasis. Suzuki S, Hathaway WE, Bonnar J, Sutor AH. Springer-Verlag, Tokyo Berlin Heidelberg, 113–123
2. Corrigan JJ (1988) Neonatal thrombosis and the thrombolytic system: pathophysiology and therapy. Am J Pediatr Hematol Oncol 10:83–91
3. Ekelund H, Hedner U, Nilsson IM (1970) Fibrinolysis in the newborns. Acta Paediat Scand 59:33–43
4. Ekelund H, Finnstroem O (1972) Fibrinolysis in the pre-term infants and in infants small for gestational age. Acta Paediat Scand 61:185–196
5. Ekelund H (1992) Normalwerte antikoagulatiorischer Faktoren beim Neugeborenen. In: Thrombosen im Kindesalter. Risikofaktoren, Diagnose, Prophylaxe, Therapie. Sutor AH (ed) Editiones Roche, Basel, 195–196
6. Harms K, Speer ChP (1993) Thrombosen: eine unterschätzte Komplikation zentraler Katheter? V.-subclavia-, V.-cava- und V.-renalis-Thrombose nach Silastic-Kathetern. Monatsschr Kinderheilkd 141:21–25
7. Himmelreich G, Riess H (1994) Die therapeutische Fibrinolyse. Die gelben Hefte 34:97–104
8. Niederhoff H, Künzer W (1985) Physiologie der Hämostase der Neugeborenen. Monatsschr Kinderheilkd 133:130–136
9. O'Neill JA, Neblett WW, Born ML (1981) Management of major thromboembolic complications of umbilical artery catheters. J Pediatr Surg 16:972–978
10. Schmidt B, Andrew M (1988) Neonatal thrombotic disease: prevention, diagnosis, and treatment. J Pediatr 113:407–410
11. Seifried E (1992) Fibrinolyse und Thrombolytika. Internist 33:197–205
12. Sutor AH, Bruhn HD, Schreiber R, Seifried E, Weissbach G (1992) Thrombosen im Kindesalter. Risikofaktoren, Diagnose, Therapie, Prophylaxe. Editiones Roche, Basel 465–494
13. Turnpenny PD, Stahl S, Bowers D, Bingham P (1992) Peripheral ischaemia and gangrene presenting at birth. Eur J Pediatr 151:550–554

Kasuistik einer Phenprocoumon-assoziierten nekrotisierenden Hepatitis

S. Ehrenforth, M. von Depka Prondzinski, G. Herrmann, K. Hübner, I. Scharrer

Einleitung

Angesichts der weit verbreiteten und über lange Zeit durchgeführten Anwendung von Cumarinderivaten sind unerwünschte Nebenwirkungen eher selten, wobei aber bei der großen Zahl der Behandelten die Gesamtzahl an Komplikationen nicht unbeträchtlich ist. Als von der Hauptwirkung der Cumarine unabhängige Nebenwirkung wurde bei einigen Patienten ein passagerer, klinisch meist asymptomatischer Anstieg der Serum-Transaminasen beobachtet [1]. Wesentlich seltener ist dagegen die Induktion einer cholestatischen oder nekrotisierenden Form der Hepatitis durch Phenprocoumon, die in der Literatur bisher in nur sehr wenigen Fällen beschrieben wurde [2, 3] und histologische Befunde des Lebergewebes dabei nur kurze oder gar keine Erwähnung fanden.

Der hier vorgestellte Fall einer Patientin mit einer Marcumar-assoziierten, nekrotisierenden Hepatitis mit Ikterus und massivem Transaminasenanstieg sowie deutliche Befundverbesserung nach anschließender Therapie mit Heparin bzw. Sintrom, soll bisherige Berichte über Cumarin-assoziierte Leberschädigungen ergänzen und dabei histologische Befunde detaillierter berücksichtigen.

Kasuistik

Bei der Patientin handelt es sich um eine 1936 geborene Frau, bei der 1968 erstmals eine Mitralstenose diagnostiziert und 1974 eine Mitralklappenkomissurotomie durchgeführt wurde. Seit Anfang 1991 kam es bei der Patientin zu einer zunehmenden Belastungsdyspnoe und Leistungsminderung sowie zur absoluten Arrhythmie bei Vorhofflimmern. Im Oktober 1991 erfolgte der operative Mitralklappenersatz (St. Jude-Medical-Prothese 25) und anschließend eine Langzeitantikoagulationstherapie mit Marcumar. Sieben Monate nach Beginn der Marcumar-Therapie entwickelte die Patientin einen zunehmenden Ikterus (primär skleral) und einen deutlichen Anstieg der Transaminasen, der GLDH und des Bilirubins bei gleichzeitiger Verminderung der CHE. Zur differentialdiagnostischen Abklärung dieser pathologischen Veränderungen erfolgte im Juni 1992 die stationäre Aufnahme der Patientin.

I. Scharrer/W. Schramm (Hrsg.)
25. Hämophilie-Symposion Hamburg 1994
© Springer-Verlag Berlin Heidelberg 1996

Körperlicher Untersuchungsbefund bei Aufnahme: 166 cm große, 72 kg schwere Patientin in gutem AZ und altersgemäßem Gesamteindruck. Leichter Hautikterus bei deutlichem Sklerenikterus, vergrößerte Lymphknoten submandibulär bds., leicht vergrößerte Schilddrüse. Unregelmäßige Herzaktion, HF 72/Min., lauter 1. HT, gespaltener 2. HT. RR 110/60 mm Hg. Keine Zeichen einer Herzinsuffizienz. Palpatorische Untersuchung und Inspektion des Abdomens. o. p. B.

Diagnosen bei Aufnahme: Akute Hepatitis unklarer Genese, Pneumonie links basal in Rückbildung, Struma multinodosa, iatrogene Hyperthyreose.

Multiple Allergien sind bei der Patientin bekannt (Benzocain- und Aminoglykosidallergie, u.a.), die Alkoholanamnese ist unauffällig.

Medikation bei Aufnahme: L-Thyroxin 100 1/d, Sotalex mite 1/d, Dytide H 1/d, Zienam 500 3×1/d, Hepa Merz 3/d, Eugalac 3×10 mg/d, Sab-Simplex, Heparin 1000 IE/h.

Als Differentialdiagnose des Ikterus wurde u. a. eine Hämolyse bei Mitralklappenersatz diskutiert bzw. der Verdacht auf ein toxisches Geschehen bei Therapie mit Marcumar und DytideH erhoben. Konsekutiv wurde die Antikoagulation mit i. v. Heparin fortgeführt (1000 IE/h) und DytideH abgesetzt, wonach es bei der Patientin zu einer fast vollständigen Normalisierung der Leberparameter kam.

Diagnostik

Zur weiteren Abklärung der pathologischen Befunde wurden verschiedene Untersuchungen durchgeführt, deren wichtigsten Resultate anschließend vorgestellt werden.

Initiale Labordiagnostik

Die Virusserologie (u.a. HAV, HBV, HCV, HIV) war wie die HCV-PCR und die Autoimmunserologie wiederholt negativ (Tabelle 1).

Initiale Funktionsdiagnostik

- Sonographischer Befund des Abdomen: Außer einer ganz diskreten Steatose ergab die Untersuchung einen normalen Befund bei Z.n. Chloecystektomie (1980). Gallengänge unauffällig. Leber 8,5–10 cm MCL re, morphologisch unauffällig. V. portae 11,5 mm.
- Echokardiographie: Relative Tricuspidalinsuffizienz (Grad I–II) bei vergrößertem rechtem Vorhof. Linker Vorhof dilatiert. Linksventrikuläre Funktion gut bei normaler Größe des LV. MKE unauffällig. Aortenklappe an Komissuren etwas verdickt (Verkalkungen). Kein Hinweis für Endokarditis. Keine Spontanechos. Regelrechte Klappenfunktionen.

Tabelle 1. Initiale Laborbefunde

Untersuchung	Ergebnis
Leberwerte	*GPT 357, GOT 307, GGT 209, AP 281, LDH 488, GLDH 34,6, CHE 4,2 U/L, Fe 263 µg/dl Bili. ges. 3,8, Bili dir. 2,5, Bili, indir. 1,3 mg/dl*
Blutbild	9,9 Leukos, 5,32 Erys, 15,4 g/dl Hb, 367 000 Thrombos
Klinische Chemie	Elektrolyte, Harnstoff, Kreatinin, Harnsäure, Cholesterin, Urinstatus o. p. B.
Gerinnungsstatus	TPZ 39 %, PTT 64 Sec., Fibrinogen 44 mg/Dl, TZ > 2 Min.
CRP, BSG	1.08 mg/dl, 15/35 mm n.W.
Elektrophorese	Gesamtprot. 7,6, Albumin 5,0, *Alpha-1* 0,3, Alpha-2 0,5, Beta 1,0 g/dl, *Gamma* 1,8 (g/dl)
Immunglobuline	IgG 1870, IgA 488, IgM 262 mg/dl i. S.
Schilddrüsenwerte	T3 1,5 ng/ml, *T4* 12.6 µg/ml, *ETR* 1.16, *TSH* 0.07 µE/ml, TBG 31 ng/ml (Hyperthyreosis factitia)
Coombstest	Direkter und indirekter Test negativ
Rheumaserologie	Rheuma Faktor Latex schwach positiv (20 IU/ml); ANA, AMA, ASMA, APA/ACA negativ
HLA-Typisierung	A3;23, B7, Cw7, DR2
Virusserologie	CMV-, EBV-, HSV 1/2-, HAV-, HBV-, HCV- und HIV Antikörperstatus negativ. HCV-PCR negativ

- EKG: ohne klinisch relevanten pathologischen Befund.
- Die Röntgenaufnahme des Thorax: Pneumonie links basal in Rückbildung.

Histologische Begutachtung des Lebergewebes

Die erste histologische Begutachtung des Leberbiopsats (7/1992) zeigte ein Lebergewebe mit im Prinzip noch erkennbarer Läppchenstruktur. Die Portalfelder stellten sich jedoch deutlich verbreitert dar und enthielten neben vermehrtem Bindegewebe dichte Rundzelleninfiltrate. In den Läppchenzentren waren ausgedehnte Kollapsfelder und im gesamten Läppchenparenchym eine erhebliche Sternzellenproliferation zu erkennen. Immer wieder fanden sich auch zugrundegehende Leberzellen. Zusammenfassend wurde eine akute Hepatitis mit ausgeprägtem vorwiegend läppchenzentralem Parenchymuntergang diagnostiziert, wobei das Bild am ehesten einem medikamentös induzierten Leberschaden (i. S. einer nekrotisierende Hepatitis) entsprach. Stauungsbedingte Leberzellnekrosen ließen sich ausschließen. Diese histologischen Befunde wurden durch eine zweite Leberbiopsie (9/1992) in einem auswärtigen Krankenhaus bestätigt.

Die *immunhistochemische Untersuchungen* ergab am vorliegenden Material keinen Hinweis auf eine floride Zytomegalievirus- oder Hepatitis B Infektion. Mit der immunhistochemischen CD3-Untersuchung konnten zahlreichen CD3-positive T-Lymphozyten – teils einzeln, teils in kleinen Gruppen – innerhalb der zentrolo-

Tabelle 2. Verlauf der Leberwerte in Abhängigkeit von der aktuellen Medikation

Datum	GPT	GOT	GGT	AP	LDH	Bili. ges.	Medikation	
17.06.1992	377	531	242	184	499	4,2	*Marcumar*	

Stationäre Aufnahme zur Abklärung des Ikterus u. der Transaminasenerhöhung

Datum	GPT	GOT	GGT	AP	LDH	Bili. ges.	Medikation	
29.06.1992	510	435	247	263	523	4,7	*Heparin i.v.*	
01.07.1992	518	422	258	266	508	4,5	*Heparin i.v.*	1. Leberbiopsie
03.07.1992	401	282	223	215	383	4,1	*Heparin i.v.*	
06.07.1992	251	147	223	206	288	3,7	*Heparin i.v.*	
08.07.1992	163	104	192	214	288	3,3	*Heparin i.v.*	
10.07.1992	98	52	177	203	267	2,3	*Marcumar*	1. Reexposition
13.07.1992	71	72	158	218	262	1,4	*Marcumar*	

Entlassung – Weitere Betreuung in auswärtiger Praxis

Datum	GPT	GOT	GGT	AP	LDH	Bili. ges.	Medikation	
01.09.1992	231	154	214	211	433		*Marcumar*	

Erneute stationäre Aufnahme in eine auswärtige Klinik

Datum	GPT	GOT	GGT	AP	LDH	Bili. ges.	Medikation	
								2. Leberbiopsie
19.11.1992	15	12	109	159	319		*Heparin s.c.*	
10.05.1993	21	17	76	162	303	1	*Heparin s.c.*	

Massive lokale Heparin-NW, allergische Reaktionen, abnehmende compliance der Patientin

Datum	GPT	GOT	GGT	AP	LDH	Bili. ges.	Medikation	
02.06.1993	17	15	5	170	296	1	*Marcumar*	3. Reexposition
07.06.1993	20	19	58	188	312	0,7	*Marcumar*	
25.06.1993	96	49	60	196	373	1	*Marcumar*	
09.07.1993	287	173	102	241	548	1,2	*Marcumar*	
16.07.1993	260	160	123	239	484	1,1	*Heparin s.c.*	
23.07.1993	210	118	143	232	386	1,8	*Heparin s.c.*	
30.07.1993	208	118	164	237	390	1,8	*Sintrom*	
10.08.1993	104	63	154	210	318	1,1	*Sintrom*	
25.08.1993	80	63	142	201	372	1	*Sintrom*	
08.09.1993	69	50	122	166	374	1,2	*Sintrom*	
29.09.1993	31	22	96	168	307	1,4	*Sintrom*	
12.10.1993	22	18	76	158	309	1,1	*Sintrom*	
26.10.1993	20	17	65	153	320	1	*Sintrom*	
14.12.1993	19	14	54	146	301	1	*Sintrom*	
11.01.1994	15	13	48	163	343	1,3	*Sintrom*	
01.02.1994	21	12	205	296	313		*Sintrom*	
02.03.1994	12	12	95	187	301	0,9	*Sintrom*	
05.05.1994	9	9	25	142	283	1	*Sintrom*	
06.07.1994	8	9	21	119	282	0,8	*Sintrom*	
29.09.1994	10	11	22	127	275	1	*Sintrom*	
30.11.1994	12	11	26	173	284	0,9	*Sintrom*	

Normwerte
GOT < 15, GPT < 19, GGT < 18, GLDH < 3, CHE 3000–8000, LDH < 200, AP 50–167 U/L; Bilirubin ges. < 1,5 mg/dl; Fe 40–160 µg/dl.

bulären Entparenchymisierungen nachgewiesen werden. Die Immunhistochemische Untersuchung mit CD 68 ergab die Darstellung zahlreicher CD68-positi-
ver Zellen (Sternzellen und andere Makrophagen) innerhalb der zentrolobulären
Kollapsfelder. Mittels der EG1 Immunhistochemie waren neben Lymphozyten und
Makrophagen wechselnd zahlreiche EG1-positive eosinophile Granulozyten
innerhalb der läppchenzentralen Parenchymdefekte zu erkennen. Des weiteren
konnten Ki-67 proliferierende Hepatozyten in großer Zahl (positive Kerne) als
Reaktion auf die ausgedehnten Nekrosen nachgewiesen werden.

Patienten mit künstlichen Herzklappen in Mitralposition besitzen bekannter-
maßen ein hohes Risiko für von der Klappe ausgehende Embolien sowie für eine
thrombotische Obstruktion der Klappe, so daß bei ihnen, wie auch bei unserer
Patientin, eine absolute Indikation zur lebenslangen Antikoagulation besteht.
Unter Berücksichtigung dieser Erkenntnisse sowie zur Abklärung des kausalen
Zusammenhanges wurde bei der Patientin eine zweifache Reexposition mit
Marcumar durchgeführt, die erneut zu massiven, nach konsekutiver Umstellung auf Heparin jedoch reversiblen Anstiegen der Leberwerte führte. Die
anschließende Antikoagulation mit diversen s.c. Heparinen mußte jedoch 6/1993
aufgrund zunehmender lokaler Nebenwirkungen und der immer geringeren
Compliance der Patientin beendet werden. Unabhängig von diesem Aspekt mußte
bzgl. des geeigneten Präparates zur Antikoagulation bedacht werden, daß anhaltende Veränderungen der hepatischen Funktion auch nach Langzeitanwendung

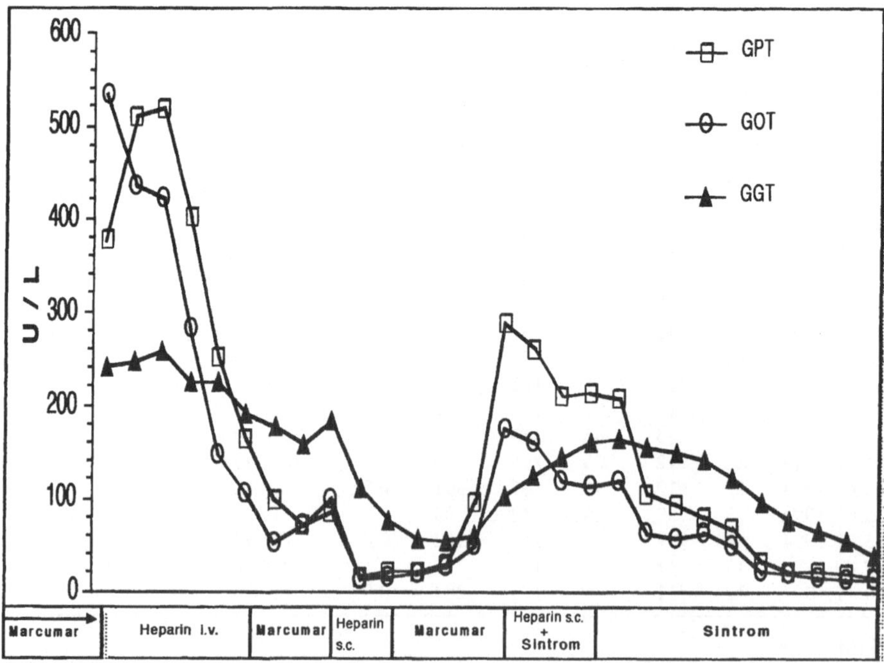

Abb. 1. Verlauf von GOT, GPT und GGT in Abhängigkeit von der aktuellen Medikation

von Heparinen auftreten können. Da bei der Patientin eine absolute Indikation zur Antikoagulation besteht, erfolgte schließlich im Juli 1993 der Therapieversuch mit dem Acenocoumarolpräparat Sintrom, obwohl dieses ebenfalls als potentiell hepatotoxisch bekannt ist. Die Behandlung mit Sintrom führte bei der Patientin zu einer raschen, fast vollständigen Normalisierung der Leberwerte sowie zu einem deutlich verbesserten Wohlbefinden. Der Beobachtungszeitraum unter Sintrom-Therapie beträgt mittlerweile 16 Monat, in denen es bei der Patientin zu keiner erneuten hepatologischen Symptomatik oder zu anderen Komplikationen kam.

Aktuelle Befunde (11/94): Gutes Allgemeinbefinden der Patienten, BB + Differential BB, Fe, o. p. B., TPZ 30 %. Leberwert: GPT 12, GOT 11, GGT 26, AP 173, LDH 284, GLDH 2,4, CHE 6037 U/L; Bili. ges. 0,9 mg/dl; AFP 4,7 ng/ml. Virolog. Status: HIV, HAV, HBV, HCV, HCV-PCR negativ. *Aktuelle Medikation*: Sintrom, Novodiagal, Cordichin, Cortensobon, Mg, Aquarphor bei Bedarf.

Der Verlauf der Leberwerte in Abhängigkeit von der aktuellen Medikation ist in Tabelle 2 sowie in Abb. 1 dargestellt.

Schlußfolgerung

Der hier vorgestellte Fall einer Patientin mit einer Marcumar-assoziierten, nekrotisierenden Hepatitis unterstreicht die Notwendigkeit regelmäßiger Kontrollen der Leberparameter bei allen marcumarisierten Patienten und verdeutlicht, daß die orale Antikoagulation mit Sintrom eine Alternative zur Marcumarbehandlung bei Patienten mit Unverträglichkeit gegenüber Marcumar oder Heparin darstellen kann.

Literatur

1. Jaenecke J (1990) Antikoagulantien- und Fibrinolysetherapie. Thieme, Stuttgart, S 188 f
2. Kreitner H, Fink U (1967) Ein Fall von Leberschädigung nach Cumarin-Medikation. Med Klin 62:12–15
3. Slagbohm G, Loeliger EA (1980) Coumarin associated hepatitis, report of two cases. Arch Int Med 140:1028–1029

Behandlung akuter HAE-Attacken im Kindesalter mit C 1-Inaktivatorkonzentrat

D. Klarmann, J. Joseph-Steiner, T. Beeg, E. Lenz, I. Scharrer, W. Kreuz

Das hereditäre Angioödem (HAE) ist eine Sonderform des Quincke-Ödems [1]. Die Erstbeschreibung dieser seltenen, autosomal-dominant vererbten Erkrankung erfolgte 1888 durch Osler [2]. Donaldson und Evans konnten zeigen, daß bei Patienten mit HAE der C 1-Inaktivator (C 1-INH) im Serum fehlte [3]. Inzwischen wurde das defekte Gen identifiziert und eine Reihe von Mutationen beschrieben [4, 5]. Die Prävalenz der Erkrankung wird auf 1 : 50 000 geschätzt, Neumutationen scheinen in bis zu 20 % der Fälle aufzutreten [6].

Bei dem Mangel (Typ I) oder der Funktionsunfähigkeit (Typ II) des C 1-INH kommt es zur Aktivierung des Komplement-, Kinin- und Plasminsystems und in Folge des unkontrollierten Ablaufes dieser Wege zu einer vermehrten Bildung von

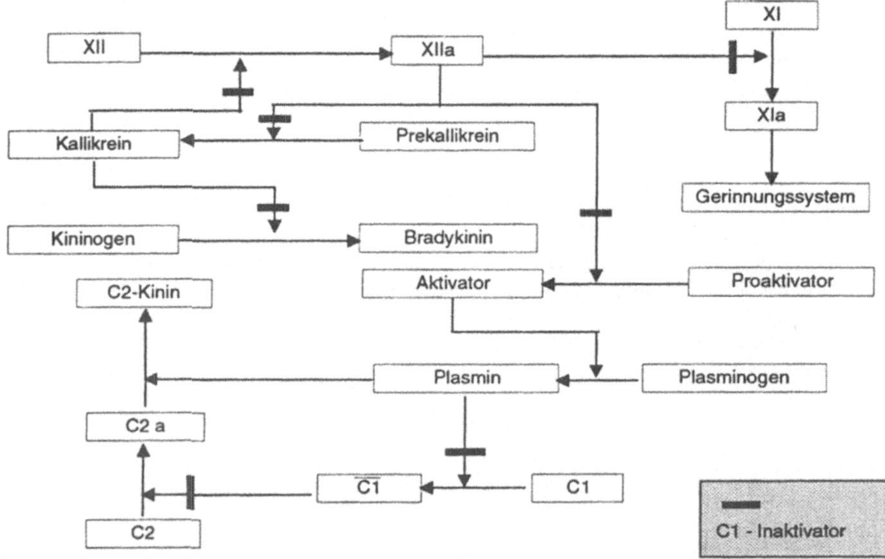

Abb. 1. Der C 1-Inaktivator (C 1-INH) ist an der Inaktivierung von Teilen des Gerinnungs-, Kinin-, Plasmin- und Komplementsystems beteiligt. Die Punkte der C 1-INH-Wirkung sind mit schwarzen Strichen gekennzeichnet. Bei Fehlen des C 1-Inaktivators kommt es in Folge des unkontrollierten Ablaufs dieser Wege zu einer vermehrten Bildung von Bradykinin und C 2-Kinin, die eine Ödembildung verursachen

I. Scharrer/W. Schramm (Hrsg.)
25. Hämophilie-Symposion Hamburg 1994
© Springer-Verlag Berlin Heidelberg 1996

Bradykinin und C2-Kinin, die eine verstärkte Gefäßpermeabilität und Ödembildung verursachen (Abb. 1).

Übersichten über das Krankheitsbild finden sich bei Bork 1984 [8], Agostini 1992/1993 [6, 7] Davis 1989 [9] und Aulak 1991 [10].

Klinik

Bei Patienten mit HAE kommt es zu rezidivierenden, lokalen Schwellungen folgender Lokalisationen:

- subkutanes Gewebe der Haut (Gesicht, Hals, Extremitäten, Genitalien, Gesäß),
- abdominelle Organe (Gastrointestinaltrakt, Blase),
- obere Luftwege (Larynx).

Das Krankheitsbild wird oft verkannt und als allergisches Geschehen gedeutet. Vor Diagnosestellung verstarben bisher etwa 30 % der Patienten an einem Larynxödem, die unteren Luftwege sind nicht betroffen [6, 7]. Abdominelle Ödeme führen unter dem Bild eines „akuten Abdomens" nicht selten fälschlicherweise zu operativen Eingriffen. Die abdominellen Attacken gehen typischerweise mit Schmerzen und Erbrechen einher, seltener werden wässrige Durchfälle beobachtet. In Einzelfällen kann es durch den extravasalen Flüssigkeitsverlust zu einem hypovolämischen Schock kommen.

Die Dauer der HAE-Attacken beträgt unbehandelt etwa 2 bis 5 Tage. Typischerweise fehlen Entzündungszeichen, die Schwellungen sind farblos und nicht juckend. Die Erstmanifestation tritt bei mehr als 80 % der Patienten vor dem 20. Lebensjahr auf, die Stärke der Attacken nimmt meist bis zum Erwachsenenalter zu. Die Häufigkeit der Attacken variiert bei den Patienten sowohl intraindividuell als auch interindividuell sehr stark. Auslösende Faktoren für HAE-Attacken können psychische Anspannung, Menstruation oder Traumen sein. Bereits Bagatelltraumen können im HNO-Bereich (z.B. zahnärztliche Eingriffe, Intubation) zu lebensbedrohlichen Schwellungen führen.

Diagnostik

Bei positiver Familienanamnese oder Verdacht auf das Vorliegen eines C1-INH-Mangels sollten C1-INH-Aktivität und -Antigen, sowie Komplement C4 bestimmt werden. Beim Typ I (85 % der Fälle) der Erkrankung wird eine verminderte Synthese oder das völlige Fehlen des C1-INH beobachtet. Beim Typ II (15 %) findet sich eine normale C1-INH Konzentration mit verminderter oder fehlender Aktivität, bei beiden Typen ist das C4-Komplement erniedrigt. Die Diagnostik kann bereits im Nabelschnurblut durchgeführt werden [9].

Von dem HAE sind erworbene Mangelzustände des C1-INH (AAE) abzugrenzen, die klinisch nicht vom HAE zu unterscheiden sind, ohne positive Familienanmanese auftreten und in der Regel erstmals nach dem 40. Lebensjahrzehnt beobachtet werden (Autoantikörper, lymphoproliferative Erkrankungen).

Tabelle 1. Patientenkollektiv mit HAE. Angegeben sind: Alter, C 1-INH-Inaktivität (*Akt.*) und -Antigen (*Ag.*), die Häufigkeit der HAE-Attacken (+++ wöchentliche Abstände, ++ monatliche Abstände, + jährliche Abstände, – bisher keine Symptome), Alter und Symptomlokalisation bei Erstmanifestation. *NW* Normwertbereich *n.d.* nicht durchgeführt

NW: Patienten-Nr.	Alter (Jahre)	70–130% C 1-INH-Akt.	15–30 mg% C 1-INH-Ag.	Häufigkeit d. Symptome	Erstmanifestation	
					Alter	Lokalisation
1	1	0	7,5	–	–	–
2	28	0	1,9	+++	7	Abdomen
3	23	9	2	++	7	Gesicht
4	13	3	4	–	–	–
5	17	13	2,8	++	5	Abdomen
6	9	11	2,4	++	$1^1/_2$	Extremitäten
7	28	6	7,4	++	6	Extremitäten
8	26	13	3,3	+++	18	Extremitäten
9	5	20	8,8	+	2	Abdomen
10	31	2	7,5	+++	14	Abdomen
11	62	0	2	+++	12	Extremitäten
12	25	n. d.	2,8	++	4	Abdomen
13	38	0	4,6	+++	8	Extremitäten

Methode

C 1-INH- und C 4-Antigen wurden mit der radialen Immundiffusion durchgeführt (Nor-Partigen, Behringwerke, Marburg).

Die funktionelle C 1-INH-Bestimmung wurde mit einem chromogenen Assay durchgeführt (Immunochrom, Immuno, Wien).

Patienten

In unserer Betreuung befinden sich 13 Patienten mit HAE Typ I aus 4 Familien (Tabelle 1). In diesen Familien sind anamnestisch 6 weitere Angehörige vor einer Diagnosestellung an einem Larynxödem verstorben. Bei 11 Patienten wurde das C 1-INH-Konzentrat (Berinert HS,-Behringwerke Marburg) bisher eingesetzt.

Im Kindesalter traten als Erstmanifestation der Erkrankung häufig abdominelle Attacken und Schwellungen an den Extremitäten auf. Zwei Patienten (1 bzw. 13 Jahre) sind bisher noch ohne klinische Symptomatik, obwohl deutlich erniedrigte Werte für C1-INH-Aktivität und -Antigen vorliegen (Tabelle 1).

Therapie

Zur Therapie von HAE-Attacken oder zur Prophylaxe vor operativen Eingriffen setzen wir das virusinaktivierte C 1-INH-Konzentrat (Berinert HS) ein.

Vergleichbar der Heimbehandlung bei der Hämophilie, erlernen die Patienten bzw. Eltern frühzeitig die intravenöse Injektionstechnik. Ein Notfallpräparat sollte jederzeit verfügbar sein. Ein spezieller Notfallausweis wird den Patienten bei

Diagnosestellung ausgestellt, dieser ist über die Firma Behring erhältlich. Die Patienten sollten gegen Hepatitis B geimpft werden.

Das C1-INH-Konzentrat (Berinert HS) wird in wäßriger Lösung bei 60 °C für 10 h virusinaktiviert (Pasteurisierung). Die Dosierung bei HAE-Attacken oder zur Prophylaxe beträgt 500–1000 I.E., in schweren Fällen (Larynxödem 1500 I.E. Im akuten Anfall kann es zu einem erhöhten Verbrauch des C1-INH kommen, der eine wiederholte Applikation erforderlich machen kann. Die Halbwertszeit des C1-INH liegt zwischen 20–64 h. Nach Gabe des Konzentrats schreiten die Symptome in der Regel nicht weiter fort und es kommt zu einer vollständigen Rückbildung der Ödeme nach etwa 2–3 h.

Bei bestehender Hypovolämie ist eine i.v.-Flüssigkeitsgabe erforderlich, bei einem fortgeschrittenen, lebensbedrohlichen Larynxödem muß die Bereitschaft zur Intubation oder Koniotomie bestehen. Kortikosteroide oder Antihistaminika sind bei dem Krankheitsbild *nicht* oder nur unzureichend wirksam!

Prophylaxe

Zur Prophylaxe von häufigen Attacken bzw. präoperativ können attenuierte Androgenpräparate, z.B. Danazol, eingesetzt werden. Die Wirkung beruht auf einer Steigerung der C1-INH-Konzentration, wobei der genaue Wirkungsmechanismus nicht geklärt ist.

Danazol (Winobanin) wird in einer Dosis von 50–400 mg/Tag eingesetzt, bei Dauertherapie sollte individuell die niedrigste Dosis, die zur Attackenfreiheit führt, eingesetzt werden. In Einzelfällen kann es unter Danazolprophylaxe dennoch zum Auftreten von HAE-Attacken kommen, außerdem können eine Reihe von unerwünschten Nebenwirkungen auftreten (Akne, Virilsierung, Hirsutismus, irreversible Stimmvertiefung, Östrogenmangelsymptome, Lebertumoren, Hepatitis, Depression, Übelkeit, Erbrechen und Muskelkrämpfe). Der Einsatz von Danazol im Kindes-, Jugendalter und in der Schwangerschaft ist daher kontraindiziert und sollte bei Erwachsenen sorgfältig abgewogen werden.

Ergebnisse

Alle HAE-Attacken konnten mit dem C1-INH-Konzentrat (Berinert HS) erfolgreich behandelt werden. Die Entwicklung eines lebensbedrohlichen Larynxödems konnte bei frühzeitigem Einsatz bzw. bei Prophylaxe in keinem Fall beobachtet werden. Die Symptomatik bildete sich nach Gabe von Berinert in der Regel innerhalb einiger Stunden zurück. Eine Virustransmission (HBV, HCV, oder HIV) oder andere unerwünschte Nebenwirkungen wurden beim Einsatz des virusinaktivierten C1-INH-Konzentrats (Berinert HS) nicht beobachtet.

Kontraindizierte Medikamente bei HAE

Angiotensin-Converting-Enzym (ACE)-Hemmer sind beim HAE kontraindiziert. Der Abbau freigesetzten Bradykinins wird wegen der Hemmung der Kininase II, die mit dem Angiotensin-Converting-Enzym identisch ist, verzögert.

Östrogenpräparate führen ebenfalls zu einer Exazerbation der klinischen Symptome und sollten nicht eingesetzt werden.

Zusammenfassung

Beim HAE ist die frühzeitige Diagnosestellung von außerordentlicher Bedeutung, da das Krankheitsbild häufig verkannt wird. Die Diagnostik kann bereits im Neugeborenenalter durchgeführt werden. Den Patienten sollte bei Diagnosestellung ein spezieller Notfallausweis ausgestellt werden, ein Notfallpräparat sollte jederzeit zur Verfügung stehen. Schwellungen im HNO-Bereich können zu einem lebensbedrohlichen Larynxödem führen das bei nicht adäquater Behandlung mit einer hohen Letalität einhergeht. Abdominelle Symptome führen nicht selten unter dem Bild eines akuten Abdomens zu operativen Eingriffen. Auslöser von HAE-Attacken können Bagatelltraumen sein, so daß bei operativen Eingriffen (insbesondere Eingriffe im HNO-Bereich, Intubation und zahnärztliche Eingriffe) erhöhte Vorsicht geboten ist. Präoperativ sollte eine Prophylaxe durchgeführt werden. Mit dem C1-INH-Konzentrat (Berinert HS) steht ein wirkungsvolles, virusinaktiviertes C1-INH-Konzentrat sowohl zur therapeutischen als auch zur prophylaktischen Substitutionsbehandlung zur Verfügung.

Literatur

1. Huston DP, Bressler RB (1992) Urticaria and angioedema. Med Clin North Am 76 4:805–840
2. Osler W (1888) Hereditary angioneurotic oedema. Am J Med Sci 95:362–367
3. Donaldson VH, Evans RR (1963) A biochemical abnormality in hereditary angioneurotic edema: absence of serum inhibitor of C1-esterase. Am J Med 31:37–44
4. Zahedi K, Prada AE, Davis III AE (1993) Structure and regulation of the C1 inhibitor gene. Behring Inst Mitt 93:115–119
5. Davis III AE, Bissler JJ, Cicardi M (1993) Mutations in the C1 inhibitor gene that result in hereditary angioneurotic edema. Behring Inst Mitt 93:313–320
6. Agostini A, Cicardi M (1992) Hereditary and acquired C1-inhibitor deficiency: biological and clinical characteristics in 235 patients. Medicine 71 4:206–215
7. Agostoni A, Cicardi M, Cugno M, Storti E (1993) Clinical problems in the C1-inhibitor deficient patient. Behring Inst Mitteil 93:306–312
8. Bork K, Kreuz W, Witzke G (1984) Hereditäres angioneurotisches Ödem. Dtsch Med Wochenschr 109:1331–1335
9. Davis III AE (1989) Hereditary and acquired deficiencies of C1 inhibitor. Immunodefic Rev 1:207–226
10. Aulag KS, Donaldson VH, Coutinho M, Davis III AE (1993) C1-inhibitor: structure/function and biologic role. Behring Inst Mitteil 93:204–213
11. Waage Nielsen E, Thidemann Johansen H, Holt J, Eirik Mollnes T (1994) C1 inhibitor and diagnosis of hereditary angioedema in newborns. Pediat Res 35 2:184–187

Thrombophilie:
Prädiktive Wertigkeit klinischer Selektionskriterien

M. BOEDLER, E. LECHLER

Die Untersuchung thrombophiler Patienten in spezialisierten Gerinnungslaboratorien ist durch einen hohen Untersuchungsaufwand gekennzeichnet.
Von vielen Untersuchern wird daher eine vorhergehende Selektion nach klinischen Kriterien (Rezidivneigung, spontane Thrombosen, Thrombosen vor
dem 40. Lebensjahr, positive Familienanamnese) empfohlen, um so den Untersuchungsaufwand zu begrenzen und die Effizienz zu erhöhen. Die zum
Screening angewandten Selektionskriterien unterscheiden sich je nach Studie
deutlich [1–4]. Hieraus erklären sich zum Teil die stark differierenden Prävalenzangaben der in Tabelle 1 zusammengestellten Thrombophiliestudien.
Je nach Selektion ergeben sich Prävalenzen zwischen 4–22 % (Tabelle 1)
[1–14].

Seit der Entdeckung der Resistenz gegen aktiviertes Protein C (APC-Resistenz)
durch Dahlbäck et al. 1993 [15] mit publizierten Prävalenzangaben (je nach Selektion des Krankengutes) von 21–64 % [16–19] scheint sich eine deutlich verbesserte Effizienz bei der Untersuchung thrombophiler Patientenkollektive zu
ergeben. Dennoch wird das Selektionsproblem auch weiterhin bei der Untersuchung thrombophiler Patienten Bedeutung haben.

Ausgehend von unseren eigenen Erfahrungen an 106 Patienten mit Z.n.
Thrombose, bei denen 14 (13,2 %) eine hereditäre Thrombophilie aufwiesen, haben
wir die Auswirkung, die eine mögliche Selektion dieser Patienten nach klinischen
Kriterien bewirkt hätte, berechnet.

Patientengut und Methodik

106 Patienten mit Zustand nach Thrombose wurden gerinnungsphysiologisch untersucht.
Eine strenge Selektion erfolgte nicht, die überwiegende Anzahl der Patienten wurde uns zuge-
wiesen. Sofern die Auswahl durch unser Labor erfolgte, wurden junge Patienten (< 40 Jahre)
bevorzugt.

Zur Erfassung angeborener thrombophiler Diathesen wurden Antithrombin III (AT III),
Protein C (PC) und Plasminogen funktionell und immunologisch bestimmt. Protein S (PS)
gesamt wurde lediglich immunologisch untersucht. Die APC-Resistenz wurde in dieser Untersuchung noch nicht berücksichtigt.

Es erfolgten Berechnungen der Sensitivität, Spezifität und des positiven prädiktiven Wertes für die einzelnen Selektionskriterien und ihre unterschiedlichen Kombinationen zur
Erfassung einer hereditären Thrombophilie.

I. Scharrer/W. Schramm (Hrsg.)
25. Hämophilie-Symposion Hamburg 1994
© Springer-Verlag Berlin Heidelberg 1996

Tabelle 1. Thrombophiliestudienvergleich: Ergebnisse und Selektionskriterien

Autor/Jahr	Literaturziffer	(n)	AT III	PC	PS	Plasminogen	Dysfibrinogen	Prävalenz gesamt	Selektionskriterien
Felez 1987	[5]	305	3,0%	4,3%	3,0%	0,3%	0,6%	11,2%	unselektioniert
Scharrer 1987	[6]	158	5,0%	9,4%	6,3%	1,2%	0,6%	22,5%	< 45 Jahre
Mannucci 1987	[7]	95	7,5%	7,5%	5,0%	1,0%	1,0%	22,0%	„junge Patienten"
Malm 1987	[8]	241	1,3%	3,3%	0,8%	0,8%	0%	7,0%	unselektioniert
Gladson 1988	[9]	141	3,0%	4,0%	5,0%	2,0%	1,0%	15,0%	< 45 Jahre
Engesser 1988	[1]	203	3,0%	7,0%	8,0%	0,5%	1,0%	19,5%	pos. FA, spontan, < 40 J.
de Stefano 1989	[10]	96	3,0%	7,2%	4,1%	n.u.	n.u.	12,3%	unselektioniert
Ben Tal 1989	[11]	107	7,5%	5,6%	2,8%	n.u.	1,0%	16,9%	< 45 Jahre, Rezidive
Bick 1990	[12]	88	5,7%	2,2%	5,7%	0%	0%	13,6%	unselektioniert
Heijboer 1990	[2]	277	1,1%	3,2%	2,2%	1,4%	n.u.	7,9%	unselektioniert
Hach-Wunderle 1990	[3]	612	2,0%	3,3%	2,6%	0,3%	0%	8,2%	< 45 Jahre
Taberno 1991	[13]	204	0,5%	1,5%	1,5%	1,0%	0%	4,5%	unselektioniert
Malm 1992	[14]	439	1,0%	2,3%	2,0%	0,5%	0%	6,3%	unselektioniert
Pabinger 1991	[4]	680	2,8%	2,5%	1,3%	0,7%	0,1%	7,4%	unselektioniert

n. u. nicht untersucht.

Ergebnisse

Das mediane Alter der 106 nicht verwandten Patienten lag zum Erstmanifestationszeitpunkt bei 30,5 Jahren (12–64 Jahre). 77 % waren vor dem 40. Lebensjahr symptomatisch. Spontane Thrombosen waren bei 75 % und rezidivierende Thrombosen bei 47 % der Patienten aufgetreten. Bei 33 % lag eine positive Familienanamnese vor. Alle Patienten wiesen mindestens ein Selektionskriterium auf.

Bei 14/106 Patienten (13,2 %) fand sich eine hereditäre thrombophile Diathese. Ein Patient wies einen Typ-I-AT-III-Mangel (0,9 %), 4 einen Typ-I-PC-Mangel (3,7 %) und 7 einen Typ-I-PS-Mangel (6,6 %) auf. Weitere 2 Patienten hatten einen Typ-II-Plasminogenmangel (1,8 %).

Als stärkster einzelner Prädiktor einer Thrombophilie erwies sich eine Rezidivneigung mit einem positiven prädiktiven Wert von 22 %, gefolgt von einer positiven Familienanamnese mit 20 %. Sowohl spontane Thrombosen (14 %) als auch ein Manifestationsalter unter 40 Jahren (13 %) waren schwächere Prädiktoren (Tabelle 2). Die durchweg geringe Spezifität der einzelnen Selektionskriterien zeigt, daß mit diesen eine Thrombophilie nicht ausgeschlossen werden kann (Tabelle 2).

Die unterschiedlichen Kombinationen zweier Selektionskriterien erbrachten keine Verbesserung der prädiktiven Werte (12–23 %) bzw. der Spezifität (Tabelle 3).

Erst durch Kombination von 3 Selektionskriterien ließen sich der prädiktive Wert und die Spezifität deutlich steigern. Die 3 stärksten Prädiktoren ergaben gemeinsam erstmals im Rahmen des gewählten 95 % Konfidenzintervalls eine

Tabelle 2. Vergleich von Sensitivität, Spezifität und positivem prädiktivem Wert der einzelnen Selektionskriterien

	Sensitivität	Spezifität	positiver prädiktiver Wert
Alter < 40 Jahre	71 %	22 %	13 %
Spontane Thrombosen	78 %	25 %	14 %
Positive FA	50 %	69 %	20 %
Rezidive	78 %	57 %	22 %

Tabelle 3. Vergleich von Sensitivität, Spezifität und positivem prädiktivem Wert bei steigender Selektion

Anzahl der Kriterien	Sensitivität	Spezifität	Positiver prädiktiver Wert
1	100 %	0 %	13–22 %
2	71–78 %	20–43 %	12–23 %
3	55–71 %	58–92 %	20–41 %
4	35 %	93 %	45 %

signifikante Risikoerhöhung (positiver prädiktiver Wert 41%; Odds Ratio 6,74%; 95% Konfidenzintervall 1,8–25,2). Die Spezifität für diese Variablen stieg auf 92% an. Allerdings zeigte sich eine deutliche Abnahme der Sensitivität auf 71%.

Dieser Trend läßt sich bei maximaler Selektion mit allen vier Kriterien weiter darstellen. Es findet sich jetzt zwar ein positiver prädiktiver Wert von 45% (Odds Ratio 7,96; 95% Konfidenzintervall 2,0–31,1) und eine Spezifität von 93%, aber die Sensitivität aller vier Selektionskriterien liegt nur noch bei 35% (Tabelle 3).

Diskussion

Die Selektion von Patienten anhand anamnestischer Daten bzw. nach der Schwere des Krankheitsbildes erhöht die Prävalenz der gesuchten Erkrankung im Untersuchungsgut [20]. Durch Selektion soll die Diagnostik rationalisiert und auf die Patienten begrenzt werden, bei denen die gesuchte Erkrankung wirklich vorliegt. Diese Entscheidungsprozesse bestimmen täglich das ärztliche Denken und Handeln. Sie sind aber von multiplen Störfaktoren abhängig. Hier sei im Hinbick auf den Selektionsprozeß nur der Selektionsbias genannt, ein Bias der alle spezialisierten Zentren (z.B. Gerinnungslabors) betrifft [21].

Die wahre Prävalenz einer Erkrankung ist im allgemeinen nicht bekannt. Relative Häufigkeiten über angeborene Störungen können nur in Studien, in denen keinerlei Selektion erfolgte, festgelegt werden [22]. Diesen Maßstäben entspricht keine der vorliegenden Studien (Tabelle 1). Durch die retrospektive Analyse in spezialisierten Zentren (überwiegend Gerinnungslaboratorien universitärer Kliniken) ist grundsätzlich von einer vorausgehenden und überwiegend nicht beeinflußbaren Selektion auszugehen [21, 22]. Dies bedeutet, daß die in diesen Zentren ermittelten Prävalenzen und auch die Wertigkeit der prävalenzabhängigen Daten (z.B. prädiktive Werte) kritisch zu sehen sind. Sensitivität und Spezifität dagegen sind prävalenzunabhängige Testgrößen [20, 22].

Die Prävalenzabhängigkeit des prädiktiven Wertes (bzw. dessen Abhängigkeit von der Selektion) läßt sich leicht an den Thrombophiliestudien darstellen, in denen dieser von uns (sofern aus den Studienangaben möglich) für die klinischen Selektionskriterien nachträchlich berechnet wurde. Lediglich in der Studie von Heijboer et al. wurden diese Berechnungen publiziert [2].

Die ermittelten prädiktiven Werte sind – nach steigender Prävalenz der Studien geordnet – in Tabelle 4 dargestellt.

Epidemiologisch gesehen entspricht die zunehmende Selektion thrombophiler Patienten nach klinischen Kriterien seriellen Tests im Sinne einer multiplen Testung. Übertragen bedeutet dies, eine Thrombophilie wird erst vermutet, wenn z.B. drei oder vier Selektionskriterien gleichzeitig vorliegen.

Grundsätzlich resultiert aus einer seriellen Testung:

- eine niedrigere Sensitivität,
- eine höhere Spezifität,
- höhere positiv prädiktive Werte [22].

Tabelle 4. Zusammenstellung der aus den Studien errechneten positiven prädiktiven Werten, aufgelistet nach steigender Prävalenz

Studie	pos. FA	Rezidive	spontan	< 45 J	Prävalenz
Pabinger 1989	14%	7%	7%	n.e.	7,1[a]
Heijboer 1991	16%	13%	n.e.	12%	7,9%
Eigene Untersuchung	20%	22%	14%	13%	13,2%
Gladson 1987	n.e.	28%	n.e.	n.e.	15,0%
Engesser 1988	31%	n.e.	n.e.	n.e.	19,5%
Ben-Tal 1989	36%	n.e.	n.e.	n.e.	21,5%

[a] ohne Patienten mit Plasminogenmangel und Dysfibrinogenämie.

n.e. nicht errechenbar.

Diese epidemiologischen Grundsätze sind im Prinzip durch unsere Untersuchung bestätigt worden.

Auf niedrigem Selektionsniveau (z. B. ein oder zwei Kriterien erfüllt) wird bei einer hohen Sensitivität die überwiegende Anzahl thrombophiler Patienten erfaßt, aber der Untersuchungsaufwand ist unverändert hoch. Die niedrige Spezifität bedingt eine hohe Anzahl „falsch-positiver Patienten" im Sinne einer vorliegenden Thrombophilie.

Auf hohem Selektionsnieveau (z. B. 4 Kriterien erfüllt) ist die Zahl der „falsch-positiven Patienten" bei einer Spezifität von ca. 93 % gering. Bei fast jedem zweiten untersuchten Patienten liegt tatsächlich eine Thrombophilie vor (positiver prädiktiver Wert 45 %). Die drastisch gesunkene Sensitivität von 35 % beinhaltet jedoch, daß 65 % der thrombophilen Patienten auf diesem Selektionsniveau nicht mehr erfaßt werden.

Da eine Thrombophilie eine potentielle tödliche Erkrankung darstellt, aber bei rechtzeitiger Diagnose gut behandelbar ist, sollte eine möglichst hohe Sensitivität bei der Patientenselektion gefordert werden. Eine 100%ige Sensitivität bzgl. einer manifesten Thrombophilie läge vor, wenn alle Patienten mit Thrombosen untersucht würden. Dies ist vom Umfang her praktisch kaum realisierbar.

Als Ausweg aus diesem Dilemma verbleibt die Empfehlung (mit all ihren methodischen Einschränkungen), Patienten mit mindestens einem Selektionskriterium zu untersuchen, was epidemiologisch einer parallelen Testung entspricht. Paralleles Testen erhöht die Sensitivität bei gleichzeitig hieraus resultierender geringerer Spezifität und niedrigeren positiven prädiktiven Werten [22].

In unserem Kollektiv, das aufgrund der klinischen Daten und der festgestellten Prävalenz (13,2 %) als vorselektioniert angesehen werden muß, konnten mit diesem Selektionsniveau alle thrombophilen Patienten erfaßt werden. Jede stärkergradige Selektion hätte bei sinkender Sensitivität eine Nichterfassung von Patienten mit hereditärer Thrombophilie zur Folge gehabt.

Die Entdeckung der APC-Resistenz bedingt zwar eine deutliche Zunahme der Prävalenz der Thrombophilie und läßt somit höhere positive prädiktive Werte für die Selektionkriterien erwarten. Eine Veränderung der Sensitivität und Spezifität dieser Kriterien wird sich aufgrund der Prävalenzunabhängigkeit dieser Testgrößen jedoch nicht einstellen.

Literatur

1. Engesser L (1988) Thrombophilia, disordes of blood coagulation and fibrinolysis. Dissertation, Universität Leiden
2. Heijboer H, Brandjes D, Büller HR, Sturk A, Wouter Ten Cate J (1990) Deficiencies of coagulation-inhibiting and fibrinolytic proteins in outpatients with deep-vein thrombosis. N Engl J Med 323/22:1512–1516
3. Hach-Wunderle V (1991) Hämostaseologisches Risikoprofil bei venöser Thrombose, Habilitationsschrift, Frankfurt/M
4. Pabinger I, Brücker S, Speiser W, Kyrle PA, Lechner K (1992) Hereditary antithrombin III-, Protein C- and Protein S deficiency: Prevalence in patients with a history of venous thromboembolism and selection criteria for an optimized patient screening. Blood Coagulation and Fibrinolysis 3:547–553
5. Felez J, Rodriguez-Pinto R, Oliver A, Velasco F, Diego I de, Steegmann JL, Martin S (1987) Multicentric spanish study of biological causes of deep vein thrombosis. Thromb Haemostas 57, Abstr 245
6. Scharrer I, Hach-Wunderle V, Heyland H, Kühn C (1987) Incidence of defective t-PA release in 158 unrelated young patients with venous thrombosis in comparison to PC-, PS-, AT III-, Fibrinogen and Plasminogen deficiency. Thromb Haemostas 57, Abstr 248:S 72
7. Mannucci PM, Tripidi A (1987) Diagnostic screening of congenital thrombotic syndromes. Thromb Haemostas 58, Abstr 918
8. Malm J, Laurell M, Nilsson IM, Dahlbäck B (1987) Protein C, Protein S and the fibrinolytic system in patients with a history of thrombosis. Thromb Haemostas 58 [Suppl], Abstr 844
9. Gladson CL, Scharrer I, Hach V, Beck KH, Griffin JH (1988) The frequency of type I heterozygous protein S and protein C deficiency in 141 unrelated young patients with venous thrombosis. Thromb Haemostas 59:18–22
10. Stefano V De, Teofili L, Messore M, Micalizzi P, Allegra C (1989) Frequency of quantitative deficiency of Antithrombin III, Protein C or Protein S in 96 patients with thrombotic disease. Thromb Haemostas 62, Abstr 1426
11. Ben-Tal O, Zivelin A, Seligson U (1989) The relative frequeny of hereditary thrombotic disorders among 107 patients with thrombophilia in Israel. Thromb Haemostas 61: 50–54
12. Bick RL, Baker WF (1990) Prevalence of disorders associated with deep venous thrombosis and pulmonary embolus. Blood 76 [Suppl 1] Astr 1986
13. Tabernero MD, Tomas JF, Alberca I, Orfao A, Borrasca AL, Vicente V (1991) Incidence and clinical characteristics of hereditary disorders associated with venous thrombosis. Am J Hematol 36:249–254
14. Malm J, Laurell M, Nilsson IM, Dahlbäck B (1992) Thromboembolic disease – critical evaluation of laboratory investigation. Thromb Haemostas 68:7–13
15. Dahlbäck B, Carlsson M, Svenson PJ (1993) Familial thrombophilia due to a previous unrecognised mechanism characterized by resistance to activated protein C. Prediction of a cofactor to activated protein C. Proc Natl Acad Sci USA 90:1004–1008
16. Koster T, Rosendaal R, Ronde de H, Briet E, Vandenbroucke JP, Bertina RM (1993) Venous thrombosis due to poor anticoagulant response to activated protein C. Leiden Thrombophilia Study. Lancet, Vol 342:1503–1506
17. Svensson PJ, Dahlbäck B (1993) Novel mechanism for thrombosis characterized by poor anticoagulant response to activated protein C constitutes a major cause of thrombophilia. Thromb Haemostas 69, Abstr 1632

18. Griffin JH, Evatt B Widemann C, Fernandez JA (1993) Anticoagulant protein C pathway defective in majority of thrombophilic patients. Blood 82:1989–1993
19. Svensson PJ, Dahlbäck B (1994) Resistance to activated protein C as a basis for venous thrombosis. New Engl J Med 330:517–521
20. Galen RS, Gambino RS (1979) Norm und Normabweichung klinischer Daten. Gustav Fischer Verlag, Stuttgart/New York S 10–14
21. Fletcher RH, Fletcher SW, Wagner EH (1982) Clinical epidemiology: The essentials, Wiliams & Wilkins. Baltimore/London, S 54
22. Knapp RG, Miller III MC (1992) Describing the performance of a diagnostik test, in clinical epidemiology and biostatistics, Williams and Willkins. Baltimore, S 31–45

In-vitro-Blutungstest (IVBT) als sensitiver Screeningstest beim Von-Willebrand-Syndrom (VWS)

M. Weippert-Kretschmer, M. Witte, U. Budde, T. Vigh, V. Kretschmer, I. Scharrer

Einleitung

Noch immer ist die Bestimmung der Blutungszeit ein wesentlicher Bestandteil der Diagnostik beim Von-Willebrand-Syndrom. Obwohl mit der modifizierten Methode nach Ivy mittels „Simplate®"-Schnäppers (Organon Teknika GmbH, Eppelheim) eine Standardisierung versucht wurde, beeinflussen weiterhin methodische Probleme sowie individuelle patientenabhängige Faktoren (Hautbeschaffenheit, -durchblutung und -temperatur, vaskuläre Störung) das Ergebnis. Darüber hinaus ist die Untersuchung sowohl für den Patienten als auch für den Untersucher sehr zeitaufwendig. Mit dem von Kratzer und Born 1985 entwickelten [2] und von uns optimierten [1] „In-vitro-Blutungstest" (IVBT) steht jedoch ein einfacher Test zur Verfügung, der die sensitive und spezifische Untersuchung der nichtvaskulären primären Hämostase ex vivo erlaubt [3, 4].

Im Rahmen dieser Studie an Von-Willebrand-Patienten der Hämophiliezentren Frankfurt und Marburg sollte untersucht werden, wie sensitiv der IVBT nach Standardisierung und Optimierung den Nachweis der verschiedenen Schweregrade und Typen des Von-Willebrand-Syndroms im Vergleich zur „Simplate"-Blutungszeit (BZ) erlaubt.

Material und Methoden

Patienten

Insgesamt wurden 51 Patienten mit Von-Willebrand-Syndrom aus den Hämophiliezentren Frankfurt (n = 28) und Marburg (n = 23) untersucht. Hinsichtlich Typ und Schweregrad der Erkrankung ergab sich die in Tabelle 1 aufgeführte Verteilung.

Kontrollgruppe

Als Kontrollgruppe für die Erstellung der Normwerte des IVBT und der BZ dienten 29 gesunde Blutspender/innen ohne hämostaseologische Auffälligkeiten in der Anamnese und nach mindestens 14tägigem medikamentenfreiem Intervall.

I. Scharrer/W. Schramm (Hrsg.)
25. Hämophilie-Symposion Hamburg 1994
© Springer-Verlag Berlin Heidelberg 1996

Tabelle 1. Schweregrade und Typen von 51 Patienten mit Von-Willebrand-Syndrom

vWS-Typ	Gesamtzahl	schwer vWF < 1%	mittelschwer vWF 1–10%	leicht vWF 11–25%	leicht vWF > 25%
Typ 1	35 (68%)	6	3	7	19
Typ IIa	3 (6%)	2	–	1	–
Typ IIb	8 (16%)	3	–	1	4
Typ III	4 (8%)	4	–	–	–
nicht klassifiziert	1 (2%)	–	–	–	1
Summe	51 (100%)	15 (29%)	3 (6%)	9 (18%)	24 (47%)

Methoden

Bei allen Patienten wurden folgende Parameter untersucht:

- Hämostaseologische Standardtests: Quick, PTT, Fibrinogen, Einzelfaktorenanalyse.
- Von-Willebrand-Charakteristik: Von-Willebrand-Faktor-Antigen, Ristocetin-Cofaktor, Faktor-VIII-Gerinnungsaktivität, Ristocetin-induzierte Plättchenaggregation, Von-Willebrand-Faktor-Multimere, thrombozytärer Von-Willebrand-Faktor.
- Blutungszeit mit der modifizierten Methode nach Ivy mittels „Simplate®"-Schnäppers.
- In-vitro-Blutungstest (IVBT) in zwei Modifikationen (ADP- bzw. $CaCl_2$-Lösung als Aggreganz) mit dem Thrombostat® 4000 (VDG, Seon, jetzt Dade Diagnostika GmbH, München):
  Zitratblut (1:10) wird mit einem konstanten Druck von 40 mm Hg durch eine Teflonkapillere und die Apertur eines kollagenbeschichteten Zelluloseazetatfilters gesaugt. Infolge von Plättchenadhäsion und -aggregation verschließt sich die Filteraperatur, so daß sich der Blutstrom reduziert und schließlich sistiert. Eine zusätzliche Plättchenstimulation erfolgt durch Zusatz von $CaCl_2$- oder ADP-Lösung auf den Filter. Initialer Blutfluß (IF), das Blutvolumen (BV) und die Zeit, bis zum Verschluß der Filteraperatur, die sog. Okklusionszeit (OT) werden ermittelt. Weitere methodische Einzelheiten siehe [1].

Ergebnisse

Von den 51 Patienten hatten lediglich 27 eine verlängerte Blutungszeit. Unter den 24 nicht erkannten Fällen befanden sich immerhin ein Patient mit schwerem VWS Typ IIb und 4 Patienten aus der Gruppe mit 11–25% VWF-Aktivität (davon ein Typ IIb). Der IVBT als Kombination beider Modifikationen erfaßte dagegen alle schweren und mittelschweren VWS sowie 8 der 9 leichten Formen mit 11–25% VWF-Aktivität mit deutlich pathologischen Testergebnissen. Lediglich ein Fall aus dieser Gruppe (Typ IIb, BZ 5,0 min) zeigte nur diskrete Abweichungen von der

Tabelle 2. Sensitivität von „Simplate"-Blutungszeit und In-vitro-Blutungstest (IVBT) bei Patienten mit Von-Willebrand-Syndrom (*BV* Blutvolumen, *OT* Okklusionszeit)

	„Simplate"-Blutungszeit	IVBT ADP-Methode (n =47)			IVBT CaCL$_2$-Methode (n =51)			IVBT ADP + CaCl$_2$ (n = 51)
	(n = 51)	BV	OT	BV + OT	BV	OT	BV + OT	BV + OT
pathologisch	27	27	29	30	42	39	43	44
normal	24	20	18	17	9	12	8	7
Sensitivität (%)	52,9	57,4	61,7	63,8	82,4	76,5	84,3	86,3

Norm. Selbst von den insgesamt 24 Patienten mit sehr milden Formen des VWS (VWF > 25%) wurden bei 17 pathologische IVBT-Befunde erhoben. Dagegen war nur bei 5 Patienten dieses Kollektivs eine verlängerte Blutungszeit zu beobachten. Die auf der Basis dieser Ergebnisse ermittelten Sensitivitäten der einzelnen Untersuchungsmethoden sind der Tabelle 2 zu entnehmen.

Schlußfolgerungen

Die Untersuchungen haben bestätigt, daß der IVBT aufgrund seiner hohen Sensitivität besser als die Blutungszeit als Screeningtest bei VWS geeignet ist. Der Test kann einfach und ohne zusätzliche Belastung für den Patienten im Labor durchgeführt werden, da als Prüfmaterial wie für andere hämostaseologische Untersuchungen Zitrat-Venenblut verwendet wird. Der Test empfiehlt sich daher insbesondere für die pädiatrische Hämostaseologie und dürfte als sensibler Parameter, der schnell erhoben werden kann, auch für eine Therapiekontrolle nützlich sein.

Literatur

1. Dietrich G, Weber D, Kretschmer V (1993) The in vitro bleeding test; standardization of the methodical procedure. Lab Med 17:317–323
2. Kratzer MAA, Born GVR (1985) Simulation of primary haemostasis in vitro. Haemostasis 15:357–362
3. Kratzer MAA, Belluci S, Caen JP (1985) Detection of abnormal platelet function with an in-vitro model of primary haemostasis. Haemostasis 15:363–370
4. Kretschmer V, Schikor B, Söhngen D, Dietrich G (1989) In vitro bleeding test – a simple method for the detection of aspirin effects on platelet function. Thromb Res 56:593–602

Von-Willebrand's disease and hemophilia are associated with diminished TXA$_2$ formation in clotting whole blood[1]

G. Müller, A. Beitz, J. Beitz, C. Giessler

Introduction

Little is known about TXA$_2$ production by platelets in patients with bleeding disorders. The TXA$_2$ formation in bleeding time blood was found to be significantly lower in patients with Von-Willebrand's disease [1], whereas in hemophilia A reduced TXA$_2$ biosynthesis was noted only in 26 % of subjects [2]. Weiss and Lages [3] found normal bleeding time thromboxane in patients with hemophilia. From these results the question arises whether the platelets of patients with bleeding disorders possess the same capacity to generate TXA$_2$ during spontaneous clotting as platelets of healty volunteers. We investigated the time course of TXA$_2$ generation by platelets in whole blood taken from patients with Von-Willebrand's disease, hemophilia A and B in comparison to healthy controls during clotting at 37 °C for 60 min.

Methods

In this study were included 19 female controls, 20 male controls, 17 women with Von-Willebrand's disease, 17 men with hemophilia A and 9 men with hemophilia B (table 1). The Von-Willebrand factor antigen (VWf:Ag) was measured by electroimmunoassay. The ristocetin cofactor activity was assayed by an one-stage clotting technique.

Collecting of blood and incubation conditions: Peripheral venous blood was sampled after overnight fasting from an arm vein through a tubule in glass centrifuge tubes without any anticoagulant. Seven aliquots (each 2 ml) of whole blood were immediately allowed to clot in a water bath at 37 °C [4]. After 0, 1, 5, 10, 20, 30 and 60 min, 100 µl of ethanol (96 %) were added to one sample of each donor to stop TXA$_2$ generation. Serum was removed from clotted blood following centrifugation at 3000 × g for 10 min and stored at − 29 °C unit assayed. The serum concentration of TXA$_2$ was measured in triplicate as TXB$_2$ (stable metabolite) by enzyme immunoassay [5].

---

[1] We are grateful to Mrs. H. Mrusek and Mrs. I. Adler for their excellent technical assistance.

I. Scharrer/W. Schramm (Hrsg.)
25. Hämophilie-Symposion Hamburg 1994
© Springer-Verlag Berlin Heidelberg 1996

Table 1. Characterisation of persons included in the study with respect to their age, sex and serum lipid parameters

Group	n =	age range	(years) median	serum-TC (mg/dl)	serum-HDL (mg/dl)
patients with					
vWd	17	16–64	40	196.0 ± 12.8	59.6 ± 6.7
hemophiliacs					
type A	17	13–54	39	190.7 ± 13.6	50.5 ± 2.8
hemophiliacs					
type B	9	22–52	32	191.6 ± 18.0	46.5 ± 5.0
female controls	19	22–68	41.5	204.2 ± 8.8	56.2 ± 4.5
male controls	20	19–61	26	200.2 ± 11.0	46.0 ± 2.9

mean ± SEM; differences between all groups are not statistically significant (P > 0.05);
serum-TC – serum level of total cholesterol;
serum-HDL – serum level of high density lipoprotein cholesterol vWd – patients with von Willebrand's disease.

For analysis of serum lipids, whole blood samples were allowed to clot for 30 min at room temperature. The cholesterol content of serum was estimated by the Liebermann-Burchard method [6]. The serum level of high density lipoprotein cholesterol (HDL-C) was detected after precipitation with phosphotungstic acid/Mg^{2+} by enzymatic kit (Boehringer Mannheim, Germany).

Statistical analysis was performed by Student's t-test for unpaired data. P values less than 0.05 were regarded as statistically significant. Data were presented as mean ± SEM.

Results

It is known, that increased cellular cholesterol levels give raise to hypersensitive platelets in terms of response to aggregating agents [7, 8], and these platelets produce statistically significantly more TXA$_2$ [9, 10]. In clotting whole blood a high level of low density lipoprotein (LDL) or a low level of HDL were correlated with an enhanced TXA$_2$ formation capacity [11]. Therefore we estimated the serum cholesterol as well as HDL-C levels of blood used for investigation of TXA$_2$ forming capacity of platelets. As shown in Table 1, persons included in this study were matched in sex, age and their serum cholesterol and HDL-C levels. No statistically differences were found in lipid parameters estimated.

As demonstrated in fig. 1. the TXA$_2$ in spontaneously clotting whole blood taken from healthy females increased up to 160.84 ± 28.17; 196.75 ± 27.26 and 228.17 ± 32.29 ng/ml at 20, 20 and 60 min. In this time, the TXA$_2$ formation in clotting whole blood of patients with Von-Willebrand's disease was significantly diminished as compared to healthy female controls (p < 0.05, respectively). In spontaneous clotting whole blood of healthy males the TXA$_2$ formed by platelets

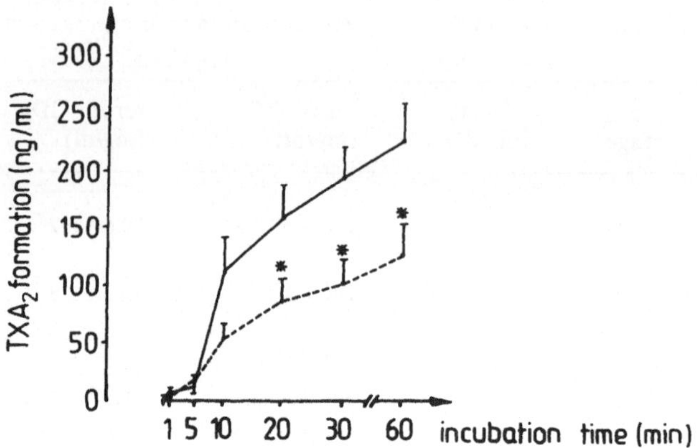

Fig. 1. Time course of thromboxane A$_2$ formation by platelets in 60 min in spontaneously clotting whole blood at 37 °C
— – blood taken from healthy female (controls, n = 17)
--- – blood taken from patients with von Willebrand's disease (n = 17)
*p < 0.05 as compared to female controls

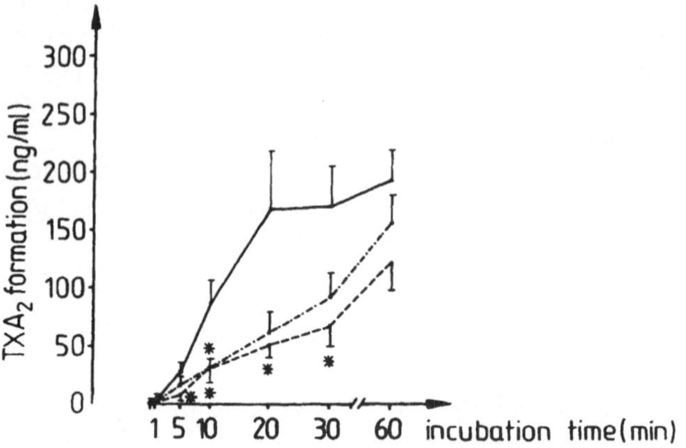

Fig. 2. Time course of thromboxane A$_2$ formation by platelets in 60 min in spontaneously clotting whole blood
— – blood taken from healthy men (contols, n = 20)
--- – blood taken from hemophiliacs type A (n = 15)
----- – blood taken from hemophiliacs type B (n = 9)
*p < 0.05 as compared to male controls

increased up to 194.19 ± 26.86 ng/ml in 60 min. On the other hand, the TXA$_2$ generation in clotting whole blood taken from patients with hemophilia A was significantly lower in the period from 5 to 30 min as compared to controls (p < 0.05, respectively). In blood of patients with hemophilia B the TXA$_2$ formation was also significantly lower than in blood of healthy males after 5 to 20 min. At the end of the incubation period the amount of formed TXA$_2$ was 122.78 ± 24.79 ng/ml in

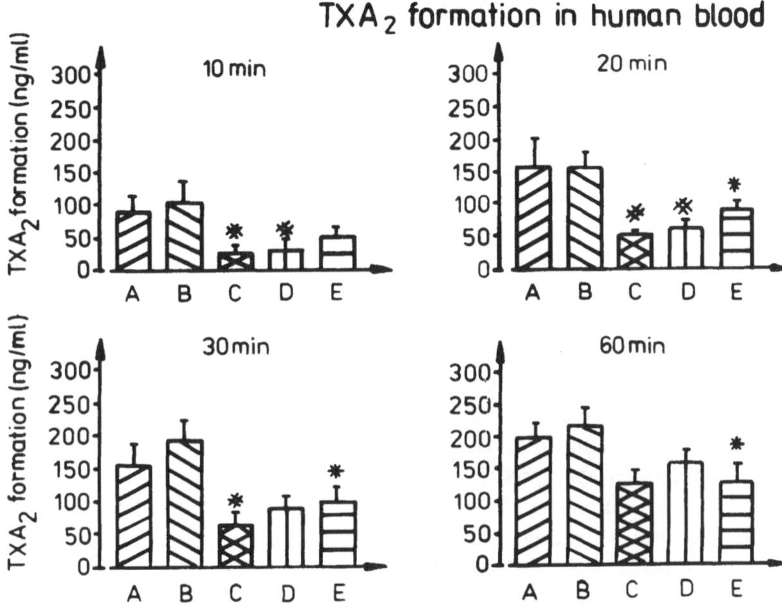

Fig. 3. Comparison of TXA₂ forming capacity of platelets in clotting whole blood from halthy persons, patients with von Willebrand's disease and patients with hemophilia type A or B
A – healthy males (n = 20)
B – healthy females (n = 17)
C – patients with hemophilia A (n = 15)
D – patients with hemophilia B (n = 9)
E – patients with von Willebrand's disease (n = 17)
* p < 0.05 as compared to female controls
# p < 0.05 as compared to male controls

hemophilia A and 157.31 ± 24.24 ng/ml in hemophilia B. In comparison to controls these values were diminished but they did not reach a significant level (fig. 2). Fig. 3 summarizes the relations in TXA₂ formation capacities of platelets in clotting whole blood from healthy females and males, patients with Von-Willebrand's disease as well as patients with hemophilia A and B after 10, 20, 30 and 60 min of incubation at 37 °C.

Discussion

Von-Willebrand's disease (VWd) is characterized by impairment of platelet adhesion to vessel wall and thrombus formation on sites of vascular injury. The defective platelet function in VWd is the consequence of quantitative and/or qualitative abnormalities of the Von-Willebrand factor (VWf). VWf is synthesized in endothelial cells and megacaryocytes [12], stored within platelets and circulating in blood as a complex with the factor VIII procoagulant protein (VIII:C), which is formed in the liver [13]. The similarity between Von-Willebrand's disease and hemophilia A is based on the decreased activity of factor VIII:C. The deficiency in blood coagulation factors causes a diminished formation of thrombin as well as disturbances in platelet activation. The biochemical changes associated with platelet activation are initiated by a specific binding of thrombin to high affinity receptors of platelet surface. These reactions comprise the activation of phospholipases C and A_2 which leads to a release of several mediators including arachidonic acid and consequently TXA_2.

The level of thromboxane can so be taken as an indicator of the amount of formed thrombin, but also as an indicator of the degree of platelet activation and of the mechanism leading to thrombus formation [14].

Platelet adhesion is primarily mediated by interaction between platelet membrane glycoprotein Ib (GpIb) and the largest multimeric forms of VWf under the high shear flow conditions in the arterial circulation. Due to shear dependent conformational change in GpIb, this region becomes accessible to bind VWf at residues 474–708, following the immobilization of VWf onto collagen. This induced platelet contact phase to the arterial subendothelium proceeds to platelet activation/secretion with internalization of the receptor-ligand complex, possibly linking with the cytoskeleton and inducing conformational change in glycoprotein IIb/IIIa [15].

Biosynthesis of eicosanoids by platelets in clotting whole blood is a complex process which permits the important cell-cell interactions and therefore closely resembles in vivo conditions [16].

The results of the present study demonstrate a diminished formation of thromboxane A_2 in clotting human blood collected from patients with Von-Willebrand's disease as well as hemophilia type A and B versus it in blood from healthy donors.

These findings possibly reflect reduced thrombin formation, decreased platelet activation by thrombin and diminished thromboxane formation capacity of platelets in Von-Willebrand's disease. The deficiency in VWf or factor VIII:C and subsequently the decrease in binding of VWf to platelet GpIb could be the reason for diminished platelet activation followed by diminished secretion of mediators including TXA_2 in VWd and hemophilia A. In hemophilia B, a deficiency of factor IX occurs, which is necessary for the activation of factor X. The activation of factor X is also possible because of a bypass mechanism with factor VII [17]. In our study, in hemophilia B the TXA_2 formation in clotting whole blood was in the time course investigated also lower than in healthy men, but after 60 min of clotting there was a tendency to normal levels. Possibly the mentioned bypass mechanism is the reason for restored amount to thromboxane formed in this blood in 60 min.

Recently, elevation of serum VWf is discussed as a novel risk factor for recurrend myocardial infarction and death in survivors of myocardial infarction [18, 19]. The quantitiy of platelet-bound VWf in coronary heart disease patients was significantly higher than that in normal persons and the percentage of naturally activated platelets in coronary heart disease patients was found to be significantly higher than that in normal subjects [20]. In contrast, Rosendaal et al. [21] support the hypothesis of a direct protective effect of deficiency in blood coagulation factors and the resulting clotting defect in hemophilia on the development of ischemic heart disease. Another aspect for protecting patients with VWd or hemophilia from ischemic heart disease could be the demonstrated diminished formation of the proaggregatory and vasoconstrictor acting thromboxane by platelets of these patients.

References

1. Gerrard JM, Singhroy S, Duta E, Nosek-Cenkowska B, Israels SJ, Israels ED (1990) Studies in patients with bleeding disorders show that platelet-vessel interaction is important for thromboxane formation in bleeding time wounds. Thromb Res 60:79
2. Stuart MJ, Walenga RW, Sadowitz PD, Maltby A, Kelton JG, Gauldie J (1986) Bleeding time in hemophilia A: potential mechanisms for prolongation. J Pediatr 108:215
3. Weiss HJ, Lages B (1988) Evidence for tissue-factor-dependent activation of the classic extrinsic coagulation mechanism in blood obtained from bleeding time wounds. Blood 71:629
4. Patrono C, Ciabattoni G, Pinca E, Pugliese F, Castrucci G, De Salvo A, Satta MA, Peskar BA (1980) Low dose aspirin and inhibition of thromboxane B$_2$ production in healthy subjects. Thromb Res 17:317
5. Gießler C, Panse M, Mentz P, Hellthaler G (1988) An enzyme linked immunoassay for thromboxane B$_2$ and 6-oxo-PGF$_{1a}$ using peroxidase as label. Biomed Biochim Acta 47:137
6. Ness AT, Pastwka JV, Peacock AC (1964) Evaluation on a recently reported stable Liebermann-Burchard. Clin Chim Acta 10:229
7. Carvalho ACA, Colman RW, Less RS (1974) Platelet function in hpyerlipoproteinemia. N Engl J Med 290:434
8. Aviram M, Brook JG (1983) Platelet interaction with high or low density lipoproteins. Atherosclerosis 46:259
9. Tremoli E, Folco G, Agradi E, Galli C (1979) Platelet thromboxane and serum cholesterol. Lancet i:107
10. Beitz J, Mest H-J (1986) Thromboxane A$_2$ (TXA$_2$) formation by washed human platelets under the influence of low and high density lipoproteins from healthy donors. Prostaglandins, Leukotrienes Med 23:303
11. Beitz J, Block H-U, Beitz A, Müller G, Winkler L, Dargel R, Mest H-J (1986) Endogenous lipoproteins modify the thromboxane formation capacity of platelets. Atherosclerosis 60:95
12. Nachmann RL, Levine R, Jaffe EA (1977) Synthesis of factor VIII related antigen by guinea pig megacaryocytes. J Clin Invest 60:919
13. Hoyer LW (1981) The factor VIII complex: structure and function. Blood 1
14. Mantovani E, Marconi W, Cebo B, Togna AR, Togna G, Caprino L (1984) A native whole blood test for the evaluation of blood-surface interaction: determination of thromboxane production. Int J Artific Organs 7:147
15. Mohri H, Fujimura Y, Shima M, Yoshioka A, Houghten RA, Ruggeri ZM, Zimmermann TS (1988) Structure of Von-Willebrand factor domain interacting with glycoprotein Ib. J Biol Chem 263:17901
16. Luck W, Weide I, Scheibel G, Simmet Th (1990) Cyteinyl-leukotriene production and thromboxane formation are differentially activated in spontaneously clotting whole human blood. 7th Int Conf on Prostaglandins and Related Compounds, Florence, Abstract Book p 267
17. Osterud B, Rapaport S (1977) Activation of factor IX by the reaction product of tissue factor and factor VII: Additional pathway for initiating blood coagulation. Proc Acad Sci USA 74:5260
18. Jansson JH, Nilsson TK, Johnson O (1991) Von-Willebrand factor in plasma: a novel risk factor for recurrent myocardial infarction and death. Br Hart J 66:351

19. Plann AD, Porter M, McCollom CN (1992) Von-Willebrand factor in plasma a novel risk factor for recurrent myocardial infarction and death (letter). Br Heart J 68:635
20. Li N, Li J (1991) Quantitation of platelet-bound Von-Willebrand factor in normal subjects and patients with coronary heart disease. Chung Hua Hsin Hsueh Kuan Ping Tsa Chih 19:240
21. Rosendaal FR, Briet E, Stibbe J, van Herpen G, Leuven JA, Hofman A, Vandenbroucke JP (1990) Haemophilia protects against ischemic heart disease: a study of risk factors. Br J Haematol 75:525

Besonderheiten der Plasminogenaktivierung von Neugeborenen mit und ohne oxidative Inaktivierung von α_2-Antiplasmin

M. Ries, M. Zenker, J. Klinge, R. Rauch, H. Keuper, D. Harms

Einleitung

Die Plasminogenkonzentration und die funktionelle Aktivität sind bei Neugeborenen im Vergleich zu Erwachsenen um ca. 50 % vermindert [1–5].

Die Existenz eines in der Funktion veränderten Plasminogenmoleküls wird kontrovers diskutiert.

Untersuchungen von Estelles et al. [6] und Benavent et al. [7] mit chromatographisch gereinigtem Plasminogen ergaben bei Neugeborenen eine Dysfunktion. Al Hilali et al. [8] konnten keine Unterschiede in der Plasminogenaktivierung zwischen Neugeborenen und Erwachsenen feststellen. Corrigan et al. [4] beschrieben eine entsprechend der Proteinkonzentration verminderte Plasminogenaktivierung ohne Hinweise für eine Dysfunktion.

Ziel unserer Studie war es, die funktionelle Plasminogenaktivierung bei Neugeborenen in physiologischen Milieu und nach irreversibler oxidativer Inaktivierung der Inhibitoren α_2-Antiplasmin und Plasminogenaktivator-Inhibitor (PAI) zu bestimmen.

Methodik

Bei 20 gesunden reifen Neugeborenen wurde unmittelbar postpartal aus der Nabelschnur des Plazentateils 10 ml Citratblut (1:9, v/v, Antikoagulans:Blut) abpunktiert. Als Vergleichsgruppe dienten 15 venöse Blutproben von gesunden Erwachsenen. Nach Zentrifugation über 15 Minuten ($1500 \times$ g, 4 °C) wurde das plättchenarme Plasma bis zur weiteren Verwendung bei -70 °C tiefgefroren.

Reagenzien: Urokinase, Streptokinase, Chloramin T und die Assays für die Bestimmung der Aktivitäten von Plasminogen und α_2-Antiplasmin waren von Behringwerke AG (Marburg).

Assay zur Bestimmung der Aktivierungskinetiken des Plasminogens: Das Plasma wurde im Verhältnis 1:1 mit einem 0,05 molaren Tris-HCl-Puffer (pH 7,4) mit und ohne Zusatz von Chloramin T (Endkonzentration 8 mmol/l) verdünnt. Diese Mischung inkubierten wir für 15 min bei 37 °C. Die Aktivierung des Plasminogens

I. Scharrer/W. Schramm (Hrsg.)
25. Hämophilie-Symposion Hamburg 1994
© Springer-Verlag Berlin Heidelberg 1996

erfolgte durch Urokinase und Streptokinase in jeweils drei verschiedenen Konzentrationen (5000 IE/ml, 2500 IE/ml und 1250 IE/ml Urokinase und 2000 IE/ml, 1000 IE/ml und 500 IE/ml Streptokinase). 100 µl der verdünnten Plasmaproben, 50 µl des chromogenen Substrates HD-Nva-CHA-Lys-pNA (0,6 mmol/l) und 20 µl Aktivator wurden in eine Vertiefung der Mikrotiterplatten pipettiert. Anschließend erfolgten minütliche photometrische Messungen für die Dauer von 5 Minuten bei einer Wellenlänge von 405 nm. Aus diesen Daten bestimmten wir die Absorptionsänderung/Minute.

Statistik: Die statistische Auswertung erfolgte mit dem Wilcoxon-Test für unverbundene Stichproben.

Ergebnisse

Neugeborene zeigten eine verminderte Plasminogenaktivierungskinetik nach oxidativer Inaktivierung der Inhibitoren mit Chloramin T. Auch bei Verdünnung der Kontrollplasmen um 50 % waren immer noch signifikante Unterschiede erkennbar (Abb. 1a – f). In einem physiologischen Milieu konnten dagegen mit Ausnahme der höchsten Urokinasekonzentration keine Unterschiede gesehen werden (Abb. 1a – f).

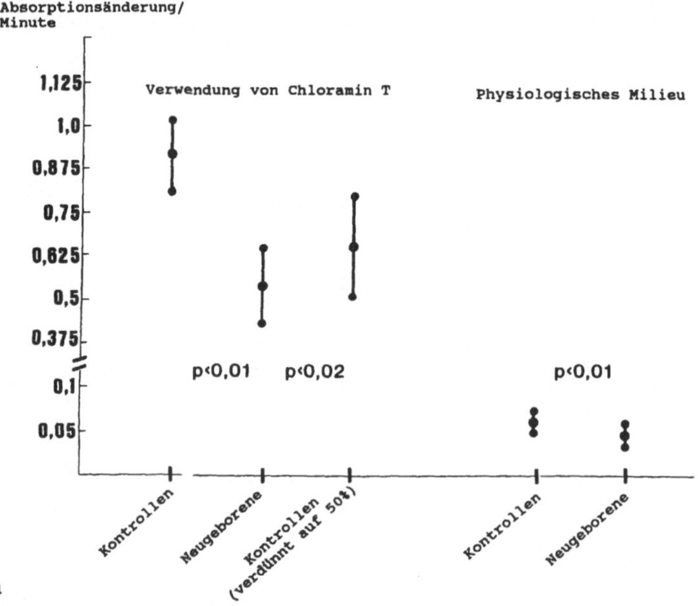

Abb. 1a – f. Bestimmung der Absorptionsänderung/Minute in einem physiologischen Milieu und nach oxidativer Inaktivierung der Inhibitoren mit Chloramin T. Als Aktivatoren des Plasminogens wurden jeweils drei verschiedene Konzentrationen an Urokinase und Streptokinase gewählt (a = 5000IE/ml Urokinase)

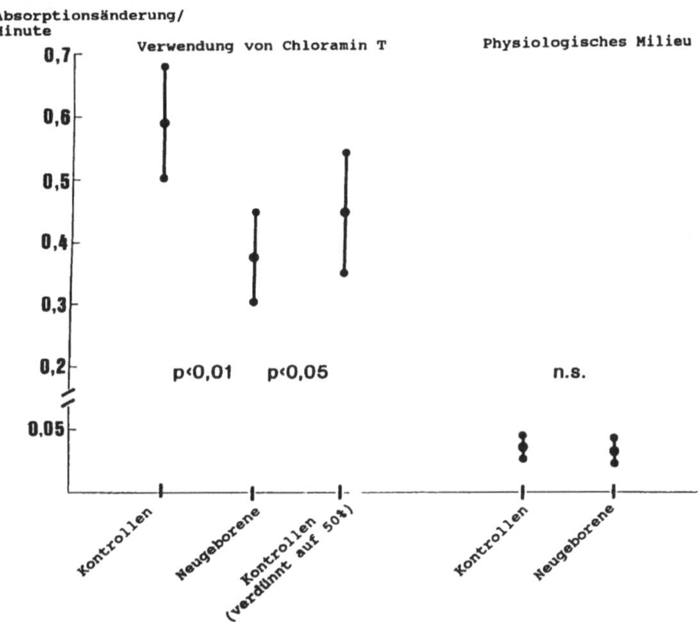

Abb. 1b. 2500 IE/ml Urokinase

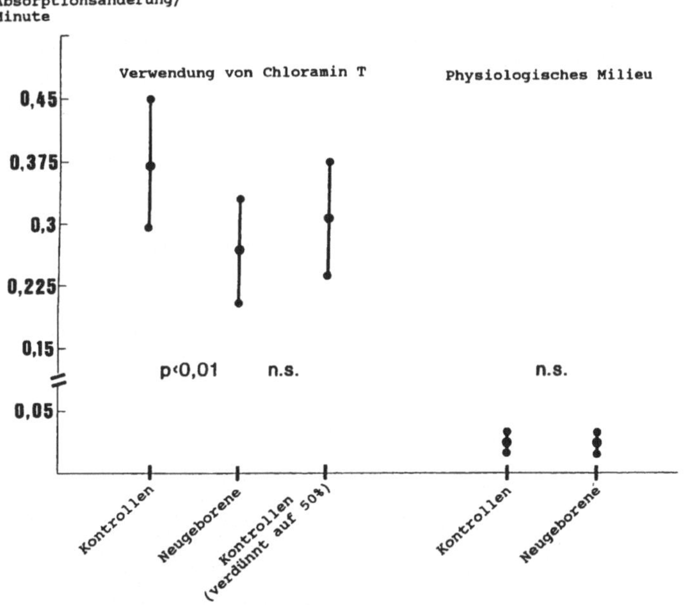

Abb. 1c. 1250 IE/ml Urokinase

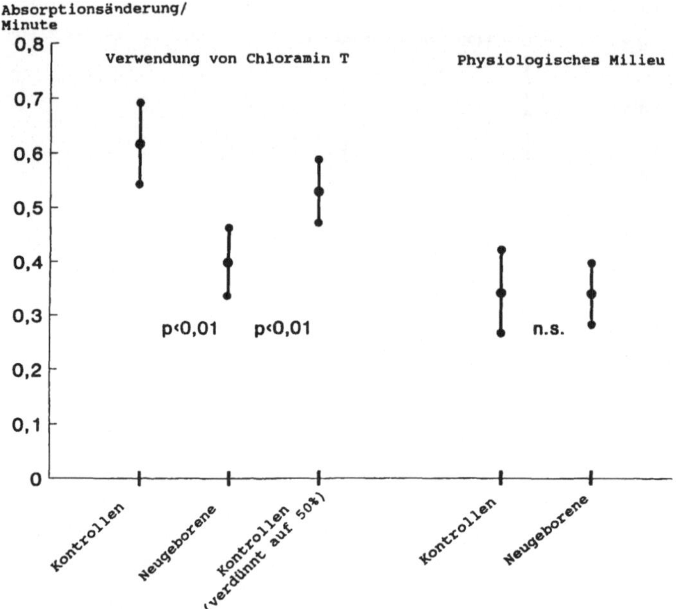

Abb. 1d. 2000 IE/ml Streptokinase

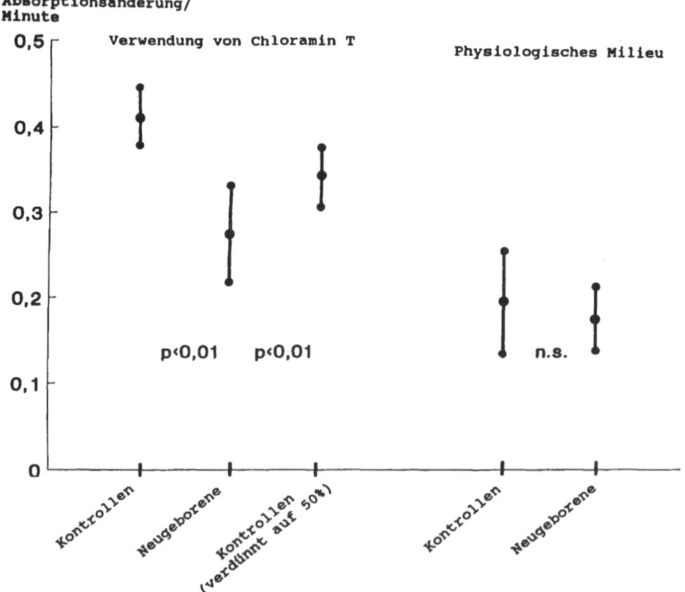

Abb. 1e. 1000 IE/ml Streptokinase

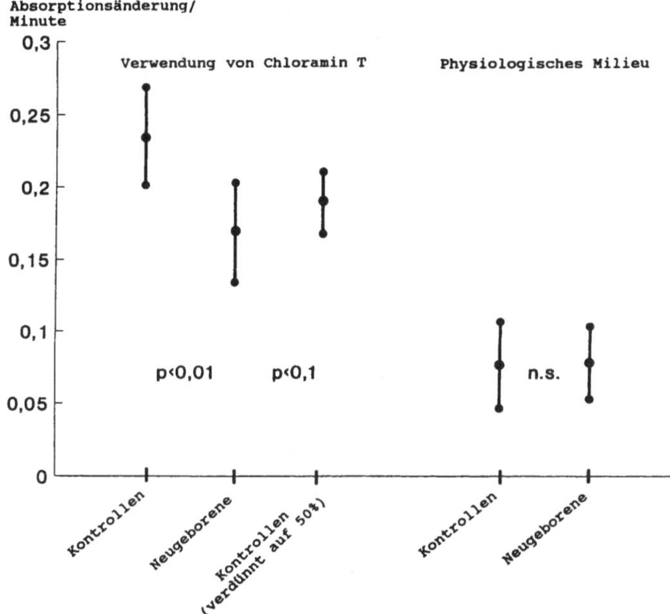

Abb. 1 f. 500 IE/ml Streptokinase

Tabelle 1. Aktivierungskinetik des Plasminogens von Neugeborenen und Kontrollpersonen unter physiologischen Bedingungen und nach oxidativer Inhibitorinaktivierung mit Chloramin T. Als Aktivatoren des Plasminogens wurden drei verschiedene Streptokinasekonzentrationen gewählt. Aufgeführt sind die Änderungen der Absorption/Minute (Mittelwert ± Standardabweichung, in Klammern der Wertebereich)

Plasmaproben	Streptokinase-Konzentration		
	2000 IE/ml	1000 IE/ml	500 IE/ml
Neugeborene (Behandlung mit Chloramin T)	0,40 ± 0,06 (0,28–0,48)	0,27 ± 0,06 (0,19–0,39)	0,17 ± 0,03 (0,11–0,22)
Kontrollen (Behandlung mit Chloramin T)	0,62 ± 0,07 (0,50–0,74)	0,41 ± 0,03 (0,35–0,46)	0,23 ± 0,03 (0,20–0,32)
Kontrollen verdünnt auf 50% (Behandlung mit Chloramin T)	0,53 ± 0,06 (0,43–0,64)	0,34 ± 0,03 (0,28–0,41)	0,19 ± 0,02 (0,13–0,22)
Neugeborene (Physiologisches Milieu)	0,34 ± 0,06 (0,25–0,44)	0,17 ± 0,04 (0,11–0,24)	0,08 ± 0,02 (0,03–0,12)
Kontrollen (Physiologisches Milieu)	0,34 ± 0,08 (0,22–0,58)	0,19 ± 0,06 (0,11–0,34)	0,08 ± 0,03 (0,03–0,15)

Tabelle 2. Aktivierungskinetik des Plasminogens von Neugeborenen und Kontrollpersonen unter physiologischen Bedingungen und nach oxidativer Inhibitorinaktivierung mit Chloramin T. Als Aktivatoren des Plasminogens wurden drei verschiedene Urokinasekonzentrationen gewählt. Aufgeführt sind die Änderungen der Absorption/Minute (Mittelwert ± Standardabweichung, in Klammern der Wertebereich)

Plasmaproben	Urokinase-Konzentration		
	5000 IE/ml	2500 IE/ml	1250 IE/ml
Neugeborene (Behandlung mit Chloramin T)	0,54 ± 0,11 (0,40 – 0,81)	0,38 ± 0,07 (0,28 – 0,52)	0,27 ± 0,06 (0,18 – 0,39)
Kontrollen (Behandlung mit Chloramin T)	0,92 ± 0,10 (0,72 – 1,09)	0,59 ± 0,09 (0,50 – 0,80)	0,37 ± 0,08 (0,25 – 0,53)
Kontrollen verdünnt auf 50% (Behandlung mit Chloramin T)	0,65 ± 0,14 (0,45 – 1,03)	0,45 ± 0,10 (0,31 – 0,71)	0,31 ± 0,07 (0,21 – 0,47)
Neugeborene (Physiologisches Milieu)	0,045 ± 0,012 (0,029 – 0,075)	0,033 ± 0,011 (0,020 – 0,059)	0,024 ± 0,008 (0,014 – 0,052)
Kontrollen (Physiologisches Milieu)	0,060 ± 0,012 (0,042 – 0,085)	0,036 ± 0,009 (0,020 – 0,056)	0,026 ± 0,010 (0,013 – 0,041)

Die gesamten Daten (Mittelwert ± Standardabweichung und Wertebereich) sind in Tabelle 1 und 2 aufgeführt.

Um den Einfluß von Chloramin T aufzuzeigen, bestimmten wir zusätzlich in allen Plasmaproben die funktionelle Aktivität von PAI, Plasminogen und α_2-Antiplasmin. Dies erfolgte mit kommerziell erhältlichen Assays (Chromogene Substratmethoden, Behringwerke AG, Marburg). Unter Zugabe von Chloramin T in einer Konzentration von 8 mmol/l konnten PAI und α_2-Antiplasmin in allen untersuchten Plasmen vollständig inaktiviert werden, ohne daß eine Änderung der funktionellen Plasminogenaktivität auftrat.

Diskussion

Das Blutgerinnungssystem zeigt zwischen Neugeborenen, älteren Kindern und Erwachsenen Unterschiede, welche vom Gestationsalter abhängig sind und sich meist im Verlauf der ersten 6 Lebensmonate normalisieren [2, 9 – 14]. Neben den Veränderungen in der Konzentration einzelner Faktoren wurden auch funktionelle Unterschiede insbesondere von Fibrinogen [15, 16] und Prothrombin [17] beschrieben.

Die bisher untersuchten Parameter des fibrinolytischen Systems umfassen Plasminogen, α_2-Antiplasmin, Gewebe-Plasminogenaktivator (t-PA), Plasminogenaktivator-Inhibitor Typ 1 (PAI-1) und Plasminogenaktivator-Inhibitor Typ 2 (PAI-2) [4, 9, 18, 19] (Abb. 2).

Bei Neugeborenen berichteten mehrere Autoren über eine Verminderung der Plasminogenkonzentration und -aktivität auf etwa die Hälfte der Erwachsenenwerte [1–5]. Ursächlich dafür ist nicht ein gesteigerter Verbrauch sondern eine erniedrigte Syntheserate [1, 5, 20].

Estelles et al. [6] untersuchten chromatographisch gereinigtes Plasminogen und fanden bei Neugeborenen eine auf ca. 50 % erniedrigte funktionelle Aktivität pro mg Protein, was sie als Dysfunktion interpretierten. Neben kleineren qualitativen Veränderungen der Aminosäurensequenz bestand eine Erniedrigung der Aminosäuren pro Mol Protein und eine unterschiedliche N-terminale Aminosäure verglichen mit dem Plasminogenmolekül Erwachsener. Von der gleichen Arbeitsgruppe [7] konnte ein reduzierter Einbau von Diisopropylphosphorofluoridat in die Leichte Kette des Neugeborenenplasmins gezeigt werden, was auf eine Dysfunktion im Aktiven Zentrum des Plasminmoleküls schließen läßt.

Corrigan et al. [4] berichteten über eine erniedrigte Plasminbildung unter Verwendung der Aktivatoren rt-PA und Urokinase sowie der Substrate Casein und S-2251-Chromogen. Im Gegensatz zu unseren Untersuchungen waren bei Corrigan et al. [4] die Unterschiede nicht mehr signifikant, wenn die Kontrollplasmen auf 50 % verdünnt wurden. Um den Inhibitoreneffekt zu eliminieren, inkubierten die Autoren die Plasmaproben in einem sauren Milieu (HCl) mit anschließender Realkalisierung (NaOH). Eine Überprüfung der Plasmaproben auf die Effektivität der Eliminierung der Inhibitorwirkung wurde nicht durchgeführt. Die Autoren kamen zu dem Schluß, daß die niedrigere Aktivierung des Plasminogens bei Neugeborenen nicht durch eine Dysfunktion, sondern durch die verminderte Konzentration bedingt sei.

Al Hilali et al. [8] fanden in unverdünnten Plasmaproben gleiche Plasminogenaktivierungskinetiken bei Neugeborenen und Erwachsenen unter Verwen-

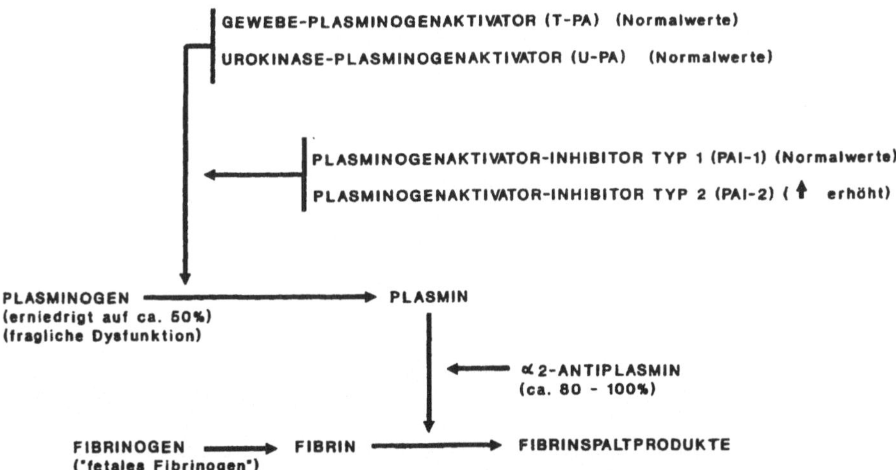

Abb. 2. Veränderungen des fibrinolytischen Systems bei Neugeborenen

dung verschiedener Konzentrationen an Streptokinase und Urokinase. Dies ist in Übereinstimmung mit unseren Ergebnissen. Lediglich bei der höchsten Urokinasekonzentration sahen wir eine signifikant niedrigere Plasminbildungsrate. Eine mögliche Erklärung hierfür ist die Erhöhung von PAI-2 bei Neugeborenen [18]. PAI-2, ein Glykoprotein mit einem Molekulargewicht von etwa 60 kD hat eine 10fach höhere Affinität zum Urokinase-Plasminogenaktivator (u-PA) verglichen mit t-PA [21]. Al Hilali et al. [8] stellten aufgrund ihrer Ergebnisse die Existenz einer Plasminogendysfunktion in Frage. Über eine möglicherweise veränderte Reaktionskinetik zwischen α_2-Antiplasmin und Plasmin bei Neugeborenen wurde in dieser Arbeit nicht diskutiert.

In unserer Studie konnten wir zeigen, daß PAI und α_2-Antiplasmin gegenüber dem Oxidationsmechanismus sehr empfindlich sind, ohne daß bei der hier verwendeten Chloramin T-Konzentration die funktionelle Plasminogenaktivität beeinträchtigt wird. Durch Chloramin T kommt es zu einer Konversion von Methionin in Methioninsulfoxid im Reaktiven Zentrum der Inhibitoren [22].

Die deutlich niedrigere Plasminogen-Aktivierungskinetik im physiologischen Plasmamilieu unter Verwendung von Urokinase als Aktivator (Abb. 1a–c) ist evtl. durch den ausgeprägten inhibitorischen Effekt von PAI-1 zu erklären (Abb. 3).

Unsere Ergebnisse bestätigen die von Estelles et al. und Benavent et al. [6, 7] beschriebene Plasminogendysfunktion bei Neugeborenen. Übereinstimmung besteht auch im Wesentlichen mit den Resultaten von Al Hilali et al. [8], die in

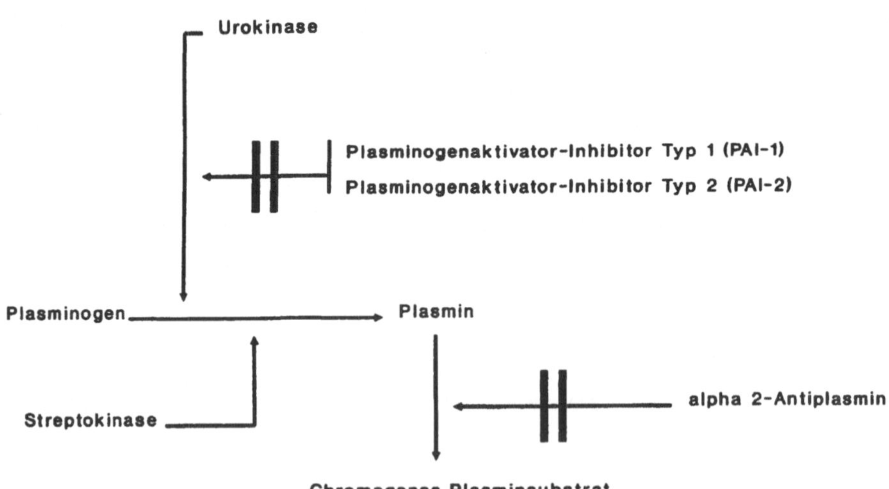

Abb. 3. Schematische Darstellung der Plasminogenaktivierung mit Urokinase und Streptokinase. Mit Balken markiert ist der Angriffspunkt der oxidativen Inhibitorinaktivierung mit Chloramin T

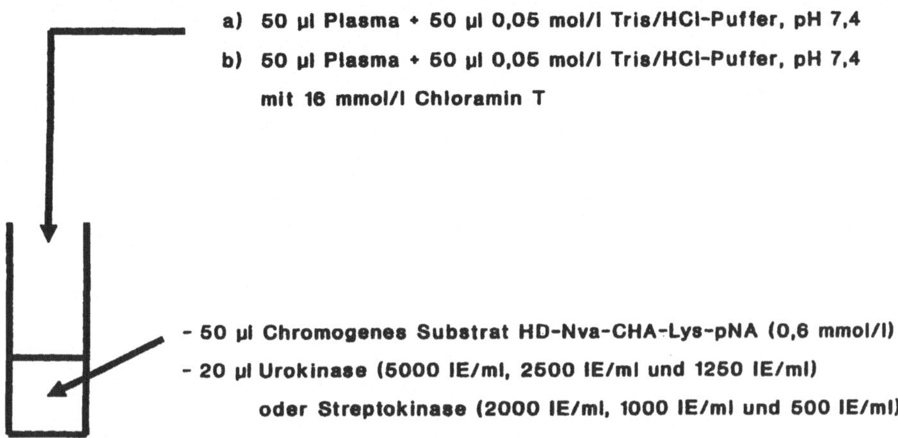

Abb. 4. Schematische Darstellung der Versuchsanordnung

einem physiologischen Plasmamilieu keine Veränderung der Plasminogen-Aktivierungskinetik bei Neugeborenen finden konnten.

Daß trotz der niedrigeren Plasminogenwerte und der Dysfunktion eine normale Aktivierungskinetik in einem physiologischen Plasmamilieu besteht, läßt auf eine veränderte Reaktionskinetik zwischen Plasminogen und α_2-Antiplasmin mit verminderter inhibitorischer Wirkung des α_2-Antiplasmins bei Neugeborenen schließen. Dies könnte z.B. durch die von Benavent et al. [7] beschriebenen Veränderungen im Aktiven Zentrum des Plasminmoleküls bei Neugeborenen bedingt sein. Bekannterweise ist die inhibitorische Wirkung von α_2-Antiplasmin von einer freien Lysin-Bindungsstelle und dem Aktiven Zentrum des Plasminmoleküls abhängig [23].

Um die Besonderheiten der Reaktionskinetik zwischen α_2-Antiplasmin und Plasminogen bei Neugeborenen genauer zu charakterisieren, sind weitere Untersuchungen mit gereinigten Präparaten notwendig.

Literatur

1. Ambrus CM, Ambrus JL, Choi TS, Jung O, Mirand EA, Bartfay-Szabo A (1979) The fibrinolysin system and its relationship to disease in the newborn. Am J Pediatr Hematol Oncol 1:251–260
2. Andrew M, Paes B, Milner R, Johnston M, Mitchell L, Tollefsen DM, Powers P (1987) Development of the human coagulation system in the full term infant. Blood 70:165–172
3. Corrigan JJ (1988) Neonatal thrombosis and the thrombolytic system: Pathophysiology and therapy. Am J Pediatr Hematol Oncol 10:83–91
4. Corrigan JJ, Sleeth JJ, Jeter MA, Lox CD (1989) Newborn's fibrinolytic mechanism: Components and plasmin generation. Am J Hematol 32:273–278
5. Ekelund H, Hedner U, Nilsson IM (1970) Fibrinolysis in newborns. Acta Paediatr Scand 59:33–43
6. Estelles A, Aznar J, Gilabert J, Parrilla JJ (1980) Dysfunctional plasminogen in full-term newborn. Pediatr Res 14:1180–1185

7. Benavent A, Estellés A, Aznar J, Martinez-Sales V, Gilabert J, Fornas E (1984) Dysfunctional plasminogen in full term newborn – study of active site of plasmin. Thromb Haemostas 51:67–70

8. Al Hilali MM, Gilliver BE (1984) Physiological activation of plasminogen in full term newborn infants. J Clin Pathol 37:1264–1267

9. Andrew M, Paes, B, Johnston M (1990) Development of the hemostatic system in the neonate and young infant. Am J Pediatr Hematol Oncol 12:95–104

10. Andrew M, Paes, B, Milner R, Johnston M, Mitchell L, Tollefsen DM, Castle V, Powers P (1988) Development of the human coagulation system in the healthy premature infant. Blood 72:1651–1657

11. Barnard DR, Simmons MA, Hathaway WE (1979). Coagulation studies in extremely premature infants. Pediatr Res 13:1330–1335

12. Forestier F, Daffos F, Galactéros F, Bardakijan J, Rainaut M, Benzard Y (1986) Hematological values of 163 normal fetuses between 18 and 30 weeks of gestation. Pediatr Res 20:342–346

13. Holmberg L, Henriksson P, Ekelund H, Astedt B (1974) Coagulation in the human fetus, comparison with term newborn infants. J Pediatr 85:860–864

14. Jensen AH, Josso F, Zamet P, Monset-Couchard M, Minkowski A (1973) Evolution of blood clotting factor levels in premature infants during the first 10 days of life: A study of 96 cases with comparison between clinical status and blood clotting factor levels. Pediatr Res 7:638–644

15. Künzer W (1961) Fetales fibrinogen. Klin Wochenschr 39:536–542

16. Witt I, Müller H, Künzer W (1969) Evidence for the existence of foetal fibrinogen. Thromb Diath Haemorrh 22:101–109

17. Schettini F, de Mattia D, Mautone A (1972) Preprothrombin and prothrombin in full term newborns. Haemostasis 1:271–278

18. Saleh AA, Hirokawa S, Stowers MA, Eldridge DM, Dorey LG, Dombrowski MP, Bottoms SF, Kazzi GM, Mammen EF (1993) Effect of mode of delivery on certain parameters of neonatal hemostasis. Thromb Haemostas 69:1020

19. Suarez CR, Walenga J, Mangogna LC, Fareed J (1985) Neonatal and maternal fibrinolysis: Activation at time of birth. Am J Hematol 19:365–372

20. Ekelund H (1972) Fibrinolysis in the first year of life. Acta Paediatr Scand 61:5–10

21. Thorsen S, Philips M, Selmer J, Lecander I, Astedt B (1988) Kinetics of inhibition of tissue-type and urokinase-type plasminogen activator by plasminogen activator inhibitor type 1 and type 2. Eur J Biochem 175:33–39

22. Stief TW, Aab A, Heimburger N (1988) Oxidative inactivation of purified α2-antiplasmin, antithrombin III, and C 1-inhibitor. Thromb Res 49:581–589

23. Wiman B, Collen D (1978) On the kinetics of the reaction between human antiplasmin and plasmin. Eur J Biochem 84:573–578

Einfluß einer oralen Antikoagulation auf die Aktivierung der Hämostase bei Stent-Implantation

M. Sedlmeier, M. Spannagl, W. Schramm, V. Klauss, H. Mudra

Die intrakoronare Stent-Implantation als Weiterentwicklung der perkutanen transluminalen Koronarangioplastie gewinnt zunehmend an Bedeutung. Als Indikation kommen zum einen die Restenose eines bereits einmal dilatierten Gefäßes sowie die akute Gefäßdissektion im Rahmen einer PTCA in Frage. Einer Stent-Thrombosierung versucht man durch die Gabe von Antikoagulantien vorzubeugen, wobei jedoch gleichzeitig Blutungskomplikationen in Kauf genommen werden müssen. Bisher existiert kein allgemein gültiges Konzept für die Antikoagulation. Neuere Untersuchungen zeigen, daß auch ohne längerfristige Antikoagulation eine gute Offenheitsrate erreicht wird, wohl bedingt durch den hohen arteriellen Druck in den Koronarien.

Material und Methoden

Wir untersuchten 16 Stent-Patienten ohne wesentliche kardiale Funktionseinschränkung vor dem Eingriff sowie anschließendem komplikationslosen Verlauf über durchschnittlich 7 Tage. Bei 9 Patienten lag als Stent-Indikation die Restenosierung eines bereits einmal erfolgreich dilatierten Gefäßes vor, bei 7 Patienten kam es zu einer akuten Dissektion der Gefäßwand noch während der PTCA. Von den insgesamt 16 Patienten erhielten 9 Patienten neben einer Heparin i. v.-Therapie im akuten Stadium der Stent-Implantation und ASS 100 mg/d eine nachfolgende orale Antikoagulation mit Marcumar, 7 Patienten wurden nur während des Eingriffs PTT-wirksam heparinisiert und erhielten anschließend lediglich ASS 100 mg/Tag.

Die Entscheidung für oder gegen eine Antikoagulation war vom Endgefäßdurchmesser nach Stent-Implantation und -dilatation abhängig. Das medikamentöse Vorgehen stellte das einzige Selektionskriterium dar. Geschlecht, Alter, Stent-Indikation und Stent-Typ waren nicht unterschiedlich.

Wir bestimmten die Thromboplastinzeit, das Fibrinogen, die thrombinassoziierten Aktivierungsparameter F1 + 2-Fragment und Fibrinmonomer sowie den tissue-Plasminogenaktivator.

Ergebnisse

Verlauf von Thromboplastinzeit (TPZ), Fibrinogen, F1 + 2-Fragment, Fibrinmonomer und tissue-Plasminogenaktivator nach PTCA mit Stent-Implantation in den Gruppen mit (Mw m.) und ohne (Mw o.) Antikoagulation mit Marcumar (Abb. 1 – 5) [Mw = Mittelwert].

I. Scharrer/W. Schramm (Hrsg.)
25. Hämophilie-Symposion Hamburg 1994
© Springer-Verlag Berlin Heidelberg 1996

TPZ in %

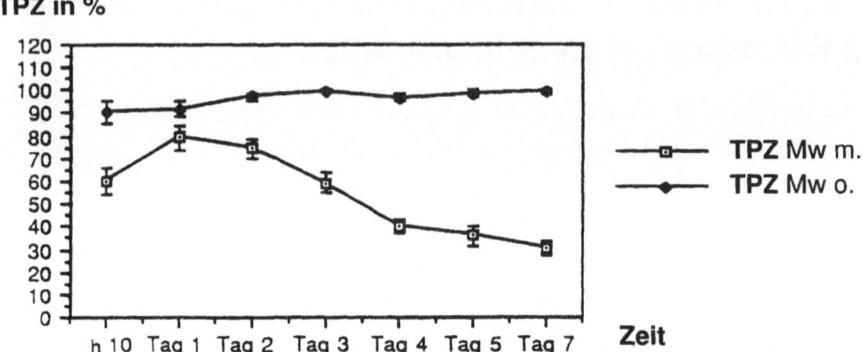

Abb. 1. Verlauf von Thromboplastinzeit (TPZ) nach PTCA mit Stent-Implantation in den Gruppen mit (Mw m.) und ohne (Mw o.) Antikoagulation mit Marcumar

Fibrinogen in mg/dl

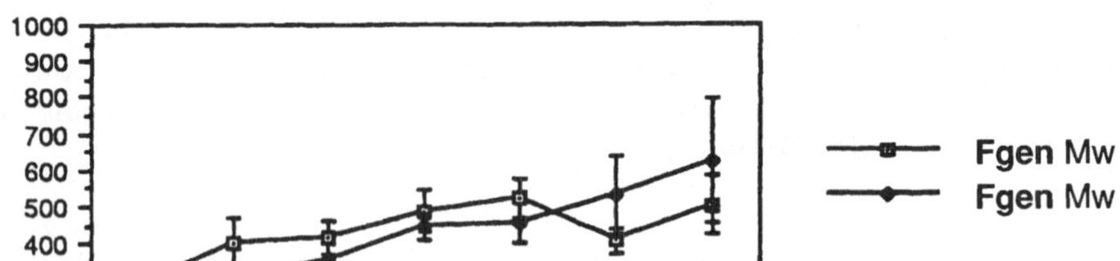

Abb. 2. Verlauf von Fibrinogen nach PTCA mit Stent-Implantation in den Gruppen mit (Mw m.) und ohne (Mw o.) Antikoagulation mit Marcumar

F1 + 2 in nmol/l

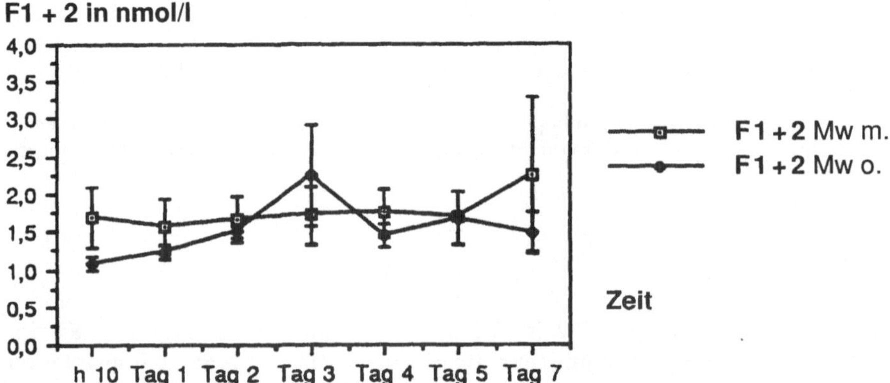

Abb. 3. Verlauf von F 1 + 2-Fragment nach PTCA mit Stent-Implantation in den Gruppen mit (Mw m.) und ohne (Mw o.) Antikoagulation mit Marcumar

Fibrinmonomer in mg/ml

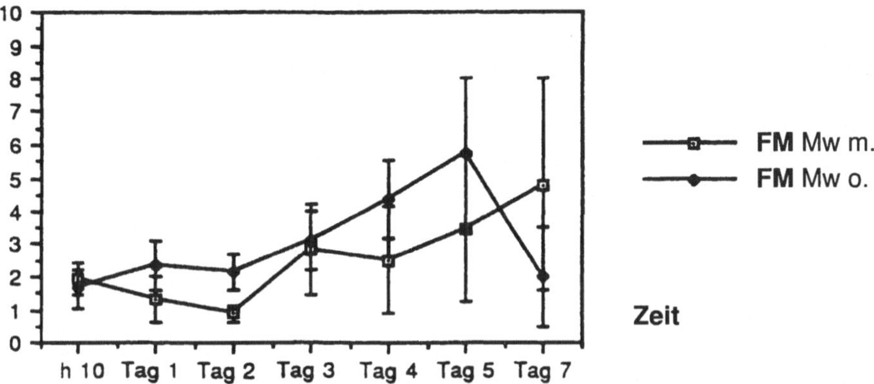

Abb. 4. Verlauf von Fibrinmonomer nach PTCA mit Stent-Implantation in den Gruppen mit (Mw m.) und ohne (Mw o.) Antikoagulation mit Marcumar

t-PA Elisa in ng/ml

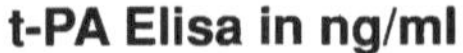
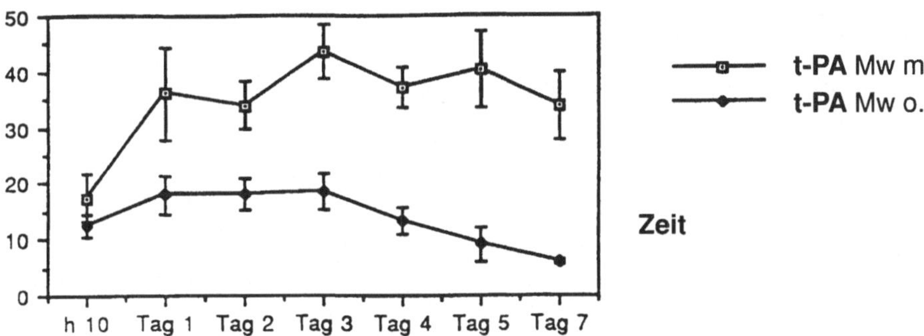

Abb. 5. Verlauf von Tissue-Plaminogenaktivator (t-PA) nach PTCA mit Stent-Implantation in den Gruppen mit (Mw m.) und ohne (Mw o.) Antikoagulation mit Marcumar

Diskussion

Ziel dieser Untersuchung war es den Einfluß der Antikoagulation mit Marcumar auf Marker der Gerinnungs- und Fibrinolyseaktivierung zu untersuchen. Die beiden gebildeten Gruppen unterscheiden sich wie therapeutisch angestrebt signifikant in den Thromboplastinwerten.

Der in beiden Gruppen nachweisbare Fibrinogenanstieg zeigt trotz des elektiv durchgeführten und nur gering traumatisierenden Eingriffs eine deutliche „Akute-Phase-Reaktion".

Bezüglich der thrombinassoziierten Aktivierungsparameter lassen sich folgende Aussagen machen: Die Fibrinmonomerspiegel mit Antikoagulation liegen am Tag 2 unter denen ohne Antikoagulation. Als Ursache könnte die reaktionsbeschleunigende Wirkung des Heparins auf die AT-III-bedingte Hemmung des Thrombins und der daraus resultierenden Einschränkung der Fibringenerierung in Frage kommen. Für die Prothrombinumwandlung unter Abspaltung von F 1 + 2 konnten keine Unterschiede zwischen beiden Gruppen nachgewiesen werden. Diese Befunde weisen darauf hin, daß nur die Thrombinwirkung, nicht aber dessen Bildung zwischen den beiden Vergleichskollektiven unterschiedlich ist.

Die Erhöhung der t-PA-Konzentration 24 Stunden nach Stent-Implantation in der Gruppe mit Antikoagulation zeigt, daß durch Marcumar deutliche Veränderungen im Fibrinolyse-System induziert werden. Neben einer direkten Einwirkung auf den t-PA-Spiegel durch vermehrte Freisetzung aus den Gefäßwänden könnten auch Veränderungen von Mediatoren, die sekundär die t-PA-Konzentration beeinflussen, eine Rolle spielen. Die Konzentrationsbestimmung von t-PA erfaßt sowohl an PAI-gebundenes als auch freies t-PA. Die Differenzen bzgl. t-PA weisen auf eine erhöhte Umsatzrate im Fibrinolyse-System nach Stent-Implantation in Abhängigkeit von Marcumar hin.

Literatur

1. Haude M et al. (1993) Subacute thrombotic complications after intracoronary implantation of Palmaz-Schatz stents. Am Heart J 126/1:15–22
2. Sutton J et al. (1994) Major clinical events after coronary stenting. The multicenter registry of acute and elective Gianturco-Roubin stent placement. Circulation 89/39:1323–1327
3. Buchwald A et al. (1993) Platelet and fibrin deposition on coronary stents in minipigs: effect of hirudin versus heparin. J Am College Cardiol 21/1:249–254
4. Hafner G et al. (1992) Monitoring prothrombin fragment 1 + 2 during initiation of oral anticoagulant therapy after intracoronary stenting. Annals Hematol 65:83–87
5. Thomas L (1992) Labor and Diagnose
6. Hirsh J (1991) Heparin. N Engl J Med 324/22:1565–1574
7. Grulich-Henn J et al. (1989) Increased tissue-plasminogen activator (t-PA) levels in patients under oral anticoagulant therapy. Blut 58:39–43

Effective in-process quality control of platelet concentrates (PC) by flow cytometry [1]

K. Gutensohn, U. Cassens, C. Peters, I. Ganschow, W. Zeller, P. Kühnl

Introduction

Supportive and prophylactic transfusions of PCs have significantly improved the management of patients suffering from platelet or hemostatic disorders. As a consequence, this form of treatment has reduced hemorrhagic complications and mortality.

During preparation and storage physical, chemical and metabolic factors influence platelets, collectively referred to as platelet storage lesion [1]. Since platelet activation may decrease in vivo-effectiveness [2], we investigated the effect of filtration and storage time on alterations of platelet glycoproteins (gp) by flow cytometry.

Materials and Methods

PCS were prepared by a standard double centrifugation procedure called platelet-rich-plasma method (PRP-PC; n = 20) or by continuous-flow centrifugation plateletpheresis (P-PC; n = 15; COBE Spectra®, COBE Corp., USA) from healthy and drug-free donors. PRP-PCs were transferred manually into the storage bag, sealed and agitated horizontally at 20 °C. After 24 hrs, six PRP-PCs each were pooled and filtred through one of the two white blood cell (WBC) depletion systems (PL 50 HF BBS®, Pall Corp., Dreieich, FRG; Sepacell®, Diamed Corp., Cologne, FRG), respectively. P-PCs were stored in polyvinylchloride blood bags on a horizontal flatbed agitator at 22 °C for 7 days.

For flow cytometric analysis (FACScan®, Becton Dickinson, Mountain View, USA), 2 ml aliquots were drawn before and 30 minutes after filtration in PRP-PCs and daily in P-PCs [3]. The samples were immediately fixed in 1% paraformaldehyde (PFA), washed, diluted to 50.000 platelets/µl and stained with FITC-labelled monoclonal antibodies (MoAb) CD41a, CD42b, CD62p, CD63 and an IgG isotype control (Dianova Immunotech Corp. Hamburg, FRG).

Instrument calibration was performed by using fluorescent beads to ensure day-to-day stability of the instrument (Calibrite®, Becton Dickinson Corp.). The

---

[1] The authors thanks Mrs. D. Caspers and Mrs. J. Preuss for excellent technical assistance.

I. Scharrer/W. Schramm (Hrsg.)
25. Hämophilie-Symposion Hamburg 1994
© Springer-Verlag Berlin Heidelberg 1996

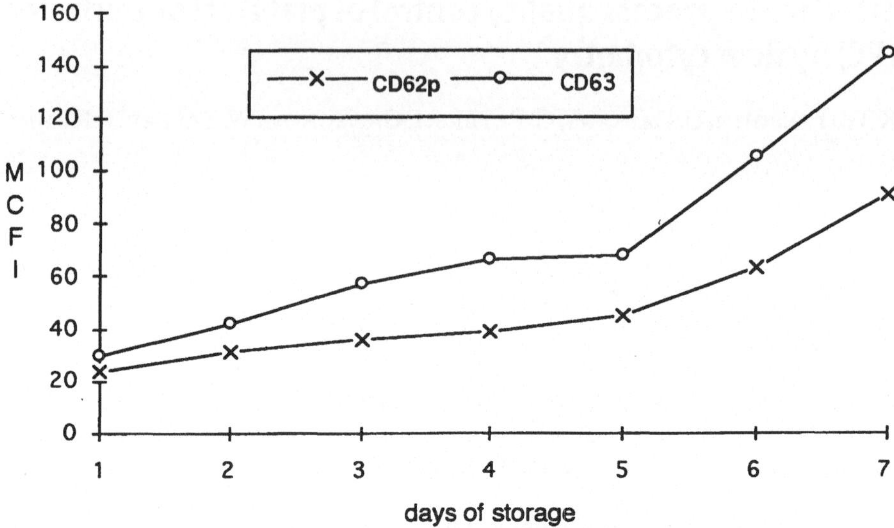

Abb. 1. Increase of activation-dependent monoclonal antibodies CD62p and CD63 (MCFI) during storage of P-PCs

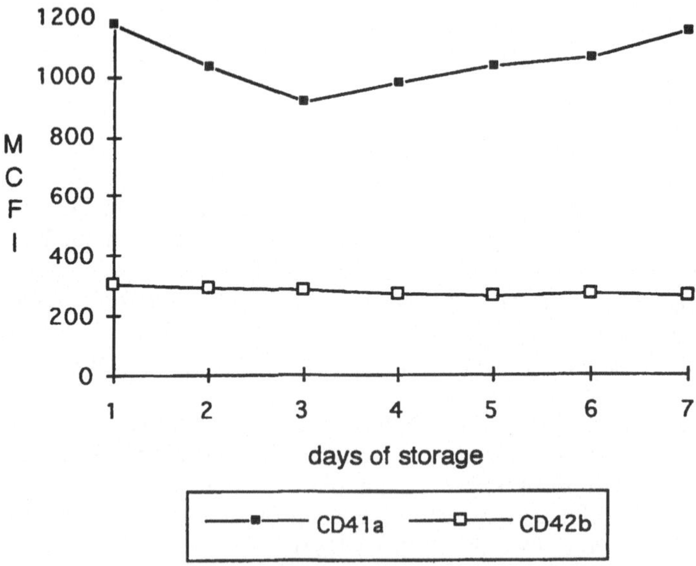

Abb. 2. MCFI of CD41a and CD42b during storage of P-PCs

Table 1

	Before Filtration	After Filtration
CD41a		
PL 50 HF BBS	1030 ± 53	1060 ± 55
Sepacell	1048 ± 57	1052 ± 27
CD42b		
PL 50 HF BBS	268 ± 12	251 ± 16
Sepacell	299 ± 18	322 ± 28
CD62p		
PL 50 HF BBS	14 ± 4	16 ± 2
Sepacell	18 ± 6	17 ± 5
CD63		
PL 50 HF BBS	28 ± 6	32 ± 4
Sepacell	24 ± 4	22 ± 6

platelet population was identified in a log forward angle light scatter and log 90° side scatter setting with exclusion of debris. 10,000 events were measured in a life-gate setting. Single-parameter, 256-channel, gated, log integral green fluorescent histograms were obtained. After subtraction of non-specific mouse IgG binding from specific fluorescence positive platelets, results were expressed as mean channel fluorescence intensity (MCFI).

Results

Experimentally extended storage of P-PCs for 7 days resulted in an increase of activation markers CD62p and CD63 from 23.9 to 90.5 MCFI and 29.7 to 144 MCFI (fig. 1). respectively, predominantly during the last two days of storage.

CD41a expression decreased on day 3 by 22,7 % and subsequently returned to initial levels on day seven, whereas the mean fluorescence intensity of CD42b progressively decreased by 11,8 % from day 0 to 7 (fig. 2).

MCFI of the MoAbs CD41a, CD42b, CD62p, CD63 neither showed significant changes in MCFI expression in WBC-reduced PRP-PCs 30 minutes after filtration compared to non-WBC-reduced platelet concentrates, nor within the two different filter systems tested (table 1).

Discusssion

Platelet glycoprotein changes that occur during preparation and blood bank storage are comparable with the alterations that accompany platelet activation and secretion [4]. After stimulation of platelets, internal alpha and lysosomale granules fuse with the outer membrane and expose CD62p (gmp-140) and CD63 (gp53), respectively [5]. Using flow cytometry the investigation of these conformational changes in surface glycoproteins has been facilliated [5].

Due to shear stress or contact with extracorporeal surface, platelet activation may occur during the WBC-reduction process. A number of possible mechanisms has been delineated [1].

During storage of PCs, expression of CD62 p and CD63 enhanced progressively indicating release of alpha-granule contents and depletion of the dense granule contents. A part of this lesion can be explained as progressive activation [6, 7, 8]. Exposure of internal gp IIb/IIIa pools on the platelet surface may explain the changes in concentration of CD41a [6], while the continuously decreasing expression of CD42b probably is due to sequestration from the surface into the internal plasma [9].

As platelet activation may lead to a reduced in-vivo recovery after transfusion [2], continuous control of cell quality is mandatory. Flow cytometry provides a sensitive test system for analyzing activation-dependent alterations and thus may be regarded as a potentially useful method in PC quality control [10].

Conclusion

- During blood bank storage of platelet concentrates, gradual changes in membrane gps occur predominantly expressed as progressive MCFI of activation-dependent monoclonal antibodies CD62p ad CD63.
- After filtration of PRP-PCs, MCFI of gps did not change significantly.
- Flow cytometry has shown to be an appropriate technique to investigate alterations of antigenic determinants on platelets.

References

1. Bode AP (1990) Blood Cells 16:109–126
2. Rinder HM et al. (1991) Transfusion 31:409–414
3. Rösen P, Schwippert B, Kaufmann L, Tschöpe D (1994) Platelets 5:45–52
4. Rinder HM, Snyder EL (1992) Blood Cells 18:457–460
5. Metzelaar MJ et al. (1990) Blood Cells 16:85–96
6. George JN (1992) Blood Cells 18:501–511
7. Scharf RE, Hanfland P (1993) Transfus Sci 14:189–194
8. Dhar A, Ganguly P (1988) Br J Haematol 70:71
9. Schiffer CA, Lee EJ, Nees PM (1986) Blood 67:1591–1594
10. Nieuwenhuis HK et al. (1987) Blood 70:838–845